问道《内经》

深入浅出讲《黄帝内经》

——陈钢教授40年专攻之心悟（下）

陈钢·著

中国中医药出版社
·北京·

图书在版编目（CIP）数据

深入浅出讲《黄帝内经》：陈钢教授40年专攻之心悟．下/陈钢著．—北京：中国中医药出版社，2022.1
（问道《内经》）
ISBN 978－7－5132－4685－9

Ⅰ．①深…　Ⅱ．①陈…　Ⅲ．①《内经》－研究　Ⅳ．①R221

中国版本图书馆CIP数据核字（2017）第310256号

中国中医药出版社出版
北京经济技术开发区科创十三街31号院二区8号楼
邮政编码　100176
传真　010－64405721
河北省武强县画业有限责任公司印刷
各地新华书店经销

开本710×1000　1/16　印张28.5　字数477千字
2022年1月第1版　2022年1月第1次印刷
书号　ISBN 978－7－5132－4685－9

定价　109.00元
网址　www.cptcm.com

服务热线　010－64405510
购书热线　010－89535836
维权打假　010－64405753

微信服务号　zgzyycbs
微商城网址　https：//kdt.im/LIdUGr
官方微博　http：//e.weibo.com/cptcm
天猫旗舰店网址　https：//zgzyycbs.tmall.com

如有印装质量问题请与本社出版部联系（010－64405510）

前言

我在台湾长庚大学中医系教《黄帝内经》时，在长庚大学图书馆里看到曾在台湾大学、香港中文大学任教的何秀煌教授写的一本书，书名叫《思想方法导论》，书中有这样一段话："书只是一座桥梁，它本身不是目的。它是路，不是天堂。"各位同学，我们即将一起共同阅读和学习《黄帝内经》，共同感受《黄帝内经》带给我们思想的震撼、精神的愉悦。它会端正我们的思维，开启我们的智慧，打开我们思想的风帆，张开我们理想的翅膀。但是，阅读和背诵《黄帝内经》本身不是目的，它只是一座通往理想彼岸的桥，是一条到达幸福天堂的路。在我们的人生道路上，每一程都会有老师陪伴着我们，但老师又不能一直伴随我们走下去。因此，我在这里预祝大家健康幸福、建功立业，每个人都能通往幸福的彼岸，到达自己理想的天堂！

陈钢

2021 年 5 月

第一章　病因病机

第一节　生气通天

今天我们学习《素问·生气通天论》。《素问·生气通天论》很重要，所以本篇的主要内容我们都会讲到。

一、如何理解《生气通天论》

什么叫“生气通天”？

生气，就是生生之气，使生命生的气，维系生命的气。人禀天地阴阳二气而生。《周易》曰：“生生之谓易。”又曰：“阴阳为易。”生生之气应该是指阴阳之气。阴阳互根，不可或缺。所以生生之气不仅要有阳气，因为阳主生；而且要有阴气，因为阴主成。成的意思是成就、完成，使物成为物，也有承载、守护的意义①。春夏生物，秋冬成物。《张氏医通·虚损》说：“春夏之令主生长，秋冬之令主肃杀，人知之矣。殊不知药之温者，行天地发育之德；药之寒者，象天地肃杀之刑。”

在这阴阳二气之中，阳气更为重要。阳为主，阴为从，故阳生则阴长，阳杀则阴藏。张景岳指出，“盖‘生气通天’，以阳为本，阳气既固，阴必从之。故圣人谆谆于此，其示人之深意可知矣”。所以，生气指阴阳二气，再进一步则指阳气。《素问经注节解·生气通天论》注：“生生之气，阳气也。”

通天，通是应，天是自然界。通天的第一个思想就是人与天，与自然界相通应，人身要顺应天地自然界的变化而变化。《内经知要·阴阳》指出，“《黄帝内经》一百六十二篇，惟此节发明天人大义，最为切要，读者详之”。

① 贡华南．味与味道．上海：上海人民出版社，2008：23

生气通天，就是人体阴阳之气与天地阴阳之气相通应、相联系。张志聪注："此篇论阴阳二气与天气相通。"如果违背了人与天地阴阳之气相通应的关系，即可引发疾病。通天的第二个思想指出人与天地自然界有着同样的结构、运行着同样的规律，人就是一个小天地，因此可以用天地之理来认识人身之理。如本篇借天地自然界中太阳的重要作用比喻人身阳气的重要作用。如果自然界的太阳不正常会导致天运不明，那么人体阳气的不正常则会导致身体发生诸多疾病。《内经知要·阴阳》说："天之运行，惟日为本。天无此日，则昼夜不分，四时失序，晦冥幽暗，万物不彰矣。在于人者，亦惟此阳气为要。苟无阳气，孰分清浊？孰布三焦？孰为呼吸？孰为运行？血何由生？食何由化？与天之无日等矣。欲保天年，其可得乎？"所以本篇非常强调阳气的重要性。正如张景岳说："阴必以阳为主也。故阳长则阴消，阳退则阴进，阳来则物生，阳去则物死，所以阴邪之进退，皆由乎阳气之盛衰耳。故《生气通天》等论皆专重阳气，其义可知。"本篇主要讨论人之生气与天之生气相通应，所以叫作《生气通天论》。

二、人体生命活动与自然界有密切关系

黄帝曰：夫自古通天者，生之本，本于阴阳。

自古：自古以来，从古到今。通天：通，相应、贯通、联系；天，指自然界。通天，即是指人体的生命活动与自然界之间有着密切的关系。这与篇名"生气通天"的思想是吻合的。生之本：即生命的根本。本于阴阳：指万物由阴阳所构成，人体的构成也不外乎阴阳两个方面，所以生命的根本在于保持阴阳的平和协调。阴阳的平衡，不仅是人身内部阴阳双方的平衡，而且是人与自然之间阴阳双方的平衡。所以本篇非常强调人与自然的阴阳协调关系。下面进一步阐发。

天地之间，六合之内，其气九州、九窍、五脏、十二节，皆通乎天气。

天地之间：指天与地之间的任何事物。六合：是空间概念，指东南西北与上下。我们在学《素问·阴阳应象大论》时也提到了"六合"，那里的"六合"是指十二经脉的相合。在《黄帝内经》中这种一词多义的现象很常见，因此读《黄帝内经》时应该先要弄清楚每句经文中每一字词的含义。另外，"六合"还指时间概念。一年四季中，春季与秋季、夏季与冬季各有两个月在季节气候阴阳变化上有相对应的特点，也称之为

"六合"。如《淮南子·时则训》云："六合，孟春与孟秋为合，仲春与仲秋为合，季春与季秋为合；孟夏与孟冬为合，仲夏与仲冬为合，季夏与季冬为合。"九州：指自然界的九个州，具体名称为：冀、兖、青、徐、扬、荆、梁、雍、豫。张景岳注："九州者，荆、梁、雍、豫、徐、扬、青、兖、冀也。"这里以九州谓地面上的一切事物。杨上善注："在于天地四方上下之间，所生之物，即九州等也。九州，即是身外物也。"天有九方（东、南、西、北、东南、西南、东北、西北、中），对应地上有九州。十二节：指双侧的腕、肘、肩、踝、膝、髋共十二个大关节。

这段经文说，不论是空间上的任何范围，还是时间上的任何时候；不论是身外的任何事物，还是身内的所有结构，都与天地阴阳之气相通应。这里非常强调天人相应的整体观念。

我在这里讲一个题外话。《黄帝内经》提出了一个"司岁备物"的观点，这对当今中药的种植、采收、炮制、储备、选用等都有借鉴意义。什么叫"司岁备物"呢？通常的解释是，根据不同年份主司气运的变化特点，采收、储备相应的药物，这样采收的药物可以提高治病的疗效。这也反映了"生气通天"的道理。《素问·至真要大论》云："帝曰：其主病何如？岐伯曰：司岁备物，则无遗主矣。帝曰：先岁物何也？岐伯曰：天地之专精也。帝曰：司气者何如？岐伯曰：司气者主岁同，然有余不足也。帝曰：非司岁物何谓也？岐伯曰：散也，故质同而异等也。气味有薄厚，性用有躁静，治保有多少，力化有浅深，此之谓也。"这里是说，主治疾病的药物该如何选择呢？按照司岁之气的不同，采备相应的药物，可以使药物气味淳厚、药力精专，保全药物主治疾病的效力，否则气散而不精专。与司岁备物相比，药力有厚薄的区别，性能有躁静的不同，治疗有效果大小的差异，药力有深浅的悬殊，等级也有差别。张景岳说："天地之气，每岁各有所司，因司气以备药物，则主病者无遗矣。如厥阴司岁则备酸物，少阴少阳司岁则备苦物，太阴司岁则备甘物，阳明司岁则备辛物，太阳司岁则备咸物，所谓岁物也，岁物备则五味之用全矣。岁物者，得天地精专之化，气全力厚，故备所当先也。此与《六元正纪大论》食岁谷以全其真者同义。"张志聪《侣山堂类辩·炮制辩》说："上古以司岁备物，谓得天地之专精。如君、相二火司岁，则收取姜、桂、附子之热类。如太阳寒水司岁，则收取芩、连、大黄之寒类。如太阴土气司岁，则收取芪、术、参、苓、山药、黄精之土类。如厥阴风木司岁，则收取羌活、防风、天麻、独活之风类。如阳明燥金司岁，则收取苍术、桑皮、半夏之燥类。盖得主岁之气以助之，则物之功力倍厚。”但是如果没有能够司岁备药那又该怎么办呢？张志聪又从炮制加工的角度谈到了司岁备物。如《侣山堂类辩·炮制辩》说：“中古之世，不能司岁备物，故用炮制以代天地之气。如制附子曰炮；制苍术、桑皮曰炒，盖以火助热、以炒助燥也；制白术以土拌，制黄连以水浸，皆所以助之也。”这就让我们明白了为什么中药需要进行炮制加工。现在有的地方用中药既没有严格按照司岁之气的不同采备相应的药物，又没有采用炮制方法以代天地之气，可想而知，还能取得什么样的中药疗效呢？

其生五，其气三，

其：指自然界阴阳二气。生：化生。五：指五行。三：指三阴三阳。其生五：指阴阳二气的运动变化化生木、火、土、金、水五行。其气三：指阴阳之气因量的不同而分为三阴三阳。此节说明自然界阴阳五行之气有多种变化。

数犯此者，则邪气伤人，此寿命之本也。

数：屡也。犯：违背、违反。此：指天人相应的规律，即人体阴阳与天地阴阳相通的规律。天有阴阳之气的变化规律，人应应之。若经常违背人与自然阴阳消长变化相应的规律，则邪气就会侵害人体。这是影响寿命的根本。

苍天之气，清净则志意治，

苍天：指天空。张景岳注：“天色深玄，故曰苍天。”又注：“苍天者，天象之总称也。”苍天之气，指自然界的天空之气。净：通静。清静：指自然界阴阳之气无异常变化。志意：指人的精神活动。治：正常。这节经文说，自然界天空之气正常，自然界阴阳二气无异常变化，这时人体的精神活动也能保持正常。《素问经注节解·生气通天论》说：“天之气常清常净，人亦能清能净，则志意安和而治矣。”我们往往有这样的感觉，在久阴或阴雨连绵的天气中，早上起床，一看到今天的天气风和日暖，则心情也会好很多。这节经文也提示，天时阴阳之气是否正常对人生很重要，正如《温病条辨·上焦》说：“天地运行之阴阳和平，人生之阴阳亦和平，安有所谓病也矣？”因此我们要爱护环境、保护环境、营造环境，努力使我们生存的环境中天地阴阳之气协调正常。

顺之则阳气固，虽有贼邪，弗能害也，此因时之序。

顺：顺应。之：指自然界阴阳消长变化的规律。固：固护，指阳气固守于外以保护机体。贼邪：指乘虚而侵入的四时不正之邪气。因时之序：指顺应自然界阴阳消长变化的规律而养生。

如果能够顺应自然界阴阳消长的变化规律和四时气候的变化规律以养生，那么人体阳气就充实，就能够保护机体。虽然自然界有各种伺机害人的邪气存在，但都不能侵害人体，因为“正气存内，邪不可干”（《素问遗篇·刺法论》）。

故圣人传精神，服天气，而通神明。失之则内闭九窍，外壅肌肉，卫气散解，此谓自伤，气之削也。

传精神：传，一作“抟”，聚也；二作“专”，抟的古字为专，总之都指精神专一。古人强调精神要专一，要专一在养生上，而不可为他事思虑过度。服：顺也。服天气：就是顺应四时阴阳之气。神明：指阴阳的变化。通神明：指达到天人阴阳的协调统一。失之：即违背了自然界阴阳之气消长变化的规律。人若不顺应四时之气而养生，可致卫气耗散而不固护机体，引起诸如九窍闭塞不利、肌肉皮肤壅滞、卫气涣散不收等人体内外的多种病变。

阅读这段经文，还可以知道这样一个道理，那就是《黄帝内经》的用词如此精妙，道理极深。“内闭九窍”，九窍在外，为什么说“内闭”而不说“外闭”呢？这是因为内在的脏有病变，闭阻了内在的脏与外在的窍之间的通道，所以才说“内闭”。这也提示，如果治疗这类病变，不仅要治外在的九窍，更应该治内在的五脏，从而打开外在的九窍。如古代医家提出的“耳聋治肺”（《医学读书记·耳聋治肺鼻塞治心》）之说。南京中医药大学耳鼻喉科干祖望教授认为，这种耳聋由风邪袭肺，移病于“聋葱”，致耳窍经气痞塞所致。在《灵枢·根结》和《灵枢·卫气》等篇都有提到“窗笼”。窗笼即听宫穴，与耳之听有密切关系。“窗笼”后来演变成为“聋葱”。《温热经纬·卷四》说：“肺经之结穴在耳中，名曰聋葱，专主乎听。”治疗应该采用疏风宣肺，以求通窍复聪。以三拗汤加减，用麻黄、杏仁、甘草加防风、薄荷、苍耳子、僵蚕、菖蒲、路路通以窜诸窍。此证须伴有肺经症状，如鼻塞、咳嗽、流涕、喷嚏、恶寒、发热等症，且耳聋的病程较短，时间不长，大约1周①。

① 王澄芳．耳聋治肺，鼻塞治心，咽燥健脾，清涕责肾——学习干祖望老师治验一得．甘肃中医学院学报，1988（1）：25

第二节　人体阳气失常的病变

阳气者，若天与日，失其所，则折寿而不彰。

若：好像。与：有。滑寿《读素问钞·阴阳》曰："喻人之有阳，若天之有日。"日本·森立之《素问考注·生气通天论》曰："与，犹有也，言天中有日也。"日：太阳。所：大多数注家包括教材都解作场所，也有解释为规律的，如石冠卿《〈黄帝内经素问〉选注》云其指规律而言，而程士德《素问注释汇粹》则融会两说，认为"所，处所或场所。失其所，即指人体阳气运行规律失常"，意为阳气失去了它的处所，失去了它的运行规律。后者的意思让有些读者将本段断句在"则"之后，读为"失其所则"，将"则"字讲为"规律""规则"。既然有不少读者对这句经文有不同看法，那就说明这里应该有可以留心深究之处。所以，我们来探讨一下。我认为，解作"规律"缺乏文字学依据，讲成"场所"又与中医理论不太贴切。根据有关文献，我认为"所"就是"职"，失其所，即是失其职守。王引之《经义述闻》说："职亦所也。《左传·哀公十六年》'克则为卿，不克则烹，固其所也'，《史记·伍子胥传》作'固其职也'，是'职'与'所'同义。《管子·明法解篇》曰'令亡罪者失职'……'失职'，皆谓失所也。"黄侃《略论汉书纲领》亦训"所"为"本职"。所以此节经文讲，阳气失其职，则折寿而不彰。从重视阳气的本篇来看，阳气的职能主要是"卫外而为固也"，以及"精则养神，柔则养筋"。倘若阳气失其职，不能卫外而为固，则邪害阴绝而折寿；不能养神柔筋，则神乱筋急而不彰。

太阳的存在对宇宙行星的运行，对四时寒暑的来复，对万物的生长化收藏，无不有着直接的影响。恩格斯在《自然辩证法》中说："现在在地球上起作用的全部能量，都是从太阳热转化而来的。""如果没有太阳放射到我们这里的排斥运动，地球上的一切运动都一定会停止。"《黄帝内经》用天人相应的方法，借自然界太阳的重要性以论说人体阳气的重要性。人体的阳气对生长壮老已的全过程都有重要的作用，有句俗语说的好，"万物生长靠太阳"，而人的生命运动则靠阳气。自然界倘若失去了太阳，万物就会毁灭；而人身倘若失去了阳气，生命就会夭折。

故天运当以日光明，

张景岳的注释最为明白，"天不自明，明在日月，月体本黑，得日乃明，此天运必以日光明也。日即阳也，阳即明也，阳之所在，明必随之，明之所及，阳之至耳，阳明一体，本无二也……然则天之阳气，惟日为本，天无此日，则昼夜无分，四时失序，万物不彰矣。其在于人，则自表自里，自上自下，亦惟此阳气而已。人而无阳，犹天之无日，欲保天年，其可得乎？《内经》一百六十二篇，天人大义，此其最要者也，不可不详察之”。《黄帝内经》在这里借天体依赖太阳的光明而光明，来比喻人体依赖阳气而生化运行，以说明人体阳气有相当重要的功能。所以张景岳说：“天之大宝，只此一丸红日；人之大宝，只此一息真阳。”

是故阳因而上，卫外者也。

这是借“天运当以日光明”以喻人体的阳气也很强大。这节经文中最重要的词是“因”。根据对“因”的不同理解，可以有三个方面的认识，并且都有一定的道理，可以并存。①依、顺的意思，卫气日出三阳，顺着肾经而出于太阳膀胱，从而白天行于手足三阳，起着卫外的作用。②“因”字，段玉裁曰：“从口从大。”“口”，音义同“围”“国”。“因”的“口”类似于“国”“图”的“口”，是边缘、边框的意思。“大”与“口”联合起来的意思大概是把“口”内的因素放大，表示“基本框架内的事物群体的规模扩大、数量增长”的意思。借喻机体内阳气强大、向上、向外，起着卫外温煦的作用。③因而，是个虚词。马莳曰：“阳气因而上行于皮肤分肉之间，所以卫外者也。”总之这节经文强调阳气强大、向上、向外，可以起到卫护人体、温煦人体的作用。

因于寒，欲如运枢，起居如惊，神气乃浮。

因：乘其势。因正气虚而邪气入。《素问经注节解》说：“因者，乘虚而入之谓。”

这节经文中最关键的一句话是“欲如运枢”，有以下四种解释。

（1）欲：要。运：运转。枢：户枢。在寒冷天气的时候，阳气要像门轴在门臼内转动一样运行于体内而不外泄，强调深居固密，固护阳气。

（2）寒邪侵袭，阳气好像运转的门枢一样抗御邪气。

（3）“运枢”在“全元起”本中作“连枢”，可能是传抄时发生了差误。全元起注：“阳气定如连枢，动系也。”动：阳气的运动。系：拴住。张文虎《舒艺室续笔》曰：“王本误连为运，而强为之说，非经意也。欲字疑误，详全注当是定字。”他认为“欲如运枢”应是“定如连枢”，意思是阳气被寒邪束缚，不能照常运动，有如户枢被闩住，开合不得。

（4）吴崑将“欲如运枢，起居如惊，神气乃浮”一段移至上句“阳因而上，卫外者也”的后面。现在的《黄帝内经》教材大多采用这种意见。卫外者，故须阳气运转自如，这才是正常。如果起居不时，那么卫气易于消耗。

起居如惊：即起居妄动。神气乃浮：神气，即五脏之气、正气、阳气；浮，即耗散。这句指起居没有规律，可使阳气耗散。

对以上四种解释，我认为可以有两种不同的处理方式。第一种是迁移经文的处理方式，第二种是不迁移经文的处理方式。如果迁移经文，以第一种解释为妥。经文为“阳因而上，卫外者也，欲如运枢，起居如惊，神气乃浮”。意思是说，阳气强大、向上、向外，起着固护肤表、保卫人体免受外邪侵袭的作用，因而阳气的运行应该运转自如。如果生活起居没有规律，可使阳气耗散。如果不迁移经文，以全元起的解释为妥。意思是说，寒邪入侵，使阳气运行滞涩。如果生活起居没有规律，更使阳气耗散。当然也可以参考第一种解释，不作病理讲，作生理和养生讲。

因于暑，汗，烦则喘喝，静则多言。

感受暑热邪气，暑性开泄，故令人汗出。汗，是暑热邪气致病的一个比较典型的症状。暑性开泄，暑性升散，故使腠理开张而汗液外泄。

暑热邪气进一步向里向内传变，损伤正气（耗气伤津），故称为静（可能表现为暑热减退，心烦喘喝之症消减。前者为烦表示阳实，后者为静表示阴虚）。

暑热邪气有耗气伤津之特性，因汗出过多，则津液亡失，气随津耗而阳气耗损，心神无主，故见多言（壮火之气衰）（图1）。

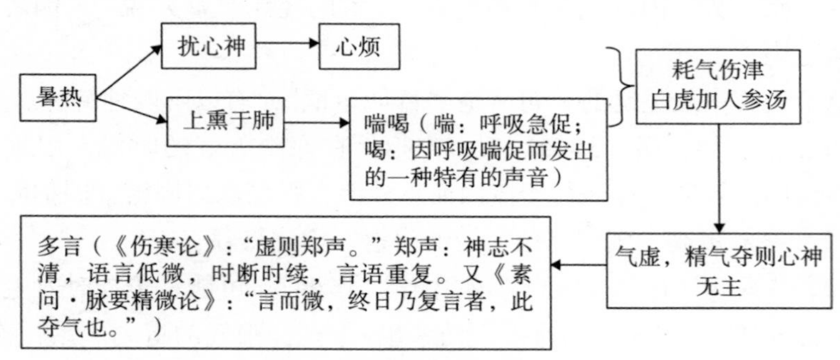

图1　暑热致病的传变

这也反映了疾病的一个发展转化的过程，在前为白虎汤证，稍后为白虎加人参汤证，再后为竹叶石膏汤证，再后为生脉饮证。王绵之教授指出，“从白虎到白虎加人参，到竹叶石膏汤，是由实到虚。也就是白虎主要是清热，照顾了生津；白虎加人参汤不仅加重了生津作用，而且注意到益气；竹叶石膏汤不仅考虑到津液的问题，还考虑到气的问题，津气更伤，里有热，气逆欲吐。所以从这三个方剂中，可以学到如何根据病情的不同程度来组方，而不是学习死方剂”（《王绵之方剂学讲稿》第 165 页）。生脉饮证则更是到了热象已尽而气阴两伤的程度。

体若燔炭，汗出而散。

燔：烧灼。体若燔炭：即身体发热，犹如燃烧着的火炭一样。

关于“汗出而散”，介绍三种解释（图 2）。

汗出而散
- 治法：通过发汗法而解
- 症状：汗出之症，暑邪随汗出而解
- 病理结果：因感受暑邪，体若燔炭，大汗淋漓，引起阳气耗散

图 2　“汗出而散”的三种解释

如果作治法讲，这节经文理解为身体发热，就好像燃烧着的火炭一样，用麻黄汤发汗而解。这看起来似乎不太妥当。好，暂且放着。

如果作症状讲，这节经文理解为身体发热，就好像燃烧着的火炭一样，就让他出汗吧，暑邪会随汗出而解除。这看起来也不妥当，因为违背了医生的原则。

如果作病理结果讲，这节经文理解为身体发热，就好像燃烧着的火炭一样，因为大汗淋漓，会引起阳气耗散。这种说法似乎也有些道理。

那么我们选择哪一种解释比较好呢？在前有迁移经文和不迁移经文两种情况。迁移经文者，是将“欲如运枢，起居如惊，神气乃浮”迁移到了“阳因而上，卫外者也”的后面，而“因于寒”的后面什么都没有了，所以有注家建议将这里的“体若燔炭，汗出而散”迁移至“因于寒”的后面，成为“因于寒，体若燔炭，汗出而散”。所以我们可以这样来选择，如果要迁移经文，就用第一种解释，作治法讲，即发汗法。朱丹溪在《格致余论》中说：“《内经·生气通天论》病因四章，第一章论‘因于寒，欲如运枢’，以下三句与上文意不相属，皆衍文也。‘体若燔炭，汗出而散’两句，当移在此。夫寒邪初客于肌表，邪郁而为热，有似燔炭，得汗则解。此仲景麻黄汤之类是也。”又如吴崑说：“因于寒，体若燔炭，汗出而散。人之伤于寒也则为病热，故云体若燔炭。治之之法，在表者宜汗之，汗出则寒可得而散矣。”如果不迁移经文，则作病理结果讲，即阳

气耗散。感受暑邪，身体发热，大汗淋漓，可以导致阳气耗散①。

因于湿，首如裹，湿热不攘，大筋软短，小筋弛长，软短为拘，弛长为痿。

首如裹：头沉重如物包裹一般。感受湿邪，湿邪蒙蔽清阳，故见此症。攘：排除。湿热邪气不能及时排除，蕴结于内。软短：缩短之意，即拘、拘挛。弛：松弛，即痿软无力，不能随意运动。

湿热成拘或痿的机理如图3：

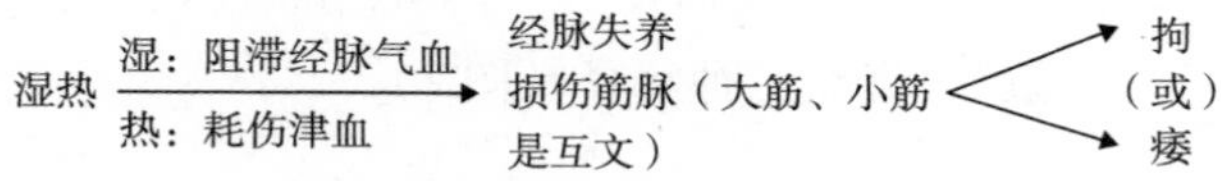

图3　湿热成拘或痿的机理

湿热成痿，在临床上较为常见。常用二妙散、三妙散（黄柏、知母、牛膝）加减以清热除湿，治湿热下注之脚膝无力等症。

湿热成拘，薛生白《湿热病篇》云："湿热证，三四日即口噤，四肢牵引拘急，甚则角弓反张，此湿热侵入经络脉隧中，宜鲜地龙、秦艽、威灵仙、滑石、苍耳子、丝瓜藤、海风藤、酒炒黄连等味。"

北京中医药大学董建华教授用此条经文验于临床，认为因湿聚热蒸，蕴于经络而拘急痹痛者，确不少见。湿热伤筋之痹，常见全身痹痛，难以转侧，肢体拘挛重着，或遍身顽麻，苔腻或苔黄腻。董老认为，舌苔是本证诊断的重点。治以轻清宣化、流动渗利之品，切忌重浊沉凝。这样能使经气宣通，湿热分消。用药以萆薢、晚蚕沙为主，常用萆薢、蚕沙、桑枝、苡仁、滑石、黄柏、苍术、防己、牛膝、木瓜等。②

因于气，为肿，

从注家的意见来看，这一"气"字，有两解。一是正气。如张景岳注："因于气者，凡卫气营气脏腑之气，皆气也，一有不调，均能致疾。"二是风。如高士宗注："气犹风也。《阴阳应象大论》云：阳之气，以天地之疾风名之。故不言风而言气。"气，应指风，与上文寒暑湿相对应，且风为百病之始，不可没有。

风（外邪）损伤阳气（肺），清肃不行，水道不利，不能通调水道，下输膀胱，而致水湿停留，导致肌肤肿胀。临床可用越婢加术汤等加减

① 陈达理．"体若燔炭，汗出而散"新释．中医杂志，1986（1）：65

② 王长洪，陈光新．董建华治疗痹证的临床经验．中医杂志，1982（2）：16

治疗。

四维相代，阳气乃竭。

四维：有两种解释。一指四肢。姚止庵注："阳气盛则四肢实而挥霍乱动；阳气虚则手足浮肿，或手已而足，足已而手，是相代也。"（《素问经注节解·生气通天论》）肿见四肢，更相替代，临床上以气虚证多见。二指四方。一般是指东北、西南、东南、西北四隅。四方之气，指四时邪气。相代，即相互更替。寒、暑、湿、风四种邪气更替伤人，使阳气衰竭。那么请问为什么只指寒、暑、湿、风这四种邪气呢？外有六淫之气，应该是六种邪气才对？也有两个解释。第一，这句经文是总结上文，上文只提到了四种邪气，因此认为风寒暑湿四种邪气损伤人体阳气。第二，就六淫之气而言，暑热总属于火，同性，可以归为一类以暑代之，燥邪伤人津血，不直接伤人阳气，所以也只是风、寒、暑（火）、湿这四种邪气。

注家上述的两种意见，该怎样取舍和学习呢？北京中医药大学王洪图教授认为《黄帝内经》中的文字概括性极强，一语常含多意，应灵活掌握。"生气通天论"中"因于气，为肿，四维相代，阳气乃竭"一语，古今注解不一。前人对"气"有两说，一谓气虚，言气虚浮肿之证；二谓风邪，与上文"因于寒""因于暑""因于湿"体例一致，指感受风邪而肿之风水证。"四维"指四肢，四维相代即四肢更相替代而肿。临床上因风邪而肿者，用越婢汤治之获效者常见。而王洪图教授也以此理论治愈过"气虚为肿"，且为手肿已而足肿，足肿已而手肿，左足肿已而右足肿，右足肿已而左足肿的病人。可见对于经典中文字的把握运用，不可胶执，需灵活应对①。

阳气者，烦劳则张，精绝，辟积于夏，使人煎厥。目盲不可以视，耳闭不可以听，溃溃乎若坏都，汩汩乎不可止。

烦：通"繁"，多的意思。烦劳：即过度劳作。《慎柔五书·硫黄散》说："劳也者，过勤之谓也。"张：弛张、亢盛。根据"静则生阴，动则生阳"之理，"阳气者，烦劳则张"指阳气因过度的劳作而亢盛弛张。《医灯续焰·尊生十二鉴》说："动而生阳，勉力动之成火矣。故劳字上从火，下从力。"繁体字的"勞"字上面有两个"火"字，表明因劳用力会生火。如《续名医类案·吐血》说："劳字之义，两火上炎，岂非有火

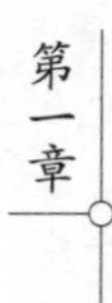

① 翟双庆.《内经》是中医临床的基础——王洪图教授运用《内经》理论指导临床实践阐释.中国中医药报，2007-03-30（5）

乎?”精：广义之精，指精血津液。绝：衰竭。精绝：指阴精衰绝。因为阴阳一方的太过必然损伤另一方，致其不足，故阳热亢盛必然损伤阴精，导致阴精衰绝。辟：通“襞”，即衣裙上的褶子。辟积：引申为重复、迁延。夏天为阳盛阴虚之季，该病病机为阳盛阴虚，同气相求，故该病迁延发展到了夏天，发为煎厥。煎厥：古病名，指阳热亢盛，阴精竭绝，阴虚阳亢的昏厥证。目与耳，都赖人体精血以濡养。如今阴精已绝，不能濡养眼睛和耳朵，故而导致目盲和耳聋。溃溃：形容河堤决口的样子。都：水泽所聚。溃溃乎若坏都：形容煎厥证病情来势凶猛，犹如水库之堤防崩溃一般。汩：音“古”。汩汩：水流急速的样子。汩汩乎不可止：形容煎厥证发展迅速，犹如水流急速不可遏阻。

阳气者，大怒则形气绝，而血菀于上，使人薄厥。有伤于筋，纵，其若不容。

形气绝：形，指形体；气，指气血；绝，是阻绝不通的意思。菀：同“郁”，郁积的意思。由于大怒等情志刺激使形体气血上逆，气血郁积于上而阻绝不通，引发薄厥之证。薄厥：薄通“迫”，厥为气逆昏迷之证。薄厥是病名，指因大怒而致气血上迫、脏腑经脉气血阻绝不通所致的突然昏迷的病证。其若不容：其，代词，指四肢；若，副词，乃也、则也；容，作用；其若不容指四肢不能随意运动。由于气血上逆，阻绝不通，则气血不能濡养四肢筋脉，这就叫“有伤于筋”。筋脉失养则筋脉弛纵，不能约束肌肉骨骼，因而导致四肢不能随意运动，类似于中风后遗症。这节经文提示治疗该病证要降逆、行气、活血、通经、养筋、戒怒等。

为了更好地理解煎厥与薄厥，我们对二者的异同点进行比较。

同：二者都是阳气失常所致的气逆昏厥证。

异：①病因不同，煎厥是因烦劳、过度劳作；薄厥是因大怒。②病机不同，煎厥是阳热亢盛，阴精亏竭，阴虚阳盛；薄厥是气血上逆，阻绝不通。③病性不同，煎厥是虚实夹杂，薄厥是实证。④兼症不同，煎厥是目耳的症状，薄厥是四肢的症状。

汗出偏沮，使人偏枯；

偏枯：半身不遂。汗出偏沮：就是半身汗出的意思。字典里“沮”有两个音，一个读jǔ，第三声，字义为“阻止”。如果选用这个字义，我们就理解为病机。气血运行失常，偏阻于身体一侧，不能周流全身，故而半身出汗。另一个读jù，第四声，字义为“湿也”，湿润的意思。如果选用这个字义，我们就理解成症状。半身汗出，则半身湿润。在这里我们用实例具体说明了应该怎样去查字典，取舍字义，并结合字义理解经文。这样做的目的虽是为了理解经义，但更重要的是为了我们的养成教育。

因此，这节经文的意思是，先有半身出汗，将来可能会发生偏枯证（半身不遂），所以半身汗出是偏枯的先兆。

请思考一下，这半身汗出应该是患侧出汗还是健侧出汗？

历来对此的说法不一，有说是患侧的，也有说是健侧的。马莳云："人当汗出之时，或左或右，一偏阻塞而无汗，则无汗之半体，他日必有偏枯之患。"马莳认为患侧不汗出，而健侧汗出，不出汗的患侧他日必有偏枯之患。我的意见有三点：①"半身出汗使人偏枯"，是在偏枯之前，尚未发生偏枯，所以不存在患侧还是健侧的问题。②偏枯病人半身出汗、两侧出汗都有可能。一种是异常汗出，另一种是正常汗出。汗出在患侧者，是因为气血偏阻于身体一侧，气血津液的运行不循常道，导致半身异常出汗。汗出在健侧者，是因为有气血津液的运行，所以会有正常汗出，同时因为患侧气血偏阻，没有气血津液的运行，所以不出汗。据此，最好是根据临床病例半身汗出的具体情况来分析汗出的机理。③从发生偏瘫之后的汗出情况来看，一般都是患侧出汗。我查找了一些文献。我们说的患侧实际上指的是瘫痪侧，真正的病灶是对侧脑。南京医学院附属第一医院（现为江苏省人民医院）神经科赵中等人报告，该科在1991～1992年中收治的76例急性脑梗死病人中，伴有病灶对侧躯体出汗过多者有5例①，即我们所说的患侧出汗。

王永炎院士说："汗出一症多见于恢复期气虚血瘀的病例，其表现是偏瘫侧自汗，当属中气不足而表卫不固，但急性期也可见偏瘫侧汗出。②

北京中医药大学第二附属医院张云岭说：在中风急性期，风火痰瘀阻闭窍络，偏瘫肢体强痉拘急，舌强言謇，舌质红，舌苔黄腻，瘫侧脉象弦滑大数，此时若瘫侧汗出偏多，是正邪交争，腠理开泄，邪热迫液外出之象。治疗当祛风化痰、清热活络，可用全瓜蒌、胆南星、丹参、赤芍、鸡血藤、法半夏等组方，或用清开灵注射液40～60mL加入5%葡萄糖液中静脉滴注。若病情进而发展，痰热内阻中焦，失于升清降浊，腑气不通，以致痰热腑实，可使半身不遂加重，并出现神志障碍。治当急用化痰通腑，以全瓜蒌、胆南星、生大黄、芒硝组方，以通为顺，釜底抽薪，阻断

① 赵中，侯熙德．急性脑梗塞与单侧多汗症．临床实用神经疾病杂志，1994（1）：46
② 王永炎．中风病科研思路方法刍议．辽宁中医杂志，1984（9）：1

病势发展，从而使脉静身凉而汗止，此均属顺证。①

我想说，《黄帝内经》在此处提出了一个非常重要而且很有实际意义的问题，那就是中风先兆的问题。我们能否根据中风先兆预防中风，防患于未然呢？注意这里有两点：一是中风先兆的明确诊断，二是采取积极有效的干预治疗。如果能做到这两点，对阻断或延缓中风病的发生或发展、改善病人症状、提高生存质量等，都有重要而积极的意义。

刘河间《素问病机气宜保命集·中风论》说："中风者，俱有先兆之证。"张锡纯在《医学衷中参西录·论脑充血证可预防及其证误名中风之由》中说："不知凡病之来皆预有朕兆。至脑充血证，其朕兆之发现，实较他证尤为显著。且有在数月之前，或数年之前，而其朕兆即发露者。"1993年中国脑病专业委员会第6次学术会议后，"中风先兆证"这一名词逐步在学界达成共识。

《黄帝内经》中"汗出偏沮，使人偏枯"最早提出了"半身汗出"为中风先兆。《望诊遵经·诊汗望法提纲》说："汗出偏沮者，使人偏枯之先兆。"现今认为，中风先兆证是中风发病处于前驱状态的一组临床证候群。其症状复杂多样，主要以阵发性眩晕、发作性偏身麻木、短暂性言语謇涩等症状为主，并可出现头胀痛、手指麻、健忘、筋惕肉瞤等兼症。②

郭蓉娟等对585例类中风临床资料进行分析，结果显示发病前有先兆症状者254例（43.42%），无先兆症状者314例（53.68%），不清楚者17例（2.90%）。在254例有先兆症状者中，常见的先兆症状依次为眩晕102例（40.16%）、头痛62例（24.41%）、肢指麻木62例（24.41%）、肢重无力44例（17.32%）、语言謇涩31例（12.20%）、视物不清18例（7.09%）、一过性意识障碍5例（1.97%）、耳鸣耳聋2例（0.79%）等③。

张学文等整理了1027例中风先兆证病人的临床表现，统计了各种症状的出现频率，结果为眩晕91.50%，偏身麻木或重滞无力71.66%，一过性轻瘫19.80%，头胀痛38.00%，视物黑蒙26.70%，短暂性语謇涩或失语21.80%，大便秘结34.60%，紫黯舌、舌下散在瘀丝瘀点74.80%，弦滑脉48.90%。张学文等认为眩晕、偏身麻木或重滞无力、舌质瘀象为

① 张云岭，张鲁宁．论汗出异常在中风发病中的意义．北京中医药大学学报，1996（2）：19

② 肖诗鹰．中风病先兆证诊断与疗效评定标准．北京中医学院学报，1993，16（6）：66

③ 郭蓉娟，梁宝华，解庆凡，等．585例类中风临床资料分析．中国医药学报，1999（3）：24

常见的临床表现。[①]

张锡纯在《医学衷中参西录》中分别归纳了脑贫血朕兆（脑缺血征兆）和脑充血朕兆（脑卒中征兆）的症状表现，如头重目眩、精神昏聩、心悸、短气、面黄唇白、头胀痛等为脑贫血联兆，脉象弦硬而长、头目眩晕、胃中不适、心中烦躁、言语不利、口眼㖞斜、半身麻木、腿脚软弱等为脑充血朕兆。王清任在《医林改错》中记述了34种中风先兆症状。

王泓午等调查中风病急性期病人发病前3～7天内相关症状。结果认为，若病人出现以头痛而痛处不移为主要表现，或见阵发性半身无力，或者伴有嗜睡等症状，表明病人处于中风病急性期始发态的早期阶段；若病人仅见手麻、头昏沉，或头晕，或持续眩晕，伴有食后困顿，且气息均匀、颜面正常或晦暗，表明病人处于中风病急性期始发态的早期先兆阶段[②]。他们调查了中风病人急性发病前72小时内的相关症状，结果是主症为偏身麻木、呵欠频频、持续眩晕、阵发性半身无力，次症为急躁、嗜睡、瞬间眩晕、体胖臃肿、手麻、猝然头痛，伴症为头沉、头晕。[③] 在人们调查的中风先兆证中，基本上都没有提到“汗出偏沮”。

中风病的发生是多种致病因素共同作用的结果，其发生前的一定时间内，可以多种先兆症状的形式在临床上反映出来，中风病的预防便是根据这些先兆症状，针对已经肯定的危险因素而进行干预治疗。中风病的危险因素复杂多样，涉及地理、环境、年龄、性别、生活习惯、季节气候、社会地位、经济收入、遗传种族多方面。有些因素难以改变甚至不能改变，有些因素是可以预防和改变的（如饮食、情志、起居等）。为了防止中风的发生，出现中风先兆证时需要进行调养与治疗。《证治汇补·中风》说：“平人手指麻木，不时眩晕，乃中风先兆，须预防之。宜慎起居，节饮食，远房帏，调情志。更以十全大补汤加羌活常服，自愈。”刘河间说：“凡人如觉大拇指及次指麻木不仁，或手足不用，或肌肉蠕动者，三年内必有大风之至。《经》曰：肌肉蠕动，名曰微风。宜先服八风散、愈风汤、天麻丸各一料为效。故手大指、次指手太阴、阳明经，风多着此经

---

① 张学文，陶根鱼，李军，等．中风先兆证发病规律的研究．中国中医急症，1993，2（1）：7

② 王泓午，王玉来，金章安，等．中风发病前3～7天内症状的1∶2配对病例对照研究．中国医药学报，2002（8）：470

③ 王泓午，王玉来，金章安，等．中风发病前72小时内症状的病例对照研究．中国中医急症，2002（4）：279

也。先服祛风涤热之剂，辛凉之药，治内外之邪。是以圣人治未病，不治已病。又曰：善治者治皮毛。是止于萌芽也，故初成获愈，固久者伐形，是治病之先也。”（《素问病机气宜保命集·中风论》）

王永炎院士提出中风先兆证的病机关键在“血中生风”。中风先兆证发病过程中风象表现突出，贯穿了起病、加重、缓解的全过程。风的因素，是中风先兆证病机转化中的重要组成部分。风由内生，为虚风内动，由肝肾不足，动在血中。虚风时时而动，行在脉中，触动血脉中素有之瘀血痰浊，旋动裹携，上扰清窍，横窜经脉，而见中风先兆证。若风势渐缓，则风息血宁，诸症缓解。若风势愈演愈烈，则病情加重，直至中风病发生。“风”动在血脉之中，为中风先兆证的直接发病因素。“风动”的强弱，直接影响中风先兆证的病机转化、病势顺逆。治疗中风先兆证，在滋阴潜阳、益气活血、活血化痰的同时，应重视“散血中之风”。风自内生，直接的动风部位在血脉、经络，药物应选散风活血之品，直散血中之风，如防风、薄荷之类，使风散血安，诸症不生。

汗出见湿，乃生痤痱。

见：助动词，受、被之意。汗出见湿，即汗出受湿。痤：包括小疖、痤疮、粉刺等。痱：痱子。汗出的时候，感受湿邪，致使汗液排出不畅，郁积在皮肤上，形成疖、痤疮、粉刺等。暑多夹湿，汗出时皮肤因湿邪闭郁，形成痱子。

为了更好地理解这节经文，我们将下文“劳汗当风，寒薄为皶，郁乃痤”提前到此一起进行学习讨论。

劳汗当风，寒薄为皶，郁乃痤。

劳汗：指劳动、运动时出汗。薄：闭郁。皶：一指酒皶鼻，二指粉刺。郁：阻滞不通。因劳动、运动等原因，导致汗出，此时感受风寒等邪气，致使气血津液闭郁而成痤疮、粉刺等病症。

西医学认为，毛囊的皮脂腺分泌过多，管道阻塞，皮脂停留，先成粉刺；细菌感染（痤疮棒状杆菌等）发炎，出现红丘（结节），即为痤疮。

以上两节经文合并在一起，表明由于暑热、运动或劳动等因素可生内热，或素体内热，或病邪久郁而化热，或长期饮酒、常食火锅麻辣烫等导致身体内热，热迫津液外泄而导致出汗，此时感受风寒湿邪，闭阻气血津液的通道，于是形成粉刺、痤疮等病症。

痤疮、粉刺等是临床上的难治性疾病。我们可以根据以上所述的发病机理，提出一些治疗思路。

治疗上首先要清热，减少或消除内热。清热有两种：一是清血分之热，如用水牛角、牡丹皮、赤芍、地骨皮等；二是清气分之热，如用黄连、黄柏、连翘、蒲公英等。其次因感受风寒湿邪，因此要祛风、散寒、除湿。要根据风寒湿邪的偏重而辨证用药，痒者偏于风，痛者偏于寒，流水浸润者偏于湿，故治风、治寒、治湿药有所偏重。在痤疮、粉刺的治疗中，“郁”字最为重要。针对气血津液闭郁的病机，主张采用活血化瘀、调畅气机、疏通气血津液运行通路的方法。此外，还有三点要注意：①痤疮、粉刺等生在皮肤上。肺主皮，故治痤疮、粉刺等要治肺，如用枇杷清肺饮治痤疮正是此意。②治阳明。痤疮、粉刺虽然可以发生在面部、背部、臀部等多个部位，但大多数病人都是针对面部的痤疮、粉刺而急切求医治疗。因阳明主面，故治疗痤疮、粉刺需要考虑治取阳明，而且要考虑阳明腑气是否通畅。③察分部。左属肝，右属肺，上属心（月经），下属肾（大便）。考虑不同脏腑病变，分别加用不同的药物，可以增加疗效。另外，还有养生法，食物宜清淡，少食燥热食物，如酒、火锅麻辣烫等；青年人在运动出汗后，不要立刻用冷水洗脸或冷风冷气吹面，要避免风寒湿邪闭郁面部毛孔；还要保持大便的通畅。

如果痤疮在月经前发得多，那么属妇科治疗，主要调理月经。如果与月经无关，那么属外科皮肤科治疗。

高梁之变，足生大丁，受如持虚。

“高”通“膏”，指脂膏类食物。“梁”通“粱”，指精细食物。膏粱：即俗称的肥甘厚味。“丁”通疔，这里泛指疮疡。变：灾害。足：杨上善、王冰等注解为脚，即肥甘厚味的灾变引起脚上生疮。杨上善注：“膏粱血食之人，汗出见风，其变为病，与布衣不同，多足生大疔肿。”王冰注：“膏粱之人，内多滞热，皮厚肉密，故内变为丁矣……所以丁生于足者，四支为诸阳之本也。”他们的这些注释意见引起许多后人的不同意见。如新校正说：“按丁生之处，不常于足，盖谓膏粱之变，饶生大丁，非偏著于足也。”所以后来的解释者一般都把“足”解释为“足以”或者“则”，以表达疮疡可以长在全身各处，而不一定只是长在脚上。但是近年来又有人说王冰等人的注释意见是对的，主要是针对糖尿病足而言。

我在前说过，人们有很多认识是没有对错之分的，只有合理与不合理、全面和不全面，它是一个认识发展的问题。中国社科院涂纪亮研究员说：“任何一个人的视界都不是一成不变或自我封闭的，而是随着环境的变化、知识的增长、地位的改变等因素的变化而变化的。”① 以张景岳为例，张景岳中年著有《类经》。《类经》是他研究《黄帝内经》近三十年的学术成果，“凡历岁者三旬，易稿者数四，方就其业”（《类经·自序》）。但是当他到了老年，又撰有《质疑录》一书，对《类经》中的论述进行修正和补充，“有与《全书》《类经》之说少异，而悔畴昔立言之未当者”，“以此知其所学，愈老愈明，未尝自矜已得，而孜孜日求正于至当为可则也”（清·王琦《质疑录·跋》）。

过食肥甘厚味导致生疮疡的机理是：①化热，热盛肉腐化脓，可形成疮疡；②生湿，湿热郁积，而成疮疡。故有“肥者令人内热”“胖人多痰湿”之说。

“受如持虚”，虚者空也，用空虚之器盛物最容易。“受如持虚”这节经文是说，过食肥甘厚味可以导致机体内热、痰湿壅盛，这就具备了易生疮疡的内在条件。

下面我们讨论两个问题。

一是过食肥甘厚味与肿瘤的关系。本节经文主要指出，过食肥甘厚味能导致机体湿热内盛，经脉壅滞，从而容易引起疮疡。这里的疮疡，包括肿瘤。据1984年卫生部（现国家卫生健康委员会）编写的《国内外医学科学进展》201页说：“许多流行病学与实验研究证据表明，饮食、营养与肿瘤间存在重要的联系。一些著名的肿瘤流行病学家估计，在西方社会，男性肿瘤的30%～40%，女性恶性肿瘤的60%，可能归咎于饮食因素。”所以，节制饮食最有意义的目的就是减少患癌的可能。

二是从痰湿治疗肥胖。由于过食肥甘厚味，导致湿热内盛，因而肥胖。俗话说，“胖人多痰湿”，故可从痰湿论治肥胖。明代名医王肯堂患风疾，自治不愈，遂邀李中梓诊之，李中梓曰：“公体丰腴，当从痰湿论治。”乃以巴豆霜等峻剂攻湿逐痰。今人王光权治熊某，男，46岁，干部，身高1.65m，体重83kg，血压160/100mmHg，甘油三酯和总胆固醇均高于正常。诊断为冠心病、高脂血症。诊见挺胸凸肚，胸闷头眩。时值夏令，更是喘呼气促，不适之至，脉细弦滑，舌体胖大，苔黄腻，质红。证乃痰湿为患，有风动火煽之虞。阅其所服中药方多为延胡索、降香、丹参、瓜蒌皮等行气宽胸活血之药。王医生认为，此人此形如不减轻肥胖给予的压力，终将徒劳无益。忆及《雷公药性赋》“牵牛子条”后有“不可

① 涂纪亮．现代西方语言哲学比较研究．北京：中国社会科学出版社，1996：545

久服，否则令人瘦”的记载，虽然谈的是药物副作用，但用之减肥正好发挥作用。仍宗前医之意，但加入黑牵牛、大黄、石决明等味。予黑牵牛、延胡索、降香各10g，石决明、山楂各30g，丹参、瓜蒌皮各20g，大黄9g。次日腹内即觉宽舒，乃先后加白术、泽泻、炒草决明、首乌等味。牵牛黑白各半，剂量逐渐加至30g。治疗40天，病人体重减为78kg，甘油三酯和总胆固醇数值明显下降。乃按上方比例制成蜜丸，早晚吞服，并合理膳食，适当运动。他在这一病例的启迪下，自拟了一个通用减肥轻身方。其药物组成为：黑白牵牛10～30g，炒草决明、泽泻、白术各10g，山楂、制首乌各20g。[①] 供各位参考。

世界卫生组织（WHO）规定了健康减肥的三大标准：不厌食、不腹泻、不乏力。我们看上方中有牵牛子，严格地讲是不太合乎规则的。所以，绝大多数的人应用时都去掉了牵牛子，可能就是考虑到这个因素。

阳气者，精则养神，柔则养筋。

对“精则养神、柔则养筋”的解释主要有两种意见。第一种意见是养神则精，养筋则柔。精是爽慧，柔是柔和，是阳气养神和养筋的结果。第二种意见是我的导师们的意见。他们认为，《广韵》解释精为正也、善也、好也，柔为和也、安也，皆为正常之意。因此，阳气正常则能养神，人之神赖阳气的温养才能发挥其正常的精神意识思维等活动；阳气正常则能养筋，人之筋赖阳气的温养才能发挥其正常的柔和自如的运动。如果阳气失常则不能养神，也不能养筋，就会导致多种病变的发生。阳气失常有太过与不及两个方面。太过为病理之火，火热扰乱神明则见神昏谵语；不及为阳气亏虚，不能温养人神，表现为精神疲惫、恍惚。《伤寒论》曰：“少阴之为病，脉微细，但欲寐。”什么叫“但欲寐”？就是神衰，似睡非睡、昏沉模糊的状态。少阴心肾阳虚，不能温煦神气，则见精神疲惫、萎靡不振、神志恍惚。阳气虚，不能温煦筋脉肌肉，则出现筋惕肉瞤，即筋肉跳动、全身颤抖。治疗用真武汤温经助阳。陶华说：“筋惕肉瞤者，非常常有之。《内经》曰：阳气者，精则养神，柔则养筋。发汗过多，津液枯少，阳气偏虚，筋肉失所养，故惕惕然跳，瞤瞤然动，非温经助阳不能愈，仲景特设真武汤救之。”（《伤寒论纲目·筋惕肉瞤》）

本节经文也是下段经文总结性和概括性的开头语。阳气正常，就能神慧筋柔。

---

① 王光权．减肥法初探．浙江中医杂志，1985（3）：128

开阖不得，寒气从之，乃生大偻。

开阖：开，谓皮肤毛孔开泄；阖，谓皮肤毛孔合闭。不得：谓失当。从之：乘虚侵入的意思。阳气主司皮肤腠理玄府之开阖，如果阳气失常，则皮肤腠理玄府的开阖失当，寒邪乘虚侵袭入里。偻：曲也。大偻：大，严重之意，大偻即形态伛偻而不能直立。由于寒主收引凝滞，寒邪阻滞，阳气失于温煦，则筋脉拘急，故见偻。吴崑注："开阖失宜，为寒所袭，则不能柔养乎筋，而筋拘急，形容偻俯矣。此阳气被伤不能柔筋之验。"这节经文从临床病证的角度对上文"阳气者，柔则养筋"进行了说明。

陷脉为瘘，留连肉腠。

陷脉：就是邪气深入于经脉。张景岳注："陷脉，寒气自筋络而陷入脉中也。"人体自外而里有皮、肉、筋、脉、骨、腑、脏，所以邪气由皮肉筋而深入于脉，所以称作陷。瘘：瘘管，指身体里面因发生病变而自然形成的管道，病灶的分泌物可以从这个管子里流出来。这节经文讲，邪气深陷于经脉之中，积久化热，热盛肉腐化脓，肉在内，腠在外，邪热腐肉溃成管道，流连于肌肉与腠理之间，脓血由此流出，久不收口。

俞气化薄，传为善畏，及为惊骇。

俞：通"腧"，即腧穴，是经脉输注气血的门户。气：指邪气。化：转化。薄：通"迫"，影响之意。邪气通过腧穴侵入人体，再通过络脉、经脉内传而影响到五脏。五脏藏神魂魄意志、喜怒悲思恐，所以称为五神脏。邪气内迫于五脏，进而影响到五脏所藏之神，则表现出神志方面的症状，或为恐惧，或为惊骇。

"俞气化薄"，提示经脉是邪气传变的道路。邪气可以通过腧穴、经络内传于五脏。《医学心悟·论和法》说："盖由是门入，复由是门出也。"外邪由腧穴而入，若治疗得当，则外邪复由腧穴而出。

营气不从，逆于肉理，乃生痈肿。

邪气闭郁，营卫运行失常，气血壅滞，郁而化热，热甚则腐肉化脓，形成痈肿。《灵枢·痈疽》曰："夫血脉营卫，周流不休，上应星宿，下应经数，寒邪客于经络之中则血泣，血泣则不通，不通则卫气归之，不得复反，故痈肿。寒气化为热，热胜则腐肉，肉腐则为脓。"又曰："荣卫稽留于经脉之中，则血泣而不行，不行则卫气从之而不通，壅遏而不得行，故热。大热不止，热胜则腐肉，肉腐则为脓。"后世医家继承和发展了《黄帝内经》这一理论。《黄帝素问宣明论方·杂病》说："疮疡皆为火热，而反腐出脓水者，犹谷肉果菜，热极则腐烂而溃为污水也……痈浅而大，疽深而恶，热胜血则为痈脓也。”李梴《医学入门·痈疽总论》说：“虽病该三因，总皆湿热。”“盖阳气无形，阴血有质，必湿热涩血，而后发为痈疽。”“热甚”是化脓破溃的关键。而引起热甚的主要原因是邪气侵袭，营卫气血闭郁，久郁化热。陈无择《三因极一病证方论·痈疽叙论》说：“痈疽瘰疬，不问虚实寒热，皆由气郁而成。”王洪绪《外科证治全生集·痈疽总论》说：“痈疽二毒，由于心生。心主血而行气，气血凝滞而发毒。”

由此提示治疗疮疡痈肿的基本思路是：①祛邪（六淫邪气）；②清热解毒；③调和营卫气血。

我举一个清代医家张志聪的医案，看看张志聪是怎样灵活应用《黄帝内经》理论在临床上治疗疑难病症的。据《侣山堂类辩》记载：一妇人产后，乳上发痈，肿胀将半月，周身如针刺，饮食不进。张志聪诊之，六脉沉紧有力，视左乳连胸胁皆肿。用麻黄、葛根、荆芥、防风、杏子、甘草、石膏，令温服取汗。次日复视之，曰：昨服药后，身有大汗，而周身之痛尽解，乳上之肿胀亦疏，饮食亦进。此前服药不啻十有余剂，毫无效验，奚此剂有如是之功也？张志聪说：《金匮要略》云产后妇人喜中风。《素问·生气通天论》曰：开阖不得，寒气从之。荣气不从，逆于肉理，乃生痈肿。张志聪把《黄帝内经》上下两节经文加以联系，认为此系风寒外壅，火热内闭，荣卫不调，以致肿痛。诸医止以凉药治热，而不知开阖故也。所以用汗法治之。今毛窍一开，气机旋转，荣卫流行，而肿痛解矣。《黄帝内经》云：食气入胃，散精于肝。此肿属阳明、厥阴二经，是以饮食不进，今经气疏通，自然能食矣。最后张志聪感叹道：“吁！治痈疡者，可不知《黄帝内经》乎?”

魄汗未尽，形弱而气烁，穴俞以闭，发为风疟。

魄汗：指汗出，有三种解释：①因汗从皮肤而出，皮毛由肺所主，肺藏魄，故汗出谓之魄汗。②魄指身体，如《礼记·祭义》疏：“魄，体也。”所以魄汗指身体出汗。③魄通“白”，白汗就是自汗，如《战国策》注为“不因暑而出的汗”。魄汗未尽，指形体出汗还没有消退。

形弱：指形体瘦弱。烁：热也。气烁：指阳热过亢。汗出可有两种原因：①形弱，卫外不固，津液外泄，故汗出；②阳热熏蒸，逼津外泄而出汗。“形弱而气烁”是导致汗出的原因，既因形弱，又因气烁。

穴俞以闭：指毛窍闭阻。汗出之时，毛窍本应开张，但因感受风寒邪气，寒主收引，则致毛窍闭阻。

这节经文论述了风疟的形成机理：内有热邪，外有风寒，寒热相争，故谓之风疟。

故风者，百病之始也，

风邪是导致多种疾病发生的重要因素。在六淫中，风邪排列第一位，风常兼夹其他邪气共同伤人，风邪致病变化多端、善行数变，故谓“风者，百病之始也”。

清静则肉腠闭拒，虽有大风苛毒，弗之能害，此因时之序也。

这里的清静指阳气清静、正常。这里的闭，指腠理、肌肉的固密。拒，指抗御外邪。闭在前，拒在后。阳气正常，则能卫护人体外表，因而腠理、肌肉固密，其结果是能够抗御外邪的入侵。苛毒：厉害的邪气。“虽有大风苛毒，弗之能害”，是说由于阳气正常，能够卫护固密、抗御外邪，即使自然界存在着疫疠邪气，也不能伤害人体，正如《黄帝内经》所说的“正气存内，邪不可干”。腠理肌肉之所以能够固密、抗御外邪，有赖于阳气的清静正常；而阳气之所以能够清静正常，是因为其人善于养生。顺应四时阴阳之气的消长变化而养生，人体阳气才能正常，故谓之“因时之序也”。

故病久则传化，上下不并，良医弗为。

《史载之方·为医总论》说：“天地无全功，圣人无全能。虽黄帝、岐伯之论，尚有不治之病。”前两句出自《列子》，《列子·天瑞》云：“天地无全功，圣人无全能，万物无全用。”意思是说天地之间没有完美无缺憾的事物，纵使圣人也不可能全知全能全都行；天地之间的万物，没有一样是在任何地方都能起到好的作用的。所以说，没有完美的事物，事事都有缺憾，那么治病也会有“弗为”之时。这里的“弗为”之时，是因病家病情已发展到了“上下不并”的情况，也就是没有了升降出入，气机运动停滞之时了。所以我们强调治未病，就是要尽力去避免疾病发展到这一阶段。

传：传变。化：变化。病邪久留，即可传化。并：交之意。不并：不相交通。待到上下不相交通之时，后世谓之关格，如《医述》引《见闻录》说：“《内经》曰：病久则传化，上下不并，良医弗为。此正指关格而言也。不并犹言不交也，阳在上者不能下，阴在下者不能上，则天地不交，而运化之机缄穷矣。欲降其阳则阴伤，欲升其阴则阳败，故古人立方，不治其寒热，而以通达窍者宜之。”上下不并，实际上就是失却了升降出入之机，表明病情已经危重。良医：指高明的医生。王充《论衡》云：“医能治一病，谓之巧。能治百病，谓之良。”《黄帝内经》认为，“升降出入，无器不有”。凡生物皆有升降出入的运动之机，若无升降出入之机则万物的生机就停止了。《素问·六微旨大论》说：“出入废则神机化灭，升降息则气立孤危。故非出入则无以生长壮老已，非升降则无以生长化收藏。”因此，当邪气入侵，疾病发展转变到了上下不相交通，升降出入之机停息的时候，已是疾病的危重阶段，已失去了生机，此时即便是高明的医生，也很难提升病人的生存质量，延缓病人生命奔向死亡终点的进程。

这段经文有两层意思。第一层意思是说，邪气入侵人体后将给机体带来不良后果，邪气为害人体的最终目的是导致人体升降出入之机的丧失，没有了升降出入，生命也就停息了。因此，这就提示我们在临床治疗时为什么强调积极祛邪，而且还强调有病早治、既病防变。因为祛邪的目的就是让危害人体健康和生命的邪气尽早离开人体，以免它们最终导致人体升降出入之机的丧失，从而导致死亡。第二层意思是说，一旦疾病发展到了上下不并时，也就是人体升降出入之机停止时，即使是高明的医生也会束手无策。再次提示我们，病要早治。医生不能生死人，而只是生其所生，使那些能生之人得生。如果病人一旦丧失了生机，哪怕是再有经验和医术的医生也只能回天乏术、无能为力。扁鹊曰：“越人非能生死人也，此自当生者，越人能使之起耳。”（《史记·扁鹊仓公列传》）扁鹊只能生生者，不能起死者，只能使有生机之人得以起，不能使丧失生机之人得以生。

故阳畜积病死，而阳气当隔，隔者当泻，不亟正治，粗乃败之。

这节经文是上文“上下不并，良医弗为”的展开。这节经文有两个层次。前面“阳畜积病死”，是阳气已经蓄积，已经形成了上下不并之态，所以预后不良。后面为阳气挡隔，尚未形成上下不并之势，此时良工还可以通过正确的治疗方法疏通郁积，调整和恢复升降出入之机，或可获救。

畜：同“蓄”。当隔的“当”作“挡”，当隔即挡隔、阻隔、阻滞不通的意思。当泻的“当”是应当，“泻”是泻法。亟：指及时而迅速。杨上善说："亟，急也。""不急疗者，必当死也。"这里体现了治疗的及时性原则。医生当天开的处方，病人就一定要在当天服用，否则病情就有可能发生变化，从而影响疗效，甚至引起不良反应。正治：指正确的治疗方法，即泻法。粗乃败之：指粗工因误诊误治等使病情发生危险，甚至导致死亡。

这段经文指出，某些因素导致阳气闭郁，气郁化火，故而阳热闭阻。阳热闭阻，阳气不得外达，故外见肢凉，是为热深厥深。一方的太过必然损伤另一方，阳热亢盛会耗伤阴精；壮火之气衰，阳热亢盛会耗伤正气。故阳气闭郁之证，可致阴精、正气耗损，所以预后不良。对阳热闭郁之证，应当迅速及时地采用泻法以泻去阳热，一则可以存阴精，二则可以固正气。这是治病求本之法。然而粗工遇见肢冷，不识是阳热闭阻、格阴于外的真热假寒证，误诊为寒证；阳热亢盛，耗伤阴精正气，误诊为虚证。因为误诊，就会导致误治。粗工误用温阳法以治"寒"，误用补虚法以治"虚"，而不知治用泻法，清热泻火，急下存阴，釜底抽薪。故粗工会因误诊和误治使病人病情发生危险甚至导致死亡。此外，阳气闭郁，升降出入之机受到影响，严重时也会影响生命，因此，应及时迅速地应用泻法，疏通郁积，恢复升降出入之机。

湖南中医药大学的胡天雄教授谈到他年轻时的误诊误治经历：1945年秋，一位姓王的男子，年二十余，秋初暑热尚盛，因行远道，患热病。大汗淋漓，脸色苍白，小便时晕倒在地，急求胡医生诊治。胡老自谦，述其年少气盛，稍读书，不知细审病因，以为大汗如此，当防虚脱，用张寿甫法，以大剂萸肉、龙骨、牡蛎等敛之，不知"暑当与汗皆出，勿止"。虽汗出，但大便不通，再视舌上干涸无津，舌面现白色光滑如玉石者两条。他不知是热结于中，为《黄帝内经》所谓阳气蓄积之病也！后来他反思道：病人舌干无津，舌面光滑如白玉两条，纵呈于舌心两侧，此为阳明燥矢内结之证，宜用承气辈下之。而当时他拘泥于吴塘的壮水制火之说，以为此证此舌，用增液汤乃是天造地设之方，所以投大剂生地、玄参、寸冬。服多帖无效，于是束手谢不敏，嘱请王先生诊视。王先生稍用大黄通便，病情大有起色。但病家不能守方服药，自更一"神方"，集姜、桂、附之大成，一服而口鼻皆衄，旋延日久，药物乱投，卒致下利谵语（《伤寒论》云：下利谵语者，有燥矢也，小承气汤主之。是时尚可用泻下之法），舌烂腹痛而死。胡教授说，他每读《素问·生气通天论》

"阳气当隔，隔者当泻，不亟正治，粗乃败之"这一段经文，迄今犹有惭色。[①]

故阳气者，一日而主外，平旦人气生，日中而阳气隆，日西而阳气已虚，气门乃闭。是故暮而收拒，无扰筋骨，无见雾露。反此三时，形乃困薄。

主外：指阳气行于体表。平旦：指拂晓。人气：指阳气，卫阳之气。生：生发，由体内出行于体表，表示卫气由阴出阳，而行于三阳。日中而阳气隆：中午太阳的阳气最为隆盛，以此说明这时人体的阳气也最为隆盛，故谓之重阳。日西而阳气已虚：这里的虚不是指阳气亏虚，而是说体表三阳经的阳气相对而言减少了。这是因为卫阳之气由阳入阴，行于三阴经了。气门：指汗孔、毛窍、玄府，多名一义，因为它是随着肺的宣发肃降进行体内外气体交换，发挥调节肺的呼吸功能的作用，故名曰气门。[②]气门是皮毛的重要组成部分，皮毛由肺所主，气门的开合由卫气所司，肺主气，卫气赖肺的宣发方可敷布于体表，"上焦开发，宣五谷味，熏肤充身泽毛，若雾露之溉"。人一呼则八万四千毛窍皆阖，一吸则八万四千毛窍皆开，气门随肺的呼吸而开合。正如张志聪在《灵枢集注》中所说，"盖肺主皮毛。人一呼则气出，而八万四千毛窍皆阖。一吸则气入，而八万四千毛窍皆开。此应呼吸而司开阖者也"。《灵枢·顺气一日分为四时》提出，"春生夏长秋收冬藏，是气之常也，人亦应之。以一日分为四时，朝则为春，日中为夏，日入为秋，夜半为冬"。而肝主春，心主夏，肺主秋，肾主冬。五脏之气随天气而有消长盛衰的变化，所以"夕则人气始衰"。日西之时，肺主秋，应日西日入，主收敛，所以气门乃闭。另外，由于阳气入里，体表的阳气减少，故机体伴随着阳气的入里而采取的防护动作就是将气门关闭，以防御外邪乘虚入侵。

暮而收拒：暮，晚上；收，收敛，动作的收敛；拒，抗御邪气。晚上因阳气入里，表卫的阳气少，抗邪能力差，所以做工的人就要收工回家，以防御外邪入侵。无扰筋骨：指不要过度的运动，以免耗伤阳气。无见雾露：指不要与外界风寒湿气接触，以免风寒湿邪乘虚入侵机体。如果不遵守阳气在平旦、日中、日西而有生、隆、虚三种不同的变化规律，不能适时收敛，过度运动，冒风触寒受湿，则容易耗伤阳气，感受邪气，使人体

① 胡静娟．胡天雄《诊余漫记》二则．山东中医学院学报，1981（3）：37
② 段延萍．琐议气门．陕西中医函授，1992（5）：8

发病，则形体困惫，阳气衰薄。所以再次提醒人们要顺应自然界阴阳之气的消长变化来养生。

我们再结合杨上善《黄帝内经太素》的经文和注文，对此会有另外的认识。杨上善《黄帝内经太素》作“气门乃开”。杨上善说，阳气尽而阴气之门户开，此时最要防护，以免邪气乘入。书中曰：“故阳气一日而主外，阴气一夜而主内。一日外者分为三时：平旦人气始生，为少阳也；日中人气隆盛，为太阳也；日西人气始衰，为虚阳也。阳气虚者，阴气即开也。阴气开者，即申酉戌，少阴生也，故暮须收距，无令外邪入皮毛也；亥子丑时，即至阴也，故至阴时无扰骨也；寅卯辰，即厥阴也，故厥阴时无扰于筋，见雾露也，阴衰见湿，因招寒湿病。不顺昼夜各三时气以养生者，必为病困迫于身。”夜暮阳气虚，肺肾肝三脏主时，因肺主皮、肾主骨、肝主筋，三脏气门皮、骨、筋乃开。若失于养生，则邪气入皮、扰筋、扰骨，入里为病而困迫于身。所以要求要“暮而收拒，无扰筋骨，无见雾露”。

本节经文的内容非常重视阳气，因此，我在这里讨论一个问题，就是《黄帝内经》重视阳气的思想及其对后世医学的影响。

我们先来回顾一下本篇重视阳气的学术思想。本篇首先认为天上的太阳很重要，天体的运行及光明、地球的生物和生命都依赖于太阳，借此以说明人体的阳气在人体的生命活动中同样重要。如若失去阳气，就会损害身体和生命。其次从风寒暑湿等外邪可以损伤阳气、过度劳作会损伤阳气、七情过激会损伤阳气、过食肥甘厚味会损伤阳气等，说明阳气受损会生出多种病证。由此表明保护阳气对人体健康十分重要。

在生理上，本篇经文从三方面论述了阳气的功能和特性。①温煦、温养机体。人体的一切生命活动，都离不开阳气的温养，否则折寿。如“阳气者，若天与日，失其所则折寿而不彰”，“阳气者精则养神，柔则养筋”。②卫外御邪，固护阴精。如“阳者，卫外而为固也”。③有昼夜消长变化规律。如“阳气者，一日而主外。平旦人气生，日中而阳气隆，日西而阳气已虚”。

在病理上，本篇经文论述了风寒暑湿等外邪、过度劳作、七情过激、过食肥甘厚味会损伤阳气，导致阳失卫外、偏亢、逆乱、郁积、消烁等病理变化，形成多种病证。

在治疗上，本篇经文对阳气闭郁的证候提出了应及时迅速地采用泻法治疗。

在养生上，本篇经文要求遵循四时阳气的消长变化规律，不要过劳、不受雾露，以免损伤阳气。

由此可见，《黄帝内经》从生理、病理、治疗、养生等多方面都提出了要重视阳气的思想。

《黄帝内经》重视阳气的学术思想，对中医学的发展有重大影响。如张仲景《伤寒论》的三百九十七法、一百一十三方，将重视阳气的思想贯穿全书。所以吴鞠通在《温病条辨·汗论》中总结道："《伤寒》一书，始终以救阳气为主。"在中医学发展的历史中，逐渐形成了一个重要的学术流派，那就是温阳派。这个学术流派的基本点就是重视阳气。

《黄帝内经》重视阳气的学术思想应该与中国古代传统文化有着密切的关系。据李葆嘉《中国语言文化史》说："伏羲氏称'太皓'，'皓'为日光，'太皓'即太阳。神农氏称'炎帝'。'炎'为烈焰，亦为日光之强烈。'黄帝'之'黄'从'光'，寓意太阳；黄帝称'有熊氏'，'有'是阿尔泰语言的词头，'熊'为火势之烈。由此可见，三大原始氏族首领或宗神的称号，皆反映了东亚先民对太阳神或火神的自然崇拜。"由此可见，重视太阳及火古已有之，另外《黄帝内经》重视阳气的学术思想可能与诸如儒家的阳尊阴卑等思想也有关系。

张景岳说："天地阴阳之道，本自和平，一有不平，则灾害至矣。而余谓阳常不足，岂亦非一偏之见乎？盖以丹溪补阴之说谬，故不得不为此反言，以救万世之生气。夫人之所重者，惟此有生，而何以能生，惟此阳气，无阳则无生矣。然则欲有生者，可不以此阳气为宝，即日虑其亏，亦非过也。"(《景岳全书·阳不足再辨》)张景岳的意思是，天地阴阳，本自平和，无所谓偏重。若阴阳有所偏盛偏衰，则灾害就会发生。他之所以提出"阳常不足"的论说，主张补养阳气，有两个方面的考虑，一是针对当时社会风气中流行的朱丹溪滋阴说思想的时弊，二是依据阳气在维持人体生命中的重要性。由此可知，阳气在人的生命活动中的确很重要，但更为恰当的学术思想是阴阳平和无偏，所以下文为大家详细讲解。

第三节　阴阳平和与健康

岐伯曰：阴者，藏精而起亟也；

起亟：亟，气也。这节经文强调阴精是阳气的物质基础，阴精化生阳气。张景岳的注解十分清楚明白：亟，即气也，观"阴阳应象大论"曰

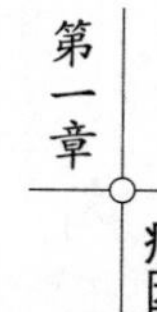

精化为气，即此藏精起气之谓。又“本神”篇曰阴虚则无气，亦其义也。故此当以气字为解，以见阳能生阴，阴亦能生阳，庶为得理。若诸书释为数字，则全无意义。亟音气。张景岳善用人参、黄芪，重视阳气，可以划归于温阳派，但他又有个雅号，名叫张熟地，说明他既非常重视阳气，也非常重视阴精，因为阴阳互根，阳能生阴，阴能生阳。《何氏虚劳心传·左归丸》说：“景岳云：余及中年，方悟补阴之理，因推广其义，而制左归丸饮，但用六味之意，而不用六味之方，活人应手之效，不能尽述。”

阳者，卫外而为固也。

阳气保卫于外，而使机体固密。阳气这种卫外而为固的作用，对内在的阴精导致两个方面的结果：一是外面的进不来，固守在外的阳气能使内在的阴精避免遭受外邪的伤害；二是里面的出不去，固守在外的阳气能使内在的阴精不至外溢而流失。如自汗，多是阳气虚而卫外不固，从而使内在的津液不能固守而外泄所致，常用的治疗方剂如玉屏风散，用以益气固表止汗。

阴不胜其阳，则脉流薄疾，并乃狂。阳不胜其阴，则五脏气争，九窍不通。

阴阳对待统一，其动静消长本应平衡协调。倘若阴阳不能平衡，则会出现阴阳的偏盛偏衰，机体就会发生疾病。如若阳偏胜，则阳盛而阴衰，会出现热证。火热性急，鼓动血液的流动，故脉中血流急迫，见脉搏跳动急疾。薄：迫也。薄疾：急迫的意思。并：交并，偏聚。张景岳注：“并者，阳邪入于阳分，谓重阳也。”阳气盛极，火热上扰神明，故致狂证。争：彼此不和（高士宗《黄帝素问直解》注）。五脏气争：指五脏之气不相和调。九窍与五脏相通，如肝与目、肺与鼻、脾与口、心与舌又寄窍于耳、肾与耳及前后二阴、魄门亦为五脏使等。如若阴偏胜，则阴盛而阳衰，五脏不和，故见九窍功能失职，多表现为不通的状况，如鼻塞、便秘、目盲诸症。如肾阳虚，阴寒闭塞，而见便秘，可用半硫丸。硫黄补肾阳，半夏辛开，破阴结、开窍道，合硫黄以破除阴寒邪气凝结闭塞于肠道的证候。再如李东垣认为，“阳不胜其阴，乃阴盛阳虚，则九窍不通，令青白翳见于大眦，乃足太阳、少阴经中郁遏，厥阴肝经之阳气不得上通于目，故青翳内阻也”。治此者，每日早晨空心服补阳汤，临卧则服泻阴丸（《兰室秘藏·补阳汤》）。又如鼽，相当于今天的过敏性鼻炎，主症有鼻塞、流清涕、喷嚏等。一般治疗常用温肺健脾补肾，兼以祛风散寒、宣通鼻窍。

是以圣人陈阴阳，筋脉和同，骨髓坚固，气血皆从。

圣人：这里指最善于修身养性的人。陈，是顺应、调和之意。圣人强调要顺应阴阳、调和阴阳，一要调和人体阴阳与自然界阴阳之间的平和，二要调和机体内部的阴阳平和。只有在人体内外阴阳平和协调的状态下，五脏才会安和，才会有正常的升降出入之机，五体才会发挥正常功能，因而筋脉和同，骨髓坚固，气血皆从。这里虽然主要讲的是形体和气血，但形体、气血与五脏紧密相连，肝主筋、心主脉、肾主骨髓、肺主气、肝主血，所以调和阴阳的结果是“筋脉和同，骨髓坚固，气血皆从”，实际上反映的是五脏正常。

如是，则内外调和，邪不能害，耳目聪明，气立如故。

如果善于养生，则人与自然以及人体内部的阴阳都平和协调。那么，邪气就不能侵害人体，生命长久并且耳聪目明。说明内在的五脏平和，外在的五官九窍才会正常。

如故：如常，就是一如平日的正常状态。在《黄帝内经》中，平日的常态是评判一个人是否属于平人的标准。《素问·三部九候论》云：“必先知经脉，然后知病脉。”张景岳注：“经者常脉，病者变脉；不知其常，不足以知变也。”（《类经·决死生》）以常知变，将平时的常态作为测度其人是否异常的参照标准，是中医诊断最常用的方法。如在望诊方面，《素问·经络论》指出，“经有常色，而络无常色，变也”。经之色有常住性，一般心赤、肝青、肺白、脾黄、肾黑，而络脉之色变化无常。“寒多则凝泣，凝泣则青黑，热多则淖泽，淖泽则黄赤，此皆常色，谓之无病”。如果这种常色发生了变化，那就是病态，如“五色俱见者，谓之寒热”（《素问·经络论》）。姚止庵注：“寒多热多，当指四时之气言，故见青黑黄赤而无病。若五色杂见，则寒热交作而成病，此正所谓随四时而行也。”（《素问经注节解·经络论》）在切诊方面，如《素问·病能论》说：“阳明者，常动，巨阳少阳不动。”生理上，阳明脉独动不休，而少阳和太阳脉不动，而今在切脉时见到少阳和太阳脉“反动大疾”，这就表示为异常，多为阳盛于内，扰乱神明，使人出现怒狂等症。

什么是气立呢？《素问·五常政大论》中说：“根于中者，命曰神机，神去则机息。根于外者，命曰气立，气止则化绝。”《素问·六微旨大论》说：“出入废，则神机化灭；升降息，则气立孤危。”所谓神机，主要指生命体内的气化活动，它调控生命体内环境的平和。所谓气立，主要指生命体内与外在自然界之间的气化活动。气立的作用具体表现在两个方面：

①生命体摄入天地之精气，排出糟粕；②机体顺应天地自然环境的变化，有目的地进行调节及适应性生理活动。神机与气立，是生命活动的气化过程，以气机的升降出入为基础。神机以升降运动为主，气立以出入运动为主。正如周学海在《读医随笔·升降出入论》中说："升降者，里气与里气相回旋之道也；出入者，里气与外气相交接之道也。"正是因为圣人善于养生，能够顺应自然界阴阳的变化，使体内五脏气血调和，人体阴阳与自然界阴阳平和协调，故外邪不得侵，内在生命力强，表现为耳聪目明等，所以人体内外的气化活动一如平常状态。

风客淫气，精乃亡，邪伤肝也。

如果违背了内外阴阳调和之道，就会罹患多种疾病。以下列举筋骨气血之病来说明这个道理。如张景岳注："此下四节皆失调和之道，所以为筋骨气血之病也。"

客：侵袭之意。淫气：阴阳之气发生淫乱。张景岳注："淫气者，阴阳之乱气也。"

由于风邪入侵，导致人体阴阳之气淫乱。风搏则水干，故精伤，这是"风胜湿"的道理。风性燥、热，易伤阴精。风气通于肝，肝藏血，故风邪易伤精血。如《妇人良方·妇人贼风偏枯方论》说："论曰：贼风偏枯，其状半身不遂，肌肉枯瘦，骨间作痛。《经》云：汗出偏沮，使人偏枯。如树木一枝，津液不到则枯槁，被风所害。古人有云：医风先医血，血行风自灭。治法当用大八风汤、增损茵芋酒、续断汤以养其血，则风自祛矣。愚按：医风先医血，此论得之。大抵此症多因胎前产后，失于调养，以致精血干涸，肝木枯槁。治法当滋其化源。考之"生气通天论"曰：风客淫气，精乃亡，邪伤肝也。"阴阳应象大论"曰：风气通于肝。风搏则热盛，热盛则水干，水干则气不荣，故精乃亡。此风病之所由作也。"

这节经文提示我们，在临床治疗中风等风邪为患的病证时，一要考虑祛风，因风客所致。二要考虑调肝，因风入肝，肝主筋。三要考虑养血，因肝藏血，血养筋。四要考虑补精，因风邪偏胜，易伤阴精，而精血养筋，肾藏精主水。如薛己《校注妇人良方·产后四肢筋挛方论》说："肝属木而主筋。前症若肝经风热血燥，用加味逍遥散。如不应，当用六味地黄丸以补肾水。《经》云：风客淫气精乃亡，邪伤肝也。"五要考虑柔筋，因精血不养，筋脉拘急，若筋脉柔顺则活动自如。最后要调和阴阳，因风邪入侵，导致阴阳之气逆乱，阴阳偏盛偏衰。

因而饱食，筋脉横解，肠澼为痔。

肠澼，指下利，便脓血之类的病证。为：与也。肠澼为痔，即肠澼与痔。痔：《说文解字》谓之“后病也”。“痔”与“峙”同义，即高凸之状。“痔”有广义和狭义之分。广义的“痔”，指人体孔窍中凡有小肉凸起者统称为痔，如鼻痔、眼痔等。如《三因极一病证方论·五痔证治》说：“如大泽中有小山突出为峙。人于九窍中，凡有小肉突出者，皆曰痔。不特于肛门边生，亦有鼻痔、眼痔、牙痔等。”狭义的“痔”，是肛肠疾病的总称，而肛门边所生的内痔、外痔则是狭义之狭义。

这节经文论述了肠痔的病因病机。

第一，与饮食失节有关。《素问·痹论》说：“饮食自倍，肠胃乃伤。”过于饱食，伤及肠胃，导致筋脉横解，而患痔疮。《奇效良方·肠澼痔漏门》说：“然此诸证皆本之于大肠也。大肠者，庚金也，本性燥清，肃杀之气，本位主收，所司主行津液，从足阳明中州土之所化。若旺则能生化万物，而衰则损伤万物，故云万物生于土而归于土，此之谓也。然手足之阳明，同司其化焉。”因此饮食自倍，先伤及胃，后损及肠。

第二，与筋脉横解有关。横，意为强直不顺，阻塞不通。解，通“懈”，松懈弛缓之意。筋脉横解：一是肛肠筋膜拘急挛缩，强暴不顺；二是肛肠经脉懈怠、松弛、滑脱。由于食饮不节，导致风邪等入侵，致肛肠筋脉横逆不顺，或拘挛，或松弛，从而形成痔疮。

第三，与肝有关，因肝主筋。《奇效良方·肠澼痔漏门》说：“足厥阴之脉，环绕前后一阴，故亦能为痔矣。每见人患痔，其发则色青痛甚，盖谓肝苦急而然也。”

后世医家多认为肠痔是综合因素所致。如《医方选要·肠澼痔漏脱肛门》说：“痔漏者，肛门边内外有疮是也……此疾皆由湿、热、风、燥四气相合而致也……究其所因，亦不过久嗜辛热炙煿新酒，及房劳、忧思，蕴积热毒愤郁之气所致也。或藏于肛门之内，或突于肛门之外。”《奇效良方·肠澼痔漏门》说：“盖因人之不避风毒，恣饮醇酒炙爆之物，纵欲，喜怒无常，脏腑郁抑，饮食自倍，肠胃乃伤，阴阳不和，关格壅滞，热毒下注，血渗大肠，其肠澼痔漏，不可得而无矣。《经》云：筋脉横解，肠澼为痔者此也。”

这节经文对我们在临床上治疗和预防痔疮有一定的指导意义。

因而大饮，则气逆。因而强力，肾气乃伤，高骨乃坏。

大饮：指饮酒无度。气逆：指气乱。酒性辛热发散，饮酒无度，故使气乱。《素问经注节解》说："酒性善动，味辛气热，少饮则和血行气，多饮则助怒善忘，破血乱气。唯乱气，故气逆。"强力：过度用力，包括体力和房事。高骨：指腰间脊骨。过度用力，则伤肾精，精虚髓耗，故腰脊大骨损伤。

有不少注家认为，以上三节经文都与前文"风客淫气，精乃亡，邪伤肝"有关。如高士宗注："气立不如故，不能防御其邪，则风客淫气。言风邪客于人身，而为淫乱之气也。风为阳邪，风客淫气，则阴精消烁，故精乃亡。风木之邪，内通于肝，故邪伤肝也。因而饱食者，风邪未去而饱食也。筋脉横解者，肝主之筋，心主之脉，不循经上下，而横散懈弛也。《经脉别论》云：食气入胃，散精于肝，淫气于筋，食气入胃，浊气归心，淫精于脉。故饱食而筋脉横懈也。肠澼为痔者，水谷之精，不荣筋脉，大肠积澼，湿热下注而为痔也。因而大饮，风邪未去而过饮也。酒气，先行肺主之皮毛，不由脾气之散精。脾肺不交，则气逆也。因而强力，风邪未去而强用其力也。过劳伤精故肾气乃伤。肾主骨，故高骨乃坏，腰高之骨，不能动摇而败坏也。此风木之邪，始伤肝气，因饱食、大饮、强力而病及五脏也。"上三节经文论述了这样一个思想，在风邪伤人的基础上，又兼饮食失节、大饮、强力等因，则更为伤人。张志聪注："此言外淫之邪，伤人阳气，复因饮食劳伤，而更伤其阴也。"张志聪认为感受风邪，伤人阳气，又兼饮食劳伤，更伤阴精，则阳气阴精两伤。高士宗认为是风邪始伤肝气，又因饱食、大饮、强力而病及五脏。所以在感受风邪的情况下，加之饮食不节和劳伤，对身体的危害会更大。这提示我们在养生上要特别注意内外调和。

我再次重申，读《黄帝内经》的经文不仅要读通，更要了解其对临床的指导意义。

凡阴阳之要，阳密乃固。两者不和，若春无秋，若冬无夏，因而和之，是谓圣度。故阳强不能密，阴气乃绝。阴平阳秘，精神乃治。阴阳离决，精气乃绝。

阴阳的关键，在于阳气固密于外。阳气固护于外，既能防止邪气侵袭，又能阻止阴精流失，使阴精固守于内。本节经文强调了阳气固密的重要性。和：调和、协调、平衡之意。两者：指阴与阳。阴阳不平衡，则有偏胜，即是不和。用四时为喻来说明阴阳的偏胜。因春夏为阳，秋冬为阴，故若春无秋，即有春无秋，也即有阳无阴，阳盛阴衰；若冬无夏，即有冬无夏，也即有阴无阳，阴盛阳衰。四时之中有春夏秋冬，缺一不可。

因此，阴阳之中也不可或缺其一，或者偏重其一。因为独阳不生，孤阴不长。圣度：最好的法度。能使不平衡、不协调的阴阳归于平和协调，这是最好的法度。

阳强：指阳气过于亢盛。一般认为，阳气强则阳气固密于外的功能会更强，而这节经文却讲阳强不能密。该怎样理解呢？“阳强不能密，阴气乃绝”是指病理状态，是说阳气过于亢盛，反而不能使阴精固守于内。一是因为阳热过于亢盛，反而失去了固护于外的功能；二是因为阳热亢盛，煎熬内在的津液，久之使阴精乏竭；三是因为阳热亢盛，迫阴外泄，使阴气耗竭。这是一个度的问题，是生理与病理的不同状态。王冰从房事言，阳强指阴虚火旺，扰动精室，则精液常泄，见遗精滑精，久之则肾精亏虚。这对临床从相火亢盛角度治疗遗精滑精有指导意义。《推求师意·梦遗》云：“阳强者，非脏真之阳强，乃肝脏所寄之相火强耳。火盛不已，反有以消其脏之真阳者。”

阴平：指阴气平和。阳秘：秘通“密”，阳秘指阳气固密。阴平阳秘，就是阴阳平和协调的意思。精神：在此指生命。治，正常的意思。阴阳平和，则生命活动就正常。阴气平和而内守，阳气固密而外护，而且阴阳平和协调，这就表明阴阳双方既要各自的功能正常，又要两者之间平衡协调。

山东中医药大学祝世讷教授认为，“阴平阳秘是这两方面的最佳状态的协调统一。阴阳失调，是这两种过程流的运化机制、运化状态及相互作用机制和关系的异常，失去的是‘调’‘和’”。① 阴阳失去平衡，即表明阴与阳本身的运化机制、状态以及两者之间相互作用的机制和关系发生异常。

亚里士多德在《形而上学》中说：“健康的本质就是身体处于平衡状态，疾病的本质就是身体处于不平衡状态。”在阴阳平和的状态下，生命活动正常进行。人不善于养生，在内则阴阳气血偏盛偏衰、气血津液停滞，在外则六淫邪气易于入侵，终导致阴阳失和，形成疾病。根据《黄帝内经》“其寿可立而倾也”，就是说阴阳的失和、偏盛偏衰，使身体阴阳倾斜，会加速生命走向终点。所以中医强调要祛邪（内外），要调和阴阳，阻止和延缓阴阳倾斜，以阻止和延缓生命加速走向终点。

阴阳离决：若阴阳双方分离决绝，那么精气也就竭绝了。谭光辉认

---

① 祝世讷．阴阳的本质究竟是什么．山东中医学院学报，1996（1）：2

为，“疾病是生命的加速”“疾病是使生命加速走向终点的过程”①。阴阳偏盛偏衰就是疾病，疾病会加速生命走向尽头。阴阳相交，精气化生；阴阳离决，精气竭绝，生命也就停止了，这是对死亡的高度概括。《说文解字》曰：“死，澌也，众所离也，从歺（残骨）从人。”段玉裁注：“方言：澌，尽也。”“人尽曰死。形体与魂魄相离，故具字从歺从人。”“死”字的本义，指人体脏腑精气消尽，形与神相离的一种表现。

以此为据，引起死亡的病理有三：①五脏衰竭。五脏是化生精气、贮藏精气的场所，其盛衰决定了人的生命寿夭。五脏者身之强也，得强则生。②气血津液枯竭。气血津液是人体生命活动过程中所必需的物质和动力的来源。气血津液的化生，需要天之五气和地之五味。因此，凡断绝天气和五味的摄入，以及大失血、温热病灼津耗液等，均可使精气血津液极度损伤枯竭而死。如《素问·平人气象论》说：“人以水谷为本，故人绝水谷则死。”《素问·刺禁论》说：“血出不止，死。”③阴阳极度失调或离决。当五脏衰竭或气血津液极度损伤，病至精气将尽时，则表现为阴阳的极度失调或离决。所以阴阳离决，形神分离，是死亡的总病机。②

因于露风，乃生寒热。

对“露”的解释，注家有两方面意见。一是强调内因。露为疲惫之义（见王念孙《经义述闻》）。言劳役疲惫之人，若喜乘风凉，则邪气侵客。二是强调外邪。因上文有“无见雾露”之句，所以露是雾露之露，为阴邪，风为阳邪，如此阴阳邪气伤人，可引发寒热病变。张志聪注：“露，阴邪也。风，阳邪也。寒，阴病也。热，阳病也。言阴阳不能固密，则在天阴阳之邪伤吾身之阴阳，而为寒热病矣。”

由于不善于养生，违背了人与天地阴阳的调和关系，因而感受邪气，致阴阳失调，发为寒热。这节经文应该是下文的提示语，引出阴阳失和的病变。

是以春伤于风，邪气留连，乃为洞泄。夏伤于暑，秋为痎疟。秋伤于湿，上逆而咳，发为痿厥。冬伤于寒，春必温病。四时之气，更伤五脏。

这段经文与前面我们讲过的《素问·阴阳应象大论》的经文很相似，再次阐述了风暑寒湿四时邪气伤人的道理，可以从三个方面来理解。①举

① 谭光辉．症状的症状：疾病隐喻与中国现代小说．北京：中国社会科学出版社，2007：220

② 王子谟．《黄帝内经》死证初探．河南中医，1983（1）：13

具体病证来说明“重阴必阳，重阳必阴”等物极必反的道理。以冬为例，冬季本寒，又伤于寒，则寒上加寒为重寒（极点），物极必反，所以来年春天发生温病，这是寒极生热，重阴必阳的道理。②指出了伏邪理论。夏季感受暑邪，伏于体内，到秋天又感受风寒，外邪引动内邪，正邪相争，发为寒热并作的疟病。③从内科学角度理解本节经文。以“秋伤于湿，上逆而咳”为例，秋季感受湿邪，困脾伤阳，使脾失健运，痰湿内生，引起肺气上逆而咳。故临床医家在此基础上，提出理脾为主，利肺为佐。

本段经文在重视阳气的基础上，进一步强调指出，阴阳两方面的调和与离决关系到人的生存与死亡。因此，阴阳平和就是正常生理，阴阳失调就是疾病，治疗与养生的根本目的在于调和阴阳，保持阴阳的平和。

我在这里跟大家谈谈“和”。陈寅恪先生说：“凡解释一字，即是作一部文化史。”

和，在《中华大字典》中云“平也，调也，谐也”。和，就是平衡、协调、和谐。和，最初是古代音乐领域里的概念，在晚周时期，“和”成为哲学概念的范畴。“和”是中国传统文化的一个基本概念。《国语·郑语》云：“夫和实生物，同则不继。”张岱年先生说：“和，本指歌唱的相互应合。《说文》‘和，相应也’，引申而指不同事物相互一致的关系。”①和是多样性的统一，是多种事物协调配合而形成的一种协调状态。在统一的整体中，各个成分、各个局部都有自己的地位，即万物各有其所。处于不同地位的各个成分、各个局部构成一定的关系，相辅相成，这种关系的总和形成一种稳定、和谐的秩序，这就是“和”。如果同一，以同裨同，事物就不会繁衍，宇宙万物就不会存在。

古代圣哲对“和”有如下几点认识：第一，和是天地自然界的普遍规律。如《道德经》云：“天之道，其犹张弓乎，高者抑之，下者举之，有余者损之，不足者补之，天之道损有余而补不足。”河上公注：“天道暗昧举物类以喻也。言张弓和调之，如是乃可用夫。抑高举下，损强益弱，天之道也。天道损有余而益谦，常以中和为上。”《中庸》云：“和者，天下之达道也。”第二，和是万物生存的必需条件。如《管子》云：“人和乃生，不和乃死。”《礼记》云：“和故万物皆化。”《春秋繁露·循天之道》云：“和者，天之正也，阴阳之平也。其气最良，物之所生。”第三，和是平衡协调，是动态的平衡。《管子》云：“人之生也，必以平

① 张岱年．中国古典哲学概念范畴要论．北京：中国社会科学出版社，1989：127

正。”《左传》云：“仲尼云……宽以济猛，猛以济宽，政是以和。”

现代哲学认为，平衡有两种构成形式：一是对称性平衡，指矛盾双方或诸方由于正反力量或正反因素相当所形成的一种平衡。如势均力敌、相持不下、旗鼓相当、等量齐观等现象就反映了这类平衡。二是综合性平衡，指矛盾诸方的协调吻合所形成的平衡。它是多种因素的密切配合，诸如协同一致、比例适应、有机组合、谐和一体等现象就反映了这类的平衡①。中医学的“和”包括了上述两种平衡的构成形式。前者相似于阴阳的对待统一，后者相似于五行的生克制化。中医学的“和”包含着脏腑、经脉、阴阳、气血对待统一所构成的平衡，也包括机体脏腑经络气血、身形百骸之间，以及自然界之间、人与自然界之间等诸多因素的平和协调关系。恩格斯说：“在活的机体中，我们看到的一切最小的部分和较大的器官的继续不断的运动，这种运动在正常的生活时期是以整个机体的持续平衡为其结果，然而又经常处在运动之中，这是运动与平衡的活的统一。”（《自然辩证法》）中医学认为，正常人体的整个机体是平和的，但这种平和不是一成不变的，而是动态的平衡协调，是机体组织在不断运动中所维持的最佳生长状态。中医学认为，人体脏腑、经脉、表里、阴阳、气血等都各有功能，各有其所，“五脏者，中之守也”（《素问·脉要精微论》），五脏各自发挥正常功能，并相互促进、相互制约，共同构成人体内外的平和关系。中医方剂的配伍，就是由方剂中的各味药物在这一个整体中各司其职，并相互制约、协调配合，共同达到治疗疾病的目的。

“和”在中医学中的运用十分广泛。

1. 人体生理与平和

（1）和是正常人的标准：中医学认为，正常人的标准是气血阴阳平和之人。如高士宗《黄帝内经素问直解》所说“平人，血气和平之人也”，《素问·调经论》所说“阴阳匀平”“命曰平人”。阴阳气血是人身的根本，故阴阳气血平和是中医学衡量正常人的标准。

（2）和是人体生存的必需条件：人类要生存，必须取得两个方面的平和，即人身内部、人与自然之间。这是人体赖以生存的必需条件。恩格斯说：“物体相对静止的可能性，暂时平衡状态的可能性，是物质分化的根本条件，因而也是生命的根本条件。”（《自然辩证法》）《黄帝内经》

---

① 齐平，梁超伦．“平衡”与“不平衡”的辩证法．哲学研究，1981（1）：15

强调，人若要保持机体的平和，必须要适应天地阴阳的变化。故《黄帝内经》云：“和于阴阳，调于四时。”王冰说：“不违改忤天地之气，以致清静和平也。”《诸病源候论·序》说：“人之生也，陶六气之和，而过则为沴。”人要与天地四时之气相应，从而致和，从而生存，而正常的气候对人类的生存至关重要。如《灵枢·岁露论》云：“因岁之和而少贼风者，民少病而少死。岁多贼风，邪气寒温不和，则民多病而死矣。”张景岳说：“天地阴阳之道，本贵和平，则气令调而万物生。”不仅在天时上，而且在饮食、衣着等方面也要天人相和。如姚士因说：“饮食衣服，乃日用平常之事，所当适其和平，则阴阳之气可以持平。”（《黄帝内经灵枢集注·师传》）中医学强调，人与天地四时之气、地理环境、饮食等之间保持平衡协调，才能维持机体的平和，机体才能生存与繁衍。

（3）和是脏腑发挥生理功能的必需条件：只有在平和的条件下，体内脏腑才能正常发挥其生理作用。《黄帝内经灵枢集注·胀论》说：“阴阳和平，五谷乃化，营卫生焉。”升降出入是脏腑气机运动的基本形式，但只有在阴阳平和的状态下，人体才会有正常的升降出入之机。如《黄帝内经灵枢集注·生气通天论》说：“阴阳和平，而后能升降出入。”心肾相交水火相济、脾升胃降、肝之疏泄和生发、肺之宣发与肃降等，无一不在机体阴阳平和之中方能各司其职，各尽其责。再如五脏平和，七窍才能发挥其正常功能。如《灵枢·脉度》说：“故肺气通于鼻，肺和则鼻能知香臭矣。心气通于舌，心和则舌能知五味矣。肝气通于目，肝和则目能辨五色矣。脾气通于口，脾和则口能知五谷矣。肾气通于耳，肾和则耳能闻五音矣。”如果“五脏不和，则七窍不通。六腑不和，则留为痈”（《灵枢·脉度》）。

（4）和是生育繁衍必需的条件：《素问·上古天真论》说“阴阳和，故能有子”。男女双方都必须处于阴阳平和的状态下，男女两精相得，才会有子。杨上善说，有子必须是“阴阳两神相得”。因此，男女平和是生育的必需条件。《毛诗·序》云：“和平，则妇人乐有子矣。”《仁斋直指方论·子嗣方论》说：“是为血气和平，阳施而阴化也。盖为人之夫妇，犹天地然。天地之道，阴阳和而后万物育；夫妇之道，阴阳和而后男女生。是故欲求嗣者，先须调其妇之经脉，经脉既调则气血和平，气血和平则百病不生而乐乎有子矣。”陈士铎《辨证录·受妊门》说：“必阴阳两平，不偏不枯，始能变化生人，否则正不能生人也。”《黄帝内经》云：“阴阳和，故能有子。”阴阳的任何一方太过或者不及，都能导致不能生育。《资生集·堕胎》载："朱丹溪曰：阳施阴化，胎孕而成。血气虚损，不足荣养其胎则堕。譬如枝枯果落，藤萎花坠。或劳怒伤情，内火便动，亦能堕胎。正如风撼其树，人折其枝也。火能消物，造化自然。有孕妇至三四月必堕。脉左大无力，重取则涩。知血少也，止补中气，使血自荣，以白术浓煎，下黄芩末，数十服而安。因思胎堕于内热，而虚者为多。孕至三月，上属相火，所以易堕。相火太盛，不能生气化胎，乃食气伤精故也。汪石山曰：宜大补阴阳，去桂加芩柏蜜丸服之。"或者阴血亏虚，或者火热太盛，都能导致生育异常。

（5）和是机体防病御邪的必需条件：人之正气只有在阴阳平和的状态下，才能起到抗御邪气的作用。故《素问·生气通天论》云："内外调和，邪不能害。"《医宗金鉴》说："人气正，则不受邪，不正则邪侵之。"《素问悬解·生气通天论》说："阴阳不偏，彼此环抱，则表里和平，百病不起。"脏腑气血阴阳平和，则外不得六淫侵袭，内不为七情、饮食、劳倦等加害。

人体维持平和的三种主要调节形式：①心主神明。心神主意识思维，这是自觉的调节。心神重视阴阳平和，主动调节人与自然环境的平衡协调，自觉地调节情志、饮食、生活起居等宜忌，以达到和保持平和状态。②阴阳调节。根据阴阳的制约关系，从而达到阴阳的对待统一。有两种方式可以实现：一方面是制约性调节，主要是对亢盛一方的抑制；另一方面是促进性调节，如补阴以配阳。《素问·生气通天论》云："因而和之，是谓圣度。"③五行生克制化。周慎斋说："人之脏腑、经络、皮肉、筋骨、表里、内外，无不得五行生化之和而相安也。"（《慎斋遗书·阴阳脏腑》）五脏的平和有赖于这些调节功能的正常作用，而正常的调节功能又有赖于五脏的平和。周慎斋说："五脏和，则能互为生克，相生相克，相制相化，而无过与不及之病，所谓气得其平也。"（《慎斋遗书·亢害承制》）何梦瑶说："此平人之无病，实由五脏互相克制，故不致偏胜为灾，即《经》所谓'亢则害，承乃制，制则生化'。"（《医碥·五脏生克说》）

2. 人体疾病与失和

人之所以生病，是因为人体失和，即脏腑经脉、气血阴阳平衡协调的关系遭到破坏。这是历代医家的共识，如明代医家周慎斋说："失其和而紊乱则病。"（《慎斋遗书·阴阳脏腑》）张景岳说："凡诸为病者，无非阴阳相贼，而有失其和耳。"（《景岳全书·论阴阳疑似》）陈太初说：

"凡人之病者，无非阴阳相贼而失其和耳。"（《琅嬛青囊要·论阴阳疑似》）贼就是邪，邪就是不正。

失和是疾病的根本。《素问·调经论》云："血气不和，则百病乃变化而生。"朱丹溪说："气血冲和，万病不生。一有怫郁，诸病生焉。"（《丹溪心法·六郁》）张景岳《类经·阴阳应象》说："阴阳不和，则有胜有亏，故皆能为病。"

3. 疾病的治疗与调和阴阳

邪气入侵，阴阳失和，疾病乃成，但若人体正气充盛，脏腑生机旺盛，则可以通过自身阴阳的调和机制以恢复阴阳的平和。如《伤寒论》第58条，"凡病，若发汗、若吐、若下、若亡血、亡津液，阴阳自和者，必自愈"。当然更多情况下需要得到针药等治疗手段的帮助，并在自身阴阳调和能力的配合下，恢复阴阳新的平和。

《慎斋遗书·阴阳脏腑》说："察其所失，求其所和，则上医也。"只有高明的医生才能使病人恢复到新的阴阳平和。新的阴阳平和是每个医生都希望获得的治疗结果。但如何求和，则是一个大问题。我认为有四点值得注意。第一，诊断要准确；第二，正确运用治则和治法。上述两点讨论的人很多，我就不再讨论了。下面两点我多做一些阐述。第三，要注意药材的产地、炮制、品种、配药质量等。这一点往往没有引起医生足够的认识和注意，因为大多数医生认为这不属于我们的职责范围。但是我们必须知道的是，药物是我们治疗疾病的武器，如果武器不行，又怎能取得胜利呢？药物的产地、品种、炮制加工方法、配药质量和剂量、药材的运输和贮存等都会影响临床疗效。例如炮制加工方法对药效有影响。陈修园在《增订十药神书·甲字十灰散》中谈到"十灰散"的治疗效果时说："然余治证四十余年，习见时医喜用此药，效者固多，而未效者亦复不少，推原其故，盖因制不如法。"《药鉴》说："酒制升提。姜制发散。盐制走肾，仍仗软坚。用醋注肝经，且资住痛。童便制，除劣性降下。米泔制，去燥性和中。乳制助生阴血。蜜制增益元阳。土制补益中焦。麸制勿伤上膈。黑豆汤甘草汤渍曝，并能解毒。羊酥油猪脂油涂烧，容易脆研。剜去瓤者免胀，抽去心者除烦。"所以说，炮制对药效有很大影响。

再如品种对药效也有影响。以贯众为例。贯众治疗一些传染病确有良效，但许多不同地区的科研单位在研究后却得出不一致的结果。后经调查了解，原来是因为各地使用的贯众品种不同，甚至同一地区都使用几种不同品种的贯众。据第五版《中药鉴定学》教材，贯众来源于70余种植物。这70余种植物固然都可以当贯众使用，但它们是否都有一样的疗效呢？

又如在采集时间相同的条件下，使用上海闸北公园产的垂盆草治疗肝炎有效，而浙江章村产的却无效①。同是上海闸北公园的垂盆草，秋天采的对肝炎有效，第二年春天采的无效，至第二年秋天采的又有效②。说明采集时间对疗效有影响。

还有一种情况，就是医生开具的处方药物与药房配剂的药品不同。例如我曾做过一项简单调查，对于处方用药的“红藤”，在成都市区的大医院和药房，有配剂大血藤的，有配剂草红藤的。据《中药大辞典》所载，在华北、东北、中南地区有配剂鸡血藤的。历版《中药学》教材在清热解毒药中都列有红藤一药，但在历版的《中华人民共和国药典》中都查找不到“红藤”一名，只有大血藤之名。据《中药大辞典》《药典》等所载，“大血藤”就是“红藤”。《中药学》教材说，红藤为大血藤科（或为木通科）植物大血藤属植物大血藤。大血藤，古代医家多认为有清热解毒、祛风之效。《中华人民共和国药典》指出，大血藤的功效为“清热解毒、活血、祛风”。《中药大辞典》提出其“性味苦平，败毒消痈、活血通络、祛风杀虫，治急慢性阑尾炎、风湿痹痛、赤痢、血淋、月经不调、疳积、虫痛、跌仆损伤”。《全国中草药汇编》则提出其“活血通经、祛风除湿、驱虫”，并未提及其有清热解毒的作用。《植物名实图考》说：“大血藤，《宋图经》……行血，治包块。”《中华临床中药学》认为，红藤始载于《图经本草》，言其攻血、治血块，肯定了大血藤的活血作用。故《中华药海》将大血藤归为活血药类。《植物名实图考》言其“治筋骨疼痛，追风，健腰膝”，强调了红藤的祛风湿作用。正因于此，罗思举《简易本草》又称其为“千年健”。《植物名实图考》说：“李时珍按虞抟云：血藤即过山龙，未知的否，姑附之茜草下。”可知大血藤除清热解毒功效外，还有活血、祛风的作用，故容易与鸡血藤混用。

在成都市所使用的红藤中，除大血藤外，还有一种在《全国中草药

---

① 郑小吉．道地药材质量因素剖析．江西中医药，1993（4）：48

② 吴焕．略谈中草药的疗效问题．人民军医，1977（10）：74

汇编》中称为“草红藤”的药物，别名为红藤（四川成都）、黄花马豆、铁马豆等。《中药大辞典》中无“草红藤”，而名“铁马豆”，出于《滇南本草》。草红藤性味苦寒。《全国中草药汇编》提出其功效为清热解毒，消肿。《滇南本草》说其“主泻肝胆之火。治寒热往来，午后潮热”。《中药大辞典》谓其“性味苦凉，清肝泄热，除蒸宁咳。治阴虚潮热，午后骨蒸，虚痨咳嗽，乳腺炎，腮腺炎”。

与红藤混用的鸡血藤，又名血风、血藤、血风藤等。《中药大辞典》说：“鸡血藤，性味苦甘温。功用主治为活血、舒筋，治腰膝酸痛、麻木瘫痪、月经不调。”《现代实用中药》指出其“为强壮性之补血药，适用于贫血性之神经麻痹症。又用于妇女月经不调、月经闭止等，有活血镇痛之效”。临床多用于活血化瘀。

为了用药的准确性，我建议取消处方药名“红藤”。在今后的中药学教材中应将其更名为大血藤，老师在讲古代方药“红藤”时要说明现在临床上的用名是“大血藤”，以免医生的用药目的与药材功效不合。大血藤、草红藤、鸡血藤三者的药材品种、功效都不同，故不宜混用。有时临床疗效不佳，或出现不良反应时，医生常常自责，其实并不尽然。所以要加强药材质量的监管，以免影响疗效。

另外还有一种影响医生治疗效果的情况，那就是药房抓药配方是否合宜。王绵之教授说：“他配药的时候谁知道他给你怎么称，怎么分，特别是分。比如说我用一钱附子，我开五剂药，他称五钱附子，但其中一剂给下来一钱五，看起来不多，就多五分，实际上是增加了50%。往往出事就出在这里。所以这样的事情作为一个医生是应该特别注意的。”“有时病人吃的药与你开的这个方剂不完全一致。有一次病人反映药有问题，我问是怎么回事，他回答说，别的不认识，但方中有红花我认识，那药是红色的，前七剂有，而后七剂没有。”（《王绵之方剂学讲稿》）

第四，要注意煎药和服药方法。《医学源流论·煎药法论》说：“煎药之法，最宜深讲，药之效不效，全在乎此。”现在大多数情况下都是病人自行掌握煎药和服药方法。用什么煎药器具？药罐加水加多少？水质情况怎样？煎煮药物的时间长短？服药次数与剂量是多少？等等，医生和药剂师都应该向病家交代清楚。1979年初，我在成都市某中医院上门诊。有一天，一个女病人问我：“陈医生，塑料瓶管是治什么病的？”我非常纳闷，就问她是怎么回事。她说，她在中药口袋中，每次都发现有两小支透明的白色塑料管。头一次她以为是中药房误拣了什么东西在里面，就把它们拣出来丢掉了。但后来在每次拣的中药袋里都看到这个东西，就不敢再丢了，就放在药罐里面和其他中药一起煮，但不管煮多久都不会溶化。所以她不知道这个塑料管是不是中药，是治什么病的中药？是该放进去一起煮，还是该怎么用？我也甚是好奇，于是马上就到中药房去问。原来是制剂室搞改革，把杏仁提炼成水，放入塑料管中，5g 一管，10g 就配 2 管。服药时剪开塑料管，将杏仁水倒入煎好的中药汤水中一起服下。啊，原来是这样！如果你开的是三仁汤，那么开宣上焦的杏仁都被扔掉了，不就根本没有发挥出它的功效吗？所以治疗疾病，求其所和是多方面协调配合的结果，医生、药师、病人都要协调配合，才能使不和的病体恢复到新的平和。

煎药方法多种多样，有诸药同煎、先煎、后下、烊化、去滓重煎、沸水浸渍、分煎合和等。煎药的溶媒有清水煎、酒煎、水酒混合煎、先水后蜜煎、水醋合煎、清浆水煎、潦水煎、甘澜水煎等。对于一般比较平和的方药，应用最广泛，也最常见的煎药方法就是诸药同煎。

先煎。之所以要先煎，或者是为了去其毒副作用，或者是为了使质坚的药物充分溶出药效，或者是为了不同的治疗目的以矫正方药的效用。如仲景方中凡用麻黄皆注明先煎麻黄去上沫，然后再入他药共煎至所需要的程度，其用意如柯琴在《伤寒附翼·卷上》中谓“沫者浊气也，故仲景皆以水煮去其沫，而后入诸药，此取其清阳发腠理之义”。乌头、附子先煎的目的是为了减低毒性。

后下。之所以要后下，有的是不宜久煎，久煎效力缓和或散失；有的是不须煎者，加热即可溶解；有的不溶或极难溶于水，只宜为散和服等。如大黄的泻下成分不但容易溶于水，而且长时间受热易被破坏，故不宜煎煮过久。芒硝属盐类，在热水中即可溶解。

去滓重煎。此法意在久煎浓缩，缓解药性，但又恐连滓久煎，使所需药效溶出有偏，故采用煎煮到所需程度后去滓重煎，此先圣用法之妙也。如仲景小柴胡汤、大柴胡汤、柴胡桂枝干姜汤、半夏泻心汤、生姜泻心汤、甘草泻心汤、旋覆代赭石汤等都是去滓重煎。

沸水浸渍。大黄黄连泻心汤的煮法是只用麻沸汤（开水）浸一会，绞去滓即可。因大黄、黄连、黄芩性味苦寒而重浊，此法取轻清之气而避重浊之味以治心下热痞之证。因热痞仅热无实，此乃取其寒性清无形之热，取其苦味泄有形之邪。

分煎合和。这是根据治疗的需要将药物用不同的方法分别煎煮取汁，然后和合服用。例如附子泻心汤的煮法“上四味切，三味以麻沸汤二升渍之，须臾，绞去滓，内附子汁”。尤在泾注：“此方寒热补泻并投互治，诚不得已之苦心，然使无法以治之，鲜不混而无功矣。方以麻沸汤渍寒药，另煮附子取汁，合和与服，则寒热异其气，生熟异其性，药虽同行，而功则各奏，乃先圣之妙用也。”可见此法可使药味不相干扰，药效相得益彰。

《医学源流论》专门辟一章讨论“煎药法论”：“其法载于古方之末者，种种各殊。如麻黄汤，先煎麻黄去沫，然后加余药同煎，此主药当先煎之法也。而桂枝汤，又不必先煎桂枝，服药后，须啜热粥以助药力，又一法也。如茯苓桂枝甘草大枣汤，则以甘澜水先煎茯苓。如五苓散，则以白饮和服，服后又当多饮暖水。小建中汤，则先煎五味，去渣而后纳饴糖。大柴胡汤，则煎减半，去渣再煎。柴胡加龙骨牡蛎汤，则煎药成而后纳大黄。其煎之多寡，或煎水减半，或十分煎去二三分，或止煎一二十沸，煎药之法，不可胜者，皆各有意义。大都发散之药，及芳香之药，不宜多煎，取其生而疏荡；补益滋腻之药，宜多煎，取其熟而停蓄。此其总诀也。故方药虽中病，而煎法失度，其药必无效。”有许多人认为麻黄汤、桂枝汤属发汗解表剂，应该少煎，但实际上，二者宜久煎。

对于常见病证，我一般煎三次，混合在一起，一日服三次，多的第二天服，这样一剂可以服一天半。三剂可服五天左右，休息一天再进行下一疗程。但有些疾病需要频服，例如感冒咳嗽发热、支气管炎急性发作、肺炎等，每天可以服 5 ~ 7 次，如果大便变稀或者泄泻，就减少服药次数与药量。古人的煎服药法是很有特点的。如银翘散的煎服法，吴鞠通在《温病条辨》中说：“上杵为散，每服六钱，鲜苇根汤煎，香气大出，即取服，勿过煎。肺药取轻清，过煎则味厚而入中焦矣。病重者，约二时一服，日三服，夜一服；轻者三时一服，日二服，夜一服；病不解者，作再服。盖肺位最高，药过重，则过病所，少用又有病重药轻之患，故从普济消毒饮时时清扬法。今人亦间有用辛凉法者，多不见效，盖病大药轻之故，一不见效，随改弦易辙，转去转远，即不更张，缓缓延至数日后，必成中下焦证矣。”陈修园说：“亦因轻药不能当此重任，必须深一步论治。”（《增订十药神书·甲字十灰散》）“轻药不能当此重任”，在临床上，一定要考虑到病情与所用药物剂量、服药浓度和服药频率的对应关系。对急症重症，有时只有频服才能保持其治疗的剂量和浓度，才能制伏邪气，控制病势。

《医砭·煎药服药法》说："煎药之法各殊，有先煎主药一味，后入余药者；有先煎众味，后煎一味者；有用一味煎汤以煎药者；有先分煎后并煎者；有宜多煎者（补药皆然）；有宜少煎者（散药皆然）；有宜水多者；有宜水少者；有不煎而泡渍者；有煎而露一宿者；有宜用猛火者；有宜用缓火者。各有妙义，不可移易。今则不论何药，惟知猛火多煎，将芳香之气散尽，仅存浓厚之质，如煎烧酒者将糟久煮，则酒气全无矣，岂能和营达卫乎？须将古人所定煎法，细细推究而各当其宜，则取效尤捷。其服药亦有法，古方一剂必分三服，一日服三次，并有日服三次、夜服三次者。盖药味入口，即行于经络，驱邪养正，性过即已，岂容间断？今人则每日服一次，病久药暂，此一暴十寒之道也。又有寒热不得其宜，早暮不合其时，或与饮食相杂，或服药时即劳动冒风，不惟无益，反能有害。至于伤寒及外证、痘证，病势一日屡变，今早用一剂，明晚更用一剂，中间间隔两昼一夜，经络已传，病势益增矣。又发散之剂，必暖覆令汗出，使邪从汗散，若不使出汗，则外邪岂能内消，此皆浅易之理，医家、病家皆所宜知也。"

在我们这一地区，一般一剂药都是煎三次，混合在一起，分服四五次。也有每煎单独服用的，也就是煎一次服一次的，这种情况一般都针对病势急者。一般而言，第一煎比较浓，后面二三煎比较淡，所以一般都混合三煎而服用。记得2007年我在德国的时候，因为翻译的问题，闹了一个笑话。有一个小男孩身上发湿疹，说是吃中药的疗效好，于是请我开了三剂小孩常用量的中药。当时我身边只有一个生活翻译，于是请翻译向小孩妈妈交代怎样煎服中药。但一周过后疗效却不明显。以我的经验不应该会这样，我认为我的诊断和用药都应该是正确的啊。于是我就问小孩妈妈是怎样煎服中药的？小孩妈妈讲，你不是说一剂中药煎三次，煎第一次"倒了"，煎第二次也"倒了"，煎第三次"喝了"。啊！我说的是每次煎完了就从煎煮的锅里倒出来，倒在一个容器里，最后分几次服。结果她把第一次煎的药和第二次煎的药都倒在下水沟里了，只服了最后一煎药，当然治疗效果不佳了。小孩妈妈终于搞明白了，大家哄堂大笑。但是请大家不要笑，古代医家确有不服第一煎，只服后煎的例子。如明代名医黄履素治疗脾胃病，就主张去头煎而只服二三煎。他说："脾气虚，此真阴虚也。用四君加味，煎去头煎不用，止服第二三煎。此为养脾阴秘法也。嗣用参苓白术散，亦去头煎，晒干为末，糊丸，百沸汤下。盖煎去头煎，则燥气尽，遂成甘淡之味。淡养胃气，微甘养脾阴，师师相承之秘，毋轻忽焉？按：此法陈修园亦极赏之。盖凡物生，皆有黏汁，去头煎，则黏汁轻矣。”（《脉义简摩·诸家论老人脉病证治》）

总之，治病求和是目的，张仲景以及后世医家在煎服药方面有很多方法和道理，需要我们好好学习和消化汲取。

和是目的，所以用药要有法度，中病即止。张仲景常常要求诸如“得吐，止后服”，“得利止后服”，“小便利，止后服”等。《温病条辨·上焦篇》说：“各救其偏，以抵于平和而已。”《鉴药》说：“疾瘳而止，过当则伤和。”这些都是强调用药治疗后，气血阴阳已臻平和，就要停药，用食物调养，以免导致新的失和。

第四节　五味太过与五脏病变

本篇讨论了人不仅受自然界天气的影响，还受饮食的影响。《素问·六节藏象论》说：“天食人以五气，地食人以五味。”正常摄入饮食五味，有助于五脏精气的增长，生命得以存活和生长。但是如果饮食五味摄入太过或不及，也能导致五脏病变。

阴之所生，本在五味。

这里的阴，指阴精。阴精的产生，本源于饮食五味。饮食五味，化生阴精。

阴之五宫，伤在五味。

五宫：五个宫殿。贮藏阴精的五个宫殿，这里指五脏。五脏者，藏精气而不泻也。故五脏之精气可因饮食五味的太过或不足等原因而损伤。水能载舟，也能覆舟。正常情况下，人接受饮食五味而化生精气血津液，从而生存。如果饮食五味太过或者不及，也能致人以病。

下面进一步论述了五味太过损伤五脏的道理。

是故味过于酸，肝气以津，脾气乃绝。

《素问·至真要大论》说：“久而增气，物化之常；气增而久，夭之由也。”五味各有所入，味入脏补益阴精，久而能增益脏气，这是事物化生的一般规律。但要把握事物发展的一个度，如果五味摄入太过（时间长、剂量大），脏气偏胜长久，就会导致五脏的损伤。

酸味入肝，过食酸味的食物，会助长肝气，久之导致肝气升发太过。这不仅会引起本脏的病变，也会引起他脏的病变，一般而言是引发所胜也就是相乘关系的那个脏的病变。由于木乘土的关系，肝木太过，会乘脾土，导致脾气受损，脾失运化出现诸如腹胀、纳呆、便泄等症。

五味伤脏的一般规律是：味入本脏，使本脏气盛，进而损伤所胜之脏也就是相乘之脏；但也有味入本脏，反使本脏气不足，遭受所胜之脏的反侮。

味过于咸，大骨气劳，短肌，心气抑。

大骨，指腰骨。气劳，指精气受损，不耐劳作（图4）。

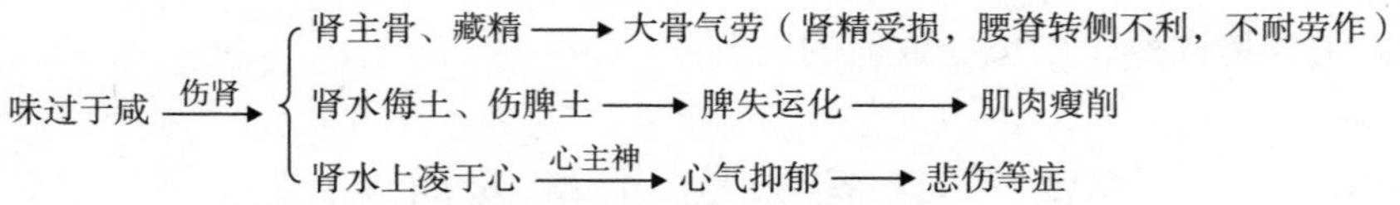

味过于咸 —伤肾→ {
肾主骨、藏精 ——→ 大骨气劳（肾精受损，腰脊转侧不利，不耐劳作）
肾水侮土、伤脾土 ——→ 脾失运化 ——→ 肌肉瘦削
肾水上凌于心 —心主神→ 心气抑郁 ——→ 悲伤等症
}

图4　过咸伤肾示意图

味过于甘，心气喘满，色黑，肾气不衡。

甘：据《黄帝内经太素》应改作苦。偏嗜苦味，则心气受损。喘满：喘，急促，指心跳急促；满，同“懑”，烦闷。心气受损，受肾水相乘，故见色黑，以及其他肾气偏胜不平衡的症状（图5）。

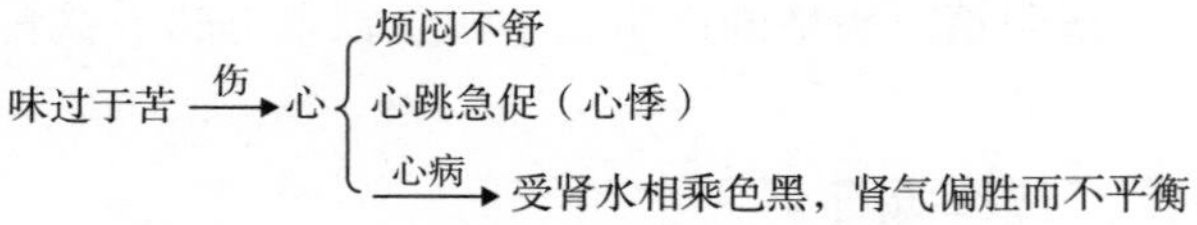

味过于苦 —伤→ 心 {
烦闷不舒
心跳急促（心悸）
—心病→ 受肾水相乘色黑，肾气偏胜而不平衡
}

图5　过苦伤心示意图

味过于苦，脾气不濡，胃气乃厚。

苦：据《黄帝内经太素》应改作甘。脾气：此指脾的运化作用。濡：润泽。不濡之意为脾气不能转输精微以润泽周身。厚：指胀满。如张景岳注：“濡者，润也。脾气不濡则胃气留滞，故曰乃厚。厚者，胀满之谓。”（图6）

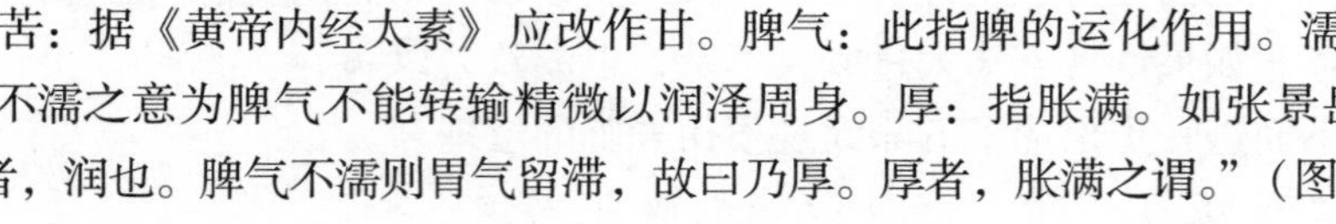

味过于甘 —伤→ 脾
→ 脾失运化，不能转输水谷精微以润泽周身
→ 脾失健运，胃失和降，气机不行，湿浊停聚，故胃脘胀满，“甘者令人中满”

图6　过甘伤脾示意图

对这节经文，还可以换个角度来认识。如王冰注：“苦性坚燥，又养

脾胃，故脾气不濡，胃气强厚。”摄入少量的、适宜的苦味，能够强健脾胃。脾喜燥恶湿，味苦性燥（李时珍《本草纲目》），故脾气不濡，而胃气强厚。俗称为苦味健胃剂（药），常用药有黄连、龙胆、大黄、苦参、蒲公英等。但味过于苦，则伤脾胃。

味过于辛，筋脉沮弛，精神乃央。

沮：败坏，不作湿、阻止讲。央：同“殃”。味过于辛，则肺气盛（图7）。

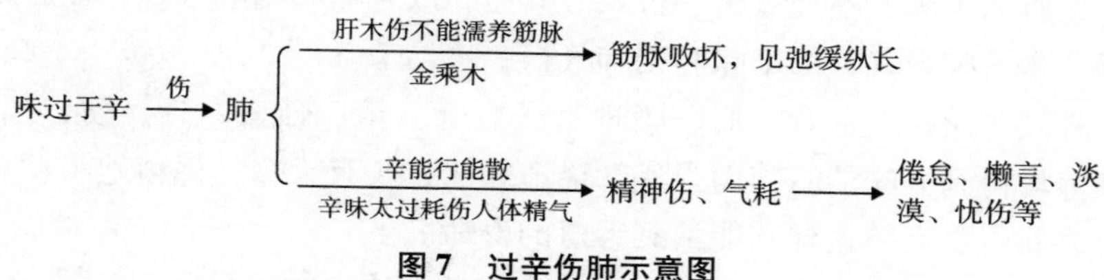

图7　过辛伤肺示意图

这段经文提示我们：①任何事物既不可太过，亦不可不及。过与不及都是不对的，我们应取中和。五味太过或不及都会导致病变。所以在饮食上，强调要平衡膳食，主张一个“和”字、一个“中”字。和是多样性的统一，各种食物混杂而食。中是无太过与不及，既不能太多，又不能太少。故如《国语·郑语》所云“和五味以调口”“味一无果”。②饮食五味太过，可以导致五脏之气偏胜，从而引发疾病。一般规律是按味入脏所对应关系引发疾病，即酸入肝，肝气以津；咸入肾，大骨气劳；等等。这种情况很好理解，所以《黄帝内经太素》的经文是“味过于甘，脾气不濡，胃气乃厚”等。但还有一种情况就是现存《黄帝内经》经文所说的“味过于苦，脾气不濡，胃气乃厚”等，这提示我们要注意，饮食五味太过引发疾病，除了“味脏所入”对应关系外，还可以引发任意某些脏而发病，因此，我们不要机械地去对照“味脏所入”对应关系发病的机理和病症，而是要观察分析具体病情，辨证论治。③饮食太过与五脏神志疾患有密切的关系。因为五脏藏神，故五味太过，可引发五脏神志病变。④味与气之间有互为生化的关系。味为阴，能化气。这对我们理解药物气味关系有指导意义。药有四气五味两方面的特性，对阴阳寒热偏胜的病变，用药时一般多采用治热以寒、治寒以热的方法，如黄连性寒以清热，但并未考虑到味入各脏而从化其气的问题。五味入脏，而能助长五脏之气（性）。如王冰说：“酸入肝为温，苦入心为热，辛入肺为清，咸入肾为寒，甘入脾为至阴而四气兼之，皆增其味而益其气，故各从本脏之气为用。所以久服黄连、苦参反热，从火化也，余味皆然。”进一步提示我们用药须谨慎。

是故谨和五味，骨正筋柔，气血以流，腠理以密，如是则骨气以精，谨道如法，长有天命。

谨慎地调和五味，无太过与不及，这样五脏才能安和，五体才能正常。咸入肾养骨，故咸味和则肾精盛，见骨骼强壮正直。酸入肝养筋，故酸味和则肝血充，见筋脉柔顺，屈伸自如。甘入脾养肉，故甘味和则脾气运，见肌肉丰满，腠理致密。苦入心养血，故苦味和则心气通，血脉运行通畅。辛入肺养气，故辛味和则肺气行，主治节。

骨气：泛指上文骨、筋、腠理、气血等。精：强盛。骨、筋、气血、腠理等均得到五味的滋养而强盛。谨道如法，长有天命：谨慎地将调和五味作为养生法宝，这样才能活到天赋的寿命。

我在这里讨论一个问题，即“神志病证与饮食的关系”。

一般认为，神志病证的发生大多与心理、疾病、外伤、环境、遗传等因素有关，很少考虑到因饮食的太过与不及所致。实际上人的喜怒哀乐等情志表现与所吃的食物确有密切的关系。有的食物能使人愉快、恬静、安宁，有的食物则可令人焦虑、愤怒、悲伤、不满、恐惧和狂躁。

中医认为，人以五脏为中心，而五脏藏神。因此，如果饮食太过与不及，都可以导致五脏气血逆乱，阴阳偏胜，从而影响五脏所藏之神，引发神志病证。如味过于辛，因辛主发散，久服则散气，神气不收，故致人精神乃殃。咸胜血，味过于咸，则血脉瘀阻，心气抑郁。味过于甘，甘性滞缓，故心气喘满。《素问·至真要大论》中有“食已而瞀”之症，瞀者，昏闷、昏糊，即食入后出现神识昏糊。《素问·病能论》云：“帝曰：有病怒狂者，此病安生？岐伯曰：生于阳也……帝曰：治之奈何？岐伯曰：夺其食即已。夫食入于阴，长气于阳，故夺其食即已。”张景岳说：“食少则气衰，故节夺其食，不使胃火复助阳邪，则阳厥怒狂者可已。”

饮食过于甘温，可以使痰火上扰心神，神明无主，发为狂乱。绍兴市公安局安康医院樊宝华曾收治一例因服用大剂量别直参诱发抑郁症伴激越状态的病例。一周姓男子，于1989年1月出现头晕、耳鸣、口干、盗汗等症，自买别直参一支30g，一次性煎服后，出现失眠、头痛、心烦、懒动、幻视。经治疗无效，延至5月16日后出现彻夜不眠、喃喃自语，以及疯狂举措，经司法鉴定诊断为抑郁症伴激越状态。[①] 本例病人因补用不当，且剂量过大，使痰火上扰清窍，神志为之狂乱，以致造成严重的后果。

既然神志病证可由饮食所致，那么在治疗上就应当消除饮食这一致病因素，所以《素问·病能论》提出“夺其食即已”。后世继承和发展了这一思想，对“夺其食”产生了多种理解，如立即停止服食导致神志病证的饮食，或用下法泻下通腑，或消食导积等。王海藏治许氏病阳厥狂怒，骂詈亲疏，或哭，或歌，六脉举按无力，身表如水石，发则叫呼，声高。《黄帝内经》云：夺其食即已。因不与之食，乃以大承气汤下之，得脏腑积秽数升，狂稍宁，数日复发，下如此五七次，得大便数斗，疾瘥，身温脉生良愈，此《黄帝内经》夺食法也。磁朱丸是“治癫痫之圣剂”，出自《备急千金要方》，方有三味药，一般用量是神曲 120g，磁石 60g，朱砂 10g。其中重用神曲的功效是“推陈至新，上交心神，下达肾志，以生意智，且食入于阴，长气于阳，夺其食则已。此《黄帝内经》治狂法也。食消则意智明而精神治，是用神曲之旨乎！”（《古今名医方论·磁朱丸》）一小儿食粽后，咬牙欲吐，顷间腹胀昏聩，鼻青黄赤。此脾土伤而肝气所动，食积发厥也。先令鸡翎探吐出酸物，顿醒，节其饮食，勿药而愈（《寿世保元·饮食》）。

另外还有一种情况，是由于食物过敏而导致精神失调。20 世纪 80 年代有一篇叫《对精神失调的一种新见解》的文章，文中说：“临床生态学是美国芝加哥内科大夫西伦·兰道夫首创的一门新学说，是专门研究人的饮食、气质及化工产品对人的神态举止如何产生作用的学问。”美国精神病专家伯纳德·拉克斯伦说：“20% 的精神病病人有可能通过这一新途径而恢复健康。”他还说：“忧虑、沮丧、厌世、恐惧等精神失调症状，都和食物过敏有关。”近年来他因人制宜地采用忌口的方法，或者在一些病人的食谱中反复不断地增加那些引起过敏的食物，从而“以毒攻毒”，使病人逐步不再产生食物过敏反应，成功地医治了许多精神失调的病人（《科学 24 小时》）。

神志病证的饮食病因说长期以来并未受到重视。如今借讲《黄帝内经》相关经文之机抛出这个话题，目的是希望引起后学们注意临床上有些神志病证是因为饮食的原因所致；也希望你们在今后的临床、科学研究

---

① 樊宝华. 大剂量别直参诱发抑郁症伴激越状态一例. 浙江中医学院学报，1990（6）：3

上深入开展饮食与神志病证相关关系的研究，使《黄帝内经》及后世医家的有关学术思想得以发扬光大。

第五节　百病始生

今天学习《灵枢·百病始生》的部分经文。

一、三部之气，能伤异类

黄帝问于岐伯曰：夫百病之始生也，皆生于风雨寒暑，清湿喜怒。

黄帝向岐伯问道：多种疾病的发生，都与风雨寒暑等六淫邪气，以及居处潮湿寒冷和七情不和有关。风雨寒暑，可概括为六淫邪气，主要指天气变化。清，冷也。清湿，主要指居处寒湿。喜怒，概指七情。

喜怒不节则伤脏，风雨则伤上，清湿则伤下。三部之气，所伤异类，愿闻其会。

喜怒忧思悲恐惊等七情乃是五脏的正常情志表现。若七情过激，不可抑制，反而会损伤五脏之气。风雨多从上而来，后人有“高颠之上，唯风可到”的说法。风为阳邪，多伤人上部。湿为阴邪，多指长期居处在潮湿的环境中，湿邪多伤人下部。故这三种邪气，所伤害的部位有内脏，有人体的上部，有人体的下部，各不相同。会：要也。愿闻其会，意思是我愿意听一听其中的要领。

岐伯曰：三部之气各不同，或起于阴，或起于阳，请言其方。

三部之气，即前面三部邪气的性质是不相同的，故而侵犯人体的途径、所伤部位、导致的疾病，亦各不相同。阴阳，指内外，内指内脏，外指肌表。有的发生在内脏，有的发生在肌表。方：道也，规律。其：指代邪气伤人不同部位这件事。请言其方：是说请让我再谈谈不同致病邪气伤害人体不同部位的一般规律。

喜怒不节则伤脏，脏伤则病起于阴也，

七情不节制，七情过激，损伤五脏之气，导致脏气或上或下或乱。如大怒损伤肝气，肝气上逆，气逼血升，可致呕血（木克土，则见飧泄）。所以七情损伤五脏，五脏受伤会发生疾病。以此说明疾病的发生是根源于内脏的。病起于阴：意思是病起于里，起于五脏。

清湿袭虚，则病起于下，风雨袭虚，则病起于上，是谓三部。

人体正虚虽是相同的，但因邪气的性质不同，则发病部位不同。故清湿袭虚伤人，而病在下；风雨伤人，而病在上。这就是邪气侵犯人的三个部位。

至于其淫泆，不可胜数。

其：邪气。淫：溢。泆：布散。淫泆，引申为邪气在体内的传变。这节经文说，虽然只有三部之气，但邪气入侵后造成的病变数都数不尽。

本段为全文的总纲，指出风雨、清湿、喜怒三部之邪气，由于性质不同，故在人体正虚的相同情况下侵害人体时，其侵犯人体的途径、所伤的部位、所导致的疾病都不相同。邪气害人，虽然只有上、下、内三部，但邪气在体内的传变影响不可胜数。在多因素影响下，疾病的传变呈多样性（图 8）。

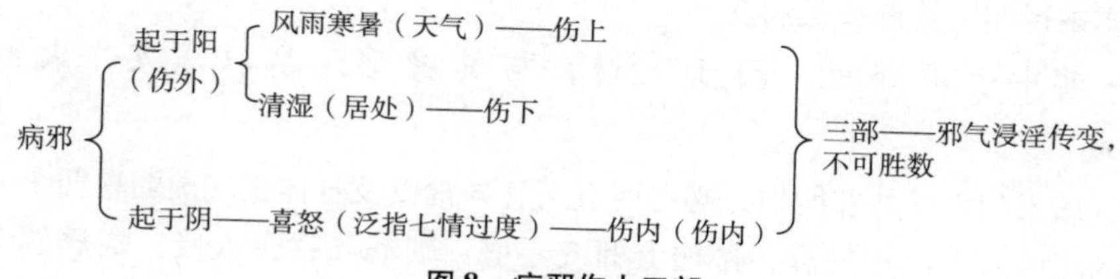

图 8　病邪伤人三部

二、疾病发生的内因

黄帝曰：余固不能数，故问先师，愿卒闻其道。

黄帝说，我固然对邪气在体内传变所导致的病变数之不尽，所以向岐伯先师请教，希望能听岐伯详尽地谈谈其中的道理。卒，尽也。

风雨寒热不得虚，邪不能独伤人。卒然逢疾风暴雨而不病者，盖无虚，故邪不能独伤人。

对这段经文有两种断句法。一是断在“虚”的后面，读作“风雨寒热，不得虚，邪不能独伤人”。二是断在“邪”字的后面，读作“风雨寒热，不得虚邪，不能独伤人”，因为“虚邪”是一个词。不同的断句方法，有不同的侧重点。第一种断句方法，强调正气虚在发病中的重要性。第二种断句方法，强调邪气在发病中的重要性。从本篇主要的学术思想来

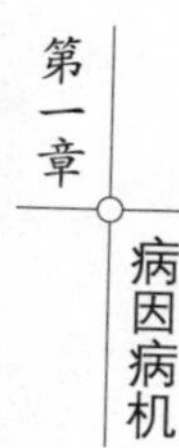

看，第一种断句方法的意义要大些，所以我们采用这种断句方法。

不得虚：指不遇到人体正气虚。卒然：猝然，突然。风雨寒热等外邪，如果不遇到正气虚的人，是不能侵入人体、致人生病的，因为"正气存内，邪不可干"。前一句经文提出观点，后一句经文举例说明。譬如，你在外面行走，突然遭受到狂风暴雨的袭击，但没有生病，你可以自豪地说自己"盖无虚"，表明自己正气充足。由此说明，邪气是不能单独损伤人的，只有在正气虚的状况下，才能损伤人。

此必因虚邪之风，与其身形，两虚相得，乃客其形。

此节经文进一步说明：六淫邪气要侵袭人体身形必然同时有人体正气的亏虚。虚邪之风，泛指一切不正常的气候。两虚：一是正气虚，二是虚邪之风。既要有正气虚，又要有虚邪，两虚相合，邪气才能侵入人体。

两实相逢，众人肉坚。

这节经文与上节经文对比而言。两实：一为正气充实，二为气候正常。人体正气充盛，而且外界气候又正常，则人们不会生病。这里以肌肉坚实来说明人体健康无病。

其中于虚邪也，因于天时，与其身形，参以虚实，大病乃成。

病人为六淫外邪所伤，必须要有天气异常以及身体正气虚弱这两个方面的原因。人体正气虚，再加上邪气亢盛，则邪气就会入侵，疾病就会发生。

为了更好地理解这里的"两实""两虚""虚实"等概念，我们先讨论一下《黄帝内经》中"虚""实"的含义。

第一点，正气之虚实。正气有虚也有实。一般来讲，"正气虚"很好理解。"虚"的字义就是"不足"，所以"正气虚"就是正气不足。如《素问·评热病论》说："邪之所凑，其气必虚。"这里的"虚"，就是指正气不足。而对"正气实"，历代医家就有不同看法了。因为"实"的字义是"太过""有余"和"亢盛"等。因此有不少医家认为，太过和有余属于病理状态，如"气有余便是火"，也就是说机体的某些物质太过、某些机能过亢，都属于病理状态，于是提出"正气无实"的认识。如清代医家何梦瑶说："实，为邪气有余，不作正气充实论。以正气止有不足，无太过，太过即为邪气也。"（《医碥·各脉主病》）但是历代文献中都有"正气实"的说法。如《灵枢·邪气脏腑病形》中"脏气实，则邪气入而不能客”，显然这里的“实”不是病理状态，而是指正气充实、强盛，是正常范围内的充实。因此，对“正气实”的正确认识是：正气充实，是一定范围内的充盛，属于正常状态。

第二点，邪气之虚实。邪气有虚有实。在《黄帝内经》中，邪气虚实的分法有两种，第一种是当位为实，不当位为虚。所以当位的风称为实风，不当位的风称为虚风。先说实风，《灵枢·九宫八风》指出，“风从其所居之乡来为实风”。即与季节时令节气相应的风为实风，如冬至刮北风、夏至刮南风等。也就是说，春天刮春风或者东风，秋天刮秋风或者西风等，一般都属于正常气候，所以“主生长养万物”。什么叫虚风呢？《灵枢·九宫八风》指出，虚风是“从其冲后来者”，即与季节时令节气相反的风，如冬至刮南风、夏至刮北风等。也就是说，春天刮西风或者北风，秋天刮南风或者东风等，都属于不正常气候，所以能够“伤人”，“主杀主害”。因虚风能伤人致病，故称为邪，因其不当位，故名为虚。这个时候我们就会更加理解注家对虚邪的注解是“四时不正之气”了。什么是“不正”？就是不当位。我再提个问题，请问：当位的风伤不伤人？即春天刮的春风或者东风、秋天刮的秋风或者西风伤不伤人？我们过去都以为它们不伤人，结果答案是也会伤人。《黄帝内经》认为，即使当位的风也会伤人，如《素问·至真要大论》说：“夫百病之生，皆生于风寒暑湿燥火，以之化之变也。”张景岳说：“风寒暑湿燥火，天之六气也。气之正者为化，气之邪者为变，故曰之化之变也。”为了区别于实风与虚风，《黄帝内经》把这种既当位又会伤人的风称为正风。尽管“正风之中人也微”（《灵枢·邪气脏腑病形》），“其气来柔弱”（《灵枢·刺节真邪》），但终因其能够伤人，故又称作正邪。因此，正风与实风的相同之处在于都是当位的风，但实风不伤人，属正常气候；而正风要伤人，属致病邪气。正风与虚风的相同之处在于都能伤人，但正风当位，虚风不当位。第二种是亢盛有余为实，衰弱不足为虚。所以可以将亢盛暴虐、量大势盛的邪气称为实邪，将衰弱不足、量小势微的邪气称为虚邪。如《灵枢·刺节真邪》中有“大邪”和“小邪”，杨上善、张景岳等皆注：“大邪，实邪也；小邪，虚邪也。”所以，“虚邪”，既属第一层含义中的虚风，又属第二层含义中的实邪。而“正邪”，既属第一层含义中的当位之风，又属第二层含义中的虚弱邪气。

通过上述讨论，我们可以将这些虚实概念代入本段经文的理解中。经文说：“此必因虚邪之风，与其身形，两虚相得，乃客其形。两实相逢，众人肉坚。其中于虚邪也，因于天时，与其身形，参以虚实，大病乃成。”那么其中的“两虚”，一是指正气虚，二是指“不当位为虚”的虚邪（风）。“两实”，一是指正气充实，二是指“当位为实”的实风。“参以虚实”的“虚”是正气虚，“实”是“亢盛有余为实”的实邪。故如杨上善注：“参，合也。虚者，形虚也，实者，邪气盛实也。”正是因为这种不当位的虚邪，其性亢盛暴虐，所致病证深重，不同于正邪所致的病证轻浅，所以虚邪伤人才能“大病乃成”。

第三点，病理之虚实。如《灵枢·本神》说：“肝气虚则恐，实则怒。”这是病理之虚实。《素问·阴阳应象大论》说：“其实者，散而泻之。”其中的“实”，指实证。这些就是人们通常所说的虚实。

第四点，脉症之虚实。一般情况下，脉症的虚实反映病理之虚实，两者一致。以脉为例，如《灵枢·逆顺》指出，“脉之盛衰以候血气之虚实有余不足”。一般情况下，病理属实则脉象表现为实，病理属虚则脉象表现为虚。但也有不一致的情况，如《素问·平人气象论》有“泄而脱血脉实”，这是病理为虚，而脉象表现为实，属真虚假实证。所以不能把脉症的虚实等同于病理之虚实。《黄帝内经》亦用“虚”“实”来描述脉象，这里的虚指空软无力，实指坚硬有力，如《素问·玉机真脏论》指出，病肝脉见“盈实而滑，如循长竿”，病肺脉见“毛而中央坚，两旁虚”等。

第五点，治疗结果之虚实。《灵枢·终始》说：“补则实，泻则虚。”这里的“虚”“实”，指补虚泻实治疗后的结果。虚证通过正确的补虚治疗后，正气得以充实，衰弱不足的病理变化得以消除。实证通过正确的泻实治疗后，邪气得以尽去，亢盛有余的病理变化得以蠲除。所以《素问·宝命全形论》要求虚实证的针刺治疗结果是：刺实者须其虚，刺虚者须其实。

据此可知，《黄帝内经》中的虚实有多种含义，我们一定都要弄清楚，这样在阅读《黄帝内经》经文时才能明白其中的道理，在与人交流时才能准确表达我们的思想。

气有定舍，因处为名，

气：指邪气；定：相对固定；舍：处所。邪气侵入人体后，在身体内位于一定的部位，根据邪气所在的部位可以确定病名。例如邪气在表，定为表证；邪气在里，定为里证；邪在太阳经，定为太阳证；邪在少阴经，定为少阴证。

上下中外，分为三员。

三员，即三部。这是纵横两分法，不论从内到外、从上到下，都可以分为三部。从上而下纵向分，可以分为上、中、下三部，所以临床有上焦证、中焦证和下焦证。从外而内、从表而里横向分，可以分为表、半表半里、里三部，所以临床有表证、半表半里证和里证。

三、讨论

（一）正气虚是疾病发生的根本原因

1. 归纳法的结论

综观《黄帝内经》全书，特别是在《灵枢·百病始生》中，认为正气充实，则能外御和内蠲邪气，疾病不生。只有在正气虚时，邪气乃能外干，疾病始生。《黄帝内经》的许多篇章都阐述了这一观点。这是用归纳法的思想总结出来的，即从具体的、特殊的、个别的事物中归纳总结出来的一般结论，可用《黄帝内经》中的十六个字加以概括，即“正气存内，邪不可干”（《素问·刺法论》），“邪之所凑，其气必虚”（《素问·评热病论》）。

2. 对“正气存内，邪不可干”意义的阐释

正气存内，即正气不虚、正气充实。邪，不应仅局限于六淫外邪，应该泛指各种致病邪气。“正气存内，邪不可干”的意义主要有三。

第一，正气强盛，外御邪气，则六淫、疫疠之气不能侵害，这是对外邪而言。如《素问·生气通天论》云：“大风苛毒，弗能害之。”

第二，正气充实，本脏不虚，则他脏他经之气不能乘侮。如《难经·七十七难》曰：“见肝之病，则知肝当传之与脾，故先实其脾气，无令得受肝之邪。”脾虚时肝病乃可传脾，脾气实则不受肝邪。《素问·玉机真脏论》说：“因而喜大虚，肾气乘也。”大喜则伤心，心气虚而肾气乘之。这也是《素问·宣明五气》所说的“虚而相并”之义。

第三，正气充实，脏腑功能活动正常，内外调和，则七情、水饮、瘀血等不致为患，反之则为邪所害。如《灵枢·经脉》有“手少阴气绝则脉不通，脉不通则血不流”，从而导致瘀血。如此理解，对临床会有更好、更全面的指导意义。

3. 演绎法的出发点和推及的对象

演绎，即从一般到个别。归纳法的结论可以作为演绎法的出发点。金

岳霖先生说："科学的任务，是要从个别事物中抽象出普遍的规律，而又把普遍的规律应用于个别事物。"① 从许多个别事物中概括归纳出"正气存内，邪不可干"，"邪之所凑，其气必虚"的结论，无疑是正确的，可以把它作为演绎法的出发点，去认识或推及、推演到个别的事物。但是，要注意一点，对演绎所推及的对象必须要进行具体深入的研究和分析，否则很容易发生错误。因为医学的结论是从不完全归纳法，也就是从个别事物中得出来的，所以结论可能有例外。

下面我们假设一下，对"正气存内，邪不可干""邪之所凑，其气必虚"，如下理解：正气充实，则邪气不会侵袭；凡邪气侵入，皆因正气虚，因为正虚则邪入，那么推及一切病人都有正气虚，根据"虚者补之"的治疗原则，那么治疗任何疾病都该用补法。请问如此假设有没有错？看起来是没错，但在临床上并不都是凡病就用补药的情况。于是就有人解释道，不要把这里的正虚理解为精气血津液及脏腑功能活动不足，而应理解为只是一时性机能不利，或者是暂时的虚弱，或者是相对的减弱，等等。大家见仁见智，各执一端。

通过对《黄帝内经》经文的学习研究，我个人认为，"邪之所凑，其气必虚"是说邪气入侵乃因正气虚，所以这里的"虚"字最吃紧。针对邪气入侵而谈正虚，这一正虚主要是指抗病邪的能力不足。引起抗病邪能力不足的原因较多，并且具有抗病邪能力的部位既可以是全身的，也可以是局部的。①精气津液血亏损，脏腑功能不足，则正气抗病邪能力低下，以致邪气乘虚而入侵。正如《素问·疏五过论》说："精华日脱，邪气乃并。"这时的正虚邪侵，是因其物质基础不足，从而导致正气抗病邪能力不足，其证应为虚实夹杂，这种情况下，治疗上必须要考虑到扶正。如阳虚外感可以用麻黄附子细辛汤，气虚外感可以用参苏饮、人参再造散，阴虚外感可以用加减葳蕤汤等。②机体在表在里的组织的功能紊乱而不和，导致机体抗病邪的能力不能正常发挥作用而有所减弱，邪气乘袭而入。《素问·生气通天论》说："内外调和，邪不能害。"《素问·刺法论》说："其气不正，故有邪干。"赵良说："人气正则不受邪，不正则邪乘之。"（《订正仲景全书金匮要略注·脏腑经络先后病脉证第一》）孙思邈引张仲景之言，"人体平和……勿妄服药，药势偏有所助，令人脏气不平，易受外患"（《备急千金要方·序论第一》）。用方有香苏散理气和中、

① 金岳霖．形式逻辑．北京：人民出版社，1979：82

疏风散寒。③因受日月、四时等影响，人体气血出现暂时性、周期性、局部性的减弱，此时最容易感受外邪的侵袭。如《灵枢·岁露论》指出“月廓空”，此时“人气虚，卫气去”，“皮肤纵，腠理开”，“当是之时，遇贼风则其入深，其病人也卒暴”。再如《素问·生气通天论》说：“平旦人气生，日中阳气隆，日西而阳气已虚，气门乃闭。”一日之中，人气也有所不同，朝则人气生，日中阳气隆盛，日西阳气入里，在表的阳气相对减弱，此时应该避外邪，无见雾露，否则就会感邪而生病。④汗出腠理开，邪气因入。《灵枢·邪气脏腑病形》说：“新用力，若饮食，汗出腠理开，而中于邪。”汗出的过程有皮肤弛缓，腠理疏松，玄府开张，以及津液、卫气的外泄等生理变化，与未出汗时比较，出汗时人体的卫表功能相对减弱，所以汗出失慎，易致外邪侵袭。

正气充实，体质强壮的人，也可因天时日月、饮食、劳倦、情志、汗出等因素而使正气局部、暂时的减弱，导致邪气乘虚入侵，但就整个机体而言，仍为强盛壮实之体。江含征《医津一筏》说：“岂无壮年之人，违年之和，遇月之空，及思虑应酬之间，为虚邪贼风所乘?”意思是说，属这后三种情况者，见证为实，不用补法。从上可见，要对所推演的对象进行具体分析，方能不致发生误诊和误治。

（二）从“有无”“有余不足”看虚证实证的含义

《素问·调经论》曰：“有者为实，无者为虚。”《灵枢·刺节真邪》曰：“虚者不足，实者有余。”我认为，如果能够依据这两个观点，从“有无”“有余不足”的角度，可以帮助我们正确认识虚证和实证的含义。张景岳《类经》云：“故本篇（《素问·至真要大论》）首言盛者泻之，虚者补之；末言有者求之，无者求之，盛者责之，虚者责之。盖既以气宜言病机矣，又特以盛虚有无四字贯一篇之首尾，以尽其义，此正先圣心传，精妙所在，最为吃紧纲领。”可见，“有”“无”“盛”“虚”这四个字，最为紧要。

1. 虚证实证的邪气有无

有无，原指事物的存在与否，在此指邪气的有无。《素问·调经论》指出，“有者为实，无者为虚”，即有邪为实证，无邪为虚证，这是从邪气的有与无对虚证和实证进行了区分。当然，这里的邪气，是指那些能够客留在身体内的诸如六淫、痰湿、水饮、宿食、瘀血、滞气等邪气。

凡是有邪，即为实证，不必邪正俱盛。邪正俱盛，固然属实，但不能很好地解释虚实夹杂证中的实。因此，实证（包括虚实夹杂证中的实）着眼于邪气。例如，阳明胃家实，就是病邪深入阳明胃肠所致的病证。成无己、章虚谷等人都以“邪在阳明为实”立论，并不强调其正气盛。如清代医家陆懋修说：“阳明属胃，故曰胃家。胃家者，中焦也。实者，邪也。”“不知邪之所到即谓之实。”（《伤寒论阳明病释》）再如，有因太阳病误治后，“亡津液，胃中干燥”，导致病邪深传于阳明而形成胃家实者），确实难以让人相信其中是“正气充盛”。再如少阴阳虚，水气内停为患的真武汤证，这种虚实夹杂证中实的形成，显然不是因为正气盛，而是在正气亏虚的情况下导致水湿停聚。因此，凡有邪气，皆为实证，只是正气不虚者为纯实证，正气亏虚者为虚实夹杂证。

凡无邪气，而病在正气（主要指精气津液血、脏腑经络形身等物质基础）亏虚，称为虚证。

但有人提出，虚实是相对的，虚证之中也有邪，只是邪气不盛，主在正虚罢了。我认为，虚实是相对概念，为反对关系，它们中间还有一类证候，就是虚实夹杂证。它兼括了虚证与实证二者的特性，但它既不是虚证，也不同于实证。根据邪正盛衰的不同，虚实夹杂证大体可分为虚多实少、实多虚少、虚实各半三种类型。如果持上述那种“虚证”（虚中有邪）之见，则很难将其与虚多实少的虚实夹杂证加以区分。况且，对那种所谓的“虚证”，若要施用补法的话，则不免因为其中有邪而碍手掣肘，唯恐“闭门留寇”。然而虚证用补，从来毋须置疑如果是虚不受补者，除了要考虑所用的补法是否对证外，还要探究是不是有邪气存在。陈实功说：“受补者，自无痰火内毒之相杂；不受补者，乃有阴火湿热之兼攻。”（《外科正宗·痈疽治法总论》）所以，对“无邪无积之人，始可议补。其余有邪积之人而议补者，皆鲧湮洪水之徒也”（《儒门事亲·汗下吐三法该尽治病诠》）。反证回来，自然虚证无邪了。

也有人认为，有些病证，正气亏虚较甚，又存在着不盛的邪气，纯用补法其病可愈，既然补法是针对虚证而设立的，岂不是虚证之中也有邪吗？我认为，要确定某个病证究竟属虚属实，不能单凭治法来推断，特别是仅根据一两次治疗就加以判断。古人的“微虚微实治其实，甚虚甚实治其虚”，就不能因为一度采用了补虚或泻实的治法而断定其证属虚属实。在正虚较甚、邪气也较盛的情况下，只要邪气一时不会蔓延而加重病情，此时可以不必顾邪，而专意扶正，待正气渐复，再来祛邪。张景岳说：“微虚微实者，亦治其实，可一扫而除也；甚虚甚实者，所畏在虚，但固守根本以先为己之不可胜，则邪无不退也。”（《类经·邪盛则实精夺则虚》）必须指出，这里用补只是一种治疗手段，毕竟补法的目的不在于祛邪。所以对虚实夹杂证来说，一般是补泻兼施，特殊情况下，可以“独行”。

在历代医家中，张景岳深得《黄帝内经》旨趣，他明确指出，“所谓有无者，察邪气之有无也。凡风寒暑湿火燥皆能为邪，邪之在表在里、在腑在脏必有所居，求得其本则直取之，此所谓有，有则邪之实也；若无六气之邪而病出三阴，则惟情欲以伤内，劳倦以伤外，非邪似邪，非实似实，此所谓无，无则病在元气也。不明虚实有无之义，必至以逆为从，以标作本，绝人长命，损德多矣，可不惧且慎哉！”（《类经·邪盛则实精夺则虚》）。对这种虚实证邪气有无的认识在他的《景岳全书》中体现得最为充分。如“呕吐一证，最当详辨虚实。实者有邪，去其邪则愈；虚者无邪，则全由胃气之虚也”。又如“不寐证……有邪者盖实证，无邪者皆虚证”。而今则以任应秋先生之论最为详明，“凡有邪气之存在，无论其微与盛，皆为实证。凡无邪气之存在，只是精气的亏损，无论属气属血，在脏在腑，皆为虚证”①。

所以我在考察了历代医家的认识后，重申凡有邪气存在者为实证，凡无邪气存在而病在正气亏虚者为虚证，有邪又有正虚者为虚实夹杂证的观点。

2. 虚证实证的病理盛衰

有余不足，指超过或不及于一定的标准，这里指病理的盛衰。

《黄帝内经》把正常人体（平人）作为标准，认为虚实就是偏离了这一标准而出现的有余或不足的病理改变。

正常人体处于“阴平阳秘”“阴阳匀平”的平和状态，而疾病的根本则在于由某种致病因素引起的阴阳的偏盛偏衰。在阴阳偏盛偏衰的时候，也就出现了虚实，阴阳偏盛为实，阴阳偏衰为虚，换言之，病理上亢盛有余属实，衰弱不足属虚。正是由于机体失和，阴阳偏盛偏衰，才会导致虚实。所以在《素问·调经论》中黄帝提出“虚实之形，不知其何以生”的问题时，岐伯回答的是“气血以并，阴阳相倾”。而《素问·离合真邪论》说：“营卫之倾移，虚实之所生。”张景岳注曰：“营卫倾移，谓阴阳

① 任应秋．虚实补泻赘言．中医研究院中医研究生班．中医专题讲座选（第一集）．北京：人民卫生出版社，1980：134

偏胜，虚实内生而为病。”说明了虚实是阴阳倾移，偏盛偏衰的结果。元代医家王履对此论述十分中肯，“阴阳之在人，均则宁，偏则病。无过与不及之谓均，过与不及之谓偏，盛则过矣，虚则不及矣”（《医经溯洄集·阳虚阴盛阳盛阴虚论》）。

可见，虚实是病理概念，只有在人体阴阳失和后才会出现，它反映了疾病状态下的亢盛有余或衰弱不足两类病理改变，因此都应该予以消除，使之恢复到阴阳平和的标准。故《灵枢·刺节真邪》说：“泻其有余，补其不足，阴阳平复。”

实证反映了亢盛有余的病理改变，而引起这类病变的必需条件是有邪气。虚证反映了衰弱不足的药理改变，而引起这类病变的必需条件是正气亏虚。

中医学的虚实病理，主要还是根据外在表现来确定的。一般亢盛有余的脉症反映了实的病理，衰弱不足的脉症反映了虚的病理。《灵枢·终始》所谓“三脉动于足大指之间”，若“以指按之，脉动而实且疾者”，是病理为实，故“疾泻之”；如果按之脉“虚而徐者”，是病理属虚，治“则补之”。

总之，病理上有余为实，不足为虚。而虚实夹杂证，病理上则包含有余与不足的两个方面。譬如实脾饮证，既有身肿、胸腹胀满等有余的病理表现，又有身重懒言、纳呆、手足不温等不足的病理表现。再如血虚血瘀证，既有头晕眼花、心悸失眠、舌淡脉细等不足之症，又有肿块、疼痛拒按、舌有瘀斑等有余的病理见症。

3. 对“邪气盛则实”的认识

实证离不开邪气，但又不能说形成实证的原因就是邪气亢盛。如果说邪气亢盛才导致实证，那么邪气微（同时正气不虚）所致的又是何证呢？比如，辛凉重剂白虎汤治疗的是邪气亢盛的病证，肯定是实证，那么辛凉轻剂桑菊饮治疗的是邪气轻浅的病证，那它又是不是实证呢？引人生误的关键在于人们对《素问·通评虚实论》中“邪气盛则实”这句经文的不同理解。《素问·通评虚实论》“邪气盛则实”中的“盛”，一般都作“亢盛”讲，所以才有诸如张志聪等人的“邪气有微盛，故邪盛则实”的注解。然而我认为，这里的“盛”应当解释为“受”，其音读作 chéng。《汉书·东方朔传》有“壶者，所以盛也”。注曰：“盛，受物也。”《广韵》也明确指出，盛者，“受也”。而《素问·灵兰秘典论》中也有“小肠者，受盛之官”的经文，其中受与盛同义。因此，“邪气盛则实”，指机体受邪则为实。杨上善的注语“风寒暑湿客身，盛满则实”也反映了机体受邪，病理亢盛者属实这种认识。缪希雍说：“凡言虚者，精气夺也；凡言实者，邪气胜也。是故虚则受邪，邪客为实，法先攻邪，邪尽治本。邪犹未尽，勿轻补益。犯之者，是谓实实。”（《神农本草经疏·通评虚实论》）这样解释，既与前面的“有邪为实”文意相符，而且“受”为动词，又与下文“精气夺则虚”的“夺”字对应。受邪气即为实证，夺精气即为虚证。所以，不仅邪气盛能导致实证，邪气微也能导致实证，辛凉轻剂桑菊饮证与辛凉重剂白虎汤证都属实证，前者邪气盛，后者邪气微。所以任应秋先生强调说：“凡有邪气之存在，不论其微与盛，皆为实证。”（《虚实补泻赘言》）

总之，我认为，将邪气的有无与病理的盛衰两者有机地结合起来，可以从整体上更好地把握虚证和实证的含义。

第六节　疾病的传变及其病症

是故虚邪气之中人也，始于皮肤。皮肤缓，则腠理开，开则邪从毛发入。入则抵深，深则毛发立，毛发立则淅然，故皮肤痛。

这段经文举例论述了邪气由表入里的传变过程以及所导致的相应病症。

虚邪之中人，始于皮肤。这是一个完整句子，在前起引导作用。卫气若不固，则皮肤收缩关闭无力，故称之皮肤缓则腠理开。这样邪气容易从毛发侵入，邪从毛孔入，入于机体，即向身体纵深侵犯，称为“入则抵深”，抵，到也。此时一方面由于风寒邪气在表，另一方面由于腠理毛孔开张，故人感到恶风怕冷。风寒邪在皮肤，伤于营卫，气血凝滞，故皮肤疼痛。这是第一关：皮肤。

留而不去，则传舍于络脉，在络之时，痛于肌肉。其痛之时息，大经乃代。

虚邪不能被正气祛除，则进一步向内传。若传到络脉，阻滞气血，则肌肉疼痛。时息：时止。肌肉疼痛时发时止，则络脉的邪气要传入经脉了。这是病邪深传的表现。

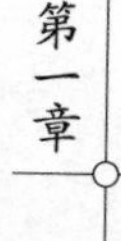

虚邪入侵，在疾病发展过程中，有身痛者可以暂时不觉痛。这是外邪由络入经、由浅入深的结果。这时的“痛息”，不是表邪解除。即使此时痛觉消失，也必有相当于痛或者更重于痛的病理因素使荣卫更加滞涩，出现不同于痛的感觉。这就是尤在泾在注大青龙汤证时所说的“伤寒在表则身痛，邪入里则身重，寒已变热而脉缓，经脉不为拘急，故身不痛而但重”。由于表邪未解，营卫滞涩不利，所以这样的身重应当是周身拘束而不灵活的一种感觉。[①]

留而不去，则传舍于经。在经之时，洒淅喜惊。

邪气留于人体，深传于经脉。邪在经脉，阻滞气血，阳气不达肌表，而见恶寒喜惊。洒淅：恶寒。喜：善。这只是邪在经脉的一个症状，是一个举例说明。

留而不去，传舍于输。在输之时，六经不通四肢，则肢节痛，腰脊乃强。

邪气不去，传于输脉。张志聪注：“输者，转输血气之经脉，即脏腑之经隧也。脏腑之大络，左右上下，并经而出，布于四末。故邪留于输，则六经不通，四肢之肢节痛也。”邪在脏腑经脉，气血运行不畅，不能到达四肢，气血不通则痛，故四肢关节疼痛，腰脊转侧活动不利。强：活动不利。

留而不去，传舍于伏冲之脉，在伏冲之时，体重身痛。

邪气不去，入于冲脉，入于伏行于脊柱内的部分。冲为血海，多气多血，濡养人身。若邪在伏冲，气血不能灌注身躯，见身痛、体重（沉重的样子，懒于活动）。

留而不去，传舍于肠胃，在肠胃之时，贲响腹胀，多寒则肠鸣飧泄，食不化，多热则溏出糜。

邪气久留不去，传入于肠胃。邪在肠胃，影响肠胃运化转输水谷的作用，故而肠鸣（贲响）、腹胀。邪气可分为寒邪、热邪。寒为阴邪，易耗阳气。寒伤肠胃，运化失常，清浊不分，故见肠鸣、飧泄（食不化）。火热能促进事物的变化，有化腐、鼓动的作用。热伤肠胃，胃肠腐熟传化失常，水谷不化，并走大肠，见大便稀溏，并有水谷不化之象，有臭味。

留而不去，传舍于肠胃之外，募原之间，留着于脉，稽留而不去，息而成积。

---

① 李克绍．读《伤寒论》随笔（一）．山东中医学院学报，1981（2）：38

我们先解释一个重要的词：募原。

1. 募原的名称。全元起以“募作膜”，《太素》《巢氏病源》亦如此，故后人多从全氏等人的意见写作“膜原”。所以“募原”与“膜原”同。

2. 募原的部位。募原在机体中的部位不仅在肠胃之间，而且不局限于半表半里。它在机体的深处是分布在脏与腑互相连接的空隙之间，在机体的浅处是分布在肌肉与皮肤相接的间隙处。

3. 中西医对照。中医的募原，相当于西医肌肉系统中的筋膜与腱膜。例如消化系统中的肠系膜、腹膜，呼吸系统中的胸膜，以及网状内皮系统等组织等。

4. 募原的生理功能有：①为机体内气化与体液循环之重要辅助器官。《体仁汇编》说：“募原之间，皆有经脉，以其升降津液也。”②为机体上防御病邪之藩篱。①

邪气留而不去，犯于肠胃之外，募原之间，因募原中有络脉，故邪在募原，络脉受阻，使津液、气血不能流注大经脉，郁结留阻，日久而为积，息而成积，即停留（止息）在此，成为癥瘕之类的病证。

或着孙脉，或着络脉，或着经脉，或着输脉，或着于伏冲之脉，或着于膂筋，或着于肠胃之膜原，上连于缓筋，邪气淫泆，不可胜论。

膂者，背脊骨。膂筋，即附于背脊骨上的筋。募原分布广，这里指连于肠胃而在肠胃外的募原，所以才有腹中的积聚。缓筋，指足阳明之筋。杨上善注：“缓筋者，足阳明之筋，以阳明之气主缓。”

这节经文是这段经文的小结。邪气侵入人体，可以停留在身体各个部位，或留于孙脉，或留于络脉，或留于经脉，或留于输脉，或留于伏冲之脉，或留于膂筋，或留着于肠胃之外的募原，或留于缓筋。邪气淫溢泛滥，所侵入的部位、所引发的病证，是数不尽的。

我们在这里讨论一个问题：疾病发生的部位、病邪的传变与正邪虚实的关系。

正邪虚实决定了疾病发生的部位，也决定了病邪是否传变以及邪气传变的部位。

第一，邪气种类不同，其致病伤人的性质不同，因而伤人的部位也不

① 任继学．试论募原．新中医，1984（1）：9

同，如“清湿袭虚，病起于下”。

第二，邪气种类虽然相同，但人体不同部位的正气虚实不同，则邪气入侵后的发病部位不同。如《素问·疟论》说：“虚实不同，邪中异所。”如果邪气入侵身体的部位不同，因各部的脏腑经络循行所属不同，因而病邪传变的部位也有不同。如《灵枢·邪气脏腑病形》说：“邪中于面则下阳明，中于项则下太阳，中于颊则下少阳。”

第三，疾病传变，不论是向愈还是加重，都取决于正气和邪气的虚实。①邪气盛虚与病传。邪气亢盛，能胜正气，则疾病深传；邪气微弱，不能胜正气（正能胜邪），则邪不内传或病可自愈。如果是误治等因素，既可助邪也可伤正，则邪盛正衰，常可导致病邪内传。《素问·腹中论》说：“阳气重上，有余于上，灸之则阳气入阴。”阳气亢盛于上，反用灸法，以火济火，致阳热之气更盛，化火伤阴。②正气虚实与病传。正气充实，则能抵御邪气，使邪气不能深传。正气虚而无力抗邪，则病邪深传。倘若人体某处正虚，则邪可偏入于某处。人体正气有脏腑经络、气血阴阳、表里上下的虚实不同，故疾病的发展变化也会随之而有不同。《灵枢·邪气脏腑病形》说：“故邪入于阴经，则其脏气实，邪气入而不能客，故还之于腑。故中阳则溜于经，中阴则溜于腑。”张景岳注：“邪入于阴而脏气固者，邪不能客，未必动脏，则还之于腑，仍在表也。”误治失治损伤正气，也可导致原本不盛的邪气内传。因为过去正邪力量相当，这次因误治而损伤了正气，正气虚，邪气即乘虚而内传。

所以，正气与邪气是疾病发生的两个必备条件。一般而言，人体正气的强弱是发病与否的先决条件。正气充足，即使有致病因素存在也不会发病。必因人体正气虚和邪气强大，才会致人以病。疾病的传变，虽变化多端，不可胜论，但一般的传变规律是由表入里、由浅入深。由此告诫我们：①在疾病预防中，一要保养人体，使正气充实；二要避邪，方能免人于病。②既病后，要尽早诊断，早期治疗，以及采用截断疗法，以防病邪深传恶化。③通过邪气在表在里的传变，可预示疾病的预后吉凶，一般邪气在表者吉，在脏者凶。

第七节　积病的病因病机

黄帝曰：积之始生，至其已成奈何？岐伯曰：积之始生，得寒乃生，厥乃成积也。

黄帝问：积病从开始发生，直到长成，情况是怎样的？岐伯回答：积病开始发生，是由于寒邪所致。因为寒主收引凝滞，寒邪厥逆于上，气机郁滞不行，遂逐渐形成积病。

黄帝曰：其成积奈何？

黄帝希望进一步知道寒邪引起积病的病理过程，于是提问道。

下面的经文中岐伯从三个方面论述了积病的成因。我们先解释字句，然后再归纳总结。

岐伯曰：厥气生足悗，悗生胫寒，胫寒则血脉凝涩，血脉凝涩则寒气上入于肠胃，入于肠胃则䐜胀，䐜胀则肠外之汁沫迫聚不得散，日以成积。

这段经文是第一个方面。厥气：厥逆之气，指从下逆上的寒气。足悗：足部酸困疼痛，行动不便。厥气生足悗，是说寒气从下部侵犯后，逆行向上，致使足部酸困疼痛，行动不便。张景岳注："寒逆于上，故生足悗，谓肢节痛滞，不便利也。"寒气厥逆于下，发生足部酸困疼痛、行动不便，并引起足胫部寒冷，因寒则凝滞，故血脉凝涩。血脉凝涩，寒气自下而上，入于肠胃中，于是阳气不化，气机不行，引起腹部胀满，在肠外之津液，因肠胃胀大而运行受阻，并且寒主收引凝滞，于是津液停聚不行，日以留久而成为积病。

卒然多食饮则肠满，起居不节，用力过度，则络脉伤，阳络伤则血外溢，血外溢则衄血；阴络伤则血内溢，血内溢则后血。肠胃之络伤，则血溢于肠外，肠外有寒汁沫与血相抟，则并合凝聚不得散而积成矣。

这段经文是第二个方面。卒然：突然。阳络：指在上在表的络脉。阴络：指在下在里的络脉。这段经文是从阴阳属性上说明积病的成因。在上在表的络脉损伤后，血向上、血外溢于皮肤，则见衄血。衄血，广义上是指皮肤、五官七窍等出血，如肌衄（红汗等）、乳衄、耳衄、鼻衄、目衄等；狭义上是指鼻衄。这里应该指广义。在下在里的络脉损伤后，血向内溢出（不容易看到），出于体外，则可见到大便出血或小便出血。《素问·痹论》说："饮食自倍，肠胃乃伤。"如果食饮过多，窒塞肠道，故而肠满；或者生活起居不节制，或因用力过度如劳倦等因，损伤肠胃之络脉，则血内溢出肠外。倘若此时肠胃有寒（其寒邪可由前面第一段所说的寒气厥上而来），寒主凝滞，寒、津液、血三者抟结交合，凝聚成为积块，形成积病。

卒然外中于寒，若内伤于忧怒，则气上逆，气上逆则六输不通，温气不行，凝血蕴里而不散，津液涩渗，着而不去，而积皆成矣。

这段经文是第三个方面。六输：指六经，包括手足三阴三阳经。温气：指阳气，少火。津液涩渗：《针灸甲乙经》作“津液凝涩”，更好理解。这段经文的意思是突然外感于寒，内又因忧怒等情志刺激，一则因寒气逆上，二则因怒使气机上逆（怒则气上），两者都可以导致气机上逆，从而影响了手足经脉气血的运行。因寒气凝滞，或因气机阻滞，导致阳气不得温煦机体，血液得不到阳气的温煦而凝滞，凝血蕴里不得消散；又由于阳气不行，津液也随之凝聚而不散，血津凝聚不散，停留日久而成为积病。

这几段经文提示我们积病的成因（图9）：一是有寒。我们可以根据寒者热之的原则，故治疗积病可用温热药。二是汁沫停聚。《黄帝内经》中没有“痰”字，此处的汁沫凝聚相当于痰湿水饮停聚，故治疗积病应当化痰除湿逐水等。三是凝血。《黄帝内经》中没有“瘀血”一词，此处的凝血相当于瘀血，所以治疗积病应当活血化瘀。除此之外，积病的成因还有阳气不行方面。一方面因气机阻滞，此属实。气行则水行、气行则血行，故治疗积病当用行气之法；另一方面因阳气亏虚，此属虚。阳气亏虚，无力推动，则汁沫凝血等停聚，故治疗积病当补气温阳以健运。以上治疗积病的思路，至今仍有效地指导着临床。

黄帝曰：善。治之奈何？岐伯答曰：察其所痛，以知其应。

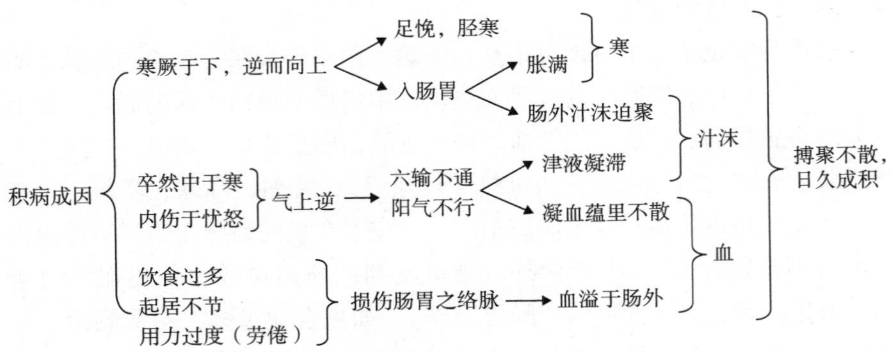

图9　积病的成因

有余不足，当补则补，当泻则泻。毋逆天时，是谓至治。

治疗积病的最好方法和原则是，既要辨病论治，针对积病的一般发病机理进行治疗；更要辨证论治，通过审察积病的症状，辨清积病的成因、病位和性质进行治疗。还有一点要特别注意，就是要根据积病属虚属实的具体情况，应该用补法者就用补法，应该用泻法者就用泻法。万万不可因为见到病人有积聚之象就妄用泻法；也不可因为见到病人体虚就妄用补法。再者就是应该因时制宜，不要违背天人相应的规律，应遵循阳气消长的规律来进行治疗，这就是最好的治疗原则。

第八节　百病生于气

下面我们学习《素问·举痛论》中的一段经文。本段经文讨论了情志、寒热、劳作太过等因素导致人体之气失调的机理和证候。

帝曰：善。余知百病生于气也，

善，是接上文而言，黄帝说，说得好。我听说，许多疾病的发生都与人体之气的失调有关。

许多《黄帝内经》的译书将“百病生于气”中“气”译为气机失调。我觉得不太准确。虽然这段经文里面说的的确有气机失调者，如怒则气上等，但主要是指气的运动，而劳则气耗显然不是指气的运动失调，而是指气的物质能量的失调，所以我认为应该是指人体之气失调。气失调，包括气机、气化失调，包含气的物质和功能等多方面。

怒则气上，喜则气缓，悲则气消，恐则气下，寒则气收，炅则气泄，惊则气乱，劳则气耗，思则气结。九气不同，何病之生？

这是对上文“百病生于气”的补充说明。说明七情、寒热、劳倦都可以导致人体之气失调。关于“九气”，主要是指怒、喜、悲、恐、惊、思、寒、热、劳等九种致病因素，如《诸病源候论·九气候》说：“九气者，谓怒、喜、悲、恐、寒、热、忧、劳、思……众方说此九气，互有不同，但气上之由有九，故名为九气类也。”此外，也有人认为“九气”是指气上、气缓、气消、气下、气收、气泄、气乱、气耗、气结，还有人认为是指“怒则气上、喜则气缓、悲则气消、恐则气下、寒则气收、炅则气泄、惊则气乱、劳则气耗、思则气结”这九句

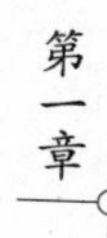

经文。

如此，“九气不同，何病之生?”有三种解释：①七情、寒热、劳作等九种致病因素不同，所能导致的病证是什么呢？②引起气上、气结等九种不同情况的原因及其所导致的病证是什么？③七情、寒热、劳作等九种致病因素不同，所导致的气上、气缓、气消等气之逆乱的情况不同，所引起的病证不同，这是怎样发生的呢？第一种解释偏重于病因，第二种解释偏重于机理，第三种解释有病因、有机理、有病证，是全面看待。《养生通论·慎动》说：“百病主于气也，怒则气上而呕血，喜则气缓而狂笑，悲则气消而息微，思则气结而神困，恐则气下而溲便遗。”从字句意义上看，我倾向于第二种解释。

一、七情致病

1. 怒气为病

岐伯曰：怒则气逆，甚则呕血及飧泄，故气上矣。

这段经文的机理我用下图来解释（图10）：

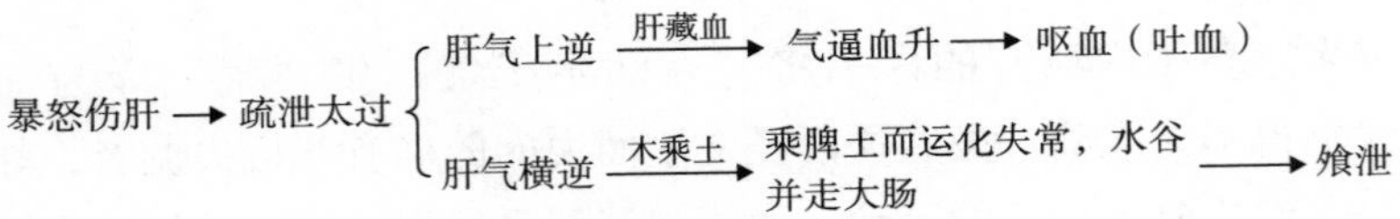

暴怒伤肝 → 疏泄太过 { 肝气上逆 —肝藏血→ 气逼血升 → 呕血（吐血）; 肝气横逆 —木乘土→ 乘脾土而运化失常，水谷并走大肠 → 飧泄 }

图10　怒则气上

怒则肝气上逆，由于肝藏血，所以肝气上逆则气逼血升，导致吐血、呕血之症。如果肝气横逆，肝木乘脾土，导致脾失运化，水谷清浊不分，并走大肠，可见完谷不化的泄泻。

北京中医药大学杨维益教授说：曾经有单位在肝气郁结的研究上下了很大功夫，做了近百个指标。其中有一个指标他们认为做的不满意，因为这个指标在一部分肝气郁结的病人中上升，而在另一部分肝气郁结的病人中下降。杨教授反而认为这个指标做得最令人满意。在中医教材中，肝气横逆和肝气郁结统一在一起。但是根据他的老师秦伯未先生的观点，肝气横逆是木乘土太过，肝气郁结是木不疏土；一个太过，一个不及；一个用逍遥散，一个用柴胡疏肝散；一个属兴奋型，指标往上升；一个属抑郁型，指标往下降。这就说明，肝气郁结分为两类是对的，这个指标是有价值的。[①] 杨教授说的这段话，对我们很有帮助。它提示我们，不要以为肝气郁结就只有一种，不要以为肝气郁结就只用逍遥散，或者只用柴胡疏肝散，一定要分清楚临床上究竟属于哪一种情况，是肝气疏泄太过还是疏泄不及，这样才会取得更好的疗效。

这里涉及肝藏血功能失常导致血证的问题。所以在此我想讨论一下"肝藏血"的含义。我研究肝藏血理论已经有30多年了。我在临床上治疗血证的经验主要就源自肝藏血理论。

"肝藏血"一词出自《黄帝内经》，书中共有两处提及，分别是《灵枢·本神》和《素问·调经论》，但并未对其含义做出解释。20世纪80年代中期以前，一般都认为肝藏血的含义是肝贮藏血液和调节血量。如《简明中医辞典》说："肝藏血，指肝有贮藏血液和调节血量的功能。"若肝不藏血，则主要表现为出血。如《辨证录·虚损门》言："夫肝藏血，失血者乃肝不藏血也。"《中医药常用名词术语辞典》指出，"肝不藏血，可以出现吐、衄，或妇女月经量多，甚则崩漏等出血病变"。《中医基础理论》教材中说："肝藏血功能失职，引起各种出血，称为肝不藏血。"对肝不藏血而致的出血，用肝贮存血液和调节血量来解释其机理时，会有不同意见：有人认为是肝不能贮存血液，有人说是肝不能调节血液，而更多的人则对此问题予以回避。那么究其因，乃是因为上述两点并未揭示出肝藏血完整含义的缘故。为此，我翻阅了历代许多医著，分析了肝贮存血液和调节血液的含义，于1985年初提出"肝统摄血液是肝藏血含义之一"作为补充[②]。肝使血液行于体内脉中而不外溢，就是肝统摄血液。肝藏血作贮存血液讲时，其"藏"字字义为"蓄"。又"藏"字作"匿也"（《说文》），《礼记·檀弓上》云："藏也者，欲人之弗得见也。"那种认为因肝不能贮存血液而见血证者，其用意也是要说明肝不能使血液隐藏于里，但是他混淆了"藏"字的"蓄"与"匿"这两个含义。因为我们一般不说因不能贮存某样东西而致其流溢遗失的。譬如我们不说因精室不能贮存精液而致遗精滑精，而说精关不固，封藏失职；不说因冲任不能贮存血液而致崩漏，而说冲任不固。又如《素问·脉要精微论》说："水泉不止者，是膀胱不藏也。"此一"藏"字也不是贮存之意，而是固摄和约束之意。如张景岳说："若下焦不能约束而遗尿者，以膀胱不固也。"所以

① 黄宏昌．中医基础理论研究专家谈．中医杂志，1997（11）：693
② 陈钢．试论肝统摄血液．贵阳中医学学报，1985（1）：18

《灵枢·九针论》《素问·宣明五气》都有“膀胱不约为遗尿”之说，而无“膀胱不蓄为遗尿”的说法。因此，肝不藏血而见血证，其“藏”字不作“贮存”而作“固摄”讲为妥。

历代医家对肝藏血的部位有三种认识：①血藏于肝之本体中，此说最多。如《幼科折衷·诸血》言血“藏纳在肝”，《仁斋直指方论·诸血方论》说血“藏受于肝”。肝之所以能够贮存血液，与其生理结构有关。《严氏济生方·崩漏论治》说：“肝为血之府库。”《伤寒来苏集·阳明脉证上》说：“血室者，肝也。肝为藏血之脏，故称血室。”《理瀹骈文·绪增略言》说：“肝为血海，主藏血故也。”诸上皆形象地说明了肝犹如库室、海洋等，故能贮存血液。②血藏于冲任血海，由肝所主。如《血证论·阴阳水火气血论》说：“血液下注，内藏于肝，寄居血海。”高士宗《医学真传·咳嗽》说：“肝藏血，而冲任血海之血，肝所主也。”《一得集·卷上诸论》说：“冲任实为血海，而其脉又肝之所主，故云肝主藏血，究竟藏血并不在肝，而在冲任二脉也。”③全身血液均由肝所主。《读医随笔·气能生血血能藏气》说：“肝藏血，非肝之体能藏血也，以其性敛故也。”《此事难知·寻衣撮空何脏所主》说：“肝主诸血。”从上可知，历代医家从不同角度探讨了肝藏血的部位。我认为，肝藏血的部位应该是以上三者的统一，也就是说，肝既贮存血，又对全身各部之血有主管作用。肝贮藏血液主要是指血液贮存在肝之本体中。清代和民国一些医家还运用解剖学知识和手段来证实肝藏血于本体中。如恽铁樵说肝“惟其含血管最富，故取生物之肝剖之，几乎全肝皆血……故肝为藏血之脏器。”而肝统摄血液是针对全身各部而言的，《校注妇人良方·妇人吐血方论》说：“肝统诸经之血。”所以，肝贮存血液和统摄血液在其所主的部位上有区别，故不能用前者来代替后者。

肝调节血量与肝统摄血液所主部位均是全身各部，两者又有何区别呢？据《现代汉语词典》，“调节”一词义训为“在数量或程度上调整，使适合要求”。从《素问·五脏生成》中可以看出，肝调节血量这一功能的提出是从“人卧血归于肝。肝受血而能视，足受血而能步……”这句经文中引申出来的。王冰注：“肝藏血，心行之，人动则血运于诸经，人静则血归于肝脏，肝主血海故也。”近代医家也有取用解剖生理学知识来说明肝调节血量的作用。《国医生理学》说：“经曰：肝藏血。盖肝为人体最大之腺，含血滋多，所以调节回血管之收缩，及发血管之注射。”《灵素生理新论》说：“肝名曰血海，以肝藏血也。使血不经肝脏藏之，则回血管之收缩及发血管之注射，其障碍于心脏之功用者甚巨，故血藏于肝，正所以调节之。”可以认为，肝蓄血之目的就在于调节全身各部的血液，蓄血为调节之备，调节为蓄血之用，两者密切关联。我认为之前提出的“肝调节血量”的含义似乎较窄，应改为“肝调节血液”。肝调节血液是指肝能调节全身各部血液质和量的分布，使适合机体需求。若其职失常，临床可见肝脾肿大、血缕、肝掌等组织充血以及组织失养等表现，不能与出血证直接联系。而肝不能统摄血液的主要表现是出血，故肝调节血量之作用亦不能代替肝统摄血液的作用。

综上可知，肝贮存血液和调节血液的作用不能代替肝统摄血液的作用。肝统摄血液的功能能羽翼肝贮存血液和调节血液的功能，完整阐释了肝藏血的生理和病理意义，故应定为“肝藏血”的含义之一。为了区别于“脾统血”，建议用“肝摄血”一词。古代医学文献早有“肝摄血”的记载。如许叔微在《伤寒九十论·寒热类伤寒证》中提出，“肝，摄血者也”。《普济本事方·通经丸》道，“夫肝，摄血者也”。《女科准绳》引薛己之言“肝虚不能摄血也”。《杂病源流犀烛·肝病源流》言：“以其脏主春，其德属木，惟其地为血海，故其脏为血脏，其部为血部，而其职主藏血而摄血。”所以，自20世纪80年代中后期的《中医基础理论》教材起，便同意这种观点，但却提出“肝防止出血”这种说法，并将其作为肝藏血的第三点含义。比较古今之人所提出的“肝摄血”和“肝防止出血”这两种说法，我认为还是前者的意义更深。因为，“肝防止出血”显然偏重于预防，而肝摄血则明确表达了肝的生理功能。当然这只是我的个人观点，仅供大家参考。

好，回到这里来。怒则肝气上逆，肝不藏血，气逼血升，导致吐血、呕血之症。肝气横逆，肝木乘脾土，导致脾失运化，可见完谷不化的泄泻。这是本篇有关怒所引起的病症。如果将前面已经学过的篇章中有关“怒”的内容联系在一起进行分析，我们会有更多的认识和理解（图11）。

由此可知，不要以为“怒”这一种情志就只能引起肝这一个脏器的病变，实际上它还可以引起多个脏腑的病变。那么，前者是常，是一般规律；后者是变，是特殊规律。因此，我们不要机械地认为，在情志致病方面，就是一种情志导致相应的一个脏器发生病变，如怒伤肝、喜伤心、恐伤肾等，实际上还有同一种情志可以损伤不同的脏器、同一个脏器可以遭受不同情志损伤的情况，所以一定要灵活看待。我一直都说，《黄帝内经》有辨证思维，不会只谈一种情况的，我们要全面而灵活。

怒
- 伤肝 → 肝气上逆，气逼血升 → 薄厥、呕血 → 暴怒伤肝
- 伤心 → 火扰神明（木旺生火，母病及子）→ 迷惑而不治（神志迷乱，难以自行控制）
- 伤肾 → 肾志伤（子病及母）→ 喜忘其前言（健忘）
- 伤脾（木乘土）
  - 意伤 → 记忆减退
  - 运化失常 → 飧泻
- 本脏症状 → 胁痛、目盲等

图 11　因怒导致的病变

据经文所示，因怒而致呕血、吐血证的治疗，一方面可以采用药物治疗，从肝不藏血方面进行调治。如《醉花窗医案》中有一则医案：穆某之伙计，素有呕血疾。因见穆某病危，铺事纷集，心中急躁故呕血转甚，亦求治于余。曰：药不离口者数年，而发作无时，见逆事则益甚。为诊其脉，并不甚虚。左关弦滑如涌，且有坚象。余曰：此肝郁也。君初病时，必因暴怒，此后必胁间时时刺痛，甚则呕血，色必紫暗。乃以左金丸合颠倒木金散（《医宗金鉴·杂病心法要诀》云："颠倒木金散，即木香、郁金也。属气郁痛者，以倍木香君之。属血郁痛者，以倍郁金君之。"）解其郁，继用逍遥散疏其肝。命常服养血平肝之剂，戒其忿怒。一月后，服逍遥散后，已胸胁宽舒，血归乌有。

本案因郁怒致病。肝藏血机能未复，故呕血时作；肝气犯胃，胃气上逆，故症见胁间时刺痛，甚则呕，见不顺心之事则呕血更甚。脉左关弦滑如涌，且有坚象，为肝郁气逆，气实血涌，肝不藏血之证。治疗上，考虑郁怒化火，故先用左金丸合颠倒木金散以疏肝理气解郁，佐以清肝火，再用逍遥散调治其后。本案未用一味止血药，数年呕血疾告愈。治肝不藏血证，要联系到缪希雍提出的治呕血三法：一宜降气不宜降火。气有余便是火，气降则火降，可以清热泻火与降气药同用。二宜补肝不宜伐肝。肝主藏血，养肝则血有所归，常用白芍、当归等药，龙胆泻肝汤中用当归也是此义，伐肝则肝虚不能藏血。三宜行血不宜止血，以免瘀血停滞，血不归经。

我讲一个我的医案。我曾治一个胡姓男孩，3 岁，患血小板减少性紫癜，1990 年 7 月 16 日初诊。患儿 1 月前突发全身皮肤紫斑，伴鼻衄，经我市某医科大学附一院诊为血小板减少性紫癜而入院治疗。5 天前出院，

强的松维持量每天25mg，血小板计数60 × 10^9/L。出院时该科西医大夫开具数剂益气补血中药嘱带回家调理。不料，患儿服益气补血药两剂后，血小板计数为40 × 10^9/L。患儿不愿意再住院，前来我处诊治。刻诊：满月脸，面红，躁动，全身无出血点，舌质红，苔黄腻。我诊为肝火旺盛，肝失藏血之职。处方：柴胡12g，黄芩15g，法半夏15g，党参10g，郁金15g，赤芍15g，车前草15g，大枣10g，甘草6g。1990年8月2日二诊：患儿服上方2剂，血小板计数升至105 × 10^9/L。家长自停中药，1周后停强的松，血小板仍未降。昨日患儿开始流涕，咳嗽，并见两小腿外侧、面部皮肤散在细小红色出血点，不高出皮肤，不痛不痒，舌质红，苔黄腻。血小板计数60 × 10^9/L。此为六淫外袭，风热引动肝火，肝不藏血。处方：柴胡15g，黄芩15g，法半夏15g，党参10g，郁金15g，白芍15g，赤芍15g，侧柏炭15g，茜草炭15g，车前草15g，桃仁10g，红花10g，另银翘解毒丸、百部止咳冲剂。1990年8月5日三诊：服上方2剂，血小板数升至105 × 10^9/L，出血点消失，微咳。继服二诊方8剂。随访1年半，患儿满月脸消失，全身一直未见出血点，血小板计数维持于105 × 10^9/L①。

另一方面采用以情胜情法治疗，也就是利用语言、行为等措施，制造一种情志状态，来控制原有的情志病证，从而达到治疗目的的一种治疗方法。《医方考·情志门》说："情志过激，非药可愈，须以情胜。"从五行生克制化的角度看，《素问·阴阳应象大论》说："悲胜怒。"张志聪注："悲为肺志，以情胜情也。"张子和说："悲可以治怒，以怆恻苦楚之言感之。"也就是制造悲忧的情志来抑制忿怒的情志，从而使其精神活动趋于动态平衡。但是由于这类病人一般是忧郁之极而发怒，怒未发泄之先为郁，郁难遏止之后为怒。怒与忧因郁相同而关系密切。如《医贯·血证论》说："但郁之一字，不但怒为郁，忧为郁，怒与忧固其一也。"忧悲为肺志，忧极或表现为悲，或表现为怒，故也可用喜的方法来治怒。《儒门事亲·病怒不食》载："项关令之妻，病饥不欲食，常好叫呼怒骂，欲杀左右，恶言不辍。众医皆处药，几半载尚尔。其夫命戴人视之。戴人曰：此难以药治。乃使二娼，各涂丹粉，作伶人状，其妇大笑；次日，又令作角抵，又大笑；其旁常以两个能食之妇，夸其食美，其妇亦索其食，而为一尝。不数日，怒减食增，不药而瘥。"此乃用娱乐和诱食美食的治

① 陈钢．小柴胡汤加减治疗血证经验．中国中医急症，1996（2）：92

疗方法，以解除病人的情志郁结。

2. 喜气为病

喜则气和志达，荣卫通利，故气缓矣。

这一节经文似乎是谈喜的正常情况：喜则气机调和，精神舒畅，气血调达。但是大多数注家和医家认为，在上在下的其他经文谈的都是病理，唯此说生理，似乎有些不合适。于是人们认识到，这里是指大喜、暴喜，是超过正常范围的喜，过喜导致心气涣散不收，而为气缓之病。如张景岳注："气脉和调，故志畅达。荣卫通利，故气徐缓。然喜甚则气过于缓而渐至涣散，故《调经论》曰：喜则气下。《本神篇》曰：喜乐者，神惮散而不藏。义可知也。"张琦曰："九气皆以病言。缓当为缓散不收之意。《阴阳应象论》曰：暴喜伤阳。又曰：喜伤心是也。"（《素问绍识·举痛论》）

这节经文的机理如图 12 示：

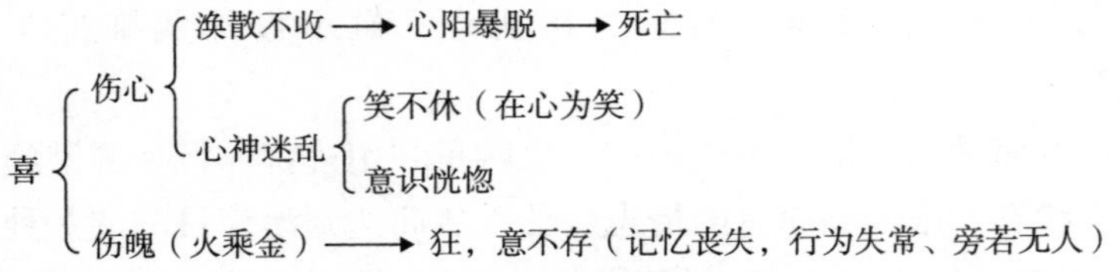

喜
- 伤心
  - 涣散不收 ⟶ 心阳暴脱 ⟶ 死亡
  - 心神迷乱
    - 笑不休（在心为笑）
    - 意识恍惚
- 伤魄（火乘金）⟶ 狂，意不存（记忆丧失，行为失常、旁若无人）

图 12　喜则气缓

我举一个喜伤心的案例。1979 年邱友文诊一老妪，年五旬余，形实而气短，体肥而无力，常诉头晕头痛，达颠掣痛已十年，伴有胸闷、心悸、健忘、多汗、夜尿多、身体上重下轻、少寐、多梦、纳少、血压持续升高、脉结代等。年前不意与之谈话，竟笑不能自控，后来语言略带诙谐即自笑不止，事过即引责内疚，以此少与人语。出诊过其门，家属为之询其病故。余曰：此心受病而喜形于外者。告诫应按时治疗和注意饮食，慎起居，和喜怒。越年余，因其子从边疆调首都工作，当日喜形于色，翌日死亡。西医诊为高血压、冠心病，死亡原因是脑溢血。①

由此我们来说说"笑"。什么是笑脸呢？脸部肌肉收缩，嘴巴张开，嘴角向上，露出牙齿，鼻孔微微张开，鼻子上部的皮肤形成皱褶。笑会使动脉扩张，毛细血管充血，引起脸部、颈项发红，有时头皮和手也会发

---

① 邱友文．"喜伤心"析疑．湖北中医杂志，1982（3）：34

红。血管充血，会使眼球微微凸出眼眶，压迫泪腺，一般只是使眼睛"晶莹发光"，如果大笑不止，则出流泪，"幸福的眼泪"会夺眶而出。连续不断大笑时，全身肌肉都会放松，有的人笑得弯腰、蹲下，甚至大小便失禁。

笑是人类区别于其他动物的特性之一。笑的物理过程都是一样的，但是心理却不一样。据心理学家统计，笑有180种之多，譬如微笑、狂笑、冷笑、淡笑、奸笑、暗笑、窃笑、苦笑、狞笑、憨笑、傻笑、痴笑、假笑、媚笑、敞怀大笑、莞尔一笑、嫣然一笑、抿嘴一笑、捧腹大笑、刻薄的笑、挖苦的笑、女孩子被人搔痒时发出的尖笑和狂笑、会心的笑、腼腆的笑、敷衍的笑、尴尬的笑、轻蔑的笑、心酸的笑、宽解的笑、勉强的笑、无可奈何的笑、皮笑肉不笑、止不住的笑、仅仅笑一笑、含泪的笑、哭笑不得、似笑非笑等。其中，最优美的笑是自然的笑，最诚挚的笑是发自内心的笑，最幸福的笑是甜蜜的笑，最高兴的笑是眉开眼笑，最巧妙的笑是会意而笑，最愉快的笑是又说又笑，最得意的笑是点头而笑，最害羞的笑是低头含笑，最动人的笑是含泪而笑，最幽默的笑是别人笑自己不笑，最热闹的笑是哄堂大笑，最自豪的笑是哈哈大笑，最骄傲的笑是轻蔑的笑，最痴呆的笑是莫名其妙地跟着别人笑，最顽强的笑是苦笑，最使人摸不透的笑是假笑，最奇怪的笑是边想边笑，最复杂的笑是边哭边笑，最难为情的笑是捂着脸羞答答的笑，最难看的笑是皮笑肉不笑，最难听的笑是狂笑，最可怕的笑是嘲笑，最残酷的笑是冷笑，最可恶的笑是淫笑，最阴险的笑是狞笑，最可悲的笑是哭后大笑，最恶毒的笑是奸笑。

中医认为，心在志为笑，笑与心主神明有关，所以笑证多从心论治。

例如，李某，男，29岁。1977年8月初诊。外出做工，没菜吃，只吃辣椒代替。1个月回家后感舌根部强硬不舒，又过半月，突然发笑，已40多天。每日大笑数次，每次持续10～20分钟，有时目睹外界事物而引起，有时无缘无故发作。每次发作前，脐右旁似有一硬物往胸部上冲，继则胸部闷胀不舒，随即大笑不休，笑罢胸部闷胀亦随之消失，后即甚觉疲倦。二便正常，胃纳尚佳，颜面呈红色，左右脉洪大有力。曾服中西药无效。根据"心在声为笑"之说，本案诊为心经实热，宜大泻心火，方用黄连解毒汤加减：黄芩10g，黄连6g，黄柏10g，栀子10g，丹皮10g，生地10g，南星3g。服药4剂，发作次数已减少且症轻，再服30多剂愈。本例笑证发作时面呈赤红，颈静脉怒张，两脉洪大而有力，舌质红，显系心经实热之候。发病前过食辛辣实热之物，热毒久郁生痰，痰热攻心，乃

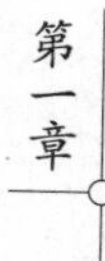

其致病之因。病人大笑发作前，自觉脐右旁似有一硬物往胸部上冲，乃痰实作祟之征。黄连解毒汤善治火热亢盛、烦躁狂乱、错语不眠之证，泻火解毒祛痰，相兼而治，药效益彰，故疗效宏速。①

下面再讲讲以情胜情法的治疗。《素问·阴阳应象大论》说："恐胜喜。"张子和说："恐可以治喜，以迫遽死亡之言怖之。"没有多少人不被即刻就要死亡的消息吓住，所以张子和用"迫遽死亡之言怖之"来治疗过喜导致的病症。古代有一个医案，非常相似于范进中举。据《冷庐医话》载：明末高邮袁体庵，神医也。有举子举于乡，喜极发狂，笑不止，求体庵诊之。惊曰：疾不可为矣，不以旬数矣，宜急归，迟恐不及矣。道过镇江，必更求何氏诊之，遂以一书寄何。其人至镇江而疾已愈，以书致何。何以书示之曰：某公喜极而狂，喜则心窍开张，不可复合，非药石之所能治，故以危言惧之以死，令其忧愁抑郁，则心窍闭，至镇江当已愈矣。其人乃北向再拜而去。在这个医案中，病人因中举喜极而狂，袁体庵认为，喜则气缓，故心窍开张，不可复合，非药石所能治，于是采用以情胜情的方法来治疗，故用死亡来恐吓他。于是病人匆匆归家，以免死于外地。袁体庵又计算了一下，病人路过镇江时病情就当痊愈了，所以请镇江的何医生进行干预调理。这就叫中病即止。治病不一定都是用药，其他的调治也是一样的。由此可知古代医家的医术是很高明的。

3. 悲气为病

悲则心系急，肺布叶举，而上焦不通，荣卫不散，热气在中，故气消矣。

心系，这里指心脏与其他脏器相联系的脉络。关于心系有几条的问题，共有两种说法。一说是5条，如张景岳注："心当五椎之下，其系有五，上系连肺，肺下系心，心下三系连脾、肝、肾，故心通五脏之气而为之主也。"一说是2条，如《十四经发挥》说："心系有二，一则上与肺相通，而入肺两大叶间。一则由肺叶而下，曲折向后，并脊膂细络相连，贯脊髓与肾相通，正当七节之间。盖五脏系皆通于心，而心通五脏系也。"我认为，不论数量多少，心系是指心与肺相联系的脉络。

由于悲哀，导致心与肺的脉络拘急，引起肺叶升举张大。因上焦开发，宣五谷味，营卫由水谷而化。肺叶张大则宣发敷布功能不能施行，故

① 雷雨．笑证．广西中医药，1981（6）：30

称为上焦不通，营卫之气不得散布周身，于是郁遏在胸中，郁而化热，一方面火热迫血妄行，另一方面火热之气消耗人体的阳气、阴精，称为气消（图13）。

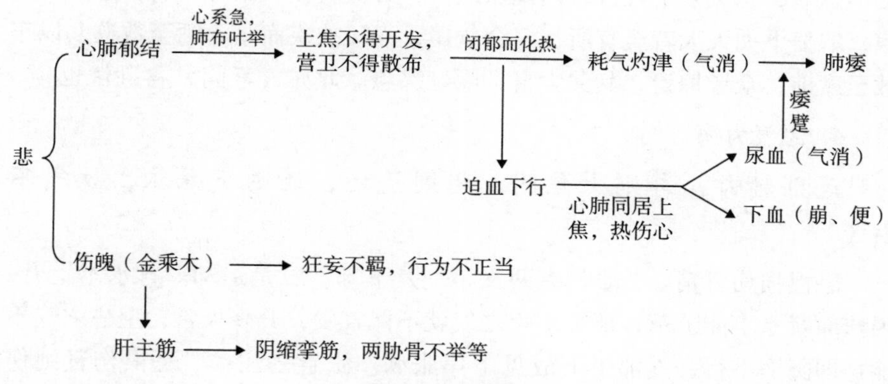

图13　悲则气消

在药物治疗方面。如崩漏，《儒门事亲·血崩》云：“夫妇人年及四十以上，或悲哀太甚。《黄帝内经》曰：悲哀太甚则心系急，心系急则肺布叶举，而上焦不通，热气在中，故经血崩下。心系者，血山也。如久不愈，则面黄肌瘦，慎不可与燥热之药治之。岂不闻血得热而流散。先以黄连解毒汤，次以凉膈散、四物汤等药，治之而愈。四物者，是凉血也，乃妇人之仙药也。量虚实加减，以意消息用之。”《顾松园医镜·崩漏》说：“若因悲哀太甚，则心系急而胞络绝（以胞脉属心，而络于胞中，即子宫，在女为血室）。绝则上下不交，亢阳内动，而逼血下行者，天王补心加减。”

在以情胜情的治疗方面。《素问·阴阳应象大论》曰：“喜胜悲。”张子和说：“喜可以治忧，以谑浪亵狎之言娱之。”即以不庄重、开玩笑、搞笑的方式让病人开怀释忧。如《儒门事亲·因忧结块》载：息城司侯，闻父死于贼，乃大悲哭之，罢，便觉心痛，日增不已，月余成块，状若覆杯，大痛不住，药皆无功。议用燔针炷艾，病人恶之，乃求于戴人。戴人至，适巫者在其旁，乃学巫者，杂以狂言以谑病者，至是大笑不忍，回面向壁，一二日，心下结块皆散。戴人曰：《内经》言忧则气结，喜则百脉舒和。又云：喜胜悲。《内经》自有此法治之，不知何用针灸哉？适足增其痛耳！

古医案中还有让人释怀的其他方法。如《医方考·情志门》载：谭植，素谨言，为韶州佐。一日，会堂属官，筵中有萝卜颇大，众羡之。谭曰：尚有大如人者。众皆笑以为无。谭悔恨自咎曰：人不见如是大者，而吾以是语之，宜其以吾言为妄且笑也。因而忧愤，连日不能食。其子煌，读书达事，思父素不轻言，因愧赧成疾，必实所言，始可疗病，遂遣人至家，取萝卜如人大者至官所，复会堂属，强父扶疾而陪，酒至数巡，以车载至席前，众皆惊讶，其父大喜，厥旦疾愈。此亦《素问》喜胜忧也。

4. 恐气为病

恐则精却，却则上焦闭，闭则气还，还则下焦胀，故气不行矣。

恐惧损伤肾精。“却”有两义，一是下却，二是退却。肾水本上升，因怯而肾水不能上承，那么上焦之气就不能宣发，升降失常，上焦之气不能宣即降而下行，气郁于下故见下焦胀满。张景岳注：“恐惧伤肾则伤精，故致精却。却者，退也。精却则升降不交，故上焦闭。上焦闭则气归于下，病为胀满而气不行，故曰恐则气下也。《本神》篇曰：忧愁者，气闭塞而不行。恐惧者，神荡惮而不收。”气不行，据“新校正”改为气下行，说明恐所致病证的病机趋势是下行的。这个意见比较妥当。

我们一定要知道，恐既为病因，又为症状。在这节经文中恐是病因，但在《黄帝内经》中，还论述了多种致病因素可以引起恐症。如《医学纲目·恐》归类总结到：“脏腑恐有四：一曰肾，《经》云：在脏为肾，在志为恐。又云：精气并于肾则恐。二曰肝胆，《经》云：肝藏血，血不足则恐。戴人曰：胆者，敢也，惊怕则胆伤矣。盖肝胆实则怒而勇敢，肝胆虚则善恐而不敢也。三曰胃，《经》云：胃为恐。四曰心，《经》云：心怵惕思虑则伤神，神伤则恐惧自失。”所以，引起“恐”的病因有多种，万万不可认为只有肾病才能见到恐。恐是病因。因恐所引起的病证也不只是肾病，还会引起其他脏腑的病证。如《灵枢·本神》云：“恐惧者，神荡惮而不收。”《灵素节注类编·癫狂》说：“因恐而伤动心、肝二脏。”

在恐的药物治疗方面，我在这里省略不谈，下面主要谈谈以情胜情疗法。《素问·阴阳应象大论》曰：“思胜恐。”张子和说：“思可以治恐，以虑彼忘此之言夺之。”也就是说要通过述说道理，安定情绪，以消除精神负担和恐惧心理。

下面我谈一个与恐有关的常见病证，叫做疑病症。疑病症又称疑病性神经症，主要指病人担心或相信患有一种或多种严重躯体疾病，因而反复就医，尽管反复医学检查显示为阴性以及医生给予没有相应疾病的医学解释也不能打消病人的顾虑，常伴有焦虑或抑郁。本病多在50岁以前发病，为慢性波动病程，男女均可发生。

心理咨询室有一天来了位特殊的“重病人”，要求优先诊病。只见一位中年妇女搀扶着一位面容憔悴、呻吟叹息的男青年，艰难地走入诊室。这位妇女是病人的母亲，她说她儿子近年来得了一种“奇怪的严重心脏病”，到处医治无效，并且连诊断都搞不清楚。男青年喘息着向医生诉说了他的病症：严重心慌、气促，两腿发软无力，头昏眼花，站立不稳，走路不能超过100米。听了他的诉说，又翻了他带来的各医院的许多检验单、病历等，还做了仔细的体检，确定没有发现什么病态，于是医生认为他患了一种心理疾病，就是疑病症。心理医生详细地询问了他的发病过程。男青年说，3个月前，有一次他偶然感到心胸憋闷，便去医院看病，一位内科大夫检查后对他说：“你的心脏问题不大，只有些衰弱，回去后好好休息。”并给他开了处方。在回家的路上，他就不断思索着医生的话，什么是“心脏衰弱”？他听人说过“心力衰竭”这种病，那是一种严重的病，就是要卧床休息的。于是他紧张起来，随手摸一下自己的脉搏，感到似乎跳得很快，摸心脏感到怦怦地快速跳动，他脚也软了，赶快找块地方坐下。于是他确认自己得了心脏病，四处求医，医生都说他心脏没病，只叫他注意休息。于是他更加恐惧了，自认为患了“不治之症”，医生们都瞒着他的病情，从此便整日担心、忧郁、恐惧、精神萎靡不振，人也瘦弱了。听他这一叙说，证实了心理医生的诊断。对他的根治，首先要让他相信自己没有什么大病。于是医生向他做了解释性心理治疗，即用心理医生的检验和诊断证明他的心脏没有病，而他之所以有这些病症，主要是心理负担造成的，由于在心理负担所产生的自我暗示作用下，对心脏的感知就会变得敏感，从而使过去并不注意和感觉不到的一些内脏器官活动讯息被注意和感觉到了，而心理紧张就是他脚软和心跳加快的原因，他病情加重的原因就是心理之恶性循环的反应。其次，医生要他每天锻炼，克服心理紧张，加强身体运动。经过3个月的治疗，病人恢复了正常生活（选自《心理医生手册》）。这个病例所采用的就是“虑彼忘此之言夺之”的治疗方法。医生通过耐心详细地给病人解释病症产生的原因，从而打消了病人的疑虑。

这个案例提醒我们今后在临床上一定要注意自己的一言一行，说话严谨、小心。医生不恰当的言语、态度和行为可以引起病人的多疑。另外，医生做诊断时不确切，反复令病人做检查，也可以使病人产生怀疑患病的信念，导致疑病症。总之，作为医生，不要因为自身的原因，如除上面所述外还包括误治、所用药物等治疗而让病人生出病来。

此外，我们再讨论一个问题。有些病症如果没有治疗的必要，那就接受它。我介绍一种心理治疗方法，叫森田疗法。森田疗法是21世纪20年代初由森田正马在日本创立的心理治疗方法。森田疗法的治疗原则即“顺应自然”和“为所当为”两个要点。①引导病人领悟其症状与人格特征的关系，告之形成症状的有关机制。②详细的体格检查，以排除严重躯体疾病的可能，消除病人的顾虑，确证无器质性病变，使病人彻底放心。③指导病人接受症状而不要排除它。一方面要病人接受症状，承认事实，告诉病人如是想法，“心悸、胸闷就让它心悸、胸闷吧”，“大便次数多就多去几次厕所呗”，“睡不着就不睡，困倦了自然而然就睡着了”，这样就不会强化对症状的主观感觉；另一方面不再排斥这种感觉，逐渐使自己的注意力不再固执在症状之上，以这样的方式打破精神交互作用，而使症状得以减轻以至消除。④嘱咐病人不同亲友谈症状，也嘱咐亲友们不听、不答复他的病述。治疗者也要注意，治疗始终对准病人的人格问题，不被其症状所纠缠，对其症状应置之不理，让其自然淡漠。告之形成症状的机制，即越关注症状，症状越明显、越加重。不要把精神能量指向自身内部，而要在实际活动中将精神能量引向外部世界。⑤鼓励病人要承担自己生活中应承担的责任。要带着症状参加各种活动，即告诉病人“该干什么就干什么”，不要为自觉的一点不适而放弃工作、学习和生活。[①]

由于惊恐一般并称，说明两者关系非常密切。为了更好地理解惊与恐，我们把惊这一节经文提前到此一并学习。

5. 惊气为病

惊则心无所依，神无所归，虑无所定，故气乱矣。

大惊则致心气耗散，神明无主，智虑不安定。这三句都是一个意思，同《灵枢·本神》“魂魄飞扬，志意恍惚，智虑去身者”的表述形式是一样的。这是形容心神不能内守，动荡不安而气机紊乱的情况，可出现昏仆、痴癫，甚至死亡。

---

① 郝红杰．森田疗法——来自日本的认知行为疗法．日本问题研究，2007（4）：44

惊，既是病因，又是症状。如张景岳说："惊有二证，有因病而惊者，有因惊而病者。"（《景岳全书·论惊恐》）所以一定要分清楚是哪一种情况。

下面比较一下惊与恐。恐表现为焦虑，自疑有人议论、监视、追踪、迫害，在这种精神不安的影响下，往往惧怕见人，起自杀念头，是因怕遭受曾经遭受过，或者听说过、看到过、知道的可怕经历而产生的情志。恐有因，属已闻已见，来自于内心，影响时间较长。在《黄帝内经》中，恐与肾有关，也与心、肝、胃有关。一种情志对应于一个脏，是常，但须知，多种原因可以导致一种情志的变化，一种情志也能引起多个脏腑的病变。恐所导致的损害程度较惊严重一些。惊，突然遭受意外的非常事故，超过机体对外界的适应限度，是事先无准备的精神因素，事先无因。惊影响的时间较短，突闻突见，突然而短暂，来自于外界。比如在一个漆黑的夜晚，你一个人走路，突然有一个人在你身后大叫一声，你吓了一大跳，这叫惊。张景岳说："惊恐虽若同类，而不知恐之伤人，尤甚于惊。何也？盖惊出于暂，而暂者即可复；恐积于渐，而渐者不可解，甚至心怯而神伤，精却则阴痿，日消月缩，不亡不已，此非大勇大断者，必不能拔去其病根，徒资药力，不易及也。予尝治暴惊者，十愈其八九；治恐惧者，十不得其一二。"（《景岳全书·论惊恐》）

惊与心肝之气不足有关。张景岳说："总之主气强者不易惊，而易惊者必肝胆之不足者也。"（《景岳全书·论惊恐》）又说："小儿忽被大惊，最伤心胆之气。《口问》篇曰：大惊卒恐则气血分离，阴阳破散，经络厥绝，脉道不通。阴阳相逆，经脉空虚，血气不次，乃失其常，此《内经》概言受惊之病有如此。矧小儿血气尤非大人之比，若受大惊，则其神气失散，溃乱不堪，尚何实邪之有。斯时也，收复正气犹恐不暇，顾可复为清散耶？即如朱砂、琥珀之类，不过取其镇重之意，亦作救本之法。今幼科诸书皆以大惊之证例作急惊论治，误亦甚矣。不知急惊、慢惊，一以风热，一以脾肾之虚，皆不必由惊而得。而此以惊恐致困者，本心胆受伤，神气陡离之病，所因不同，所病亦异，胡可以同日语也：治大惊气散之病，当以收复神气为主，宜《秘旨》安神丸、七福饮、茯神汤、团参散、独参汤之类，加金银等物煎服之。"（《景岳全书·大惊卒恐》）

对惊的药物治疗，如密佗僧治惊致失音证。病人乔某，男，32 岁，内蒙古克什克腾旗林业干部。病人于 1979 年底乘汽车长途旅差。途中睡意蒙眬，突然汽车失灵撞于树上，他被抛出 3 米之外。突如其来的车祸使他惊恐万状，急欲高声呼救，不料音闭失语。虽多方治疗，仍乏效。1982年2月6日求余诊治。视其表情呆滞，两目少神，舌淡苔白。查喉头、声带均无变异，唯脉象散乱。此乃惊恐乱气，气不归经使然。《经》曰："惊者平之。"予密陀僧2g，为极细末，茶水顿服。一剂即愈，追访至今，未曾复发。按：本例失音，得之卒暴惊恐。盖惊则心无所倚，神无所归；恐则气下，伤及其肾。心之别络过喉系舌本，肾之经脉循咽夹舌本。惊恐心肾经脉之气，则逆气乘喉，舌体不利，是以声闭而喑，失于言也。《本经逢原》云："密陀僧，咸辛平……其性重坠，直入下焦……治惊气入心包络，喑不能言语者，用密陀僧一匕，茶清调服即愈。"①

对惊的以情胜情疗法，《素问·至真要大论》云："惊者平之。"什么叫"惊者平之"呢？《儒门事亲·惊》载："卫德新之妻，旅中宿于楼上，夜值盗劫人烧舍，惊坠床下，自后每闻有响，则惊倒不知人，家人辈蹑足而行，莫敢冒触有声，岁余不痊。诸医作心病治之，人参、珍珠及定志丸，皆无效。戴人见而断之曰：惊者为阳，从外入也；恐者为阴，从内出也。惊者，为自不知故也；恐者，自知也。足少阳胆经属肝木。胆者，敢也。惊怕则胆伤矣。乃命二侍女执其两手，按高椅之上，当面前，下置一小几。戴人曰：娘子当视此。一木猛击之，其妇人大惊。戴人曰：我以木击几，何以惊乎？伺少定击之，惊也缓。又斯须连击三五次，又以杖击门，又暗遣人画背后之窗，徐徐惊定而笑曰：是何治法？戴人曰：《内经》云：惊者平之。平者，常也。平常见之必无惊。是夜使人击其门窗，自夕达曙。夫惊者，神上越也。从下击几，使之下视，所以收神也。一二日，虽闻雷而不惊。"惊者平之，平常之事，见惯不惊。就如前面我们举的例子，在一个漆黑的夜晚，你一个人走路回家，突然有一个人在你身后大叫一声，你吓了一大跳。但是若每天夜晚都有一个人在你身后大叫一声，你都已经习惯了，还会害怕吗？

关于"惊者平之"，后世医家还有其他的认识，如《推求师意·怖》云："张子和谓惊者平之，平有二义：一云平常也。使病者时时闻之，习熟自然不惊。一云此固良法，不若使其平心易气以先之，而后药之也。吾谓内气动其神者，则不可用是法，惟当以药平其阴阳之盛衰而后神可安、心可定矣。"又如姚止庵《素问经注节解》说："平有二义，一谓抑其有余，一谓安其溃乱也。"供参考。

---

① 邢玉春．奇方验案三则——密陀僧治失音．北京中医学院学报，1984（6）：22

为更好的理解和学习，下面将思这一节经文也一并提前到此进行讲解。

6. 思气为病

思则心有所存，神有所归，正气留而不行，故气结矣。

思虑过度，则心神凝聚，神聚则气聚，导致气机郁结而不行，故致气结。这里的正气指人体的气机。

这节经文告诉我们，神在气先，神聚则气结。所以在养生中要注意调神，神爽则气顺。我们用图 14 来表示其关系。

思则神聚，气机阻滞
- 气结 —津液血等凝结→ 癥瘕积聚（包块）
- 气结于里，则卫阳之气不得入于阴，故不寐
- 脾主思，思虑过度，脾失运化，故不思食，或脘腹胀满

图 14　思则气结

对思的治疗，主要讲以情胜情疗法，《素问·阴阳应象大论》云："怒胜思。"张子和说："怒可以治思，以污辱欺妄之言触之。"据《赤水玄珠·不得卧》载："张子和治一富家妇人，因思虑过甚，两年不得寐，无药可疗，其夫求治。脉之两手俱缓，此脾受邪也。脾主思故也。乃与其夫议以怒激之，多取其财，饮酒数日，不处一法而去。其妇大怒汗出，是夜困眠。如此者八九日不寤，自是食，其脉得平。此怒胜思法也。"《医方考·情志门》载："一女许婚后，夫经商两年不归，因不食，困卧如痴，无他病，竟日向壁而卧。其父迎丹溪翁治之，告以故。翁脉毕，谓其父曰：此思则气结也，药难独治，得喜可解。不然，令其怒。于是，掌其面，诬以外情，果大怒而号泣者三时，令解之，即求食矣。所以然者，悲则气消，怒则胜思故也。翁谓其父曰：病虽瘥，得喜方已。乃谕以夫回，既而果然，疾亦不举。"

二、寒热致病

下面的经文讨论了寒热致病因素所导致的气失调。

寒则腠理闭，气不行，故气收矣。

寒指寒邪，气指卫气。外感寒邪，寒邪束于肌表，则玄府毛窍闭塞，故见恶寒、无汗。因寒主收引凝滞，故卫气不能宣达肌表，则为不行，于是卫气收敛于中而不得泄越，故见发热。《素问·调经论》云："阳受气

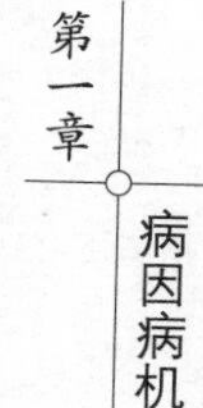

于上焦，以温皮肤分肉之间。今寒气在外，则上焦不通，上焦不通，则寒气独留于外，故寒栗。”“上焦不通利，则皮肤致密，腠理闭塞，玄府不通，卫气不得泄越，故外热。”治疗应当发散外来之寒邪，如用麻黄汤之类。

灵则腠理开，荣卫通，汗大泄，故气泄。

灵音窘，是热的意思。暑火热邪，开张腠理毛窍，并且鼓动营卫运行，故暑火热邪能逼津外泄，可见大汗出。而大汗淋漓，一方面因津液外泄而致津脱，另一方面因气随津脱而致气脱，因而称之为气泄（图15）。

热 —阳热亢盛→ 腠理开 —营卫大通→ 汗大泄 ——→ 津气两脱

图15　灵则气泄

这是“阳强不能密，精乃亡”及“壮火之气衰”的一个例证。

在治疗上，以清热为主，辅以益气生津。如用白虎加人参汤，白虎汤清热，人参益气生津。可与《灵枢·决气》的“津脱者，腠理开，汗大泄”联系在一起学习。

三、过劳致病

下面讨论劳所致的气失调。

劳则喘息汗出，外内皆越，故气耗矣。

劳，指劳作、运动、房劳等。越，是消散、消耗、散失之意。劳作后主要有两见：一见喘息，二见汗出。喘息可以直接导致肺内之气过度消耗，也可因动则生阳，阳化气。过度劳作则阳气盛，阳热盛则耗伤内气。大汗出则津泄，气随津而外泄。所以喘息又汗出，称为外内皆越，久之耗伤人气。过度劳作所导致的气失调，损伤的不仅是气的运动，更重要的是气的物质能量。

四、讨论

（一）小结

本节论述了九种致病因素引起人体之气失调的机理和病证。其中，怒、喜、悲、恐、惊、思属情志因素，可使五脏之气逆乱，因而有气上、气缓、气消、气下、气乱、气结的病理变化；寒、热属外感致病因素，可使卫气失常，因而有气收、气泄的病理变化；劳倦过度，则使人体精气耗伤。可见，许多内外致病因素都可引起人体之气失调，从而导致疾病的发生。所以说，疾病的发生，是各种致病因素导致人体之气失调的结果，这就是“百病生于气”的道理。因此，在疾病的治疗上《黄帝内经》主张调气。如《灵枢·刺节真邪》说：“用针之类，在于调气。”杨上善注：“气之不调则病，故疗病者在于调气也。”

另外，我还想谈谈以下几点认识。

1. 喜、怒、忧、思、悲、恐、惊，既是病因，又是症状，既是因，又是果。例如“怒则气逆，甚则呕血及飧泄”，其中的怒是指病因。《素问·调经论》云：“血有余则怒，不足则恐。”这里的怒与恐是症状。

人们常常通过症状，审证以求因，也就是通过病人表现出来的喜、怒、忧、思、悲、恐、惊等症状来辨认病人是因为大喜、大怒、大忧、大悲、大思、大恐、大惊等哪种七情过激而致的病。一般而言，见病人惊悸，则多因大惊而致。如《医方集解·牛黄丸》说：“风痫，或因母腹中受惊，或因大惊而得。盖小儿神气尚弱，惊则神不守舍，舍空则痰涎归之，以致痰迷心窍。”但一定要记住，临床也会有不一致的情况。《医学入门·痰类》说：“思虑过度及因大惊、大恐，以致心虚停痰，或耳闻大声，目见异物，临危触事，便觉惊悸，甚则心跳欲厥，脉弦濡者，虚也。”如果不一致，很容易引起误诊和误治，这就需要医生通过大量的临床实践，认真分析，甚或体悟修炼才能辨认出来。

2. 五脏性动才见情。情由性动而生，陈淳《北溪字义》说：“情者，性之动也。”情由五脏性动而生。张景岳说：“世有所谓七情者，即本经之五志也。五志之外，尚余者三。总之曰：喜怒思忧恐惊悲畏，其目有八，不止七也。然情虽有八，无非出于五脏。”（《类经·情志九气》）《中庸》说：“喜怒哀乐之未发，谓之中；发而皆中节，谓之和。”五脏之性，动而有节，则喜、怒、忧、思、悲、恐、惊表现为正常情志。如果五脏之性，动而失节、失和，则表现为大喜、大怒、大忧、大思、大悲、大恐、大惊等异常情志。一般认为，喜、怒、忧、思、悲、恐、惊七情，由于刺激程度过大、时间过长，超过了五脏的承受力、调和力，导致五脏之性动异常才会引发情志病变。治疗情志病变，主要是治疗五脏，从而消除异常情志的表现，如疏肝清火降逆以治怒。

3. 情志与五脏为病。“所以任物者谓之心”（《灵枢·本神》），心主神，接受外界刺激。作为喜、怒、忧、思、悲、恐、惊等过激事件刺激心神，而后影响五脏，导致五脏之性变动后，出现七情异常的病理表现。根据中医情、脏关系理论，可以判断某脏为病。

情志与五脏为病，有几种情况：

（1）一种情志导致一个脏器为病。这里又有两种情况，一种情况是五情与五脏对应发病，因肝主怒、心主喜、脾主思、肺主悲、肾主恐，所以如怒伤肝、喜伤心、思伤脾、悲伤肺、恐伤肾，又如“暴怒伤阴，暴喜伤阳”（《素问·阴阳应象大论》）之类。这是最常见的。还有一种情况是，一种情志可以导致除对应脏腑外的其他四脏中的某个脏发病。在前我们讲怒时就已经提到大怒可以影响心、肝、脾、肺、肾五脏为病。因此，《妇人良方·妊娠疟疾方论》说：“郁怒伤脾。”《针灸甲乙经·精神五脏论》说：“怒伤肾。”《世医得效方·气秘》说：“虚人忧怒伤肺，肺与大肠为传送，致令秘涩。”《寿世保元·内因脉》说：“喜怒伤心，脉必虚。”

（2）一种情志可以导致两脏或多脏同时为病。张志聪《黄帝内经灵枢集注》说：“大惊则肝心之气分散。”《医学入门·沉寒痼冷》说：“思虑伤心与脾，则益善思而恍惚不寐；忧怒伤肺与肝，则愈动气而痞满眩呕，口仍失味，诸气怫郁故也。”《本草纲目·赤白浊》说：“思虑伤心肾，白浊遗精。”《灵素节注类编·癫狂》说：“因恐而伤动心肝二脏。”

（3）一种情志可以引起两脏先后为病。如《素问·举痛论》说：“怒则气逆，甚则呕血及飧泄。”张景岳注：“怒，肝志也。怒动于肝，则气逆而上，气逼血升，故甚则呕血。肝木乘脾，故为飧泄。”

（4）多种情志因素可以导致同一脏发生病变。如《素问·阴阳应象大论》说：“喜伤心。”《圣济总录·虚劳统论》说：“忧愁、思虑伤心，心伤则苦惊喜，忘善怒。”《绛雪丹书·血崩论》说：“惊恐伤心，心不能主血。”《疡医大全·耳根毒门主论》说：“怒气伤心。”

（5）多个脏器为病可以导致同一种情志病变。《类证治裁·怔忡惊恐论治》说：“恐症，《内经》兼心、肾、胃、肝、胆、包络诸经。《经》曰：足少阴之脉病善恐。又曰：恐惧而不解则伤精。又曰：恐则气下。又曰：精气并于肾则恐，肝藏血，血不足则恐。又曰：胃为恐。注云：胃热则肾水微，故恐。又曰：心怵惕、思虑则伤神，神伤则恐惧自失。胆病者惊惕，恐人将捕之。肝病如人将捕之。心包络动，心澹澹大动。又曰：恐则精却。而恐为肾志，属水本脏，因旁及他经，故治法亦别焉。恐由于肾伤者，补精髓，人参散去桂心，加牛膝、远志。由于肝胆虚者，养阴血，酸枣仁汤去芪、莲（《金匮要略》中的酸枣仁汤无芪、莲。这里所说的酸枣仁汤据《类证治裁》的附方，应该是‘枣仁汤’，药有参、芪、归、苓、陈、草、枣仁、远志、莲子、茯神、姜、枣），加山萸、丹皮、白芍。由于心包络者，镇其神，定志丸去术，加龙齿、琥珀、犀角（水牛角代）、金银箔。治在阳明胃者，壮其气，四君子汤倍茯苓。其思虑劳心而善恐者，一味鹿角胶酒化，多服效。因肾中阳虚而善恐者，八味丸。”

（6）情志因素导致五脏为病后会进一步引起气血精津液为病。这是因为五脏藏气血精津液的缘故。如《素问·生气通天论》说：“大怒则形气绝而血菀于上，使人薄厥。”张景岳说：“若大怒伤肝，则气血皆逆，甚至形气俱绝，则经脉不通，故血逆妄行，菀积于上焦也。相迫曰薄，气逆曰厥，气血俱乱，故为薄厥。《举痛论》曰：怒则气逆，甚则呕血。《邪气脏腑病形篇》曰：有所大怒，气上而不下，积于胁下则伤肝。皆此谓也。”（《类经·生气邪气皆本于阴阳》）

所以情志致病的情况复杂多样，提示我们一定要认真辨析。

（二）以情胜情疗法的治疗机理及使用要点

以情胜情法是以一种情志战胜另一种情志的方法，从而达到治疗情志病变的目的。《医方考·情志门》说：“情志过极，非药可愈，须以情胜。故曰：怒伤肝，悲胜怒。喜伤心，恐胜喜。思伤脾，怒胜思。忧伤肺，喜胜忧。恐伤肾，思胜恐。《内经》一言，百代宗之，是无形之药也……明者触类而通之，则术在我矣。”以情胜情法来自于阴阳五行的理论，最主要的是根据五行制化规律，即五志相胜规律，如怒胜思、恐胜喜等。在以五行学说为指导的脏腑相关理论基础上，运用五行相胜规律，利用语言、行为等措施，制造一种情志状态，来控制原有情志病证，从而达到治疗的目的。另外，还有一种以情胜情的方法，根据的是阴阳的对立统一法则。如《素问·调经论》云“心气虚则悲，实则笑不休”，其中的悲与喜；《灵枢·本神》云“肝气虚则恐，实则怒”，其中的恐与怒，都是对立情志的制约。总之，无论哪种方法都以达到平和为目的。中医学认为，情志为病主要伤气，影响脏腑气机，导致脏腑气机升降失常而发病。不同的情志刺激对脏腑之气产生不同的影响，其间有一定的规律，如怒则气上、恐则气下、喜则气缓等。所以情志致病因于气，而情志治病也在于气，即通过情志调畅气机，以达到治病的目的。

《肯堂医论·妇科验方》说：“《阴阳应象大论》云：悲胜怒，恐胜喜，怒胜思，喜胜忧，思胜恐，此即五行生克之理也。古贤治病每用之，有桴鼓之应。若文挚之怒齐王，华元化之怒都督，皆宗经旨；戴人、丹溪亦效其法，见于治案。然亦有不拘克制之说者，但得其意，不必泥其法，所谓神而明之，存乎其人也。”古代医家在临床上用以情胜情疗法治疗疾病，多取得奇效。

在使用以情胜情疗法时，有三点请注意：①通过诊断测知是哪一种情志刺激导致脏腑气机发生病变，治疗时就人为地制造另一种情志进行刺激，使脏腑气机发生另一种变化，这种变化足以拮抗原有的气机变化，从而使气机升降恢复正常。例如，思伤脾、思则气结，即思虑太过，造成志凝神聚的精神状态，久之机体出现气机郁滞的病理变化，尤以脾气不运为主。怒伤肝、怒则气上，过于愤怒可以导致肝的疏泄功能亢奋而使气机升发太过。《黄帝内经》认为“怒胜思”，因为怒者兴奋，思者抑制，怒则疏泄太过，思则结滞不畅，所以怒可以拮抗思。朱丹溪说：“怒则气升发而冲开脾气矣。”（《奇症汇·心神》）用一种情志的太过去拮抗另一种情志的不及，从而达到平和，这与寒者热之、热者寒之的道理是一致的。因此，我们在使用时，一定要明确脏气之偏胜的虚实性质、量的大小、失常的方向如气上还是气下。②选择适宜的情志来进行刺激。③注意治疗之情志的刺激量大小、持续时间长短等，密切观察刺激后的反应变化。[①②]

第九节　审察病机

一、掌握病机的重要性

下面我们学习《素问·至真要大论》中有关病机十九条的内容。

帝曰：善。夫百病之生也，皆生于风寒暑湿燥火，以之化之变也。

多种疾病的发生，大都与风寒暑湿燥火有关，只是因为它们的“变”和“化”而已。张景岳注：“风寒暑湿燥火，天之六气也。气之正者为化，气之邪者为变，故曰之化之变也。”化，当位气候；变，不当位气候。二者都可使人生病，而后者多见、常见。这方面的思想可以参见在前讲过的“邪气之虚实”的内容。

这里有两个“之”字，一般注家不注。我认为有两种解释：一是语

① 施毅，陈少强．以情胜情和熵流假说．云南中医杂志，1983（4）：9
② 刘霞．试探以情胜情疗法．中医药学报，1984（6）：19

首助词，无义，如《诗经·大雅》有“之纲之纪”等，与本条经文相似；二是代词，指代前面的风寒暑湿燥火六气。两种解释都可以采用。

为什么这里要说“化”与“变”呢?《素问·气交变大论》说：“善言化言变者，通神明之理。”能把握六气的变与化，就能通晓神妙的自然规律。《周易》曰：“知变化之道者，其知神之所为也。”能通晓变化道理的人，应该可以知道神妙的自然规律吧。

六气的变化是神妙无穷的，引发的疾病也是多种多样的。掌握六气的发病规律，就能知道发病之源。这点非常相似于我们今天讲的病因辨证。《医门棒喝·痧胀论》云：“凡外感之邪，病状名目虽多，总不出《内经》所定风、寒、暑、湿、燥、火之六气而已。何以见之?盖乾坤旋转，阴阳相生，四时运行，循环进退。而万物生长化收藏，莫不由此六气为之变迁，若大冶之熔铸也。人生禀天地之气，与天地万物同源。万物迁流，不出六气，而人身疾病，岂能外六气哉?故治外邪病者，首当究六气变化之理，而后方知发病之源，勿至因名昧实之害。”《中西温热串解·湿温治法》云：“乃知六气为病，乃中医最精之学，慎勿以为笼统而勿之。”《医门棒喝·六气阴阳论》云：“《内经》法天道之秘，以六气昭示后人……《经》虽昭示后人，而后人之不明六气者久矣。盖《经》旨有论六气流行之理、有论六气为病之理，原有区别。如云初之气风木、二君火、三相火、四湿土、五燥金、六寒水者，论六气流行之理也。如云风、寒、暑、湿、燥、火者，论六气为病之理也。”刘完素《素问病机气宜保命集·气宜论》云：“病机者，寒暑燥湿风、金木水火土，万病悉自此而生矣。”六气与木火土金水五行（具体可指五脏）相结合，就可以确定病机。如肝胆湿热的病机，肝胆属风木，是病位，湿热是六气，是病因。

经言盛者泻之，虚者补之，余锡以方士，而方士用之，尚未能十全。

经言，指早于《黄帝内经》的医经著作。锡，通“赐”，给也。方士，张景岳说：“方士，谓明悟方术之士。”这里借指医生。董仲舒《春秋繁露·深察名号》说：“士者，事也。”同学们，你们是学士、硕士和博士，我认为，学士就是学着做事，硕士就是要做大事，博士那就是要做更宽广、更深厚、更宏大的事。十全，指尽善尽美，完全满意。这段经文说，古医籍言“实证用泻法，虚证用补法”，黄帝把这些治法理论传授给了医生，医生们运用了它，但还不能收到十分满意的效果。试想一下，我们学了那么多年的中医，临床上也干了那么多年的中医，也都知道比较多的理论知识和方法原则，但为什么临床上就没有收到十全十美的治疗效果呢？

欲令要道必行，桴鼓相应，犹拔刺雪污，工巧神圣，可得闻乎？

要道：重要的医学理论。雪：洗。工巧神圣，《难经·六十一难》说："望而知之谓之神，闻而知之谓之圣，问而知之谓之工，切脉而知之谓之巧。"以这四种诊断水平喻指医生诊断技艺极为高明。

这段经文说，黄帝想使这些重要的医学理论能够在实践中切实得到推广和运用，能够在治疗上完全有把握，收到桴鼓相应、药到病除的效果，好像拔去荆棘、洗去污垢一样；在诊断上，准确无误，掌握高超的医疗技术，达到工巧神圣的境界。针对这些，你可不可以告诉我有关的道理和方法呢？

这段经文提出了两个问题，一是治疗效果的问题——要取得桴鼓相应、拔刺雪污的治疗效果。一般治疗效果有两种，一种是要取得立竿见影、下喉即定的效果。这不仅是《黄帝内经》对中医治疗效果的要求，也是众多医家所追求的目标，如《石室秘录·偏治法》说："能辨证清而用药当，下喉即定，便是神医。"还有一种治疗效果就是要缓图，这也是《黄帝内经》的思想。根据《黄帝内经》"久而增气，物化之常"的道理，遵守"王道无近功"的旨意，对有些病证的治疗，如病情复杂、正气虚弱，当缓而图之。如《临证指南医案·虚劳》云："夫精血皆有形，以草木无情之物为补益，声气必不相应。桂附刚愎，气质雄烈，精血主脏，脏体属阴，刚则愈劫脂矣。至于丹溪虎潜法，潜阳坚阴，用知柏苦寒沉着，未通奇脉。余以柔剂阳药，通奇脉不滞。且血肉有情，栽培身内之精血。但王道无近功，多用自有益。"这是病情的需要，也是药物性质所决定，只能慢慢取效。但是，中医的治疗效果就一定慢吗？

二是诊法的问题——要达到工巧神圣的诊法境界。《难经·六十一难》说："望而知之谓之神，闻而知之谓之圣，问而知之谓之工，切脉而知之谓之巧。"工巧神圣代表高明医生的卓越诊断技艺和超高诊法境界。望、闻、问、切四种诊法都必须要通过"知之"才能达得到"工、巧、神、圣"四种境界。要做到视而有所见、听而有所闻、问而有所知、切而有所得，有得于心，因为"目者，心之使也"，得心才能应手。要做到有得于心，一靠丰富的理论知识，二靠丰富的临床经验，有了这两者，才能有良好的辨别病机的能力。

岐伯曰：审察病机，无失气宜，此之谓也。

所以岐伯说，要审察病机，无失气宜。

在前说到了两个问题，第一个是诊断水平高，通过对望闻问切等诊法认识，把握到了疾病的本质；第二个是治疗效果好，要达到桴鼓相应、覆杯即愈、下喉即定的效果。那么怎样才能达到这样的效果呢？那就是要把握病机。这就说明掌握病机非常重要。但如何掌握病机呢？这一点我们将在后面专门讨论。

此外，《黄帝内经》还提到一个要点，叫作"无失气宜"。这是一个否定句，通过否定得到肯定，强调不可失去"气宜"。这里的气宜，是泛指，包括天气、地气、人气、脏腑经脉之气、病气、药食之气等的适宜。书中主张除抓住病机外，还应该不要违背天时、地理、人事、人体、药食等具体的适宜情况。病机的生成，可能与天气（四时阴阳、六气）、地气（地区水土）和人气（体质、生活习惯）等失于相宜有关。而在临床治疗上，病证有性质和轻重等不同，病人有体质和气质等不同，病位有脏腑经脉之气的不同（高士宗《医学真传·外感六淫》说"盖厥阴、少阴、太阴、少阳、阳明、太阳，曰六气"），地气有方位、地区、水土和气候物产等不同，药物有气味厚薄和产地炮制等不同，这些情况在治疗时都不能失于相宜。病气与药气也不能失于相宜。《推求师意·咳血》云："无失气宜，是知药之治病，必得其病之气宜。苟不察其得病之情，虽药亦不愈也。"又《推求师意·饮酒发热》云："但患病情察之未到，药味思之未得，若病药两投，何患不痊？"在临床治病时，是否因时、因地、因人、因病、因机、因药而制宜？所使用的药物是否对证？所使用的药物剂量、药味多少（如十枣汤同时用大戟、芫花、甘遂三味药，用其中一味可不可以，用大方还是用小方）、配伍环境、药材质量、煎药方法、病人服药方法等是否都适宜于你现在要治疗的病证？这些都是"气宜"，千万不要小看了这一点，因为它们会影响你的疗效。所以要取得良好效果，一是要审察病机，二是要无失气宜。《素问病机气宜保命集·气宜论》云："《经》所谓谨候气宜，无失病机。病机者，寒暑燥湿风、金木水火土，万病悉自此而生矣。故谨察病机之本，得治之要者，乃能愈疾。亦常有不明六气五行之所宜，气味厚薄之所用，人身为病之所由，而能必获其效者，鲜矣哉？"

下面我们将具体阐述。

二、病机十九条

帝曰：愿闻病机何如？

黄帝说："希望讲讲病机是怎样的?"为了便于学习，下面我们进行归类讲解。

（一）属五脏者（共5条）

1. 属肝者

诸风掉眩，皆属于肝。

这节经文，我将按照词解、语译、机理、应用和例外五个方面来进行讲解。

诸：多种之意，以下同此。皆：大多，下同。风：有内外之分，本节经文所指虽未明确，但据多数注家意见及临床实践来看，当偏重于内风。掉：《一切经音义·二引》认为，"掉，摇也"，王冰、刘河间、张景岳等解释均同。掉，指肢体动摇的病证。又《素问·至真要大论》云："厥阴之复……筋骨掉眩。"王冰注："掉，谓肉中动也。"《素问·五常政大论》云："其动掉眩颠疾。"由此可知，掉的范围，包括头部、面部口眼、四肢的动摇和肌肉的跳动。眩：旋转也，视物旋转，头晕眩。

这节经文连起来的意思是，多种因风而致的震摇和眩晕的病症，大都与肝有关。

这节经文的机理是，根据风性主动、风属肝木、肝主筋、肝开窍于目、肝经上行于颠等关系，故肢体动摇、头目眩晕等病症常与肝有关。

肝风内动可分为四种证型，即肝阳化风、热极生风、血虚生风、阴虚动风。这些大家都很熟悉我就不讲了。

我们在临床上常常应用"诸风掉眩，皆属于肝"的理论，治疗诸如眩晕、中风及乙脑、流脑极期和恢复期（温病）、舞蹈病、震颤等多种病证。因为常用，所以我在这里就不讲了。

我们要注意例外的问题。也就是说，肢体动摇、头目眩晕不完全属肝。一方面，原文中的"诸"字，意为"众"也，表示不定之多数，并非"凡是""所有"之意。皆：大都也。属：有关之意，非统属之意。因此，对经文中，诸某病症，皆属于某脏腑、某病因，应理解为"大多数某病证的发生，大都与某脏腑、某病因有关"。既然是言"大多数"，也就说明尚有"少部分"不尽如此，就有了例外。故对此我专门提出一个

“例外”项，就是希望我们在学习病机十九条时，能够正反两方面辨证地，能够观一知二、举一反三地看待事物、认识问题，能够更好地理解和掌握经文的精神实质，而又不至流入极端，产生片面看法。

如眩晕、振掉属肾精亏虚者，《灵枢·海论》云：“髓海不足，脑转耳鸣，胫酸眩冒，目无所见，懈怠安卧。”《素问·脉要精微论》云：“骨者髓之府，不能久立，行则振掉，骨将惫矣。”后世医家还提出，瘀血、风、火、痰、虚（脾、肾）皆能引起眩晕等症。如《伤寒论》第84条云：“太阳病，发汗、汗出不解，其仍发热，心下悸，头眩，身瞤动，振振欲擗地者，真武汤主之。”所以说，临床上见到肢体动摇、头晕目眩的病症，一般而言，属肝者居多，但亦不尽属于肝。

我们在前曾经提到过，医学理论是通过不完全归纳法得出来的一般规律，所以肯定会有例外。已有的理论、总结出来的规律并不能应对现实生活中的一切事物。列宁说：“规律把握住静止的东西，因此，规律，任何规律都是狭隘的、不完全的、近似的。”（《哲学笔记》）英国有一句俗语：每个定律都有例外。事物和现象是无限的，定律是我们构建出来的，宇宙进化，时时不同。现象是繁复的，定律是简约的；现象是具体的，定律是抽象的，总有若干不符。我们说这话的目的是要让学生们了解，临床是很复杂的，既要用我们所掌握的一般规律去认识和处理事物，也要我们时刻保持清醒的头脑，准备接受新事物、看到新现象、处理新问题，而临床常会有新事物、新问题出现，故我们不能死守固有的理论，要发展、完善、归纳、总结出新理论。《重庆堂随笔·卷上》说：“病形奇怪，变幻万端。古书所有者，时或见之；古书所无者，时亦闻之。盖造物之化工莫测，病机之酿疾无穷也。”

2. 属肾者

诸寒收引，皆属于肾。

这里的寒有两个方面，一是外受之寒，二是阳虚阴盛之内寒。收：敛束也，收缩。引：急也，拘急。

多种因寒而致的毛孔异常闭密、身体蜷缩、筋脉拘急、关节屈伸不利的病症，大多与肾有关。

根据肾主寒、肾为一身阳气之根本、肝主筋、肾为肝之母等理，肾阳虚，阳气不能温煦机体，寒自内生，气血温则流、寒则凝，寒主凝滞收引，气血运行不畅，筋骨失养，故而筋脉、肌肉挛急，关节屈伸不利。所

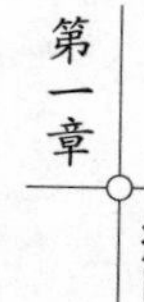

以《素问·生气通天论》云："阳气者，精则养神，柔则养筋。"后世如《伤寒论》第388条云："四肢拘急，手足厥冷者，四逆汤主之。"阳虚内寒，致四肢拘急，用四逆汤温阳散寒。

虽然寒主收引，但收引之症不可一概责之于肾病。如因肝热者，《素问·痿论》云："肝气热则胆泄口苦筋膜干，筋膜干则筋急而挛。"因肝寒者，寒邪凝滞肝经，可见少腹、外阴部拘挛。因肝血虚者，肝血不足，筋脉失养，可致肢体痉挛拘急，仲景以芍药甘草汤治脚挛急，朱丹溪以加减四物汤治疗筋挛，皆责之于肝。因湿热者，如《素问·生气通天论》云："湿热不攘，大筋软短，小筋弛长，软短为拘，弛长为痿。"

3. 属肺者

诸气膹郁，皆属于肺。

膹：通"愤"，《经籍籑诂》曰："愤，满也。"李士材注："膹者，喘急上逆。"郁：张景岳注为"痞闷也"。气有两解，一指燥，这样可与前后经文同例，因为前后有风肝、寒肾、湿脾等，所以这里作燥肺；二指气，就是指呼吸之气、肺气等。后者的意义更大些。

多种由气而致的胸部胀闷、呼吸不利的病症，大多与肺有关。

根据肺主宣发、肃降，肺主一身之气的道理，不论是六淫、七情，还是饮食内伤等多种病因，都可以导致肺气郁闭，肺气上逆，而见胸部胀闷、呼吸不利的病症。

《金匮要略》中有多种膹郁证，多属于肺的病变。如火气郁肺，"火逆上气，咽喉不利，止逆下气，麦门冬汤主之"。寒水郁肺，"咳而上气，喉中水鸡声，射干麻黄汤主之"。此外，还有皂荚丸治痰浊壅肺，葶苈大枣泻肺汤治痰热壅肺，越婢加半夏汤治饮热郁肺等，皆属于肺之病变。临床上出现胸闷气紧、呼吸急促等病症，大多考虑肺的病变，从肺论治。

也有不属于肺者，如肾不纳气者，见呼吸喘促、呼多吸少。也有因其他脏腑病变影响到肺脏者，如肝有病，上逆于肺；胃肠有病，致肺气闭郁。《素问·经脉别论》说："夜行则喘出于肾，淫气病肺。"《本草纲目·蜀椒》引朱丹溪语："诸喘不止，用椒目炒碾二钱，白汤调服，二三服劫之。""时珍曰：椒目下达，能行渗道，不行谷道，所以能下水燥湿、定喘消蛊也。"

4. 属脾者

诸湿肿满，皆属于脾。

肿：浮肿，一般认为是皮肤、四肢、面部的浮肿。满：腹满腹胀，一般认为病位是腹中。如唐容川说："肿在皮肤四肢，满在腹内胀满。"

多种因湿而出现的浮肿、腹满的病症，大都与脾有关。

根据脾喜燥恶湿、脾主运化的道理，因居处潮湿或冒雨涉水等感受外湿，或因过食肥甘厚味、肝木乘脾，脾失运化，水湿内生，使得内外湿邪损伤脾之阳气，导致水湿停聚则见浮肿，气机不利则见腹胀腹满。这是临床常见病证。《景岳全书·肿胀》云："凡水肿等症，乃肺脾肾三脏相干之病。盖水为至阴，故其本在肾；水化于气，故其标在肺；水惟畏土，故其制在脾。"但是在肺、脾、肾三脏之间，以脾为制水之脏，实为治疗水肿的关键所在。《素问·阴阳别论》云："三阴结谓之水。"三阴，指手足太阴肺、脾。三阴病变则发为水肿病，如为功能性水肿，原因大多不明，临床各项辅助检查结果往往不明显，病人年龄大多数在40岁以上，以女性为多。水肿部位一般局限在颜面部及下肢，程度不甚严重，病程较长，可达数年，同时可伴有头晕、心悸、气短、乏力、失眠、纳差、月经不调等症。治本病，可用健脾调气之法治之。

那么这节经文的指导意义还可不可以更多一些呢？我们再来看看中心性浆液性视网膜脉络膜炎中医治疗的例子。中心性浆液性视网膜脉络膜炎是一种较常见的眼底病，主要症状是视力模糊，眼前似有纱幕遮盖，并有阳性盲点及视物变形（变小或变大的现象），发病初期往往伴有偏头痛。眼底检查首先出现黄斑水肿，水肿区常见黄白色或灰白色圆形渗出小点。目前对其发病机理的看法极不一致，命名也混乱。例如，一种见解认为本病是由黄斑区小动脉痉挛所致，另一种看法认为是炎症所致。关于本病，中医治法也很多，大多从肝、肾治疗，但也有从其他方面治疗。如郑州市第二人民医院李纪源医生从1973年以来共收治66例病人（79只眼），由于症状有水肿、渗出物，于是根据脾主运化的理论，在"诸湿肿满，皆属于脾"经文的启发下，另外根据"经络不通，枢纽不转，水乃不行"（《重订通俗伤寒论·夹胀伤寒》）、"血不利则为水"（张仲景《金匮要略》）等理，以白术9g，茯苓15g，防己6g，泽泻6g，赤小豆30g，地龙9g，草决明9g，当归9g，丹参15g，鸡血藤15g，桂枝6g，淫羊藿9g健脾渗湿利水，佐以滋血祛瘀。同时随症加减治疗，总有效率达96.2%。①

① 李纪源．中医治疗中心性视网膜病变66例（79只眼）临床体会．辽宁中医杂志，1982（8）：23

从这个医案中我们可以知道，肿不一定必须是肢体的浮肿，它既可以是全身各处肉眼可见的肿，也可以是身体某个局部微观的肿。这显示了《黄帝内经》经文的临床指导意义，也拓宽了我们的认识思路。

从脾论治肿满是常法，再说说例外。在《金匮要略》中有因心病引起的水肿，还有肝水、肺水、肾水等。《黄帝内经》中有肝胀、肺胀、肾胀、胃胀；后人有气胀，如“七情郁结、气道壅隔，上不得降，下不得升，身肿大而四肢瘦削，是为气胀”；有血胀，如“烦躁、漱水……小便多，大便黑，妇人多有之，是为血胀”（《仁斋直指方·胀满方论》）。所以引起肿满的原因不可全部责之于脾。

5. 属心者

诸痛痒疮，皆属于心。

关于痛、痒、疮，历代医家有三种认识。第一种认识是三个病证，也就是痛证、瘙痒证和疮疡证。第二种认识是两个病证，即疮疡证和痛证。因为在古代，“痒”与“疡”字通，疮之意。《说文解字》云：“痒，疡也。”古代的痒与癢是两个字，音同义别。《说文解字》云：“癢作蛘。蛘，搔蛘也。”《说文解字》段注：“按今字以痒为癢字，非也。痒之正字，《说文》作蛘。”癢、痒二字，混乱已久。《尔雅释文》引舍人注：“痒，心忧惫之病也……盖忧思煎灼，气血郁蒸，故或蕴而为疡，或结而为病。”可见痒与心有关。不过，《周礼·疾医》云：“夏时有痒疥疾。”是假痒为癢。《淮南子》高诱注：“癢，心烦闷也。”“烦闷”与舍人注“痒，心忧惫之病”义同，假癢为痒。可知癢、痒二字也可通假。疮疡证，常表现有瘙痒的症状。第三种认识是一个证。以疮疡为主证，瘙痒、疼痛都是疮疡的常见临床表现。《一切经音义》云：“癢，痛之微也。”与痛相近。《黄帝内经》也将痛与痒放在一起讨论。《灵枢·终始》云：“痛者，阴也……痒者，阳也。”我认为讲成痛证、癢证、疮疡证三个病证的临床意义较大，可以尽量扩大经文的使用范围。这节经文可语译为多种疼痛证、瘙痒证、疮疡证，大多与心有关。

上述病证与心有什么关系呢？主要与心主血脉、心主火和心主神明的生理特性相关。疼痛发生的机理：①“不通则痛”，不论寒热等因，都能阻滞经脉气血，不通则痛。②“不荣则痛”，气血虚或气血阻滞，肢体不得气血的濡养而痛。这些都与心主血脉有关。疼痛与心火也有关。心主火，火热盛，可见疼痛。清·吴谦《痘疹心法要诀·痛》说：“《经》曰：

诸痛为实，又曰：热盛则痛，皆缘痘毒之火未能尽解，故不时作痛也。”瘙痒多见于皮肤病，与心有关者，一为血热，二为血虚。火动则风生，血虚则生风。所以治瘙痒，常用清热泻火、凉血祛风之法，也常用养血祛风之法。疮疡的发生多是血脉和火热病变两端。血脉阻滞，化热腐肉，发为疮疡。若疔疮走黄，可火毒攻心。另外，痛、痒为感觉，又与心主神明有关。止痛、针刺麻醉，也与心神有关。《医方考·二百味花草膏》说：“微热则痒，热盛则痛，或痛或痒，皆火之故也。”如临床上治疗缠腰火丹（带状疱疹），多从心肝二经之火论治。因心肝二经之火郁于皮肤，临床多用龙胆泻肝汤治疗。而瘙痒症，也多从血热风动考虑治疗。《外科正宗·火丹》说：“火丹者，心火发动，之其风热乘之，故发于肌肤之表……干者色红，形如云片，上如风粟，作痒发热，此属心肝二经之火。”

世界上还有一些无痛人，称为先天性痛觉缺失症。1939 年的一天，捷克斯洛伐克首都布拉格的一家医院的诊疗室里，唐鲍博士遇到了他从医生涯中最奇怪的一件事情：他面前是一位 53 岁的男子，与常人完全不同的特殊遭遇让他过早地显示出衰老，弯腰屈背，步态蹒跚，瘦骨嶙峋，满面皱纹。他用缓慢的声调叙述着自己奇特的身世与经历。他从呱呱落地那天起，就不知道什么叫疼痛。从小跌打摔伤、火烧水烫，从没喊过一声疼。长大了，成为了一名水手，走南闯北，什么苦头也吃过，可还是不知疼的滋味。船老板利用他这非凡的本领，经常驱使他干最危险的活，好几次差点送命。颠沛奔波，艰难困苦，给他精神上带来了巨大创伤；无数次的外伤流血，又在他肉体上留下了重叠的瘢痕。离奇的无痛生活给予他的恰恰是人世间最大的痛苦。唐鲍博士小心翼翼地开始检查病人，结果使他大吃一惊，病人果然像他自己陈述的那样，无论是锐利的针刺，还是重重地敲打，都毫无疼痛的感觉。他确实是一个没有痛觉的人。唐鲍博士以“先天性痛觉缺失症”为题第一个报告了这种罕见的疾病，并把这种病人称为“无痛人”。为什么会有“无痛人”呢？检查结果表明，无痛人从神经末梢到大脑皮层整个组织结构完全正常。无痛人的冷热、触觉及位置本体感觉均属正常，痛觉传导途径正常。然而无痛人脑中内啡肽含量过高，超过正常人 3 ~5 倍。内啡肽与吗啡作用类似，上传至脑的痛刺激被内啡肽的镇痛作用掩盖。纳洛酮是对抗吗啡作用的一种药，国外试验报告，对无痛人注入适量的纳洛酮，可使内啡肽含量下降，迅速出现了从未体验过的疼痛。我在这里是想借这件事情来表明：疼痛与心主神明有关。

从心论治痛证、瘙痒证、疮疡证是常用的方法，但也有例外。例如，临床治疗瘙痒证，最常用的方法是祛风，如单用乌梢蛇治疗荨麻疹等以瘙痒为主要临床表现的皮肤病。另外，疮疡有属寒邪者，有属脾虚生湿者，可用健脾除湿法、益气养阴除湿法治疗复发性口疮。所以临床上对痛证、瘙痒证、疮疡证一定要辨证论治。

在上我们讨论了属五脏的5条经文，在此做一个小结。

这些经文主要讨论了五脏与六气相应而致某些病证的病机所属问题。从这5条所示，对风、火、湿、寒、气（燥）所致之掉眩、痛痒疮疡、肿满、收引、喘满等症，分别归属于肝、心、脾、肾、肺，从而在临床诊治中起到了执简驭繁的作用。明确病因和症状特点，是确定病机所属和病变部位的依据。因此，注重病因、症状，五脏定位方能确切得当。如“诸风掉眩，皆属于肝”，病因是风，症状是掉眩，定位在肝。如果非风所致的掉眩，或有风而未致掉眩者，不在此例。

下面我们学习和讨论属上下的两条经文。

（二）属上下者（共2条）

1. 属下者

诸厥固泄，皆属于下，

厥：指厥证，在《黄帝内经》中，有寒厥和热厥等证。固：指二便不通。泄：指二便泻利不禁。下：指下焦，这里的下焦包括肾、肝、膀胱等脏腑。这节经文的意思是多种厥证、二便不通及二便不固的证候，都与下焦有关。

厥证，这里指气逆所致足寒、足热之厥证。在《黄帝内经》中，寒厥，因秋冬夺于所用，劳力纵欲过度，损伤肾中阳气，阳虚阴盛而致寒厥。热厥，因嗜酒无度或纵欲伤肾，损伤肾中阴气，阴虚阳盛而致热厥。寒厥、热厥，虽有阳虚或阴虚的不同，但都与肾脏精气密切相关，故厥属下。肾开窍于二阴，肾司二便，故肾阳虚，气化不行，则小便不出而癃闭，大便不出而便秘。肾阳虚，气化不利，膀胱不约，见小便失禁、遗尿；魄门不合，见大便失禁；水湿并走于下，见泄泻。如五更泄，即是肾阳虚，不得温煦，故见泄泻，当用四神丸。可用半硫丸治肾阳虚所致的便秘，用桑螵蛸散治肾阳虚所致的小便失禁等。

但须知，以上是常，是一般情况，还有其他多种情况，如宋代名医史载之用紫菀治疗蔡京便秘，就是取下病上治之法。

2. 属上者

诸痿喘呕，皆属于上。

这节经文中的上，与上节经文“诸厥固泄，皆属于下”的“下”相对而言的。“下”指下焦，那么这里的“上”应该是指下焦以上的上，也就是中上二焦，而不应该只局限于上焦。这种解释既符合临床实践，又不失经文的原意。痿：痿躄，四肢萎软无力。《素问·痿论》云：“五脏因肺热叶焦，发为痿躄。”又曰：“治痿独取阳明。”说明痿证与中上焦的肺胃两脏有关。喘：呼吸急促。肺失宣降，气机壅塞，肺气上逆而致喘；呕：呕吐，一般因胃气上逆所致，但肺气上逆也可引起胃气上逆而致呕。胃气上逆也能引起肺气上逆而咳喘。

（三）属六气者（共12条）

1. 属火者

诸热瞀瘛，皆属于火，

诸热：多种热病。瞀：昏闷，神识昏糊。瘛：与“瘈”通。《素问·玉机真脏论》云：“病筋脉相引而急，病名曰瘛。”瘛疭为病名，筋急引缩为瘛，筋缓纵伸为疭，于是手足时伸时缩，抽动不止，发为瘛疭，与抽搐义同。

关于本节经文，有注家如高士宗等将“诸热瞀瘛，皆属于火”的“火”改为“心”，将“诸痛痒疮，皆属于心”的“心”改为“火”。这有一定道理。第一，体例上，属五脏的五节经文基本上都是先提病因（如风），再列证候（如掉眩），后定病位所属之脏（如肝），而且百病之生，不外风、寒、暑、湿、燥、火，以病因与五脏相联系，所以有风入肝、寒入肾、湿入脾、气（燥）入肺，却独无火入心。若将“诸热瞀瘛，皆属于火”的“火”改为“心”，正好与以上四节经文的体例相同。而“诸痛痒疮，皆属于心”与前四节经文的体例也不相同，它是先列症状，再定属病因，倒是与以下属六气者的体例都相同。第二，排列顺序上，从“皆属于肝”起一连四节经文分别是肝、肾、肺、脾，下面是“诸热瞀瘛，皆属于火”，再下才是“诸痛痒疮，皆属于心”。在属五脏的五节经文中间夹一节属火的，不符合《黄帝内经》按五脏顺序排列的惯例。如果将“诸热瞀瘛，皆属于火”的“火”改为“心”，将“诸痛痒疮皆属于心”的“心”改为“火”，这样的排列顺序比较妥当。我们知道虽然调整经文有一定的道理，也能了解古代注家为了更好地理解《黄帝内经》

做了大量的研究整理工作，但为了反映《黄帝内经》经文的原貌，我们还是按经文原貌讲解，大家今后参加各种考试也按经文原貌背诵讲解，然后再补充回答出这种调整经文的意见，以反映自己掌握经文知识的多少和水平。

这段经文的意思是多种热病中见神识昏糊、肢体抽搐者，病因多属于火。

为了更好地理解和应用六气病因病机理论，我们先归纳出“火”的几个重要特性。火的特性主要有七点。

其一，火曰炎上。所以，凡上逆者，多属于火，诸如后世的肝火上逆、肝阳上亢、肺火上逆、虚火上逆等，都是这个道理。

其二，火性温热。引起发热者为火热邪气。

其三，火性明亮。光明敞亮者为火，晦暗者为寒。

其四，火能化物。火能促进事物的变化。如朱丹溪《格致余论·胎自堕论》说：“火能消物，造化自然。”《推求师意·痨瘵》说：“消万物莫甚于火。”所以，《灵枢·师传》说：“胃中热则消谷，令人悬心善饥。”但是，张仲景又有“邪热不杀谷”之说。如吴绶说：“邪热不杀谷，其物不消化者。”（《伤寒论纲目·呕吐下利》）生姜泻心汤证中的“食臭”“完谷下利”等症，正是因为“邪热不杀谷”的缘故。《内经博议·寒热顺逆》说：“邪热不杀谷，完谷而出，是为飧泄。”《一得集·卷上诸论》说：“火能化物，理应易饥，何以不能食？经云：邪热不杀谷，病当不能食而胀满也。”因此，一般而论，火能化物，但有些邪火和虚火却不化物。

其五，火性急迫。火者，迅急，急迫，发展迅速。所以急性腹泻多属火热所致。张景岳说：“暴注，卒暴注泄也。肠胃热甚而传化失常，火性疾速，故如是也。下迫，后重里急迫痛也，火性急速而能燥物故也。是皆就热为言耳。”（《类经·病机》）

请大家想一想，安胎为什么要用黄芩呢？《冯氏锦囊秘录·女科精要》说：“然劳神动怒，情欲之火，皆能堕胎。盖原其故，皆因于热。夫火能消物，造化自然。”“古人用黄芩安胎，是因子气过热不宁，故用苦寒以安之。”古人安胎，一清火热，以免火热导致胎动不宁；二健中，镇守于中，故用白术。《沈氏女科辑要笺疏·胎产》云：“胎动不安，多由于内热扰之，而土德不健，失其坤厚载物之职，亦其一因，故丹溪有言：黄芩、白术安胎圣药。”

其六，火主动。如《普济方·病机论》说：“悸动怔忡，皆热之内作，故治当以制火剂。”我提出一点看法，心悸怔忡会不会是因为阴迫而阳发，也就是外有寒（心阳虚）而内有火？所以治疗上既可用附子，又可用黄连清心火？

其七，火性发散。《素问集注》云：“火性欲发也……火热主散。”《张氏医通·瞳神散大》说：“火性散。”脉体洪大也多因火热散漫所致。类似的说法有火性发扬、火性发泄、火性发越（火郁发之）和火性散漫等。《证治汇补·郁证》引滑伯仁语，“五行之理，木性条达，火性发扬，土性冲和，金性清肃，水性流通。一有怫郁，失其性矣”。

另外还要知道火热与其他邪气的关系。“火得风而成焰”（《儒门事亲·笑不止》），“风得火而益炽，火得风而愈威”（《三指禅·心气痛脉论》），“火得风力而升”（《医方论·升阳散火汤》），“火得风而旋焰也”（《证治汇补·眩晕》），故火热得风则炽、则升、则威、则焰、则旋等。火热与寒相争，“寒与热争，两气相搏”（《灵枢·九针论》）。火热与燥相合，则津液更伤，“胃燥得热，必大便复硬”（《注解伤寒论》）。火热得湿则炽，“热得湿则郁遏而不宣，故愈炽；湿得热则蒸腾而上熏，故愈横。两邪相合，为病最多。丹溪有云：湿热为病，十居八九”（《温热经纬·薛生白湿热病篇》）。龙火，“火得湿而焰，得水而燔”（《素问要旨论·六气本病》）；“心火得湿成烟气，形于面，面属心”（《古今医案按·面病》）。

我们一定要掌握六气的特性，因为我们在临床上，不论是诊病辨证，还是用药治病，都需要用到这些理论。如用药上，冯兆张《杂证痘疹药性主治合参·治疗用气味》说：“若夫热药之性，其伤人也必僭，以火性炎上也。寒药之性，其伤人也必滥，以水曰润下也。”

再回到我们的经文学习上。火热炽盛，亢盛于上，扰乱神明，则见神志昏糊（瞀）；亢阳伤血，肝风内动，筋脉失养，则见手足抽搐（瘛）。临床上阳明热盛（因胃络通心），以及温热病，热入营血，均可见到此类病症。除了火以外，风、痰、湿等邪也都可以导致瞀瘛。如脾肾衰败，津液亏耗，阴阳两竭，筋脉失养，可见慢惊风（也有抽搐、昏乱等症），这些都不可以单作火论。

诸禁鼓慄，如丧神守，皆属于火，

禁：同“噤”，牙关紧闭，口噤不开。鼓：鼓颔。慄：寒慄、寒战。如丧神守，有两种解释：一是教材所例，丧，失也，犹如心神不能主宰、控制，即鼓颔战栗而不能自我控制（此属寒象）。这句话的意思是多种疾病见口噤不开、恶寒战慄、不能自制，属于火证。二是北京的方药中老师所说的神志不安，烦躁不宁。这节经文讲，口噤不开、牙关紧闭、恶寒战栗、鼓颔之症，看似为寒象，为何又属火？“诸禁鼓栗”，从现象上看属于寒象，但是由于寒证有真寒和假寒的不同，也就是说临床上可以出现真热假寒的现象，因此必须要认真加以鉴别。《黄帝内经》在此举“诸禁鼓栗，如丧神守，皆属于火”为例，来谈临床上如何鉴别真热假寒证。内热过盛，阳气内郁，不能达于四肢体表，或者说，阳盛于内，格阴于外（阳盛格阴），与《素问·生气通天论》的“阳蓄积病死。而阳气挡隔，隔者当泻”那一段经文的道理相同，所以外见手足厥冷、口噤不开、恶寒打战等症状。这里告诉我们，如果我们在临床上见到手足厥冷，口噤不开，恶寒打战等症状，若一时还不能明白这些病症究竟属寒还是属热？那么就请再多多搜集一些有关病症的资料。如果我们又见到了诸如方药中老师所说的神志不安、烦躁不宁等症状，那么根据阳主动的原理，这里的手足厥冷、口噤不开、恶寒打战等症就属于热，这是真热假寒证。这是对真热假寒证的一种鉴别诊断的方法。所以我觉得方药中老师的解释更有临床指导意义。

诸逆冲上，皆属于火，

诸逆，各种气逆；冲上，即表现为上冲之象。临床上表现为气逆上冲的疾病很多，如咳嗽、气喘、呕吐、噫呃、水逆病以及自觉气上冲胸、气上冲咽喉的奔豚气等，都属于“气逆上冲”，所以本节经文说“诸逆”。“火”，即“火气偏胜”。这句话的意思是多种气逆上冲的疾病，在定性上多属于火，也就是病因属火。

在临床上见上逆之症多诊断为因火致病。一是因为火性炎上，气逆上冲与炎上属同一性质。二是因为火热郁于里，引动脏腑之气上逆。如引动胃气上逆，则见呕吐、噫气、呃逆等症；引动肺气上逆则见咳嗽、咯血、气喘等症；引动肝气上逆，可见奔豚气。

在临床运用上，上逆之症多从火治，如奔豚气宜降肝火。《金匮要略》云：“奔豚，气上冲胸、腹痛，往来寒热，奔豚汤主之。”此方适用于肝气郁结，化热上冲的肝郁化火的热证。有一验案：黄某，女，27岁。平素性情急躁，每遇困难常悲伤啼泣，加之近几日天气较热，儿子有病，忧虑而发病。晨起煮饭时，忽觉有一物自下腹上冲，顷刻神识模糊，不省人事，目闭，状似中风，按其右脉和缓，左脉略有弦象。素性急躁，又多忧郁，郁极肝火内动，上干心主之官，故神志昏昏。当先敛肝火，降逆气。投以仲景奔豚汤……汤药下咽不久，即目开语出，诸症顿除，继以甘麦大枣汤善后（全国高等医药院校试用教材《金匮要略选读》）。但要知道，诸逆冲上皆属于火，这个“火”并不一定都是实火，也可以是虚火。如重症呃逆、老年及危重病人之呃逆，多为虚呃、败呃，症状见呃逆、便难、头痛、舌红或光滑无苔。此是阳气亏虚，火浮于外，或阴精不足，阳亢于上，虚火上逆为呃。其中的虚火，又有阳虚和阴虚两类。《卫生宝鉴》用炙甘草汤治呃逆不绝。人参、甘草固元气；干姜、肉桂心（可加附子、肉苁蓉）引火归元，扶助君火；阿胶、生地黄、麦冬补肾。不主张用丁香、柿蒂，以免辛散耗气。

当然上逆之症，并不仅属于火。如上焦阳虚，下焦寒水之气上逆，而致奔豚气，用桂枝加桂汤、苓桂甘枣汤等。

火能上逆，一是火本身的特性使然，二是火与其他相关因素发生了变化，如水，《推求师意·咳嗽》云：“《经》曰：诸逆冲上，皆属于火。《原病式》曰：五志色欲之动，皆属相火。水衰，火无所畏，得以冲逆于肺。其水莫能救其母之鬼贼，则肺之阴愈亏，必须泻火益水以救金可也。”这句话是说，制约火的水不足了，水不制火（如《黄帝内经》云“少水不能灭盛火”“一水不能胜二火”等），于是导致火逆冲上。因此在治疗上，不应只是针对火逆而一味降火，而应当是补水以制火。再如，气有余便是火，故应当治气而不宜治火。如缪仲淳提出，“宜降气，不宜降火。气有余便是火，气降则火降，火降则气不上升，血随气行而无溢出上窍之患矣。降火必用寒凉，反伤胃气，胃气伤则脾不能统血，血愈不能归经矣。今之疗吐血者，大患有二，一则专用寒凉之味，如芩、连、山栀、四物汤、黄柏、知母之类，往往伤脾作泄，以致不救”（《先醒斋医学广笔记·吐血三要法》）。这些都值得我们学习参考。

诸躁狂越，皆属于火，

躁：烦躁，或躁动。狂：神志狂乱。越：动作越常，如翻墙越屋、衣被不敛等，如《素问·阳明脉解》云“弃衣而走，登高而歌，或至不食数日，逾垣上屋，所上之处，皆非其素所能也”。这句话的意思是，临床上出现的多种躁狂现象，病因大多属火。因为火性炎上，火为阳；心主神明，心属火，同气相求，火易伤心，火扰神明，故见烦躁、狂乱等症。《素问·生气通天论》云：“阴不胜其阳，则脉流薄疾，并乃狂。”《素问·脉要精微论》云：“衣被不敛，言语善恶不避亲疏者，此神明之乱也。”狂证多用泻火之法治疗，但要注意火有虚实之分。

其他病邪也能导致狂证。如血瘀、情志过激可以导致气机逆乱而见狂证；悲哀伤魂、过喜伤魄可以引起狂证；心阳虚，虚阳上浮，可以导致狂证。《伤寒论》云：“伤寒脉浮，医以火迫劫之，亡阳，必惊狂，起卧不安者，桂枝汤去芍药加蜀漆龙骨牡蛎救逆汤主之。”《伤寒悬解》注：“汗多亡阳，君火飞腾，神魂失归，是以惊生；浊气上逆，化生败浊，迷塞心宫，是以狂作。桂枝加蜀漆龙骨牡蛎汤，桂枝、甘草疏木而培中，生姜、大枣补脾而降逆，蜀漆吐腐瘀而疗狂，龙骨、牡蛎敛神魂而止惊也。”

诸病胕肿，疼酸惊骇，皆属于火，

关于“胕肿”，历代注家注解不一。①指足肿。《集韵》云：“胕，足也。”胕肿即足肿。②指浮肿。《类经》云：“胕肿，浮肿也。”③胕同“腐”，胕肿即痈肿。在《黄帝内经》中，胕肿一般都解释为浮肿。如果解释成痈肿，则比较容易理解。疼，指疼痛。酸，指酸楚。惊骇，指惊恐骇怕，甚而神志不安。

下面我们从两个方面来解释“胕肿”及经文。

第一种解为浮肿。“浮肿”一症，一般来说，有寒有热，但临床上以寒、虚为多。由于肺脾肾三脏气虚均可导致水湿停留于身体，发为浮肿。“疼酸惊骇”，一般来说，亦有寒有热，但临床上见疼痛酸胀、惊恐骇怕、神志不宁的症状以热证更多。因火热灼伤经络，故疼痛酸楚；火扰心神，故惊骇。分析本节经文，指出肿胀一症，虽有寒有热，但如果见到浮肿的同时又见到疼酸惊骇等症状者，则属火热证。因此，本节经文是针对浮肿而提出的鉴别诊断。前面有“诸湿肿满，皆属于脾”，这里有“诸病胕肿，疼酸惊骇，皆属于火”，一为脾，一为火，提示人们对浮肿证不可一概认作虚寒所致，也有因火热而生者。因火热而引起的浮肿，多是阳气郁结。《素问·阴阳别论》云：“结阳者，肿四肢。”刘完素说：“胕肿者，热胜肉而阳气郁滞故也。”（《素问玄机原病式·火类》）《圣济总录·结阳》说：“论曰：《内经》谓结阳者肿四肢。夫热胜则肿，而四肢为诸阳之本，阳结于外，不得行于阴，则热菀于四肢，故其证为肿，况邪在六腑，则阳脉不和，阳脉不和，则气留之，以其气留，故为肿也。”阳气郁结，郁而化火，水液代谢失常，发为浮肿。《黄帝素问宣明论方·结阳证》提出，可用犀角汤治之，“治结阳，四肢肿满，热菀不散，或毒攻注，大便闷涩。犀角、玄参、连翘、柴胡、升麻、木通、沉香、射干、甘草、芒硝、麦门冬”。我们举一个西医学的病症，典型的肾上腺皮质机能亢进，又叫柯兴氏综合征，有下列特点：①典型的体型，向心性肥胖，以面、颈、躯干部最为明显，四肢相对瘦小，满月脸，红润多脂，常有痤疮，腹大如水牛，上背部常有脂肪沉积，水牛背等，占97%。②体重增加，因水、脂肪停留，占94%。③虚弱乏力，占84%。④高血压，占84%。⑤水肿，占62%。⑥余如背、胸、腰、腿、疼痛酸楚以及精神症状。柯兴氏综合征是最常伴有精神症状的一种内分泌疾病，约60%的病例有精神症状。其精神方面的临床表现为持续的情绪异常，常有激烈之冲动行为或显著情绪反应，或伴有阵发性意识障碍的急性精神病症状，有些为抑郁，有些则为急促、昏迷、谵妄等。这些症状，如浮肿、疼痛酸楚、精神症状等，都与本节经文相似。上海第二医学院瑞金医院丁济南老中医从肺郁论治本病。滑伯仁说："郁者，结聚而不得发越，当升者不能升，当降者不能降，当变化者不能变化，所以传化失常而病见矣。"（《医门法律·先哲格言》）肺气不宣畅，毛孔闭塞，故无汗、少汗。肺郁则实，功能亢进，故毛发增生，甚则好长胡须。肺为水之上源，肺郁则水道不利，膀胱气化不行，水湿停留而为浮肿。肺郁而化火，心肝火旺见烦躁易怒、神昏。诸症状，皆由肺郁而致，病位在肺，病性有火、气、湿。火与气关系密切，气有余便为火，气郁化火，治火须理气，气顺火平。故治以开腠理、宣肺气为主，佐以理气、清热、化湿、活血润经。基本方为桑叶、桑皮、桔梗、蝉衣、香附、木香、泽兰、丹参、青橘叶、蛇果草、甘草，有热则清热，有水肿则利水。①

第二种解为痈肿。将胕肿讲为痈肿，更好理解。痈肿，表现为红、肿、热、痛。因内外邪气滞于腠理经络，导致经络气血壅滞，气血结聚故化火，火能化物故腐肉；在肢体局部，可见红肿溃烂、疼痛、酸胀；扰乱神明，可见神志不宁、惊恐骇怕。谓之火毒攻心，疔疮走黄，临床上如丹毒、流火之类，以清热解毒治疗为主。

2. 属热者

诸胀腹大，皆属于热，

胀：胀满，可有胸胁胀满、胃脘胀满、少腹胀满等。腹大：腹部胀大，其中包括鼓证。这句话的意思是：多种胀满，或腹部胀大，一般多属于热证。

---

① 施惠君，王巍波，王惠玲，等．丁济南老中医从肺郁论治皮质醇增多症．辽宁中医，1984（10）：1

湿热损伤肝脾，脾不运化，水湿内生；肝失疏泄，气血凝滞，导致水湿、气、血、热停聚，从而引起鼓胀。热邪壅滞阳明，导致腑气不通，可见腹胀大。如《伤寒论》说："少阴病，六七日，腹胀不大便者，急下之，宜大承气汤。"《金匮要略》云："腹满不减，减不足言，当须下之，宜大承气汤。"但临床上，鼓胀证、腹胀证可由多种原因引起，除湿热邪气外，诸如气滞、气虚、血瘀、水停、寒邪等均可导致。

诸病有声，鼓之如鼓，皆属于热，

我们先讲传统认识。有声，一般解释为肠鸣。鼓之如鼓：前一个鼓字是动词，指叩打病人腹部；后一个鼓字，指乐器中击鼓之声。敲叩病人的腹部，可以发出中空的鼓音，多为热证。因内外邪气化热，壅郁中焦，热与气聚，导致肠鸣、腹胀，叩之如鼓音。

在这里我提出另外一种解释，以供参考。这节经文中最重要的一句是"鼓之如鼓"，前一个鼓字，可以理解为鼓之声，即声音响亮。后一个鼓字，是参照对象，形容像鼓一样。也就是说，凡是在有声响的疾病中，如耳鸣、咳嗽、喷嚏、呕吐、呃逆、肠鸣、矢气等，如果声音响亮如鼓者多属热证、实证；声音低微如蝉者多属寒证、虚证。正如我们在中医诊断学中学过的一样，耳鸣如雷鸣样者属实属火，如蝉鸣样者属虚属寒。这样理解该节经文可能更有临床指导意义。

诸转反戾，水液混浊，皆属于热。

转：左右扭转。反：角弓反张。戾：屈曲。水液：泛指人体代谢排出来的液体，如汗、尿、痰、涕、涎及女子带下等。

肝主筋，热盛伤阴，筋脉失养，故拘挛，而见转、反、戾。火主化物，故有热邪则见痰浊、汗稠、涕浊、尿黄浊。张景岳说："河间曰：热气燥烁于筋，则挛瘛为痛。火主燔灼，燥动故也。小便浑浊者，天气热则水浑浊，寒则清洁，水体清而火体浊故也。"

转、反、戾三者的表现虽然不同，但都是筋脉拘挛所致的症状，最常见的病因有寒、风或湿，在前、后面有"诸寒收引皆属于肾""诸暴强直皆属于风""诸痉项强皆属于湿"等，而本节经文则指出，若转、反、戾又兼见水液浑浊时，根据火能化物的原理，则为火热证。

诸呕吐酸，暴注下迫，皆属于热。

呕：呕吐，古人将有声有物谓之呕，有物无声谓之吐，有声无物谓之干呕，现在临床上一般不予严格区分，因为很难区分，故泛指呕吐。吐酸：泛吐酸水。暴注：突然剧烈泄泻。下迫：指里急后重，窘迫而急，便后不爽。里急后重出自《难经·五十七难》。在前我们学过“诸逆冲上，皆属于火”，故胃热、肝热等因引起胃气上逆，可见呕吐、泛吐酸水。火性急迫，故导致胃肠传化失常，气机不利，可见暴注下迫。诸症既可以同时出现，也可以单独出现。引起泛酸的原因，主要是胃中有热，又兼气郁。如《医宗已任编·吞酸》说：“气不舒，则郁而为热，热则酸矣。”《素问玄机原病式·热类》说：“如饮食在器，覆盖，热而自酸也。”由此可知，若治胃泛酸，一用制酸药，如海螵蛸、瓦楞子等；二用清热药，如黄连；三是适度加用行气开宣药，如枳壳、厚朴、木香、砂仁、佩兰等。

当然，本节经文所列病症也不一定都属于热。如张景岳在《类经》中指出，“吐酸一证，在本节则明言属热，又如少阳之胜为呕酸，亦相火证也，此外别无因寒之说；惟东垣曰：呕吐酸水者，甚则酸水浸其心，其次则吐出酸水，令上下牙酸涩不能相对，以大辛热剂疗之必减。酸味者收气也，西方肺金旺也，寒水乃金之子，子能令母实，故用大咸热之剂泻其子，以辛热为之佐，以泻肺之实，若以河间病机之法作热攻之者，误矣。盖杂病酸心，浊气不降，欲为中满，寒药岂能治之乎？此东垣之说，独得前人之未发也。又丹溪曰：或问吞酸《素问》明以为热，东垣又以为寒，何也？曰：《素问》言热者，言其本也；东垣言寒者，言其末也。但东垣不言外得风寒，而作收气立说，欲泻肺金之实；又谓寒药不可治酸，而用安胃汤、加减二陈汤，俱犯丁香，且无治热湿郁积之法，为未合经意。余尝治吞酸，用黄连、茱萸各制炒，随时令迭为佐使，苍术、茯苓为辅，汤浸蒸饼为小丸吞之，仍教以粝食蔬果自养，则病亦安。此又二公之说有不一也。若以愚见评之，则吞酸虽有寒热，但属寒者多，属热者少。故在东垣则全用温药，在丹溪虽用黄连而亦不免茱萸、苍术之类，其义可知。盖凡留饮中焦，郁久成积，湿多生热，则木从火化，因而作酸者，酸之热也，当用丹溪之法；若客寒犯胃，顷刻成酸，本非郁热之谓，明是寒气，若用清凉，岂其所宜？又若饮食或有失节，及无故而为吞酸嗳腐等证，此以木味为邪，肝乘脾也；脾之不化，火之衰也。得热则行，非寒而何？欲不温中，其可得乎？故余愿为东垣之左袒而特表出之，欲人之视此者，不可谓概由乎实热”。

3. 属风者

诸暴强直，皆属于风。

暴：猝，突然发作。强直：肢体拘急痉挛不用。本节经文的意思是，

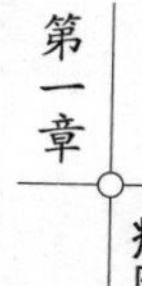

人体颈、躯、面、肢体等部位突然拘急痉挛，多由风邪所致。风，善行而数变，风主动，风性急，故猝发性强直诸症多属于风。这节经文中的风，一般认为多属外风。外中风邪，风性急，风胜湿，伤血伤筋，故常见猝发性口眼㖞斜、肢体拘急痉挛不用。肝肾阴虚、肝阳上亢、火热盛极、血虚失于濡养，亦均可见肢体拘急痉挛。

4. 属寒者

诸病水液，澄澈清冷，皆属于寒。

水液：与前面经文所指一样，指人体代谢排出来的液体。清：通"凊"，冷也。澄澈：形容水液清亮透明。阳虚生内寒，或外受寒邪，寒不能化物，故排泄物多为清亮透明。

这节经文的指导意义主要用于辨证。如病人感冒，见流浊涕者为热，流清涕者为寒。腹泻病人，大便浊稠臭秽者为热，清稀不臭者为寒。又如疮疡痈肿溃后，脓厚稠黄，表示正气尚充，正邪抗争，故为顺证；溃后脓水清稀，表示阳气亏虚，正不胜邪，故为逆证。

5. 属湿者

诸痉项强，皆属于湿。

痉：一般认为是病名，以项背强急、口噤、四肢抽搐、角弓反张为主症。对此有两种认识，一是将痉作为病名，后面的项强可以看作是列举的一个症状。二是把痉作为一个症，后面的项强也作为一个症，是两个具有同等地位的症状。两种意见都可以参考。

湿邪阻滞太阳经脉，经气失于温煦濡养，故见项强。湿邪阻滞经脉，经脉失养，故筋脉拘急。《素问·生气通天论》云："湿热不攘，大筋软短，小筋弛长，软短为拘，弛长为痿。"薛生白《湿热病篇》云："湿热证，三四日即口噤，四肢牵引拘急，甚则角弓反张，此湿热侵入经络脉隧中。宜鲜地龙、秦艽、威灵仙、滑石、苍耳子、丝瓜藤、海风藤、酒炒黄连等味。"除湿外风、寒、火、热等病因都可以导致筋脉拘急等病症。

三、掌握病机的方法

故《大要》曰：谨守病机，各司其属。

最后一段经文是对前面病机十九条的小结。

《大要》：古代医学文献。谨守病机：即在临床上要认真辨析和把握病机。各司其属：根据临床表现进行分类，对症状、体征、病因、病位、病性等进行病机归属。如“诸风掉眩，皆属于肝”，意思是对由风所致的肢体振摇、眩晕之症，将病位归属在肝。

有者求之，无者求之，盛者责之，虚者责之。

有无盛虚，历来解释不一，都可以作为我们进行病机分析的参考。

第一种认识，有者为实，无者为虚（《素问·调经论》）；虚者不足，实者有余（《灵枢·刺节真邪》）。

张景岳说：“上文一十九条，即病机也。机者，要也，变也，病变所由出也。凡或有或无，皆谓之机。有者言其实，无者言其虚。求之者，求有无之本也。”《灵素节注类编》云：“必反复推求其有邪无邪，为虚为实。”有无，在此指邪气的有无。有邪为实证，无邪为虚证。有六淫、痰湿、水饮、宿食、瘀血、滞气等邪气为患即为实证。无邪气而病，在于正气（主要指精气津液血、脏腑经络形身等物质基础）的亏虚，称为虚证。任应秋先生说：“凡有邪气之存在，无论其微与盛，皆为实证。凡无邪气之存在，只是精气的亏损，无论属气属血，在脏在腑，皆为虚证①。”虚者不足，实者有余，指超过或不及于一定的标准，这里指病理的盛衰。《黄帝内经》把正常人体（平人）作为标准，认为虚实就是偏离平人这一标准而出现的有余或不足的病理改变。正常人体是处于“阴平阳秘”“阴阳匀平”的平和状态，而疾病的根本是由某种致病因素引起的阴阳的偏盛偏衰。阴阳偏盛偏衰的时候，也就出现了虚实，阴阳偏盛为实，阴阳偏衰为虚，换言之，病理亢盛有余的属实，衰弱不足的属虚。正是由于机体失和，阴阳偏盛偏衰，才会导致虚实。所以《素问·调经论》中黄帝问“虚实之形，不知其何以生?”岐伯答“气血以并，阴阳相倾”。而《素问·离合真邪论》说：“营卫之倾移，虚实之所生。”张景岳注：“营卫倾移，谓阴阳偏胜，虚实内生而为病。”说明虚实是阴阳倾移，偏盛偏衰的结果。元代医家王履在《医经溯洄集》中说：“阴阳之在人，均则宁，偏则病。无过与不及之谓均，过与不及之谓偏，盛则过矣，虚则不及矣。”虚实是病理概念，只有在人体阴阳失和后才会出现，它反映了在疾病状态下的亢盛有余或衰弱不足两类病理改变，因此都应予以消除，使之回复到平和的标准。故《灵枢·刺节真邪》说：“泻其有余，补其不足，阴阳平复。”

---

① 任应秋．虚实补泻赘言．中医研究院中医研究生班．中医专题讲座选（第一集）．北京：人民卫生出版社，1980：134

根据杨凤庭先生所说，审察虚实应该有三方面的内容：一是“形气之虚实”，就是病人的体质情况；二是“病气之虚实”，就是病机证候；三是“脉气之虚实”，就是症状体征。三者相较，第二项最重要、最关键，“至辨证决吾补泻之权者，则全在病气”（《弄丸心法·诊病审虚实大法》）。

所以“有者求之，无者求之，盛者责之，虚者责之”是针对虚证和实证的诊治而言的。邪者，身之所本无，邪入则为实。对于实证，有邪为实，要进一步探究其为属火、属风、属寒、属湿等哪种邪气，治则当去其所本无。脏腑阴阳精气血津液，身之所固有，损耗则为虚。对于虚证，无者为虚，考察的重心不在邪气，而在脏腑阴阳精气血津液等耗损亏虚上，但也要进一步探究其虚究竟是属气属血属精、属阴属阳还是属脏属腑等？治则当复其所固有。傅学渊说：“外感内伤，为证治两大关键。然去其所本无，复其所固有，两言可尽之也。盖六淫外袭，身中气血，日失和平，一切外感有余之症，有须汗吐下和之治，皆是去其所本无也。若七情受伤，腑脏有损，身中气血，日就亏耗，一切内伤不足之症，又须滋填培补之治，皆是复其所固有也。”①

另外，还要探究其盛而有余究竟是真实证还是假实证，衰而不足究竟是真虚证还是假虚证。再如“诸风掉眩，皆属于肝”，病机属肝病，还要进一步探求其是肝虚还是肝实。如“诸逆冲上，皆属于火”，还要进一步探究其属于虚火还是实火。寒之不寒责其无水，热之不热责其无火。

第二种认识，对临床出现的症状，应当同中求异或异中求同。有，指已记载或出现过之病症；无，指未记载或未言及之病症。如筋脉拘急之症，病机有属肝、属火、属寒、属湿、属风等不同，应该怎样去辨析呢？可以从兼症的有无入手。属肝者当兼有头目眩晕等，属寒者当兼有手足厥冷等，属湿者当兼有舌苔腻、腹胀满等。有此兼症而无彼兼症者乃属此病机，无此兼症而有彼兼症者乃属彼病机。

第三种认识，对已出现的病症要探求其病机归属，对未述及的病症也要探求其病机归属。如某一病机，推测其应当出现某病症，但刻诊时却未见，那么就应当追究为什么不出现该症状。见有某症状，但与已知病机不相吻合，那么就要探求为什么会出现此症状？

本节经文中的“有、无、虚、实”四字，是审察病机的关键。张景岳《类经》云：“故本篇（《素问·至真要大论》）首言盛者泻之，虚者

① 傅学渊．管见刍言．唐笠山．吴医汇讲．上海：上海科学技术出版社，1983，115

补之；末言有者求之，无者求之，盛者责之，虚者责之。盖既以气宜言病机矣，又特以盛虚有无四字，贯一篇之首尾，以尽其义，此正先圣心传，精妙所在，最为吃紧纲领。”《医门法律·水肿脉论》说：“《金匮》水病脉法之要，全在求责有无盛虚。有者求之，无者求之，凡属本证兼症，胸中了然，无所疑惑矣。盛者责之，为风、为热、为肿、为痛、为气强、为发热躁烦，莫不有脉可据矣。虚者责之，为正虚、卫虚、荣虚、经虚、络虚、水谷气虚，少阳卑少阴细之虚，亦莫不有脉可据矣。”

必先五胜，

胜：偏胜。五胜：一指五脏之气的偏胜，二指五气的偏性。所谓“必先五胜”，是要求确定产生主导作用的病所和病气。具体方法是，在“各司其属”的基础上，进一步分析这些归属中究竟哪一个脏腑在疾病中起主导作用，哪一种偏胜之气在疾病中起主导作用？以呕吐为例，一般情况下部位在胃，但若审察病机后，确定起主导作用的原因在下，也就是说病位在肠，因腑气不通故而引发呕吐，此时就不应该治胃，而应当采用通下法，用大黄甘草汤治之。《金匮要略心典》说：“食已即吐者，大黄甘草汤主之。《经》云：清阳出上窍，浊阴出下窍。本乎天者亲上，本乎地者亲下也。若下既不通，必反上逆，所谓阴阳反作，气逆不从。食虽入胃，而气反出之矣。故以大黄通其大便，使浊气下行浊道，而呕吐自止。不然，止之降之无益也。东垣通幽汤治幽门不通，上冲吸门者，亦是此意，但有缓急之分耳。再按《经》云：阳气者闭塞，地气者冒明。云雾不精，则上应白露不下。夫阳气，天气也。天气闭，则地气干矣。云雾出于地，而雨露降于天，地不承则天不降矣。可见天地阴阳，同此气机。和则俱和，乖则并乖。人与天地相参，故肺气象天，病则多及二阴。脾胃、大小肠象地，病则多及上窍。丹溪治小便不通，用吐法以开提肺气，使上窍通而下窍亦通，与大黄甘草汤之治呕吐，法虽异而理可通也。”

再如抽搐，病因属风，再进一步推究，则属于火热所致，这是热极而生风，故热为主导。又如泄泻，病位属脾，再进一步推究，为肝气郁结，肝木乘脾土，脾失运化所致。肝病及脾，主导在肝。

疏其血气，令其条达，而致和平。

疏：疏通。血气：人体脏腑经脉气血。条达：气血运行流畅，通顺条达，无所不至，并且平和协调。和平：气血阴阳平衡，指人体的正常健康状态。这一节经文所论是治疗的目的。如果能够认真辨析病机，辨证求本并做到治疗求本，那么就能使人体气血流畅，恢复健康，达到阴阳平和。

这几段经文论述了掌握病机分析的方法和治病求本要达到的目的。病机分析有三法：一要审察证候，进行病机归属，确定其病位和病性；二要探求有、无、虚、实；三要追究某脏某气为疾病之主导。只有这样，才能治病求本，达到阴阳平和的目的。

四、讨论

（一）病机十九条的启示

1. 四诊合参

在审察病机时，必须先获得疾病的有关资料，这就需要通过望闻问切四诊之法，详尽地收集症状体征，辨别分析，从而确定病机。所以《黄帝内经》告诫我们，在审察病机时首先要运用四诊方法。如通过辨别水液的清澄或浑浊以知寒热，这是望诊所得，掉、痉、项强、强直也是望诊所得。诸病有声，鼓之如鼓，这是问诊或闻诊、切诊所得。眩、瞀、痛、痒，这是问诊所得。千万不可小看这四诊合参，说起来容易做起来难。临床上稍不注意，没有四诊合参，没有进行全面诊察，就会出差错甚至犯错误。我还在农村当知青的时候，看过一个报道，说有一位赤脚医生在乡下看病。有一天来了一个小伙子，医生问他哪儿不好？他说肚子痛。问他是上面痛还是下面痛，他说是上面痛。于是这位医生判断为胃痛，给了他几片胃舒平。第二天这个小伙子又来了，说吃了药一点效果都没有，还在痛。这下这位医生就静下心来准备认真诊察病情以求疗效。于是他请病人将衣服脱下，上检查床准备触诊（在中医属切诊）病人的肚子，看看究竟是哪个脏器部位出现了问题。病人刚把衣服脱了这位医生就明白了，原来他的肚子上长了一个脓疮。长脓疮当然痛了。其实小伙子也没有说错，就是肚子上面痛嘛。但病人所说和医生的判断有很大出入，他说的是肚子痛，医生理解的是肚子里面的胃痛，两者有表里之分。这一例子说明，临床上一定要四诊合参，千万不可将这一法则忽视，一旦忽视，就容易导致误诊和误治。

2. 辨证要素

辨证诊断的目的，就是要确定病机。病机最重要的组成部分是病位和病性。一般而言，确定病位之位有五脏六腑、经络气血、表里上下等。确定病性之性有阴阳、虚实、六气等。例如“诸风掉眩，皆属于肝”，不仅要辨其性属风，还要定其位在肝。“诸寒收引，皆属于肾”，既要辨其性属寒，又要定其位在肾。如果临床上只定位不知性，则无法确定“寒者热之，热者寒之，虚者补之，实者泻之”等治法；如果只定性不知位，那么治疗起来就会漫无边际，药物难达病所。病机十九条含有定位和定性两种辨证要素。定位，如五脏和上下；定性，如火、热、风、寒、湿。依据定位与定性的分类，病机十九条中有欠缺，六气中少了一条属燥者，所以后世医家刘河间补充了一条，“诸涩枯涸，干劲皴揭，皆属于燥”。

除了定性和定位外，今后的辨证要素上应该还有一个，就是定量。有句话叫作“中医不传之秘在量”，虽然我们临床上很难做到准确定量，但要求在辨证审机时尽量考虑到量这一要素。

3. 鉴别诊断

病机十九条为我们提供了对证候进行鉴别诊断的方法。简单的有，“水液混浊者属热，水液清澈者属寒”。再如“诸病胕肿，疼酸惊骇，皆属于火”，浮肿虽然热、寒都可以引起，但临床上多为寒证和虚证，疼酸惊骇多为热证，如果浮肿与疼酸惊骇并见，则可以判定此时的浮肿属于火热证。这是对浮肿证的寒热性质进行鉴别诊断的方法。还有转反戾等筋脉拘急之症可因寒、湿、风、热等原因所致，但若兼见水液浑浊，则可判定为属热。呕吐、泛吐酸水等症本非全部属于热，若兼见暴注下迫，则多属于热。

在病机十九条中，单列主症的计十三条，同时列出合并症者有六条。这六条均提示是运用兼症对主症（也就是用后一句对前一句）进行鉴别诊断。这就告诉我们，今后在临床诊病时，出现一个主症，若不容易判断其性质，就可以利用兼症去综合分析判断。如妇人小腹疼痛一症，根据我们学过的解剖知识，一般而言，出现小腹痛可能有三种情况，一是子宫，属妇科的问题；二是膀胱，属泌尿科的问题；三是结肠，属消化科或肛肠科的问题。要鉴别出小腹痛究竟属于哪种，就需要通过兼症来判断。如果是子宫，一般与月经和白带有关；如果是膀胱，一般与小便有关；如果是肠道，一般与大便有关。一般情况下，证候鉴别的方法就是这样。

4. 同病异治与异病同治

同病异治是指同一疾病由于病邪或机体的反应性不同，表现出不同的疾病本质，并采取不同的治疗方法。例如，同是筋脉拘急一症，所引发的病邪有风（诸暴强直）、湿（诸痉项强）、热（诸转反戾）、寒（诸寒收引）等不同，因而所采用的治疗方法也就不同。

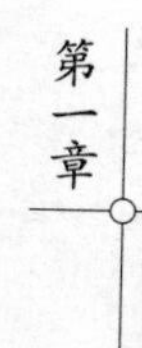

异病同治是指在不同的病变过程中，如果病理相同，本质相同，就可以采用同样的治疗方法。如见瞀瘛、口噤鼓栗、诸逆冲上、躁狂越、胕肿等症，都可以从火论治。

不论同病异治还是异病同治，其实质都是治病求本。

5. 病机归属法

病机十九条的病机归属法主要有两种，一种是病因＋症状→病位，如“诸风掉眩，皆属于肝”；另一种是症状＋症状（兼见症）→病因，如“诸转反戾，水液浑浊，皆属于热”。

我觉得，通过病机十九条这一段经文的学习，我们要掌握的就是病位与病气相结合的病机归属法。如肝胆湿热，肝胆属病位，而湿热属病气。有的医生只谈脾虚、肾虚，其实除了脾虚和肾虚外，还要考虑是否有水湿停留、气机阻滞、气血亏虚等。

学习病机十九条后，在临床上更容易进行类比诊断，如见到抽搐病症，立刻就会联想到肝，因为“诸风掉眩，皆属于肝”。但是在这里我一定要提醒各位，要防止头脑僵化，思维惰性，不能仅仅只根据病机十九条条文里面所说的去思考，去面对临床病症。这就是我在讲病机十九条时在每条下都讲例外的原因。《医验录》说：“天下事莫便于套，亦莫害于套。医而涉套，时至便而尤至害也。”（转引自《医述》）所谓套，就是让人们按照一种固定了的心理倾向去进行诊察。这在心理学上叫定势。定势大意是指以前的心理活动会对以后的心理活动形成一种准备状态或心理倾向，从而影响以后的心理活动。“疑邻偷斧”的故事就描述了农夫在心理定势作用下的心理活动过程。人们在一定的环境中工作和生活，久而久之就会形成一种固定的思维模式，让人们习惯于从固定的角度来观察事物和思考问题，以固定的方式来接受和处理事物。人们在认知活动中常常容易用“老眼光”，也就是已有的知识经验来看待当前的问题。思维定势对于问题解决具有积极的意义。根据面临的问题，联想起曾经解决过的类似的问题，将新问题的特征与旧问题的特征进行比较，抓住新旧问题的共同特征，将已有的知识和经验与当前问题情境建立联系，利用处理过类似的旧问题的知识和经验来处理新问题，或把新问题转化成一个已解决的熟悉的问题，从而为新问题的解决做好积极的心理准备。思维定势对解决问题也有消极的一面，它容易使我们产生思想上的惰性，养成一种呆板、机械、千篇一律的解决问题的习惯。

下面我举个例子。一条河宽 100m，B 点的河对面是 A 点，A 点到 C 点是 300m。河流示意图（图 16）如下：

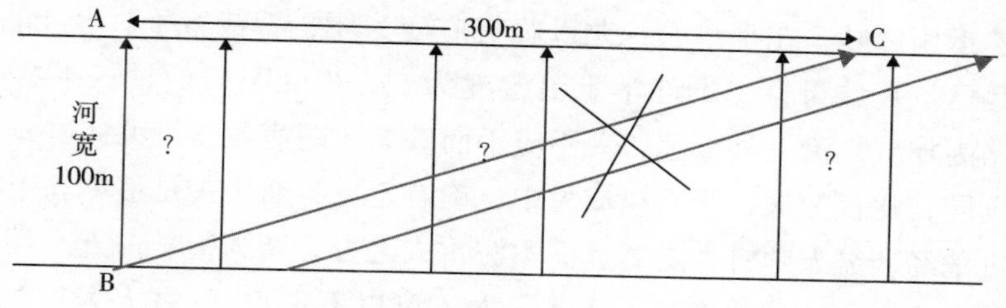

图 16　架桥示意图

现在要架一座桥，使从 B 点走到 C 点的距离最短，注意不允许斜着架桥。切记：这不是一道数学题。从图 16 中可以看出，河宽一样，在 A 点到 C 点之间的任意一处架桥，从 B 点走到 C 点的距离应该都是一样的。那么正确答案是什么呢？你可以直接架一座宽 300m 的宏伟大桥，B 点的你从桥上斜着走到 C 点，距离最短。答案一出，你肯定哑然失笑，我怎么会没有想到呢？这就是思维定势的消极误导所致。桥的宽度在问题中并没有限制，人们的常规认识是 10m、20m，你以为桥就只有那么宽，实际上这就限制了你的思维，你觉得不可能架一座 300m 宽的桥，因此就得不出这个想法①。所以我们一定要摆脱思维定势给我们带来的思维僵化。《删补颐生微论·医方论》说："上古因证处方，初无胶执，故《内经》翻造化之玄机而不设方剂，不欲以一定之迹应无穷之变也。庸下者流，苦其奥窔，于是汉世以降方法繁兴，如弈之有势，不过略陈间架，对局之变无穷，吾亦与之俱无穷。若执一定之势以应千变之局，其有不败者几希。今名方俱在，奕之势也；反正逆从，势之用也。运气不齐，古今易辙，风土异宜，强弱异禀，贵贱异境，老少异躯，新久异法，内外异因，局之变也。先哲熟晓阴阳，故其处方良有精理，不解其理，妄试之用，是弈者执势之故智也。所以智者用方如支道人相马，略其玄黄，取其神骏。愚者用方如猎不知兔，广络原野，术亦疏矣。"《伤寒溯源论·少阳正治》说："以病无定例，法无定法，于艰难疑惑之中，另辟手眼，即《内经》所谓揆度奇恒之类也。"《医灯续焰·医范》说："古人有云：药贵合宜，法当应变。泥其常者，人参反以杀人；通其变者，乌头可以活命。孙真人所谓

① 多湖辉．思维的训练．张成全，许明镐，张新中，译．北京：科学普及出版社，1982：38

随时增损，物无定方，真知言哉。”《医醇賸义·同病各发》说：“巧不离乎规矩，而实不泥乎规矩。岳忠武不深究阵图，以为阵而后战，本属常法，然运用之妙，在乎一心，尤以临机应变为要，旨哉言乎！吾于古方，亦犹是已。真珠母丸，本许学士治游魂为变，夜寐不安而设。予尝以此方，略为加减，治三种重恙，无不应手而效。盖同病各发，见症虽异，而致病则同，化裁变通，于不执成见中，确有定见，斯头头是道矣。予非教人蔑古荒经，欲人师古人之意，而不泥古人之方，乃为善学古人。且执古方以治今病，往往有冰炭之不入者，尤不可以不审也。”古人云：“方无定方，法无定法。运用之妙，存乎一心。”在临床诊治中，一定要强调思维灵活，临机应变，不泥乎规矩，但也不离乎规矩。

（二）病机的含义及意义

“病机”一词，见于《素问·至真要大论》。《素问·至真要大论》中有 4 次提到“病机”。

“病”指疾病，而“机”字有多义。根据佛教论著《法华玄义》的概括，机有三义：“机是微义”“机是关义”“机是宜义”，即有微义、有关义、有宜义，如此三机。下面我结合这三个方面的含义来分析理解中医的病机含义及其特点和意义。

1. 微

微的意义有二：一是幽而无象。《老子》第十四章说：“视之不见名曰几。”范应元《老子道德经古本集注》引唐傅云：“几者，幽而无象也。”二是已有征象但是不明显。《周易·系辞下》云：“几者，动之微。”程颐曰：“所谓几者，始动之微也，吉凶之端可先见而未著者也。”丘濬按：“几则是动而未形，在乎有无之间，最微细而难见，故曰动之微。虽动而未离于静，微而未至于著者也。”周敦颐《通书》说：“在活动刚萌生而尚未明显之时，叫作几。”又云：“动而未形，有无之间者，几也。”我们知道这样一个道理，本质和现象是对立统一的关系。任何事物都有本质和现象两个方面。本质从整体上规定事物的性质及其基本发展方向，现象从各个不同侧面表现本质。本质是深刻而相对稳定的东西，靠思维才能把握；现象是丰富而多变的东西，用感官即能感知。但是不能简单地把现象与本质等同起来。马克思说：“如果事物的表现形式和事物的本质会直接合而为一，一切科学就都成为多余的了”（《马克思恩格斯全集》）。人们认识事物，就是要透过现象认识本质，把握事物的发展规律。我们分析一下，当体内有了病变后，可能会有三种外在表现，一是在外还没有显现出来，二是在外显现得不明显，三是在外显现得非常明显。第三种情况容易把握，所以一般医生多对第三种情况有所把握，而对第一种和第二种情况没有能力去把握。因为这是上工的标准和要求。如《素问·八正神明论》云："上工救其萌芽。"杨上善注："萌芽，未病之病，病之微也。"(《黄帝内经太素·本神论》）又注："邪气初客，未病之病，名曰萌芽，上工知之。"(《黄帝内经太素·知官能》）清代名医程国彭指出，"医家误，不知几，脉动症变只几希，病在未形先着力，明察秋毫乃得之（病至思治，末也。见微知著，弥患于未萌，是为上工)"(《医学心悟·医中百误歌》)。再回过头说，"几"就是对体内已经有了病理变化，但外面还没有显现出来，或者显现得不明显状况的描写。此时只有高明的医生才能够察见，《黄帝内经》称之为"俱视独见"。如扁鹊见蔡桓公，扁鹊曰："君有疾在腠理，不治将恐深。"蔡桓公此时的病变很轻，只在腠理，此时病变在外的表现只有扁鹊才能见，而其他人看不见，蔡桓公本人也没有任何感觉。直到"桓侯体痛"，病在骨髓，这时疾病征象虽然已经明显表现出来了，但却丧失了治疗时机。扁鹊所见，就是慧然独悟、俱视独见、观于冥冥。如《周易·系辞下》云："知几其神乎。"只有高明的人才能透过隐微征兆看到事物的发生变化。因为"机"是隐微的，抓住它是不容易的。方有执《东西均》说："真常贯合于几，可征矣。"意思是，事物的存在、事物的运动、事物的规律集中体现在"几"上，而"几"是极其细微、难以认识和把握的变化的端倪。但是"几"仍然是可征的，是可以通过审察而求得的。

这是为什么呢？病机是疾病的本质所在，深藏于疾病的表象之中。张志聪曰："病机者，根于中而发于外。"因此，有诸内必形诸外，在内的病机应该有征象于外。虽然在外是幽而无象的，或者是症状体征不明显的，但通过医生的认真分析与思考，透过现象深入本质，就能把握疾病的病机。王孟英说，因为"医道微也"，医生必须"绝欲无私，通神于微妙之乡，穷理尽性，研几于幽明之极"(《归砚录·卷二》)，才能把握疾病微妙玄幽的病机，把握疾病发生、发展和变化的机理。

我们又靠什么来把握"机"呢？《道藏》云："目者，神之门。神者，心之主。神之出入，莫不游乎目。故见机者莫不尚乎目，能知机者莫不尚乎心。"《灵枢·大惑论》说："目者，心之使也。"所以观机得靠眼睛，指观察；知机则必须靠心。只有把这两者，即观察与理性思考结合起来，才能真正做到“执机”①。所以《黄帝阴符经》说：“人心，机也。”

医生通过望闻问切四诊方法对症状体征进行搜寻，然后加以概括，得出病机、诊断、结论。请问：病机究竟是客观的还是主观的呢？我认为应该是两者的结合。病机，既是客观的，是现实存在的；但同时，又是主观的，是医者判断概括出来的结论，是以表知里而得到的关于疾病本质属性的概括，是主体的医生对客体的病证本质属性的概括，是医生对病人发病机理的认识。病机，源于客观实际，但又是主观的，所以才会有不同的医生有不同的认识和概括，有不同的诊断结果。

本欲以表知里，但在外的象很隐微，在内的意又不易把握。所以，疾病的内在病机不容易把握，在外的症状病象也十分复杂和微妙。故朱丹溪在《格致余论·饮食箴》中说：“病之生也，其机甚微。”以此说明这个“机”还有微妙、神妙的意思。

2. 关

关的意义有三：一是发动，二是关键和重要，三是重要的转折点。

机，最早的意思是指弩机。《尚书·太甲上》注：“机，弩牙也。”弩牙就是弩的“扳机”，通过它可以控制弩的发射。《说文解字》云：“机，主发者也。”由弩机引申为机关。南唐道士谭峭《化书》中提到机，“转万斛之舟者，由一寻之木；发千钧之弩者，由一寸之机”。所以，“机”的原义是指古代弩箭上的发动装置，引申为“一切事物的发动机关”。《庄子·至乐》曰：“万物皆出于机，皆入于机。”成玄英疏曰：“机者，发动，所谓造化也。”机，指发动之机、造化之机。那么病机，就是疾病运动变化的发动者、主宰者。所以，张景岳说：“机者，要也，变也，病变所由出也。”章虚谷说：“机者，发动所由，为病之因也。”

关是关键，是重要的关节点、转折点。《说文》云：“关，以木横持门户也。”关是门闩，指横插在门后使门推不开的棍子，有阻挡的意思，使外面的不能进来，里面的不能出去。一旦打开，则外面能进，里面能出，事物由此而发生改变。

我们再进一步来理解机的“关”义。

机是事物变化过程中由量变到质变的关节点。方以智说：“几者，微也，危也，权之始也，变之端也。”（《东西均·三徵》）“几”处于有无

① 孔令宏．中国古代科学技术思想中的机变论．自然辩证法研究，2004（6）：90

之间。从这里，既可以自无入有，也可以自有入无。它还处于阴阳、动静之间，是阴阳、动静等矛盾转变的关节点。所以，把握几（机），就可以把握事物变化的关键点。《庄子·至乐》云："万物皆出于机，皆入乎机。"机是事物由静而动，再由动而归于静，动静交替时的状态。一旦机关打开，事物就由周期中的一个阶段进入到另一个阶段，由一种状态变为另一种状态，甚至由一种事物变为另一种事物。所以，机就存在于事物的动静之间。

机是事物发生变化的临界状态。机存在于事物变化的过程中，凡有变化存在的地方，就有机。所以天有天机，地有地机。《素问·本病论》说："气交有变，是谓天地机。"张景岳说："气交之变，吉凶之征也，故谓天地机。"神有神机，张景岳说："凡物之动者，血气之属也，皆生气根于身之中，以神为生死之主，故曰神机。然神之存亡，由于饮食呼吸之出入，出入废则神机化灭而动者息矣。"（《类经·上下升降气有初中神机气立生化为用》）气也有气机。

《礼记·大学》郑玄注："机，发动所由也。"在事物的运动变化过程中，存在着一种很细微的东西，它的状态的改变，影响并决定着整个事物的运动变化，这种东西就叫机。机小容易抓住，对它进行调控后，其结果影响很大，所以称为由小而制大。既然"机"是事物变化的关节点、转折点，有"以小制大""以微制著"的意义，抓住它对控制事物的发生发展和变化都非常关键，因此人们就希望抓住它，以便对事物的变化进行调控，从而使事物向着符合人们预期目标的方向发展和变化，这样可以收到事半功倍的效果，正如王冰所说"病机，病之机要。得其机要，则动小而功大，用浅而功深"。

一旦有了病机，身体的生命过程就会发生改变，会加速向生命的尽头发展。如果有了正确的医疗调控，就可以使病人的疾病发展趋势向着好转、康复的方向转变和发展。如通过正确的医疗调控，可使邪气由里出表（如逆流挽舟法），或者"补其不足，泻其有余，调其虚实，以通其道，而去其邪"等，这就是抓住了"机"的重要性和必要性，所以《灵枢·九针十二原》要求"上守机"。

病机，就是疾病发生、发展、变化的机理。这个观点我觉得是正确的。病机是一个疾病在发生发展转变过程中某一阶段的病理变化，这也是对的。但是一个疾病一般都会向坏的方向发展，也就是说，由表入里、由浅入深、由此及彼的发展是一般疾病变化的规律。具体到一个病人，由于受个人体质、是否罹患其他病证，治疗是否正确得当等多因素的影响，疾病向哪个方向发展转变、何时转变、转变的程度、影响的范围等都是未知数。该怎样知道这个变化呢？这就需要审察病机。只有把握住了病机这个疾病发展转变的关键，然后通过正确调控，才能使病证向好的方向发展转变。这就是我们治病要审察病机的目的。

3. 宜

宜的本义是力与着力点匹配，引申义是恰当、正好。宜指最恰当，有时间与空间的双重因素。在时间上最恰当、最适宜，谓之时机。事物发生发展和变化的关节点，处在时间和空间的最恰当的关节点上。病机是对当前疾病发展状态所作出的最恰当、最适合的概括和总结。它包括对空间和时间的位置及发展趋势，包括病人的年龄、性别、体质，发病的天时、地理环境因素的多方面综合因素的最适宜、最恰当的概括。

我再总结一下，病机，是疾病发生、发展和变化的机理，是疾病变化的发动者和主宰者，是对当前疾病发展状态、所在位置所作出的最恰当、最适合的概括和总结。病机非常细微，在外不容易被发现，所以除了四诊外，还要用“心”才能把握。病机很小但影响很大，它是生命过程、疾病发展过程的转折点，只要真正把握，正确调控，就可以引导生命进程向好的方向发展，或者延缓向坏的方向加速发展的进程。这就是审察病机的目的。

（三）辨析病机的方法和要点

方药中先生在《辨证论治研究七讲》中指出：所谓辨证论治，其实质就是“如何进行病机分析的问题”。我认为，辨析病机有以下几个要点。

1. 辨因

辨因是指辨别、分析和寻求当前所见病症发生或产生的原因。现存文献最早提出“辨证施治”之名的明末名医周子干说：“惟见一证，而能求其证之所以然，则本可识矣。”（《慎斋遗书·辨证施治》）如此可见，“辨证”的目的就是要“求其证之所以然”，要审察和探求疾病证候发生的原因和机制。这些病证发生的原因，有历史的，也有当下的，有直接的，也有间接的。

在辨证论治中要辨析的病因有两个含义，一是指在当前疾病状态下引发当下各种症状体征的原因，二是指引发当前病证的原始病因。在审察前者时，原始病因常常忽略不计，如曾经是外感风寒的麻黄汤证，而当下是入里化热的白虎汤证，那么当下的病因是热而不是原来所感受的风寒。而审察后者，能够帮助我们在治疗某些疑难病症时，可以结合其原始病因，采取综合治疗。

我举一个医案。王某，男，16岁，1994年9月15日初诊。日晒、运动后浑身瘙痒、烦热3个月。沈同生医生询问发病前后经过时，得知其在6月参加学校长跑比赛时出现浑身大汗，衣衫湿透，热不可耐，随即用自来水冲头许久，大汗渐收。数天后便出现每被日晒或稍事运动后就浑身瘙痒、烦热难忍的症状，以致早晨骑车上学必在日出前，下午放学回家必待日落后，中午改为带饭在学校吃，体育课不能参加，骑车只能慢速度，至后来不能吃热食。病人痛苦不堪，多处求治无效。刻诊：面红，舌红，苔薄黄，脉大稍数。全身无疹点，只见瘙痕累累。据证分析，病起于夏令，剧烈运动，大汗出时以冷水冲头之后，头为诸阳之会，皮肤为脏腑藩篱，大汗之际毛窍开张，以散体内之热，突以凉水冲淋，令毛窍闭束，以致凉遏热伏。而日晒、运动、热食又可加重内遏之热，故瘙痒、烦热。治以解表通闭，辛凉宣泄法。拟以麻杏石甘汤加味，处方：麻黄、厚朴各5g，生石膏30g，苦杏仁、六一散、栀子、连翘、蝉蜕各10g，香薷3g。3剂，每天1剂，水煎服。半月后病人来告，服药3剂后，一切复常，日晒、运动、热食之后痒热不作矣。这个案例就是通过问诊而得知原始病因，即因运动大汗出时以冷水冲头，毛窍闭束，以致凉遏热伏，故治疗时一定要散外寒，最终取得了良好的治疗效果。①

在病因辨析方面，一是审证求因，主要根据病人的症状体征，寻求引发这些症状体征的当前病因或原始病因。审察结果，以推测其原因。须知在因果关系中，有一因一果、一因多果、多因一果。临床辨证中较为复杂的是多因一果，即多种因素可以导致一个结果。例如泄泻，就可以有多个病因，以五更泄为例，常见的病因是脾肾阳虚，但也有肝郁、肺虚、瘀血等。如见到手足抖动，一般都会先想到风主动，就以为是风引起的，但其实还可能有其他原因，如火主动，《运气要诀·运气为病歌》说："火主动。热乘于身，则身动而不宁，故身躁扰，动甚则发狂也。"如果不能事先预知有多少可能性，就应该以虚静为保，仔细分析、推测、判断该主症及兼症产生的可能病因，不要有先入为主的观念，尽量分析得出可能引发

① 沈同生．谈问诊与疗效．新中医，1999，31（5）：51

这些症状体征的原因。

二是审察分析病因的过去和现在。过去病因是当前病因的因，当前病因是过去病因的果。清·张振均《痧喉正义·总论》说："医必审病因，知来路也。"刘长林教授说："以时间为主，偏重从时间的角度看世界，这是中华民族主导的思维方式，系中国传统文化与科学一切特色之根。"①要从时间上审察和分析病因的过去和现在，要注重考察这个病因的历史发展过程。过去病因到当前病因可能已经发生变化，也有可能仍然存在。审察病机就是要审察这些过去的病因和现在的病因。张景岳说："痰饮为病人，必有所来，求所从来，方为至治。"（《景岳全书·里证篇》）痰饮为患，有因风、因火、因寒、因湿、因郁、因怒、因肥甘过度、因酒湿太甚等；或因脾虚不能利湿、肾虚不能约水；或因金水偏枯，痰从血来；或因元气日削，痰饮渐生等。张景岳说："故凡欲治痰，而不知所源者，总惟猜摸而已耳。"（《景岳全书·痰饮》）王燕昌《王氏医存·久病治因》云："凡病久治不效者，宜问明受病之因，设法重治其因，自愈。勿治见有之症也。"戴思恭，朱丹溪弟子，明太祖征为御医。朱棣患腹部癥瘕，他医治之不效。太祖遣思恭治之。诊后，见他医用药颇为对症，奇怪何以不效？于是询问嗜食何物？答曰：水芹。思恭曰：得之矣。投药1剂，当夜大下，皆是细小蚂蟥，病由此而愈。原来水芹生于水边，内多蚂蟥，食之若不洁净，细蟥吞之于腹，由此而病癥瘕。戴以驱虫泻下之药驱下蚂蟥，故而取效。戴思恭正是在久治不效的情况下，"设法重治其因，自愈"的②。审察过去的病因所得到的结果可以体现在治疗中。若过去的病因为七情所致，此时虽然不能在方药中体现其治法，但可以在辅助措施中体现其治法，如对病患进行心理疏导等。

三是观象以求意。通过观察、意想某些"象"而得其"意"，这里的"意"是发病之因。这大多是高明医生之所为。清代医家王三尊提到，"昔糊口海澨，时六月，渔船往海取鱼，适雷雨大作，渔人皆着单衣，感寒者十中八九，予舍时从症，尽以麻黄汤加减发汗。有周姓粗知医道，窃议之。见人人尽愈，诘予曰：六月用麻桂，有本乎？予曰：医者，意也。仲景必因病立方，岂随时定剂？有是病，便服是方，焉可执乎？盖汪洋万里，雷雨大作，寒气不异冬月，况着单衣，感寒为何如哉？故予尽以麻黄

① 刘长林．中国象科学观（上册）．北京：社会科学文献出版社，2006：27

② 张存悌．"求所从来，方为至治"考释．中医药学刊，2004（5）：909

汤加减取汗而愈者，意也。得其意，即本也。若必事事亲见，方为有本，则日亦不足矣”（王三尊《医权初编·渔人六月感寒用麻桂一案》）。

辨因，就是要求对每一个症状产生的原因进行分析，尽量用一个病因去解释所有的症状，能用一个病因解释所有症状的就用一个，如见到舌苔白厚腻、腹胀、便溏、纳呆等症，都可以用湿邪这个病因来解释，那么得到的诊断结果就是这个因的结论——湿阻。如果不能用一个病因来解释所有症状，那就需要增加一个。如除了舌苔白厚腻、腹胀、便溏、纳呆外，还兼有疲乏。疲乏之症，既可以是湿邪所致，又可以是脾虚所致，此时并不能确定究竟是哪种病因所致，如果再加上舌质淡、脉细弱，就不好全用湿阻来解释，于是再增加一个脾虚的因，那么得到的诊断结论就是两个：脾虚夹湿。根据《黄帝内经》“必先五胜”的原则，此时你还应该进一步分析判定脾虚与湿阻之间的主次、轻重、先后、多少等关系。

戴星甫老中医受业于兴化名医魏小泉，晚年寓安徽天长城内松柏堂。药店女主人请诊，称自成年以来，每尿时牙齿必痛，尿已痛除。曾在扬州久治不效，近二十年遂耻于求医。请戴老先生诊治。我们先来思考一下。每尿时牙齿必痛，这里有两个点：小便及牙齿。那有没有一个脏可以关照两个点的症状呢？有，就是肾。因为肾开窍于二阴，司二便；肾藏精主骨，齿为骨之余。从一个脏可以关照两个点来思考问题，解小便时齿会痛是肾虚，空虚导致痛，就像痛经一样，经后痛一般为气血虚，因为不荣则痛。我们知道补肾的药有多种地黄丸，畏寒者用金匮肾气丸（也叫附桂地黄丸），有眼屎者用杞菊地黄丸，尿黄或白带黄者用知柏地黄丸，如果什么都不明显者用六味地黄丸。所以戴老诊脉察色后，书六味地黄丸作汤，加补骨脂9g。病人服5剂痛轻，再5剂竟不痛。李时珍说：“补骨脂，言其功也。”我认为补骨脂就是根据功效来命名的。齿为骨之余。《本草乘雅半偈·补骨脂》说：“髓者，骨之脂也。复从骨髓，淫气于骨，散精于肾。”补骨脂补骨中之髓，牙病一般都是髓病，肾虚则更是牙髓虚，所以能治牙病。①

2. 察位

在病机诊断中需要确定两个“位”，一个是症状和体征发生的部位，另一个是当前疾病本质所在的部位。先要审察症状和体征所在的部位，但

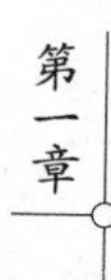

---

① 龚士澄，龚晓林．医话四则．中医杂志，1986（1）：21

这并不是病机中的病位。病机中的病位，是指脏腑、经络、气血，是当前疾病本质所在的部位。前者容易被下工重视，后者才是我们应该着重把握的。临床上可按照《素问·脉要精微论》“知外者终而始之，知内者按而纪之”的原则来审察病位，对病在胸腹者，可就部位而定脏腑；病在四肢头面者，则按经络循行而定脏腑。我曾经遇到过一个脑壳痛的病人，他很肯定地说，既不是头皮痛，也不是脑袋里面痛，真正是壳在痛。我在审察病位时十分为难，这个脑袋的壳究竟应该归属于哪一个脏腑经脉呢？最后还是从肾从骨来考虑。

分析病位，一须知病邪之来路。如因饮食从脾胃而来，因七情从肝心等脏而来，因外感从肺卫而来等。依照《黄帝内经》“必先五胜”的思想方法来寻求原始影响因素。如见到飧泄，病位一般而言属脾，但应分析其影响因素是否可能属肝。若是，则表明病位不仅在脾而且在肝，否则，仅以脾为治，则不能愈。这就是知来路。二须准确判定疾病所在的位置，如在气在血，在某脏某腑等，不可有误，故《素问·阴阳应象大论》言“定其血气，各守其乡”，张仲景也有病在气分用五苓散、病在血分用抵当汤的不同。

治疗疾病，审察病机，最重要的就是要辨因和察位。《何氏虚劳心传·虚劳总论》说：“《经》云：治病求其本。须审其何因致损？何脏受伤?”

3. 定性

病机诊断中，要判定疾病的性质属虚属实、属滞属逆等，要审察邪正阴阳、气血升降行止，以及相互关系。如察其是升不行还是降不得，是阳不能固阴还是阴不能维阳。

详细而论，这里的性有风寒暑湿燥火六气之性，有痰湿瘀滞等性，有精瘀精虚、津停津亏、液停液亏、气虚气滞气逆气陷、血瘀血虚等性。

4. 断量

在病机诊断中，还要判定病邪有多少，正气亏几分，病人体质的强弱等。病机中“量”的确定为今后临床用药剂量的大小提供了依据。

5. 求宜

求宜，即对当前疾病的变化发展状态做出最恰当的概括。它包括对当前病变所在空间和时间的位置及其发展趋势，对现实的、具体的病人的年龄、性别、体质、生活经历、既往病史、脏腑经络气血间的联系、发病时的天时地理人文环境因素、将用的治法、药物气味等多方面综合因素的恰当、合适的概括。诊断和治疗，要求寻求最佳时机，寻求最适合于该病人、该病证的治疗方案等。诸上种种就是“宜”。

6. 推势

病机诊断要确定疾病发展变化的趋势、相关因素的可能影响、病邪的出路、可能出现的反应等。

在推断病势的过程中，主要看用药治疗后的反应，以下几点可以作为参考。①看邪气有无出路，邪有出路者顺，邪无出路者逆。如黄疸病，小便不利，用药后，小便通利，颜色转清，则预后较好。若当汗不汗，或不尿者，或久不大便者，因邪无出路，故预后较差。②看正气的存亡，主要是看阳气、津液和胃气的存亡。③看神，可以是神志，也可以是正邪斗争（服药后病情）的反应，反应太过与不及都不利。如《素问·汤液醪醴论》云：“形弊血尽而功不立者何？岐伯曰：神不使也。”用药后，病人身体如果没有反应，一般预后都不良。

各位同学，你们今后可以用我今天所讲的道理来上临床。比如来了一个病人，他述说了症状，你看了舌象、得了脉象，然后你就想，引起当前这些症状体征的原因是什么？这个当前病因与原始原因有何关系？然后确定这个病证的病位在何脏何腑、在气在血？之后辨其性质是单纯的还是兼夹的？诊病治病的天时、地理、体质等怎样？疾病可能的发展方向和转归方向是怎样？你把这些情况都一一弄清楚了，就得到了这个病证的病机诊断结果。

第十节　时间医学

现在我们讲时间医学的有关内容。我们节选《灵枢·顺气一日分为四时》的有关经文来讲。

一、顺气一日分为四时

本篇主要论述春生、夏长、秋收、冬藏四时阳气变化对人体的影响，指出在一天之中，可以像春夏秋冬一样分为四时，以此说明疾病在一日之中为什么会有轻重变化。由于本篇反复论述了怎样顺应四时之气、怎样把一日分为四时、怎样用于临床诊断和治疗等问题，所以名为“顺气一日

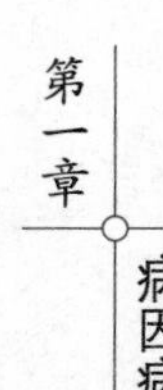

分为四时”。

1. 病情一日规律性变化的原因

黄帝曰：夫百病之所始生者，必起于燥湿、寒暑、风雨、阴阳、喜怒、饮食、居处，气合而有形，得脏而有名，余知其然也。夫百病者，多以旦慧、昼安、夕加、夜甚，何也？

黄帝说，各种疾病的发生，都由于风寒暑湿燥火等六淫之气的侵袭（燥湿、寒暑、风雨，包括天地之邪气）、房事过度（阴阳）、七情过激（喜怒）、饮食不节（饮食）、生活起居及居处环境不适宜（居处）等原因。气合，指邪气犯人。有形，指有脉症之病形。邪气入侵人体，不论在哪个部位，或在表在里，或在脏在腑，或在经在络，都能影响该处或相关部位的物质基础和功能活动，表现出不同于正常的征象，这就是症状、病形。当然作为医生就是要通过望闻问切等四诊，搜集这些疾病的病形资料，以判定病位，并给出病名诊断，这就是“得脏而有名”。邪伤不同的脏，就有不同的病名，如邪在太阳膀胱，就有太阳膀胱经证、腑证等病名，从而为治疗疾病提供依据。这些道理黄帝已经知道了，而问题是，疾病发生后，大多数病人在早上（清晨）感觉病情轻浅，神气较爽，白天更为安宁，而傍晚（下午也可能包含在内）病情逐渐加重，夜间病情更重，这是为什么呢？

岐伯曰：四时之气使然。

岐伯回答说，这是由于四时阳气的消长盛衰变化所导致。

黄帝曰：愿闻四时之气。

黄帝还不是很明白岐伯的回答，于是再问：愿意详细听一听关于四时阳气的消长盛衰影响疾病发生、病情变化的道理。

岐伯曰：春生夏长，秋收冬藏，是气之常也，人亦应之，以一日分为四时，朝则为春，日中为夏，日入为秋，夜半为冬。朝则人气始生，病气衰，故旦慧；日中人气长，长则胜邪，故安；夕则人气始衰，邪气始生，故加；夜半人气入脏，邪气独居于身，故甚也。

人体阳气随一日四时阳气的变化而有消长盛衰，正邪相争，故而疾病就会随之出现一日旦慧、昼安、夕加、夜甚的规律性轻重变化。下面岐伯详细地解释了其中的道理。春天阳气生发，夏天阳气隆盛，秋天阳气收敛，冬天阳气闭藏，这是一年之中自然界四时阳气消长盛衰变化的一般规律。根据天人相应的道理，人体阳气的消长盛衰会随着四时阳气消长盛衰的变化而变化。如果把一日像一年的四季一样分为四个时间段，那么早晨就像春天，主阳气生发；中午就像夏天，主阳气隆盛；傍晚就像秋天，主阳气收敛；夜间就像冬天，主阳气闭藏。这里我们可以联系前面《素问·生气通天论》中学过的经文“阳气者，一日而主外，平旦人气生，日中而阳气隆，日西而阳气已虚”加以理解。天人相应，人体阳气随一日四时而有生、长、收、藏的变化，从而在与邪气的抗争上有不同的表现，因而在病情上也就有了轻重的变化。这里的人气，与《素问·生气通天论》中一致，皆是指阳气。早晨阳气始生，渐渐充盛，能抗御邪气，此时病邪相对衰弱，所以病人感到神情较为爽快。中午，人体阳气隆盛，则病邪受制而衰，正能胜邪，故病人感觉安适。傍晚人体阳气入里而收敛，而机体中的邪气没有了正气的抑制而渐盛，所以病情逐渐加重。夜间人体阳气入里闭藏，邪气充斥于人体身形，正不胜邪，故病情严重。

2. 五脏独主病情的轻重变化

黄帝曰：其时有反者何也？

张景岳说：“反，谓不应前说也。”黄帝发现，不是所有的疾病都遵循着一日旦慧、昼安、夕加、夜甚的轻重变化规律，于是提出疑问。

岐伯曰：是不应四时之气，脏独主其病者，是必以脏气之所不胜时者甚，以其所胜时者起也。

岐伯说，疾病病情的轻重变化不与四时阳气消长盛衰变化一致的原因，是五脏本身单独支配着病情的轻重变化。接着他举例说，在遇到五脏之气之所不胜的时辰里，病情加重；在遇到五脏之气所胜的时辰里，病情减轻。

为了更好地理解这段经文，我们要借助一下相关的知识。

我们先复习一下五行的关系。第一问，属于同一行而不同类的事物之间，有什么关系？回答：有相互通应的关系。第二问，属于不同行而同一类的事物之间，有什么关系？回答：有生克乘侮的关系。第三问，属于既不同行又不同类的事物之间，有什么关系？回答：也可以有生克乘侮的关系。[①] 例如，《素问·脏气法时论》说：“夫邪气之客于身也，以胜相加。至其所生而愈，至其所不胜而甚，至其所生而持，自得其位而起。”六淫

① 刘长林.《内经》的哲学和中医学的方法.北京：科学出版社，1982：85

邪气侵袭人体，可以五行相胜的法则戕害五脏，如风伤脾，火伤肺、燥伤肝等。若五脏受邪生病后，其轻重变化可受天时五行属性的影响。例如“至其所生而愈”，如木生火，肝木主春，春生夏，肝病到了夏天就会愈。“至其所不胜而甚”，如金克木，肺金主秋，肝病到了秋天病情就会加重。“至其所生而持”，这里的“所生”指生我。水生木，肾水主冬，肝病到了冬天病情呈相持状态，不好不坏。“自得其位而起”，本脏主时，会有好转的趋势，因为应时，本脏之气振奋，各脏在主时的季节时令里本脏之气得助，所以肝病到了春天就会有好转的趋势。

我们再来看干支与日、时的配属。古人用天干配日，地支配时，又分别定以五行属性。具体配属见表1。

表1　天干、地支与日、时的配属

五行	木	火	土	金	水
天干	甲	丙	戊	庚	壬
日	乙	丁	己	辛	癸
地支	寅	巳	辰、戌	申	亥
时	卯	午	丑、未	酉	子

地支配时，地支分别与不同的时辰相对应。请看表2。

表2　地支与具体时辰的配属

	子	丑	寅	卯	辰	巳	午	未	申	酉	戌	亥
初	23	1	3	5	7	9	11	13	15	17	19	21
正	24	2	4	6	8	10	12	14	16	18	20	22

我们借引过来看“是必以脏气之所不胜时者甚”，是说受病五脏的五行属性被时、日、季五行属性克制时，病情就会加重。如肝病，因金克木，所以在15～18时（申酉属金）、在庚辛日（庚辛属金）、在秋季（肺金主秋）等这些肝木被肺金克制的时间里，病情就会加重。而“以其所胜时者起也”，是说受病五脏的五行属性克制时、日、季五行属性时，病情就会减轻，有起色。如肺病，因金克木，所以肺病在3～5时（寅卯属木）、在甲乙日（甲乙属木）、在春季（肝木主春）等这些肺金克制肝木的时间里，病情就会减轻或有起色。

二、讨论

（一）现代临床医学研究的证明

现代有许多学者进行过大量的调查研究，其结果都证实了《黄帝内经》中病情旦慧、昼安、夕加、夜甚的轻重变化规律和五脏五行属性受时、日、季五行属性影响时病情轻重变化规律的存在。

1. 关于病情旦慧、昼安、夕加、夜甚轻重变化的研究

例如，上海市传染病总院（现为上海市公共卫生临床中心）对重症肝炎病人的死亡时间进行了调查，因为此类病人死亡前进入昏迷状态，各种抢救措施效果不明显，对死亡时间的影响较小。他们随机抽样 107 份病例卡，结果显示：在 12 个时辰里，死亡人数最少的是午时（3 例），最多的是子时（12 例）和亥时（14 例）；白天（5 ~ 17 时）与黑夜（17 ~ 第二日 5 时）死亡人数之比是 46 : 61，夜间死亡人数多于白天。①

福建中医学院（现为福建中医药大学）陈俊鸿等对 1975 ~ 1981 年福建省建阳、莆田、仙游、福清四个县医院具有完整病历的 1294 例自然死亡病例进行分析，白天（5 ~ 17 时）、黑夜（17 ~ 第二日 5 时）两组中，其死亡人数之比近似于3 : 4，夜间死亡的例数较白天为多。②

2. 关于五脏五行属性与时、日、季五行属性的生克关系影响病情轻重的研究

以肺病为例，《素问 · 脏气法时论》说："病在肺，愈在冬；冬不愈，甚于夏；夏不愈，持于长夏，起于秋……肺病者，下晡慧，日中甚，夜半静。"如肺结核咯血与季节的关系，有人调查了 178 例肺结核病人，结果发现，冬 : 秋 : 春 : 夏 = 23 : 38 : 57 : 60，秋冬与春夏间有显著差异，秋（肺主时）、冬（所生）季节发生咯血较少，而春（相胜）、夏（被克）季节发生咯血较多③。

《素问 · 脏气法时论》说："心主夏……病在心，愈在长夏；长夏不

---

① 钱永益，桂金水，盛定中，等．从祖国医学看人体节律．上海中医药杂志，1980（5）：15

② 陈俊鸿，郑大正．从 1294 例病人的死亡时间讨论祖国医学和时间生物学．上海中医药杂志，1984（3）：43

③ 李文海，廖承健．肺结核病时间节律——受孕、咯血、死亡与时间关系．山东中医学院学报，1984（3）：14

愈，甚于冬，冬不死，持于春，起于夏。”中国中医科学院中医临床基础医学研究所姜红岩等调查了全国17家三甲医院中第一诊断为冠心病且住院时间为2003年7月2日至2011年5月28日的84697例病人，结果显示，冬春季节和季节交替时节是冠心病多发且易于出现死亡的季节①。

（二）《黄帝内经》时间医学思想

中医时间医学是在中医理论的指导下，研究人体生命活动的周期性，研究人体生理、病理、诊断、治疗、养生等与时间节律性变化的关系，用以指导临床诊断、治疗、预防和养生的一门科学。《黄帝内经》为中医时间医学的建立和发展奠定了丰富和深厚的理论基础。《黄帝内经》162篇，论及时间医学内容者计72篇，其中《素问》42篇，《灵枢》30篇，几乎占全书的二分之一，不少篇章径以时间命名，如“脏气法时论”“四时刺逆从论”“顺气一日分为四时”“四时气”等②。这表明《黄帝内经》非常重视时间医学。

我先来谈谈“时间”的有关概念。

我们都很熟悉“时间”，但什么是“时间”呢？奥古斯丁《忏悔录》说：“时间究竟是什么？谁能轻易概括地说明它？谁对此有明确的概念，能用言语表达出来？可是在谈话之中，有什么比时间更常见、更熟悉呢？我们谈到时间，当然了解，听别人谈到时间，我们也领会。那么时间究竟是什么？没有人问我，我倒清楚，有人问我，我想说明，便茫然不解了。”

时间通常的定义是：时间的内涵是无尽永前，外延是一切事件过程长短和发生顺序的度量。“无尽”指时间没有起始和终结，“永前”指时间的增量总是正数。时间表达物件的生灭排列。时间是物质的运动，变化的持续性、顺序性的表现。英国思想家卡莱尔说：“那无边无际、缄默不语、永不静止的东西就叫作时间。”（《神圣英雄》）

时间包含时刻和时段两个概念。我觉得，一个是点的概念，具体为某一个时间点，如上午8点上课。另一个是段的概念，如本科五年，一节四五十分钟的课。

对一个时间单位，古人有多种分法。以一日为例，有一分法，称为日

① 姜红岩，廖星，谢雁鸣．84697例冠心病病人入院及死亡时间和节气关系的分析．中国中医基础医学杂志，2014（10）：1364

② 孟琳升．中国时间医学史略．国医论坛，1988（1）：45

或者天；二分法，称昼夜或者白天、黑夜；三分法，称早、中、晚；四分法，称平旦、日中、日西、夜半或者早、中、晚、夜；五分法，称平旦、日中、黄昏、合夜、鸡鸣；六分法，称上午、中午、下午、傍晚、半夜、凌晨；十二分法，以十二地支子、丑、寅、卯、晨、巳、午、未、申、酉、戌、亥对应十二个时辰，时辰的起点是午夜。顾炎武《日知录》说："夜半者即今之所谓子时也，鸡鸣者丑也，平旦者寅也，日出者卯也，食时者辰也，隅中者巳也，日中者午也，日昳者未也，哺时者申也，日入者酉也，黄昏者戌也，人定者亥也。一日分为十二。"北宋时开始将每个时辰分为"初""正"两部分，将十二时辰分为二十四小时。还有将一日分为100刻的。西周前，古人把一昼夜分为100刻，在漏壶箭杆上刻出100格，折合成现代计时单位，则1刻等于14分24秒。"百刻制"是中国最古老、使用时间最长的计时制。在《灵枢·卫气行》中有"是故一日一夜，水下百刻"之说。这些分法既指了时间段的长短，也指出了时间节点。如鸡鸣散在鸡鸣时服，鸡鸣既是一个时辰（两个小时）的时间段，又是一个服药的时间节点。

时间有流逝性的特性。过去、现在和未来是人们最熟悉的时间节点。过去的已经过去，不再存在；未来的尚未来到，尚不存在；只有现在存在，而现在马上要成为过去，未来就要成为现在。过去、现在、未来的这种交替更迭，显示了时间的持续和流逝，它就像河水一样流动不息。"任何过去都只是现在的过去并且存在于现在的记忆之中，任何未来的都只是现在的未来并且存在于现在的预期之中。因此，过去、现在和未来一开始就是统一出现的。正是这种统一出现，才保证了时间流逝的连续性。"①罗马思想家奥勒留在《沉思录》中写道："时间好像一条由发生的事情构成的河流，而且是一条湍急的河流，因为刚刚看见了一个事物，它就被带走了，而另一个事物又来代替它，而这个也将被带走。"《论语》言："子在川上曰：逝者如斯夫，不舍昼夜。"时间的流逝令人惊恐，原因在于它的不可逆转。一旦时间逝去，它将永不复返。人生命的有限性，使时间因其不可逆转的特性而变得无比宝贵。但是在时间观念中，人们应该更重视现在。吴国盛教授说："过去和未来不能在过去和未来存在，只能在现在存在。过去只存在于现在的记忆之中，将来只存在于现在的想象和预期之中。""将时间分成过去、现在和将来三部分是不合适的，准确地说，时

① 吴国盛．时间的观念．北京：北京大学出版社，2006：82，196

间应分成过去的现在（记忆）、现在的现在（直接感受）和将来的现在（期望）三部分。"[①]我们考察疾病发生的历史、观察疾病的现状，是为了预测疾病的未来，防范疾病的未来。

时间还有周期性，或者叫循环性的特性。宇宙间充满着均匀的节律、规则的周期。由于天地日月的运行，而有日、月、年等周期循环和重复。人类对时间的认识性分类有两种，即循环式时间（cyclic time）和线性时间（linear time）。前者主要是通过自然界的季节交替、生物的轮回特征所表现出来的认知映象；后者则主要体现物理时间的一维性特征。[①]

"时间"简称"时"。北京大学吴国盛教授说，"时"有三个方面的含义。

"时"的第一个含义，是指天象、气象和物候等自然环境构成的情境、形势，用现代物理学的术语来表示，即"场"，所谓"天时"是也。中国人的思想特别强调天人相感、天人相通和天人合一的观念。由于天人相感相通，"天时"所代表的由天象、气象、物候等组成的这种相互交感的宇宙场，便被认为对人事有作用，既有积极的、促进的作用，也有消极的、否定的作用。由于天人相通，顺天应时便成为一种必须遵守的生活原则，以达到天人合一的境界，即人生的至高理想。所以中医学在防病治病养生等方面都强调时间的重要性，要求"因时制宜"。

"时"的第二个含义，是指更抽象、更一般的机会、条件，所谓"时机"是也。不同的时候，该做什么，不该做什么，一旦做了如何扣住机关，对此的明察则实用且理性。当我们说正当"时"，正适其"时"，意思就是到了该做某件事情的时候了。我们实际上只是在确立做某件事情与某种环境条件、情境状态的内在关联，即在这种情境状态之下，正好适合做这件事情，做这件事情比较容易成功。因此，这种情境就是做这件事情的"时机"和"机缘"。时机和机缘可以分为两类，一类由自然条件决定，一类由社会文化条件决定。人类既需要与自然环境相协调，也需要群体内部相协调。对协调的追求，导致了计时的需要。因为有了计时体系，什么条件下该干什么就有了一个公共的参照体系。无论是协调生命个体的行为，还是协调人类群体的行为，计时体系都是一项最基本的需要。《尚书·尧典》中"历象日月星辰，敬授人时"，反映的正是通过观察天象，为协调社会各项活动提供准则和参照体系。计时的本质是对某种周期运动

① 彭兆荣．饮食人类学．北京：北京大学出版社，2013：45

之循环数目的计算。每一个用来计时的周期运动，都是一个时间单位，如日、月、年。

“时”的第三个含义，是指宇宙间某种神秘的力量和趋势，顺之者得益，逆之者受损，所谓“时运”是也。

“时”的概念以“天时”为基础，融汇了其余两方面的意思。实际上，对天时的注重，就来源于将天时理解成宇宙中某种神秘的力量和趋势，理解成处事成功的关键，也就是说，中国传统“时”的观念，是三个方面融为一体的。①

下面我们所要讨论的时间医学思想中，体现的是时间的周期性和时机。在时间的周期性循环中，某个时间点的到来对疾病的发生、发展和转变，对邪气的侵入与驱除、对正气的振奋与削弱、对疾病治疗的帮助或损害等都会产生重要影响，因此我们应该抓住这些时间点的情况，该做什么，不该做什么。

1.《黄帝内经》时间医学的理论基础

（1）天人相应观

《尚书·尧典》云：“历象日月星辰，敬授人时。”古天文学家夜考极星，昼参日影，仰观俯察，逐渐发现日出日落、日长日短、昼夜长短、月圆月缺、月晦月明、冬寒夏暑及春荣秋枯等自然万象，都有其周期性变化规律。

时间是宇宙运行规律的一个方面。自然界因日月阴阳的运动变化而有日、月、季、年等周期性、节律性的时间变化。如《素问·金匮真言论》说：“平旦至日中，天之阳，阳中之阳也；日中至黄昏，天之阳，阳中之阴也；合夜至鸡鸣，天之阴，阴中之阴也；鸡鸣至平旦，天之阴，阴中之阳也。”这是从平旦至日中、日中至黄昏、黄昏至合夜、合夜至鸡鸣、鸡鸣至平旦的一日之中阴阳消长的周期性节律变化。又如《素问·四气调神大论》云：“春三月，此谓发陈，天地俱生，万物以荣……夏三月，此谓蕃秀，天地气交，万物华实……秋三月，此谓容平，天气以急，地气以明……冬三月，此谓闭藏，水冰地坼，无扰乎阳。”这是一年四季阴阳消长的周期性节律变化。节律性是生命活动的基本特性之一，是生物在进化的漫长过程中适应自然界时间周期性变动的结果。中医时间医学的形成和

① 吴国盛．时间的观念．北京：北京大学出版社，2006：39

发展，与中医天人相应观密切相关。《黄帝内经》认为，人与自然界是统一的整体。自然界是人类生命的源泉，“人以天地之气生，四时之法成”（《素问·宝命全形论》）。对自然界四时、日月的周期性变化，“人亦应之”，如《灵枢·顺气一日分为四时》说：“春生、夏长、秋收、冬藏，是气之常也，人亦应之。”因此，人的生命活动也表现出相应的日、月、季、年等周期性的节律变化。疾病的发生、发展等也会随自然界的周期性节律而呈现出时间节律的变化。

（2）阴阳五行学说

《素问·天元纪大论》说：“夫五运阴阳者，天地之道也，万物之纲纪，变化之父母，生杀之本始，神明之府也，可不通乎？”阴阳五行是天地自然界的普遍规律。孙一奎《医旨绪余》云：“天人一致之理，不外乎阴阳五行。”由于阴阳二气的消长转化和五行的生克制化，使人与天地自然界形成一致的时间节律。

由于天体日月的运动旋转，形成了昼夜、月季、周年以及春夏秋冬二十四节气的递嬗。古人认为阴阳二气的消长转化导致了气候和物候年复一年地发生周期性的变化，使自然界显现出一定的时间节奏，其基本的节拍即“一阴一阳”，也就是一明一暗、一寒一暑、一阴一晴、一动一静。可见，“一阴一阳”之道本身就反映、包含着宇宙的时间节律。故《素问·四气调神大论》说：“夫四时阴阳者，万物之根本也。”《管子·四时》则云：“阴阳者，天地之大理也；四时者，阴阳之大经也。”《管子·乘马》更明确地指出，“春夏秋冬，阴阳之更移也；时之短长，阴阳之利用也；日夜之易，阴阳之变化也”。阴阳变化是宇宙有节律运动的最根本的原理与法则，万物的生长收藏均受阴阳的支配。古代人们用以标记时间次序的十天干和十二地支，也用阴阳二气的消长变化加以解释。十天干从甲到癸，形象地表现了由于阴阳二气的作用，万物从发生、成长，经历壮盛、繁茂，到衰老、死亡而后更始的变化序列；十二地支从子到亥，描述了一年十二个月当中，阴阳二气的消长转化和万物生、长、化、收、藏的运演过程。

五行学说以日月阴阳、春夏秋冬的递嬗为动力和节律，描绘出一个循环不已的大系统，宇宙万物就在这个统一的大系统中生化不息。如《白虎通·五行》说：“言行者，欲言为天行气之义也。”董仲舒《春秋繁露·五行相生》也指出，“天地之气，合而为一，分为阴阳，判为四时，列为五行”。《素问·天元纪大论》将五行与阴阳并提，认定“夫五运阴阳者，天地之道也”。在古人看来，“道”本身就意味着一定的时间序列，而时间序列又蕴涵着人们必须遵循的“道”①。

（3）同气相求思想

性质相同或相似的事物最易发生相互联系，因而运用以阳从阳、以阴从阴、各从其类的法则引导人们去认识天时与人体的周期性节律变化。因为脏腑与四时季节在阴阳五行属性上相同，故人体脏腑可各随其所主季节时令而发生周期性的相应变化。《素问·金匮真言论》云：“五脏应四时，各有收受乎？”张景岳注：“收受者，言同气相求，各有所归也。”所以在春阳发生之季则肝气生发，冬阳闭藏之季则肾气封藏。如张景岳便用同气相求之理探讨了每逢冬季好发寒病的机理。《类经·阴阳应象》说：“盖阴阳之道，同气相求，故阳伤于阳，阴伤于阴……冬伤于寒者，以类相求，其气入肾，其寒侵骨。其即病者，为直中阴经之伤寒。”

2.《黄帝内经》时间医学的周期性节律

《素问·五运行大论》云：“夫候之所始，道之所生，不可不通也。”张景岳《类经》注：“此五天五运，即气候之所始，天道之所生也。”张志聪《黄帝内经素问集注》注：“此五气化五行之始，乃天地阴阳，道之所生，不可不通也。”故气候、物候等节律性变化，都是天地阴阳运动变化规律所产生的。

在“人与天地相参、与日月相应”（《灵枢·岁露论》）的天人相应观的指导下，《黄帝内经》认为天体运动存在着周期性，气候的变化存在着节律性，所以人体在适应大自然的过程中也就形成了许多生命活动的节律，即人体生命活动的周期性。这些周期性变化反映在人体生理、病理诸方面，归纳起来大致有日节律、月节律、年节律及超年度节律等。

（1）日节律

《素问·生气通天论》云：“阳气者，一日而主外，平旦人气生，日中阳气隆，日西而阳气已虚，气门乃闭。”指出人体阳气的生、长、收、藏在一日中的周期性变化规律。人体卫阳之气的盛衰所呈现出来的时间上的周期性变化规律，受天体日月阴阳运转变化的影响。故《灵枢·营卫生会》说：“卫气行于阴二十五度，行于阳二十五度，分为昼夜。故气至阳而起，至阴而止。故曰日中而阳陇为重阳，夜半而阴陇为重阴。故太阴主内，太阳主外，各行二十五度，分为昼夜。夜半为阴陇，夜半后而为阴

① 邢玉瑞.《内经》时间医学思想的哲学基础. 陕西中医学院学报，2005（1）：5

衰，平旦阴尽而阳受气矣。日中而阳陇，日西而阳衰，日入阳尽而阴受气矣，夜半而大会，万民皆卧，命曰合阴，平旦阴尽而阳受气。如是无已，与天地同纪。”张景岳《类经》注：“所谓天地之纪者，如天地日月各有所会之纪也。天以二十八舍为纪，地以十二辰次为纪，日月以行之迟速为纪。故天与地一岁一会，如玄枵加于子宫是也。天与日亦一岁一会，如冬至日缠星纪是也。日与月则一月一会，如晦朔之同宫是也。人之营卫，以昼夜为纪，故一日凡行五十周而复为大会焉。”

（2）月节律

古代医家观察到月相的周期性变化对人体的气血盛衰有很大影响，《黄帝内经》借用海水的潮汐现象对人体的月节律进行了描述。《灵枢·岁露论》云：“人与天地相参与，与日月相应也。故月满则海水西盛，人血气积，肌肉充，皮肤致，至其月郭空，则海水东盛，人气血虚，其卫气去，形独居。”《素问·八正神明论》中也有“月始生，则血气始精，卫气行；月郭满，则血气实，肌肉坚；月郭空，则肌肉减，经络虚，卫气去，形得居，是以因天时而调气血也”。指出人体的气血盛衰有一个月周期变化的规律。朔月时，气血空虚，人体抵抗力弱；到上弦月，气血逐渐旺盛；到月满时，气血则达到非常充实的阶段，人体抵抗力最强；以后就逐渐减弱，到下弦月，气血更弱；到晦月时，气血达到非常衰弱的程度，接着就开始下一个循环。这是人体气血盛衰的月节律。

正因为人体气血的盛衰有月节律，故后世医家在《黄帝内经》的基础上，更明确认识到女子月事与月相同步。如李时珍《本草纲目·妇人月水》说：“女子，阴类也，以血为主。其血上应太阴，下应海潮，月有盈亏，潮有朝夕。月事一月一行，与之相符，故谓之月水、月信、月经。”张景岳在《景岳全书·经脉之本》中说：“女体属阴，其气应月，月以三旬而一盈，经以三旬而一至，月月如期，经常不变，故谓之月经，又谓之月信。”并指出，“月事者，言女子经水按月而至，其盈虚消长应于月象，经以应月者，阴之所生也”。现在有学者①调查研究，证实月经节律与朔望月周期呈现同步效应。

（3）年节律

年节律是人体对四季寒暑变化的一种节律性反应，《素问·六节藏象论》中有“心者……通于夏气”“肺者……通于秋气”“肾者……通于冬

① 罗颂平，罗元恺．月经节律与月相的联系初探．上海中医药杂志，1984（12）：42～44

气”“脾胃、大小肠、三焦、膀胱者……通于土气”。这是五脏之气在一年四季中的节律变化。

《素问·脉要精微论》认为，脉象有一年四季的浮沉变化规律，“四变之动，脉与之上下”。具体而言，“春日浮，如鱼之游在波；夏日在肤，泛泛乎万物有余；秋日下肤，蛰虫将去；冬日在骨，蛰虫周密，君子居室”。说明脉象有四时寒暑的节律性变化。

再如《素问·四时刺逆从论》说：“春气在经脉，夏气在孙络，长夏气在肌肉，秋气在皮肤，冬气在骨髓中。”表明一年五时之中，人体阳气之所在有不同部位的变化规律。

3.《黄帝内经》时间医学的主时规律

脏腑经脉、气血阴阳、邪气等皆有特定的主时规律。

（1）脏腑经脉的主时规律

①脏腑经脉主四季五时。《素问·金匮真言论》说：“五脏应四时，各有收受。”自然界四时阴阳消长变化，与人体五脏功能系统是收受通应的。因此，肝主春，心主夏，脾主长夏，肺主秋，肾主冬。由于人以五脏为中心，故与五脏相合的六腑亦随其脏而主其时，正如《素问·脏气法时论》中“肝主春，足厥阴少阳主治”，“心主夏，手少阴太阳主治”，“脾主长夏，足太阴阳明主治”，“肺主秋，手太阴阳明主治”，“肾主冬，足少阴太阳主治”。在各脏主时的季节里，其脏气或经气应时而振奋，如春季肝气振奋，夏季心气振奋等。倘若应时应振奋而不振奋，或振奋太过，则在某时辰里其脏病状可见诸临床。如《素问·金匮真言论》认为，“东方生于春，病在肝”，“故春善病鼽衄”。春季见衄，是因春季为阳气生发之季，肝主春，此时肝中阳气升发太过，肝中所藏之血随气逆上所致。《素问吴注》对“亦阳气上升之故”的注释，乃是中肯之言。由此可根据某季某时应某脏的主时规律做出春季见衄病是病在肝的定位诊断。

②五脏经脉主月。《黄帝内经》认为，在相应的某月里，某脏之气会应时而旺。倘若应旺而不旺或旺之太过等，都会引发某脏病变，因而可以依时确定脏腑病位。张志聪明乎此理，指出“善诊者，当以是为法矣”。在《黄帝内经》中有两种主月规律，《素问·诊要经终论》云：“正月二月，人气在肝；三月四月，人气在脾；五月六月，人气在头；七月八月，人气在肺；九月十月，人气在心；十一月十二月，人气在肾。”《素问·脉解》中有“正月见腰椎痛，三月见癞疝腹肿，五月见洒洒振寒，九月

见心胁痛，十月见腰痛，十一月见病胀”。提出太阳主正月，厥阴主三月，阳明主五月，少阳主九月，少阴主十一月的主时规律。例如，由于足太阳膀胱经脉抵腰中，入贯臀，过髀枢，正月三阳之气当生，但太阳之气为阴寒所郁，故见腰椎痛。运用五脏六经应月的主时规律，可以帮助临床得出病位诊断。

③脾主四季。《素问·太阴阳明论》指出，“脾者土也……各十八日寄治，不得独主于时也”。由于寅卯属木，巳午属火，申酉属金，亥子属水，辰未戌丑属土。因此，三月、六月、九月、十二月各有十八日由脾所主。若脾病，则可在各季之末18天见到相应病变，由此可以做出定位在脾的诊断。如《素问·刺要论》说：“脾动则七十二日、四季之月，病腹胀，烦不能食。”王冰注：“七十二日、四季之月者，谓三、六、九、十二月各十二日后，主寄十八日也。”因脾伤而不能运化水谷，是以在所主之时，病腹胀，烦不能食。故而在这一时间里定时发病，可判断其病在脾。

④顺气一日分为四时。《灵枢·顺气一日分为四时》提出，“春生夏长秋收冬藏，是气之常也，人亦应之。以一日分为四时，朝则为春，日中为夏，日入为秋，夜半为冬”。而肝主春，心主夏，肺主秋，肾主冬。“朝则人气始生”“日中人气长”“夕则人气始衰”“夜半人气入脏”。五脏之气随天气而有消长盛衰的变化。倘若在一日四时中，五脏之气异常，不能应时而变，则能发生或加重某脏的病变。于是可以据此做出定位诊断和治疗。如夜半生病多属于肾，《续名医类案·嗽》载：“曾芸塘子九岁，病咳，半夜甚，乃胎禀不足，肾虚嗽也。用人参固本丸加阿胶、桑皮，尽剂而安。”故今人用七味都气丸加味治愈“半夜咳喘一年半”的病人，也基于半夜咳嗽多为肾虚的道理①。

⑤一日十二经气血流注主时。《灵枢·营气》云：“故气从太阴出，注手阳明。上行注足阳明，下行至跗上，注大趾间，与太阴合。上行抵髀，从脾注心中。循手少阴出腋下臂，注小趾，合手太阳。上行乘腋，出䪼内，注目内眦，上颠下项，合足太阳。循脊下尻，下行注小指之端，循足心注足少阴，上行注肾。从肾注心，外散于胸中，循心主脉出腋下臂，出两筋之间，入掌中，出中指之端。还注小指次指之端，合手少阳，上行注膻中，散于三焦。从三焦注胆，出胁注足少阳，下行至跗上。复从跗注

① 沈同生．半夜咳喘一年半案．江苏中医杂志，1981（1）：21

大趾间，合足厥阴上行至肝，从肝上注肺，上循喉咙入颃颡之窍，究于畜门。其支别者，上额循颠下项中，循脊入骶，是督脉也。络阴器，上过毛中，入脐中，上循腹里入缺盆，下注肺中，复出太阴，此营气之所行也，逆顺之常也。”气血在经脉中流行，应时而流注于某经，犹潮汐之涨落，则某脏气血随之发生旺盛与衰退的现象。所以后人总结出：寅时，气血出自中焦，流注于手太阴肺经；卯时，流注于手阳明大肠经；辰时，流注于足阳明胃经；巳时，流注于足太阴脾经；午时，流注于手少阴心经；未时，流注于手太阳小肠经；申时，流注于足太阳膀胱经；酉时，流注于足少阴肾经；戌时，流注于手厥阴心包络经；亥时，流注于手少阳三焦经；子时，流注于足少阳胆经；丑时，流注于足厥阴肝经，复出肺经。根据这种主时规律，将发病时间与经脉流注主时对应，就可以判断病位在哪一脏腑经脉上。

《伤寒论》里还有一个主时规律，那就是六经欲解时。因为我们现在是讲《黄帝内经》，所以这里就不讲了，请大家自己去参考和理解。

（2）人体气血阴阳的主时规律

一般而言，气、阳主阳时，血、阴主阴时。春夏、白昼、上午属阳，与此对应，秋冬、黑夜、下午属阴。所以人体疾病阳盛者，在春夏、白昼、上午病作或加重，而在秋冬、黑夜、下午则病减。相反，阴盛者，在秋冬、黑夜、下午则病作或加重，而在春夏、白昼、上午则病减。如《素问·阴阳应象大论》云：“阳胜则身热……能冬不能夏。阴胜则身寒……能夏不能冬。”阳胜者，得冬月之阴寒，尚或平乎其阳热，得夏月之阳热，则阳热鸱张，故阳胜者耐冬不耐夏。而阳虚者，在春夏、白昼、上午等阳时，或者病减，或者病加，或者病发生及发作。病减者因在春夏、白昼等阳时，已衰之阳得天时之阳气的资助而安。《医贯·阴阳论》说：“若夫阳虚，病则昼轻；阴虚，病则夜轻。阴阳各归其分也。”病加或者病发生及发作者因人体已衰之阳乘春夏、白昼、阳气旺时与邪相争而病剧。《伤寒论》云：“昼日烦躁不得眠，夜而安静。”此是阳虚阴盛，方用干姜附子汤。成无已说：“阳主于昼，阳欲复，虚不胜邪。正邪交争，故昼日烦躁不得眠。夜，阴为主，阳虚不能与之争，是夜安静。”《读医随笔·中风有阴虚阳虚两大纲》说：“阳虚者，遇寒冷之令，其阳气不胜天气之敛抑，故多病于秋冬。阴虚者，遇温热之令，其阴气不胜天气之发越，故多病于春夏。”诸如后世医家提出的“阴虚注夏，阳虚注秋”等也属此例。根据特定时间发病，或病情加重或减轻等，有助于诊断气血阴阳的盛衰。

《素问·脉要精微论》云："是故冬至四十五日，阳气微上，阴气微下；夏至四十五日，阴气微上，阳气微下。"后世所谓"冬至一阳生，夏至一阴生"即源于此。冬至或夏至起，阴阳之气开始有消与长的变化，因此在诊治疑难病症时也需要考虑阴阳的消长。如王与贤治一人，每年夏至，胃痛、头晕、发热等症准时发病，每到冬至以后，身体自然好转。王氏认为，这是因为冬至一阳生，阳衰得阳气来复之助，是以好转。夏至一阴生，阳衰而阴气复乘，是以多病。遂予附子理中汤加茯苓、白芍，三剂后，病人头晕、身热等症全退①。

（3）邪气的主时规律

①六气主时规律：主要与五运六气理论有密切关系。五运六气理论运用阴阳的分类、属性、多少、交感等内容，运用五行木、火、土、金、水以及五行的生克制化、亢害承制等规律，运用风、寒、暑、湿、燥、火以及风木、君火、相火、湿土、燥金、寒水等六气属性和关系，以确定天干、地支、气候特点和相互关系，用以认识气候变化对人体生理、病理、预防和治疗的影响。

五运六气理论主要阐述了自然界气候的运动变化及其影响人体的一般规律和部分特殊规律。根据每年五运的主运和六气的主气来判断该年气候的正常变化规律，根据每年五运的客运和六气的客气来判断该年气候的异常变化规律，并根据运气盛衰、客主加临等情况进一步分析复杂的气候变化，从而有助于认识六气的主时规律和疾病的一般发病规律。如逢甲、丙、戊、庚、壬阳干主时之年，为岁运太过之年。岁运太过之年的气候变化规律是本运之气偏盛，本气流行。如逢甲之年，为岁土太过，则湿土流行；逢丙之年，为岁水太过，则寒气流行；逢壬之年，为岁木太过，则风气流行等。太过之年的发病规律，一方面可以引起与本运相通应的脏发病。如岁木太过，则肝病居多；金运太过，则肺病易发。另一方面可以引起与本运相通应脏的所胜之脏受制而发病。如《素问·气交变大论》曰："岁木太过，风气流行，脾土受邪。民病飧泄食减，体重烦冤，肠鸣腹支满……岁火太过，炎暑流行，肺金受邪。民病疟，少气咳喘……岁土太过，雨湿流行，肾水受邪。民病腹痛，清厥意不乐，体重烦冤……岁金太过，燥气流行，肝木受邪。民病两胁下少腹痛，目赤痛眦疡……岁水太

① 王与贤．冬至一阳生，夏至一阴生在辨证上的应用．上海中医药杂志，1980（3）：9

过，寒气流行，邪害心火。民病身热烦心躁悸……”例如岁木太过，则肝病居多，因木胜土，故又可引起脾土受制而发病。如2008年为戊子年，岁火太过，火邪盛行，火灼肺金，肺伤则见呼吸少气、咳喘息鸣等症状。火运太过，炎暑流迫，民病疟疾。火气上逆而致咽干，耳聋，两胁、两臂内、胸膺、背、肩胛之间疼痛，胁支满，身热浸淫，全身骨节疼痛等。再如，《素问遗篇·刺法论》中有“假令庚辰刚柔失守”“三年变大疫”。《素问遗篇·本病论》中更具体指出，“假令庚辰阳年太过……虽交得庚辰年也，阳明犹尚治天……火胜热化，水复寒刑。此乙庚失守，其后三年化成金疫也。速至壬午，徐至癸未，金疫至也。”这两段话的意思是：假若庚辰年的年运“刚柔失守”，表现为天气干燥，气温偏高，并出现寒水来复的变化，此后三年可化生大疫，化生的大疫名“金疫”。“三年化成金疫也，速至壬午，徐至癸未，金疫至也。”快到壬午年，慢到癸未年“金疫”就来了。2000年正好是经文提到的庚辰年。该年出现全国大面积干旱，年平均气温偏高，而11月份又出现月平均气温20年最低的现象，符合“庚辰刚柔失守”的运气特点。按“三年变大疫”之说，应该在2003年发生疫情。广东最早发现SARS是在2002壬午年，北方大规模流行在2003癸未年，经文已明言发生的是“金疫”——肺性疫病，预见的准确性超出想象。①

关于“运气学说”这一部分，内容较多，在此不做深谈。

②邪气阴阳属性的主时规律：风、热为阳邪，寒、湿、痰、瘀、食等为阴邪。邪气的阴阳属性在天时阴阳属性的作用下，可以导致疾病的发生或者病情的加重。一般而言，阳邪发于阳时，阴邪发于阴时，这是同气相求，以阳助阳、以阴助阴的道理，也是时间辨证的参考依据。例如，火热证，在白天、上午、春夏等阳时为重；寒湿证，在夜晚、下午、秋冬等阴时为甚。如《素问·三部九候论》云：“热中及热病者，以日中死。”“病水者，以夜半死。”《素问吴注·决死生论》注：“热中及热病者，以日中死，阳极助邪也……病水者，以夜半死。亥子为水，助其邪也。”

后世医家在《黄帝内经》的基础上，认识更为明确。如《仁斋直指方论·咳嗽治例》说：“上半日咳者，胃中有火，加贝母、石膏、黄连。”这是阳邪得阳时之助而肆虐，而瘀血、痰湿、饮食等阴邪得阴时之助而病作。如瘀血者，《医林改错·小儿痞证》说：“午后潮热，至晚尤甚，乃

① 顾植山．运气学说对中医药辨治SARS的启示．中华中医药杂志，2005（5）：261

瘀血也……用血府逐瘀汤，去午后潮热。”如饮食者，《读医随笔·食填太阴证似结胸似温毒似阴虚》说：“入夜即热，五更为甚，天明即止，额与手心常热……医家病家……不疑有食。”

4.《黄帝内经》时间医学的临床运用

运用《黄帝内经》时间医学理论，可以指导医生诊断疾病、把握治疗时机、制定预防疾病发生、发展和转变的措施等，此外也有助于养生保健。

（1）诊断疾病

临床辨治某些疑难病症时，当其症状表现不明显，或者症状表现很复杂，难以明确诊断，同时病证的发生和变化与特定的时间有着相应的规律性联系，这时最宜采用时间辨证的方法。它能帮助医生定位、定性、定因和定势，既简明又有效。依据疾病主证或主要兼证有规律地在某一特定时间里发生或变化，如定时潮热、定时疼痛、定时腹泻、定时咳喘、定时腹胀等，再结合脏腑经脉、气血阴阳、邪气属性等主时规律，寻求某种主时规律与该病证发生发展变化时间的对应关系，然后作出关于疾病病因、病位、病性及病势的诊断。历代医家大多比较重视这一临床辨证方法。如赵献可说：“医家全凭此，以明得病之根源，而施治疗之方术。”（《医贯·阴阳论》）

①认识发病规律。疾病的发生发展，有时会有一定的时间规律。如《素问·咳论》提出，“五脏各以其时受病”。五脏分主四季五时，故天体运转，每逢某一时日季主令，则主时之脏最易生病。《素问·金匮真言论》总结了四季五时的一般发病规律：东风生于春，病在肝……南风生于夏，病在心……西风生于秋，病在肺……北风生于冬，病在肾……中央为土，病在脾……故春气者病在头，夏气者病在脏，秋气者病在肩背，冬气者病在四肢。故春善病鼽衄，仲夏善病胸胁，长夏善病洞泄寒中，秋善病风疟，冬善病痹厥。《素问·生气通天论》也说：“春伤于风，邪气留连，乃为洞泄；夏伤于暑，秋为痎疟；秋伤于湿，上逆而咳，发为痿厥；冬伤于寒，春必温病。”

《素问·生气通天论》根据四时阴阳盛衰与病证阴阳盛衰的关系讨论了病证的发病规律，即“阳气者，烦劳则张，精绝，辟积于夏，使人煎厥。目盲不可以视，耳闭不可以听，溃溃乎若坏都，汩汩乎不可止”。煎厥之病，因过度劳作，导致阳热亢盛，阴精竭绝，病为阳盛阴衰，夏季亦为阳盛阴衰之时，同气相求，此时阳热更加炽盛、阴精更加竭绝，故逢夏季而引发煎厥之病。

②依时诊断病证。时间对疾病的诊断有重要意义。《素问·脉要精微论》云："诊法常以平旦，阴气未动，阳气未散，饮食未进，经脉未盛，络脉调匀，气血未乱，故乃可诊有过之脉。"指出诊病时间当在清晨进行，此时最能诊察出"有过"之脉的征象。《素问·热论》曰："先夏至日者为病温，后夏至日者为病暑。"是以夏令前或后的发病时间作为诊断温病和暑病的根据。

运用《黄帝内经》五脏应月的主时规律，可以帮助临床做出病位诊断。如魏玉横《续名医类案·吐血》曰：关太孺人年七十七，久患胁痛，左半不能卧，食少不眠。十月间，忽吐血数口，进童便不应，或与之小剂生地、山栀、茅根、茜草之类亦不应，或谓有瘀。诊之，右关弦略数，左右寸俱鼓指。从脏腑经脉主时关系来考虑，因肾水有亏，肝木失养，燥而生火，正值亥月，主阳气潜藏而不能藏蛰，反腾而上，冲击胃络，致阳明之火泛滥而出也。虽在寒月，必使加黄连于养荣之剂，以抑之使其下降潜伏，自无痛沸之患矣。用生地、熟地、沙参、麦冬、山药、杞子，入黄连三分，酒炒焦，数服血止食进，又十剂痊愈。第此病属在年高病久，非大剂两仪膏，真元不易复元也。

运用阴阳气血主时规律，也有助于判定病机。如阳虚者，多在春夏、白昼、上午等时间或病减，或病加，或病发生及发作。如岳美中先生治一陈姓中年女子，患经血漏下症，经过中西医多方诊治无效。岳先生疏止血的古今方数剂亦罔效。后细询病人漏血的时间仅在上午，余时不见。于是认为，昼为阳，上午为"阳中之阳"，因此考虑该病是阳气虚，无力摄持阴血所致，故上午即漏下。因此处以四物汤加炮姜、附子、肉桂，三服漏止（《岳美中医话集》）。再如俞长荣先生于 1975 年曾治 1 例女性病人，每日上午持续低热已 2 个多月，伴咳喘，咯白痰或吐水，面及下肢微浮肿，舌淡胖苔白，脉沉细微。先生认为，本例发热均在上午，为阳虚；舌淡胖，痰白，吐水为脾阳不足；浮肿，咳喘，脉沉细，不唯脾阳不足亦且肾阳虚衰，火不暖土。本病标在脾，本在肾，诊为肾阳虚衰，命火式微。用附子汤加细辛、干姜、五味、肉桂，服三剂热退，继以附子汤加归、芪调理。观察 3 年未复发[①]。

---

① 俞长荣．略论"甚者从之"．中医杂志，1979（7）：14

根据邪气的主时规律，病在阳时或阴时，有助于推断是何类病邪为患。如《读医随笔·寒湿下受直伤少阴变证多端搜治匪易》载：一孩三岁，忽半夜发热，日出始退，次日依时而至。医遂以为疟。忽又大声惊喊，目瞪昏厥，旋复如常。医又以为惊风。周学海诊之，见其精神委顿，面色惨黯，目胞下垂，四肢胕肿，而左尤甚，头面亦右湿左凉，舌苔薄白在后半部，脉息沉紧。审思良久，断定为“寒湿深入骨髓也”。遂疏方用桂枝、良姜、乌药、香附、陈皮、菖蒲。服四剂，病无增损，而委顿弥甚，然脉息浮弦矣。因思邪从下上犯，此药仅温理中焦，无益也。改用细辛、川芎、羌活、藁本、威灵仙、生附子、牛膝、巴戟、苍术、桃仁、杏仁。三剂后，果面色清亮，言笑有神，饮食倍进，胕肿全消，脉息畅大矣。“是病也，其初见发热者，是寒湿从阴分上蒸，与卫阳交战也。惊喊昏厥者，声发于心，寒湿内逼心阳，乍掩热痰，乍涌于包络，所谓积冷在下，状如厥癫也。若作疮后惊风治之，即败矣。若以子后发热，天明即止，为伤食所致，而概用消导，亦危矣。诸医以为久病正虚，须用气血两补，其识更陋。”

根据气血应时而流注于某一脏腑经脉的主时规律，有助于判断病位。如游以春治一嫠妇，年三十余，忽午后吐酸水碗许，至未时心前作痛，至申时痛甚晕去，不知人事，至戌方苏。每日如此，屡治不效。游用二陈下气之剂亦不效。熟思之，忽忆《针经》有云：未申时，气行膀胱。想有瘀血滞于此经致然。遂用归尾、红花各三钱，干漆五钱，煎服，吐止痛定，晕亦不发。次日复进一贴，第三日加大黄、桃仁饮之，小便去凝血三四碗而痊（《古今医案按选·吐血》）。

（2）指导治疗

①把握治疗时机。《灵枢·卫气行》云：“谨候其时，病可与期。失时反候者，百病不治。”张景岳注：“失时反候，谓不知四时之气候、阴阳之盛衰，而误施其治也。”这种施治时机，主要顺应了脏腑经脉、气血阴阳的振奋趋势，最易收到正易复邪易去的效果。如《素问·痿论》提出痿病的治疗原则：各以其时受月，则病已矣。姚止庵《素问经注节解》说：“时受月者，五脏各有应王之月，如肝伤则筋病，欲治筋病，必于春月木王之时，因时以受王月之气，则邪易去而正易复也。”治疗痿病，主张要抓住时机，在各脏主时的时间里进行治疗，则“邪易去而正易复”。《素问·刺疟》更是强调在治疗某些病证如疟疾时，一定要善于把握时机，“凡治疟，先发如食顷乃可以治，过之则失时也”。

②把握用药规律。《素问·六元正纪大论》说："论言热无犯热，寒无犯寒。"对于同一种疾病，由于所治时间不同，在药物的选择上应酌加考虑。如四季阴阳盛衰不同，故疾病在春夏多易从热化，在秋冬多易从寒化。为防止此种寒热变化，在辨证施治的基础上，应考虑春夏一般不用热药，秋冬一般不用寒药。倘若必须用此类药物，可参考后世医家如李东垣提出来的一种变通治法，"诸病四时用药之法，不问所痛，或温或凉，或热或寒，如春时有疾，于所用药内加清凉风药；夏时有疾，加大寒药；秋月有疾，加温气药；冬月有疾，加大热药"。

③把握服药时间。《黄帝内经》中对内服药的服法有晨服、饭前服等因时之别。如《素问·刺法论》载有小金丹的服法，"每日望东吸日华气一口，冰水下一丸，和气咽之"。意思是说每天早晨当太阳初出时，面向东方，吸一口气，用冷水和气送下小金丹。再如《素问·病能论》治酒风证，"以泽泻、术各十分，麋衔五分，合以三指撮，为后饭"。张景岳注："饭后药先，故曰后饭。"又如《素问·腹中论》治血枯证，"以四乌鲗骨，一藘茹，二物并合之，丸以雀卵，大如小豆，以五丸为后饭，饮以鲍鱼汁"，即为饭前空腹时服。

后世医家在《黄帝内经》的基础上又有很多发展。张仲景用十枣汤攻逐水饮要求"平旦温服之"，即寅时服药。王肯堂用鸡鸣散治疗寒温脚气和风湿流注之肿痛，亦取五更时（寅时）分三五次冷服，均借寅时旺盛之肺气和肺主宣发肃降通调水道之机，顺势逐水祛湿。李东垣根据阴阳消长的节律制定了食前服、食后服、空心服、五更服等不同时间服药法，并针对阴虚阳盛的证候，于每日清晨空腹服补阳汤，以协助阳气的生发，临卧服泻阴丸，于阴气未盛时先泻其阴。叶天士《临证指南医案》中具体注明了各种制剂的服药时间有近百处，其用药时间有如下规律：晨服温补肾药，午服利尿药，暮服平肝药，晚服补脾和胃药，符合五脏之气的昼夜变化规律；涌吐药宜早晨或上午服，因朝则为春，气机主升浮，吐法是引而涌之，宜顺应气机的升浮之势而进行涌吐。元代僧人继洪《澹寮集验方》云："凡人五更初，肾气必开。若肾开之时，进一服温和平补之药，其功胜于常服峻补之药十数。"《仁斋直指方论·眼目证治》也说："山药丸、驻景丸、明眼地黄丸、菊睛丸，上四药夹和，每服百粒，食前盐汤下，或大流气饮下。治肾虚瞳仁开大，淡白昏蒙。凡人五更初，肾气开，才一言语、咳唾，肾气即合。当肾开时，静默进前药百粒，功效胜常。"

④把握针刺原则。《素问·八正神明论》说："凡刺之法，必候日月星辰，四时八正之气，气定乃刺之。"《素问·脏气法时论》云："合人形以法四时五行而治。"指出针刺等治疗必须顺应四时五行的变化规律。

由于四时阴阳有消长，人体脏腑之气亦随之而有消长变化，故而四时针刺有不同。如《素问·八正神明论》说："分春夏秋冬之气所在，以时调之。"《灵枢·四时气》云："黄帝问于岐伯曰：夫四时之气，各不同形，百病之起，皆有所生，灸刺之道，何者为定？岐伯答曰：四时之气，各有所在，灸刺之道，得气穴为定。故春取经、血脉、分肉之间，甚者，深刺之，间者，浅刺之；夏取盛经孙络，取分间绝皮肤；秋取经俞。邪在腑，取之合；冬取井荥，必深以留之。"《素问·四时刺逆从论》也提出，"四时刺逆从者，春刺经脉，夏刺孙络，长夏刺肌肉，秋刺皮肤，冬刺骨髓，四时各有所刺，刺之从也。刺不知四时之经，正气内乱，中伤五脏，死之有期，刺之逆也"。

⑤把握治疗禁忌。《素问·八正神明论》提出，"月生无泻，月满无补，月郭空无治，是谓得时而调之。因天之序，盛虚之时，移光定位，正立而待之。故曰月生而泻，是谓脏虚；月满而补，血气扬溢，络有留血，命曰重实；月郭空而治，是谓乱经"。杨上善注："月生，血气始精微弱，刺之虚虚，故不可泻。月满，人气皆盛，刺之实实，故不可补也。无疗者，治之乱经，故无疗也。是谓得时法也。"张景岳深有感触地说："愚按：王太仆引经注此，其说虽是，而殊有未尽者。如不本四时，则有不知运气之盛衰，阴阳之消长。故好用温热者，忘天地之赫曦；专用寒凉者，昧主客之流衍。五音皆有宜忌，胡可视为泛常？故《五常政大论》曰：必先岁气，无伐天和。设不知此而犯之，如抱薪救火，因雪加霜，误人误己而终身不悟者，良可慨矣！"

针刺时，必先结合时间节律以知人气之所在而禁刺之。《灵枢·阴阳系日月》云："正月二月三月，人气在左，无刺左足之阳。四月五月六月，人气在右，无刺右足之阳。七月八月九月，人气在右，无刺右足之阴。十月十一月十二月，人气在左，无刺左足之阴。"又《灵枢·五禁》云："甲乙日自乘，无刺头，无发蒙于耳内。丙丁日自乘，无振埃于肩喉廉泉。戊己日自乘四季，无刺腹去爪泻水。庚辛日自乘，无刺关节于股膝。壬癸日自乘，无刺足胫。是谓五禁。"张景岳注："天干之合人身者，甲乙应头，丙丁应肩喉，戊己及四季应腹与四肢，庚辛应关节股膝，壬癸应足胫。日自乘者，言其日之所直也，皆不可刺，是谓五禁。"《黄帝内经灵枢集注》注："天之十干，始于甲乙，终于壬癸。故甲乙以应头，壬癸以应足，丙丁应身半以上，庚辛应身半以下，配天之四时也。戊己属土，故乘于四季。夫甲为阳木，乙为阴木。自乘者，阴阳自合，非化气也。发蒙振埃者，所以通气也。天之十干，化生地之五行。通气者，通五运之化气。此天干自乘，故为取气之禁。"

（3）判断预后

①预测疾病发生。预测是对未知事实做出科学推测。它以因果认识为基础，依据原理定律在某些条件下所发生的作用，推导出关于未知事实的结论。例如《黄帝内经》有"正气存内，邪不可干"，"邪之所凑，其气必虚"之理。由于各年间运气的变化，一年中四季的变化，一月间月亮的盈亏，一日中阳气的隆虚等，人体的正气也随之发生相应的变化，表现出消长盛衰的时间节律变化，正胜则邪却，正虚则邪害，故人体许多疾病与之呈现出显著的相关关系。

《素问·四时刺逆从论》说："邪气者，常随四时之气而入客也。"在不同季节时间里，四时阴阳会影响不同的脏腑组织，人体气血随时间的变化而更迭变动，形成不同的体质和功能的盛衰状态。当其衰时最易招致外邪的乘虚侵袭，从而导致季节性、时间节律性的流行病、多发病的发生。如《素问·金匮真言论》说："春善病鼽衄，仲夏善病胸胁，长夏善洞泄寒中，秋善病风疟，冬善病痹厥。"

②推断疾病转归与变化。疾病转归，一是向愈，二是恶化；疾病变化，一是加重，二是减轻。疾病的转归和变化，也可呈现出时间的节律性。即人体五脏的五行属性与天之时日季等五行属性有相生或相克关系时，则人体的病情会出现时间节律性的轻重变化。如五脏病变，其脏五行属性被所主时间的五行属性克制时，病情加重；若五脏病变，其脏五行属性克制所主时间的五行属性时，病情减轻。《素问·脏气法时论》云："夫邪气之客于身也，以胜相加。至其所生而愈，至其所不胜而甚，至于所生而持，自得其位而起。"《黄帝内经素问集注》注："以胜相加者，如肝病加于庚辛，心病加于子癸，所胜之气加临，而病益重也。如肝病者愈于夏，心病者愈于壬癸，得所生之子气而愈也。谓值其克贼之时，而病益甚也。得所生之母气，而能支持也。值本气自旺之时，故能复起而愈也。"

《素问·玉机真脏论》曰："一日一夜五分之，此所以占死生之早暮也。"张景岳注："五分者，朝主甲乙，昼主丙丁，四季土主戊己，晡主

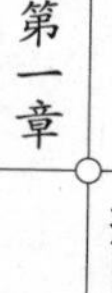

庚辛，夜主壬癸。此一日五行之次，而脏有不胜，即其死生之期也。”《黄帝内经》将一日一夜划分为五个阶段，配合五脏，以平旦属肝，日中属心，薄暮属肺，夜半属肾等，再结合脏腑阴阳特性、五行生克等，以推断疾病预后和预测危重病人的死亡时间。如《素问·三部九候论》说：“九候之脉，皆沉细悬绝者为阴，主冬，故以夜半死；盛躁喘数者为阳，主夏，故以日中死；是故寒热病者，以平旦死；热中及热病者，以日中死；病风者，以日夕死；病水者，以夜半死。”张景岳《类经》注：“夜半者，一日之冬也。阴尽阳生，故阴极者死。日中者，一日之夏也。阳尽阴生，故阳极者死。平旦者，一日之春，阴阳之半也。故寒热病者，亦于阴阳出入之时而死。以阳助阳，真阴竭也。日夕者，一日之秋也。风木同气，遇金而死。亥子生王，邪盛极也。”《素问·阴阳应象大论》曰：“阳胜则身热，腠理闭，喘粗为之俯仰，汗不出而热，齿干以烦冤腹满死，能冬不能夏。阴胜则身寒汗出，身常清，数栗而寒，寒则厥，厥则腹满死，能夏不能冬。”阳胜者，冬月病情平稳而夏月病甚；阴胜者，夏月病情平稳而冬月病甚。这是因为阳胜者，得冬月之阴寒以平其阳热，得夏月之阳热更助火邪，故可推断阳胜者，耐冬不耐夏。阴胜者，得夏月之阳热以平其阴寒，得冬月之阴寒更助寒邪，故可推断阴胜者，耐夏不耐冬。正如《黄帝内经素问集注》说：“盖言人之阴阳，又配合天地四时之阴阳而为生死也。”

③推测轻重变化。《黄帝内经》根据五行生克制化规律推测五脏病变轻重的时间变化。如《素问·脏气法时论》说：“病在肝，愈于夏，夏不愈，甚于秋，秋不死，持于冬，起于春，禁当风；肝病者，愈在丙丁，丙丁不愈，加于庚辛，庚辛不死，持于壬癸，起于甲乙；肝病者，平旦慧，下晡甚，夜半静。”这里系统地阐述了肝病的发展变化及转归。依此类推，五脏之病，皆至其所生之时而愈，至其所不胜之时而甚，至其生己之时而持，自得当旺之时而起。

《灵枢·顺气一日分为四时》曰：“夫百病者，多以旦慧昼安，夕加夜甚，何也？岐伯曰：四时之气使然。黄帝曰：愿闻四时之气。岐伯曰：春生、夏长、秋收、冬藏，是气之常也，人亦应之，以一日分为四时，朝则为春，日中为夏，日入为秋，夜半为冬。朝则人气始生，病气衰，故旦慧；日中人气长，长则胜邪，故安；夕则人气始衰，邪气始生，故加；夜半人气入脏，邪气独加于身，故甚也。”根据一日内阳气的运行规律及正邪消长斗争变化阐述了疾病一日内的轻重变化。

（4）指导养生保健

养生的目的在于强健身体，预防疾病，延年益寿。《黄帝内经》的养生原则十分强调人应效法天地日月的运行规律。如《素问·上古天真论》指出，“真人者……提挈天地，把握阴阳”；“至人者……和于阴阳，调于四时”；“圣人者……处天地之和，从八风之理”；“贤人者……法则天地，象似日月，辨列星辰，逆从阴阳，分别四时”。

在具体的养生方法上，更主张要“法于阴阳，和于术数，饮食有节，起居有常，不妄作劳，故能形与神俱，而尽终其天年”（《素问·上古天真论》）。《素问·四气调神大论》提出四时的养生方法，“春三月……夜卧早起，广步于庭，被发缓形，以使志生，生而勿杀，予而勿夺，赏而勿罚，此春气之应，养生之道也”；“夏三月……夜卧早起，无厌于日，使志无怒，使华英成秀，使气得泄，若所爱在外，此夏气之应，养长之道也”；“秋三月……早卧早起，与鸡俱兴，使志安宁，以缓秋刑，收敛神气，使秋气平，无外其志，使肺气清，此秋气之应，养收之道也”；“冬三月……早卧晚起，必待日光，使志若伏若匿，若有私意，若已有得，去寒就温，无泄皮肤，使气亟夺，此冬气之应，养藏之道也”。

《素问·四气调神大论》主张，“夫四时之阴阳者，万物之根本也，所以圣人春夏养阳，秋冬养阴，以从其根……逆其根则伐其本，坏其真也”。杨上善注：“圣人与万物俱浮，即春夏养阳也；与万物俱沉，即秋冬养阴也。与万物沉浮以为养者，志在生长之门也。”春夏两季，气候由寒转暖，是万物生长的季节，表现为阳气发泄于外，对人体来说，应注意养阳，要夜卧早起，散步于庭，使阳气更加充沛；秋冬两季，气候由凉而寒，是万物收藏的季节，表现为阴气收敛于内，对人体来说，应注意养阴，此时必须注意防寒保暖，适当调整作息时间，使阴精潜藏于内，阳气不致妄泄。所以《黄帝内经》强调，“逆之则灾害生，从之则苛疾不起”。

《素问·生气通天论》提出，“阳气者，一日而主外。平旦人气生，日中阳气隆，日西而阳气已虚，气门乃闭”。由于阳气在一日中有朝则始生、日中隆盛、日西已虚、夜半入里的运行和分布规律，故为预防疾病提出指导意见。为免阳气受伤，形体受损，其养生原则是“暮而收拒，无扰筋骨，无见雾露”。如果不善于养生者，“反此三时”，必“形乃困薄”。

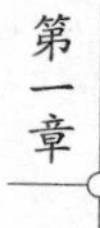

第二章 病 证

第一节 热病

我们学习《素问·热论》。篇名叫热论，实际上可以倒过来看，就是论热，或者叫论热病。这一篇论述了热病的概念、发热的机理和预后、六经病证、治疗原则等。这是重要的一篇，它影响了后世许多医家的学术思想，最有代表性的人物就是张仲景。

一、伤寒的概念

黄帝问曰：今夫热病者，皆伤寒之类也，

黄帝问道，凡是发热的病证，主要是指外感热病，都属于伤寒的范畴。

因此，此处的伤寒，便有了广义和狭义之分。广义的伤寒，泛指外感热病，就是外感热病的总称。凡是感受了风、寒、暑、湿、燥、火、热等多种邪气，然后导致的发热性疾病，都叫伤寒。在《难经》的“第五十八难”中有“伤寒有五：有中风，有伤寒，有湿温，有热病，有温病”。这个“伤寒有五”的“伤寒”，就是广义的伤寒；那么“有中风、有伤寒、有湿温、有热病、有温病”中的“伤寒”，就是狭义的伤寒，就是指感受了寒邪而导致的热病。这就是广义伤寒和狭义伤寒的区分。《伤寒论》书名中的伤寒应该是广义伤寒，而太阳病的伤寒是狭义伤寒。所以“今夫热病者，皆伤寒之类也”，是广义伤寒。

或愈或死，其死皆以六七日之间，其愈皆以十日以上者，何也？不知其解，愿闻其故。

黄帝对广义伤寒和狭义伤寒的道理都是懂的，所以他不问这个。他问：有的预后好，有的预后差。预后不良者大都在六七日之间，预后好者大都在十日以上，这是为什么？

我们看《伤寒论》第8条："太阳病，头痛至七日以上自愈者，以行其经尽故也，若欲作再经者，针足阳明，使经不传则愈。"一日传一经，六日传六经。六经传尽，正气不支，故在六七日之间，见预后不良之症。欲作再经，再度传变，必七日以上。若正气胜，邪气退却，疾病向愈，则在十日以上。

二、热虽甚不死的原因

岐伯对曰：巨阳者，诸阳之属也。其脉连于风府，故为诸阳主气也。

巨阳：巨，大也，"比大还要大，所以叫'太'"[①]。故巨阳，即太阳，这里指足太阳经脉。为什么太阳为诸阳之属呢？

《黄帝内经》用经脉连属来解释太阳为诸阳主气，也就是太阳主一身之阳气的道理。风府：穴位名称，在项后入发际一寸处，属督脉。足太阳经脉的直行者，从颠入络脑，还出别下项，与风府相连，故作"其脉连于风府"。督脉统主诸阳，为阳脉之海；风府又与阳维脉连属，阳维脉维系诸阳经。太阳与风府相连，实际上就与督脉、阳维脉相连，故太阳为诸阳主气。杨上善注："足太阳脉直者，从颠入络脑，还出别下项，其风府在项入发际一寸，则太阳之气连风府也。诸阳者，督脉、阳维脉也。督脉，阳脉之海；阳维，维诸阳脉，总会风府，属于太阳，故足太阳脉为诸阳主气。"

我从两方面来解释太阳为诸阳之属。属有两义：①统属。从经脉自身特点来看，足太阳经脉为六经之长，行一身之表，统摄阳分；为六经之首，主皮肤，统营卫；②连属。从经脉连属来看，足太阳经脉与阳气多的经脉如督脉、阳维脉相连以接受其阳气。从这两点来看，太阳的阳气多、阳气盛。为什么太阳的阳气多又盛呢？清代医家钱潢在《伤寒溯源集·太阳上中下三篇总脉总证》说："太阳者，盛阳也。阳不盛，不足以密腠理而卫风寒，故为六经之首，为皮肤营卫之总统。"从太阳的功能来说，太阳阳气充盛，就能总统皮肤营卫，抵御外邪，固密腠理。但我的理解是，《黄帝内经》提出太阳为诸阳之属，其用意不仅仅是说太阳的阳气盛，更要说明太阳先伤的道理，原因为三：第一，寒为阴邪，最易伤人阳气。太阳阳气盛，寒邪伤阳，所以最先伤及太阳。第二，太阳行一身之

① 庞朴．中国文化十一讲．北京：中华书局，2008，9

表，为一身之藩篱，故邪气伤人，太阳首当其冲。第三，《素问·六元正纪大论》说："太阳所至为刚固，为坚芒。"太阳自恃刚强，但恃强傲物者，最易先伤。这就是"刚亡而弱存"的道理。如《道德经》曰："故坚强者死之徒，柔弱者生之徒。是以兵强则灭，木强则折。强大处下，柔弱处上。"牙齿硬则先坏，舌头软则不烂。上述三点说明了太阳先伤的道理，因此如《素问·评热病论》说"巨阳主气，故先受邪"。

人之伤于寒也，则为病热，

人体感受寒邪后，可以发为热病。为什么呢？其道理有二：一是寒邪外侵，寒主收引，束于肌表，则致肌腠固闭，玄府不通，阳气不得泄越，郁而发热。这是狭义伤寒导致的热病。二是此处"伤于寒"并不仅仅指寒邪，泛指四时各种致病邪气，都可以引起热病。刘河间的"六气皆从火化"，是至理之言。这是广义伤寒导致的热病。

热虽甚不死，

虽然发热较高，但预后尚可，不死，这是为什么呢？

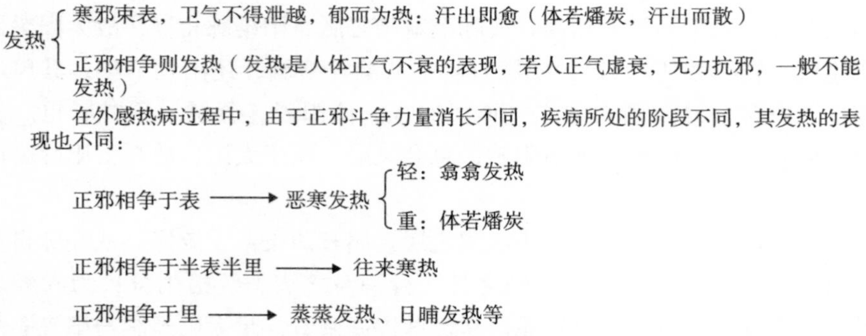

发热
- 寒邪束表，卫气不得泄越，郁而为热：汗出即愈（体若燔炭，汗出而散）
- 正邪相争则发热（发热是人体正气不衰的表现，若人正气虚衰，无力抗邪，一般不能发热）

在外感热病过程中，由于正邪斗争力量消长不同，疾病所处的阶段不同，其发热的表现也不同：

正邪相争于表 ——→ 恶寒发热
- 轻：翕翕发热
- 重：体若燔炭

正邪相争于半表半里 ——→ 往来寒热

正邪相争于里 ——→ 蒸蒸发热、日晡发热等

图 17　发热的机理

热虽甚不死的原因有二：一是感受寒邪，邪气在表，正气不得泄越，郁而发热。因为病在表卫，只是一个表寒证，这时正气充盛，故热虽甚不死。若治疗得当，则预后好。正如《黄帝内经》云："因于寒，体若燔炭，汗出而散。"二是正气不衰，能与邪相争，所以即使发热再高，预后也较好。正邪相争于不同部位，有不同的发热特征：邪正相争于表，表现为恶寒发热；邪正相争于半表半里，表现为往来寒热；邪正相争于里，表现为蒸蒸发热或者日晡发热等（图 17）。

关于"正邪相争则发热"，我在这里讨论两个问题。

1. 无正则邪不显

清代名医尤在泾在概括和总结中医理论和临床有关认识的基础上，提出了“无正则邪不显”（《医学读书记》）的观点。这一观点表示：倘若邪气未引起正气即人体的物质和功能发生应答性的反应变化，则不能显示出邪气的性质和特征。

中医对病邪的认识，多是通过对证的辨识逆推而得来的，也就是审证求因的结果。其构成既有致病因素的作用，又有内在机体的反应变化。邪气导致正气发生相应变化，我们才能够察觉出何种邪气为患。若是燥邪，就必有人体津液的失润；若是寒邪，就必有阳气的闭郁和损伤。外感寒邪，束于肌表，卫气不得泄越，太阳经输不利，因而显现出“脉浮，头项强痛而恶寒”以及“头痛发热，身疼腰痛，骨节疼痛，无汗”等症状特征。清代医家熊叔陵在《中风论·论药饵》说：“风为阳邪，卫为阳气，两阳相合，而不相争，故无恶寒发热等症。”更如管象黄说：“自夫风寒暑湿燥火六淫之气，外侵营卫经府，阻塞正气流行出入之道，遂致腠理闭塞，胸腹痞满，二便不通，种种显病气有余之象，而元气已形内馁之机。”（《吴医汇讲·气有余便是火解》）所以说，如果没有正气的相应变化，就不能察知是何种邪气作祟，必然会有《素问·八正神明论》所说的“莫知其情，莫见其形”的状况。

邪气虽然各有其固有性质，但入侵机体后，由于正气的反应和变化不同，邪气可有不同的转化。如六气皆从火化，虽然最先感受的是风寒诸邪，而刻诊所见时却是热邪。这时的诊断不能指向原生病邪而要指向刻诊见证所确定的邪气。如《灵枢·五变》云：“怒则气上逆，胸中蓄积，血气逆留，髋皮充肌，血脉不行，转而为热。”最初虽因情志所伤，但最终转为热邪。如此种种，虽然在前可能感受了这样或那样的邪气，但医生仍是凭借病人就诊时所表现的证候即邪正之间的应答性变化来判断是何种邪气为患。

所谓“不病而卒死”，是言邪气过于亢盛肆虐，伤人后直接损伤支撑生命的精气神，即《灵枢·五色》所谓“大气入于脏腑者”，致使正气未能及时做出应答性反应，则病邪不显而卒死。

邪气过于轻浅，不足以引起正气发生相应变化，也可以使其邪不显。如《素问·八正神明论》曰：“正邪者……其中人也微，故莫知其情，莫见其形。”正邪之性微弱，虽乘人皮肤腠理开张之时入侵机体，但却未能

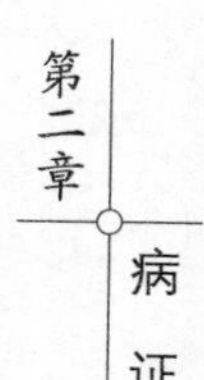

引起正气的诸多应答性反应，故而如《灵枢·官能》所言，是“不知于其身，若有若无，若亡若存，有形无形，若知其情”。

所谓“伏邪”，是指某种处于暂时未引起正气应答性变化状态下的邪气。如《灵枢·贼风》谓：“有故邪留而未发，因而志有所恶，及有所慕，血气内乱，两气相搏。其所从来者微，视之不见，听而不闻。”马莳注：“人有湿气恶血等之故邪，留而未发，因病人素所不知。因而偶有所触，或好或恶，则血气内乱，故邪与新志相搏，遂尔为病。”因湿气恶血等故邪伏留于身，未引起正气的应答性变化，故而“病人素所不知”。一旦偶有所触，则“两气相搏”，正气做出应答性反应，故“遂尔为病”。伏邪等于“未发”加“因加而发”。吴又可在《温疫论》中写道：“瘟疫之邪，伏于膜原，如鸟栖巢、兽藏穴，营卫所不关……其发也，邪毒既张，内伤于府，外淫于经，营卫受伤，诸症渐显，然后可得而治之。”伏邪不发病，是因为“营卫所不关”，即未能引起正气的失常反应。其发时，必“邪毒既张，内伤于府，外淫于经，营卫受伤”，才能症显而病生。此时诊治才能有证可辨，有证可治。所谓“无证可辨”，是指对疾病过程中邪气未引起正气发生显性应答性变化时的诊断。如通过各种西医检查手段，可得知乙肝病人已受邪，也可得知病人肝脏功能的损害情况，但因临床见症少，常缺乏中医辨证依据。之前，中医医生大多是根据感邪途径、中西医对应病位、病毒危害性、病人体质、生命质量等因素，进行探索性治疗。相信随着时代的进步、科技的发展、中医感官的增强和延长、中医辨证诊断水平的不断提高，今后可以改变这种因为未引起正气应答性的宏观变化而难以辨出何种邪气为患的状况。

对“寒热有难辨”者，张景岳曾主张采用探试之法，如“假寒者，略温之，必见躁烦；假热者，略寒之，必加呕恶”。其目的是利用药物的作用，促使正气做出相应的变化，从而得到相关邪气为患的诊断。

2. 正邪相争则症剧

正与邪相争，则某些未有之症能显现出来，某些原先不明显之症能显著显现出来。换句话说，某些症状的显现或显著显现是正气与邪气相争的结果。以疼痛为例，正邪相争则疼痛，正邪不争则不痛。这一思想得到古代医家的一致认同。如《素问·痹论》曰：“病久入深，营卫之行涩，经络时疏，故不痛。”病程长久，营卫气血亏虚，正气无力与邪相争则不痛。盛寅道，“邪正相搏则痛”（《医经秘旨·疏其气血令其调达而致和平》)。冯兆张说:“然痛要在势如刀割,尚属邪正相争之象。若至全然不痛,则邪正混为一家,相安于无事矣。”(《冯氏锦囊秘录杂症大小合参·方脉痛风五痹合参》)唐宗海《六经方证中西通解·七卷》云:“肌肉中气血虚弱,风乃得入,气血与之争则疼;气血不能与争,则麻木不知痛痒。”根据“邪正相争则症剧”的道理,某些老年病人、虚家,出现较为明显的诸如发热、疼痛、咳嗽之症,表示正气尚在,并处于尚能与邪相争的态势;若不见发热、疼痛诸症,反属逆证。因其正气不足,受邪之后,不能与邪相争,故常常没有明显的症状出现。此种情况预后多不大好。据王茂芬等调查,老年肺炎病人,体温多正常或低热,高热者较少①。清代医家尤在泾对这类情况也有论述,“是以热病饮沸汤而不知热,痿痹手足反无痛,阴盛而无与阳忤,正衰而不与邪争也。如是者,多不可治”(《医学读书记·方法余论》)。故万万不可因老年体弱、虚家病人等未见有明显的疾病症状,如缺乏典型的发热、咳嗽等肺炎临床症状,或见无痛性心肌梗死、无痛性便血、无痛性消化性溃疡、无痛性血尿等,就误以为病情轻、病势缓而掉以轻心。

在疾病将愈,或药中病所时,都有可能出现过去不曾出现的症状,或者原有某些症状呈现异常剧烈的反应。前者缘于正气来复,与邪相争。如盛寅《医经秘旨·有者求之无者求之盛者责之虚者责之》有云:“凡病烦躁而愈者,以邪气盛时正不能与之争,反相安无事,及其正复而与邪相争,故烦躁也。以此知瘫痪不随之证,无痛痒者,反难瘳。”后者因为药中病所,药力借正气抗邪之力奋起冲击病邪,所以出现剧烈反应,故《尚书·说命上》云:“若药不瞑眩,厥疾弗瘳。”《伤寒论》第101条曰:“凡柴胡汤证而下之,若柴胡汤证不罢者,复与柴胡汤,必蒸蒸而振,却复发热而解。”这句话是说病在少阳,见柴胡证,法当和解。但若误下后,柴胡证仍在,仍可用小柴胡汤,服药后正气得药力之助,奋起抗邪,正邪交争,故而振振而寒,蒸蒸而热,及至正胜邪去,遂发热汗出而解。张仲景指出,有些症状的出现,是正气抗邪、正邪相争的结果,不必治疗,待邪却正复之后,其会自消。如《金匮要略·呕吐哕下利病脉证治》曰:“夫呕家有痈脓,不可治呕,脓尽自愈。”痈脓乃热壅毒蕴血腐而成,呕吐是正气抗邪驱其外出之反应,此时不可止呕,脓不尽而呕不止,脓尽而呕自愈。周学海根据古代医家的临床经验,也提出“药对证而增剧”

① 王茂芬,鹿克凤.老年肺炎327例临床分析.山东医药,1997,32(2):12

是正气得复与邪相争的表现。对服药后出现剧烈的症状反应，要认真对待，正确分析，既不惊慌自责，也不轻慢漠视。医生在治疗疾病时，可以通过促使正气与邪气交争来达到祛邪复正的目的。如战汗是邪正双方决定胜负的一种重要表现方式。清代名医叶天士等主张采用灌溉汤水、益胃、分消上下等法，以促成正邪相争、战汗透邪之机，通过开“战汗之门户”，为“转疟之机括”，“战则邪正相争，汗则正逐邪出”（《广温疫论·战汗》），希冀邪却精胜，病退康复。再如中国中医科学院西苑医院肝炎攻关组陈立华等治疗乙型肝炎，用通阳助阳法鼓动正气与邪气相争，有4例病人在2周内出现GPT（谷丙转氨酶的旧称）的急剧上升，同时伴有较明显的舌苔黄腻、尿黄、胃纳减少等湿热蒸腾之证，然后再改予清热化湿法治疗，获得显效①。我在1989年治疗一男性乙肝病人，病体有衰，故先扶正，而后出现全身黄疸。我当时年轻，有些心慌，待镇定后，予清热解毒、除湿退黄之药，待黄退后病人乙肝病情大为好转。

有些情况下，正邪剧烈相争，恐会殃及无辜，使机体遭受损害。因此，对某些疾病的治疗，不能扶正，以免资助正气与邪气剧烈相争而导致机体的精气神受损。也有些疾病，可以采取既不助正，也不祛邪之法，着眼于使正气不与邪争，保护机体相安无事。

其两感于寒而病者，必不免于死。

两感于寒：即脏腑、表里、阴阳俱受寒邪，同时而病，如太阳与少阴都感于寒等。两感于寒为什么会预后不良呢？①表里同病，脏腑阴阳俱伤，邪气盛而正气衰，故预后多不良。②治疗不易，发汗则伤正，扶正则助邪。

三、伤寒六经热病的症状

帝曰：愿闻其状。

黄帝说愿意听听伤寒病的症状是怎样的？

岐伯曰：伤寒一日，巨阳受之，故头项痛，腰脊强。

人身经脉，三阳为表，三阴为里，太阳为六经之长，统摄阳分，主一身之表。寒邪入侵机体，必先始于皮毛，故太阳首当其冲。因此，感受寒邪，疾病初起，病在太阳。由于太阳经脉上颠，下项，行腰脊，故风寒外

① 陈立华，关茂会，刘燕玲，等．通阳助阳法治疗乙型肝炎初探．中医杂志，1986（1）：27

束，太阳经输不利，经脉运行受阻，故见头项痛、腰脊牵强不舒等症。读《黄帝内经》，可以将相关篇章的有关内容以及后世医家的论述与临床应用联系起来，这样可以更好地理解《黄帝内经》经文。读本节经文时，我们可以与《素问·玉机真脏论》“风寒客于人，使人毫毛毕直，皮肤闭而为热，当是之时，可汗而发也”一起理解。由此可知，本病病因为风寒；病位在表，在太阳；病程为疾病初起（伤寒一日）；症状为恶寒、发热、无汗、头项痛、腰脊强；病机为风寒客于人，皮肤闭而为热；治法为汗法，发汗解表。再看张仲景《伤寒论》第 1 条“太阳之为病，脉浮，头项强痛而恶寒”，第 4 条“伤寒一日，太阳受之”，第 35 条“太阳病，头痛发热，身疼腰痛，骨节疼痛，恶风，无汗而喘者，麻黄汤主之”。从张仲景的论述可以看出，太阳病的病因为外感风寒；病位为太阳，属表证；病程为初起（一日）；症状为恶风寒、发热、头身疼痛、无汗，脉浮等；治疗方法是麻黄汤发汗解表。可见仲景深得《黄帝内经》旨趣，将其用之于临床，至今仍然有效地指导着临床。

二日阳明受之，阳明主肉，其脉夹鼻络于目，故身热，目疼而鼻干，不得卧也。

阳明为二阳，故受病在第二位。病在太阳，若阳明经正气充盛，可抵御外邪深入，则不传于里。《伤寒论》第 8 条：“太阳病……针足阳明，使经不传则愈。”伤寒为病，首先病在太阳，然后病在阳明。由于阳明主肌肉，为多气多血之经，邪入阳明，正邪相争剧烈，故发热症状明显。张仲景根据《黄帝内经》本篇所述，认为病邪入侵阳明，多从燥化，以胃肠阳明燥实热证为特点，故称为“胃家实”。所以“发热”是阳明病的典型症状。按常理，六经病都会有发热症，但我们看本篇六经病的症状，唯有阳明病这一节经文中提到了“身热”这个症状。这就是《黄帝内经》的写作特点：由于《黄帝内经》的语言比较精练，因此，常在某处专提某一事物的一个方面，而其余的地方就不再提及同样具有这方面特点的事物。提及主要侧重在“强调”，引人注目，绝不是只有此而没有彼。也就是说，在这里提到了就表示很重要、特征很突出，没有提到，此时此地相对而言就不那么重要、特征不那么突出。阳明病中提到了“身热”，而其余各经都没有提到“身热”，那么，“身热”一症在阳明病中就显得很重要，特征很突出，在其他各经病症中相对而言就显得不重要、特征不突出。这也表明发热是病在阳明、正邪相争剧烈的典型结果。张景岳注：“伤寒多发热，而独此云身热者，盖阳明主肌肉，身热尤甚也……仲景

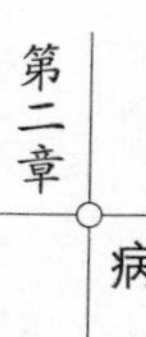

曰：阳明之为病，胃家实也。”

阳明经脉上夹鼻而络于目，热在阳明，上炎于目、鼻，故见目痛、鼻干。“胃不和则卧不安”，热在于胃，则烦，不得安卧。

三日少阳受之，少阳主胆，其脉循胁络于耳，故胸胁痛而耳聋。

少阳为一阳，居阳明之次，故伤寒三日，邪传少阳。少阳胆经循胸胁，上行头两侧而络于耳，邪犯少阳，经脉不利，故耳聋，且少阳主枢，若少阳枢机不利，可见胸胁痛。《伤寒论》第264条为“少阳中风，两耳无所闻，目赤，胸中满而烦者”，与本条相似。

《伤寒论》第5条：“伤寒二三日，阳明、少阳证不见者，为不传也。”吴谦注：“伤寒二日，阳明受之，三日少阳受之，此其常也。”可见仲景三阳经的传变规律是太阳、阳明、少阳的传变次序。

现在简要讨论一个问题，就是“少阳主胆”与“少阳主骨”的问题。“少阳主胆”与“少阳主骨”历来有争议。《素问·热论》原本作“少阳主胆”，但据林亿等新校正的考证，全元起本作“少阳主骨”，在《针灸甲乙经》《黄帝内经太素》等著作中也都作“少阳主骨”，并且《灵枢·经脉》说“胆主骨所生病者”。顾尚之《素问校勘记》说：“以上文阳明主肉证之，‘骨’字是也。若此句作‘胆’，则上文当作‘胃’。”也就是说，作腑还是作体，名称应当一致。《素问识》说：“少阳主胆，新校正引全元起、《太素》《甲乙》，并作‘主骨’。简按《病源》亦作‘主骨’，只《外台》作‘胆’。《外台》引本篇文云，出第九卷中。考新校正，此篇，全本在第五卷。盖王氏改‘骨’作‘胆’，而宋人依以改《外台》也。且《灵枢》经脉篇云，胆主骨。如阳明，不云主胃，而云主肉，则理宜于少阳亦云主骨。盖太阳主皮肤，阳明主肉，少阳主骨。从外而内，殆是半表半里之部分，故改‘胆’作‘骨’，于义为长。”

究竟哪一种意见好呢？

关于“少阳主胆”的认识，在本节经文中，作“少阳主胆”比较好理解，容易接受。因为少阳有手少阳和足少阳之分，手少阳不循于胁，而足少阳循胸胁又络于耳，故点明“少阳主胆”，更容易从胆的经脉循行和功能的角度来理解少阳病症。

关于“少阳主骨”的认识，则提到了少阳的另一个功能。《黄帝内经》中少阳所主之“骨”，大致可由以下物质构成：①骨骼之“骨”类，这是人体的构架，如硬骨、软骨。②骨节之“节”类，这是人体赖以灵活运动的机关，如关节。③骨节之“筋”类，这是固定骨骼位置，连接肌肉关节，保证关节柔韧的物质，如肌腱、关节囊。④骨内之精华“髓”类，其中骨髓、脑髓、脊髓同源而略有差异。骨髓封藏于骨，脊髓上通于脑，髓聚成脑。它们影响着骨的生长发育和荣枯。⑤骨之“膜”类，包括骨膜、脑膜、关节之膜等。⑥起缓冲、减震、屏蔽等作用，似骨似筋亦似膜的某些特殊形质类，如椎间盘、半月板。⑦经脉之“支”类[①]，《伤寒论》第146条中提出，“伤寒六七日，发热，微恶寒，支节烦疼……柴胡桂枝汤主之”。后世注家普遍认为其中“支者”，乃经脉之支也；“节者”，乃骨节之交也。此“支节”不仅包括了现代所称之“关节”，还包含了调控关节之经脉[②]。这种对所主之骨的认识，可以帮助我们更好地细化、分析、认识临床病证。

少阳与骨有什么联系呢？第一，是筋与骨的关系。肝胆相合，在体为筋；肾主骨，肝藏血，血生精，精濡于骨，肾藏精，精生血，血荣于筋。此后世肝肾同源之理。《素问·五脏生成》有“诸筋者，皆属于节”。筋连属于骨节，故少阳为病，可致骨节为病。又由于胆主少阳春生之气，少阳之气发于骨，骨髓骨骼的生长有赖于少阳的生发。全元起说：“少阳者，肝之志，肝候筋，筋会于骨，是少阳之气所荣，故言主于骨”（见《黄帝内经太素·热病诀》萧延平按）。第二，是骨髓与肝胆的关系。《难经》提出“八会穴”，以此说明脏、腑、筋、骨、血、髓、脉、气各自的气化会聚规律。《难经·四十五难》提出“髓会绝骨”，说明了髓与胆之间有密切的关系。绝骨是足少阳胆经的穴位，骨髓的气化所聚在于少阳。少阳有病，会影响到骨髓。《千金要方·胆腑》说：“凡髓虚实之应，主于肝胆。”《难经正义》说：“绝骨属足少阳。”“诸髓皆属于骨，少阳主骨，凡物极则反，骨绝于此，而少阳生之，故髓会于绝骨也，于义亦通。”第三，从临床病症看，《灵枢·根结》曰：“少阳为枢……枢折即骨繇而不安于地，故骨繇者取之少阳，视有余不足。骨繇者，节缓而不收也，所谓骨繇者，摇故也，当穷其本也。”张景岳注：“枢属少阳，为三阳之半表半里，故其气在筋骨间。

① 刘舟．从《伤寒论》中的“支节烦疼”进而探讨《内经》中的“少阳主骨”．光明中医，2004（6）：1

② 陆鹏．“少阳主骨”浅析．甘肃中医，2009（9）：7

骨繇者，骨节纵缓不收，摇动不安于地也。凡治枢折之为病者，当取少阳经之虚实而补泻之。”枢折，表示少阳失去对骨与关节的协调作用。骨繇，即骨节弛纵，不能自主地摇动不安。“当穷其本也”，见骨病不一定治骨，治当针对少阳之本，从少阳论治骨繇。我在临床上，依据“少阳主骨”的思想，从少阳治疗股骨头坏死、骨质疏松症、骨关节疼痛等病症都很有效。

三阳经络皆受其病，而未入于脏者，故可汗而已。

本节经文指出了邪在三阳经的治疗原则，即汗法。因为三阳经相对于三阴经而言在表，所以说“未入于脏者”，病在表，故可发汗解表以驱邪外出。

四日太阴受之，太阴脉布胃中络于嗌，故腹满而嗌干。

三阳已尽，则入于三阴。太阴居三阴之始，故太阴受病。太阴脾与阳明胃互为表里，脾主运化，胃主受纳，故太阴脾受病，致运化失司，故见腹满。《伤寒论》第273条：“太阴之为病，腹满。”腹满是太阴病的提纲症。

太阴经上循络于咽喉，若太阴病，致经脉不利，津液失于濡润，故见咽喉干燥。我们在《素问·痹论》中还可以看到“心痹者……嗌干”。本条谈的是脾病而嗌干。那么我们回忆一下曾经学过的相关理论。见到咽喉干燥多考虑从肺、肾来论治，是否考虑到是心、脾等病变所致的呢？咽喉干燥，按照常理，多投养阴之剂，但本节经文主张从脾论治。《黄帝内经》的其他篇章也有类似的论述，如《素问·血气形志》说：“病生于咽嗌，治之以甘药。”《素问·阴阳类论》说：“咽喉干燥，病在土脾。”脾虚失于运化，津液不布，或运化失司，水湿内停，阻滞津液不能上承，都可以导致咽喉干燥，那么治疗要健运脾气，转输津液，上济咽喉，则咽喉干燥之症可得消除。南京中医药大学干祖望先生常用补中益气汤、参苓白术散等加减治疗慢性咽炎。如石某，男，1983年5月30日诊。咽疼3年，时轻时重，或觉干燥，但不思饮，或感有痰，却难咯出，饮食如故，大便微溏。西医诊为慢性咽炎。多方医治，获效平平。检查：咽黏膜中度水肿，轻度充血，后壁淋巴滤泡增生，舌苔薄腻，质胖嫩，脉平。处方：太子参10g，茯苓10g，白术10g，扁豆10g，山药10g，桔梗6g，马勃3g，玄参10g，银花10g，甘草3g。药进5剂，即舒畅，调理二旬愈[①]。张仲

① 严道南．干祖望治疗五官科疾病的独特方法．中医杂志，1985（1）：15

景用甘草汤、桔甘汤，后世用玄麦甘桔汤治咽喉痛等症，可能也是这种思想。

五日少阴受之，少阴脉贯肾络于肺，系舌本，故口燥舌干而渴。

太阴为三阴，少阴为二阴。故太阴传尽，则少阴受邪。少阴肾经，络于肺，系舌本，肺经上出于喉；肾主水，肾为水脏，若邪气灼之，则津液不足，不能上济，故口燥舌干而渴。

六日厥阴受之，厥阴脉循阴器而络于肝，故烦满而囊缩。

满通“懑”，即闷字。烦满：即烦闷。囊：阴囊。囊缩：包括阴茎、睾丸等上缩或内缩。本症似乎仅属男子，若此，则经文的指导意义就显得狭窄。因此后世医家认为本症也可以包括女子。缪存济《伤寒撮要》说：“妇人亦有囊缩可辨，但其乳头缩是也。”李梴《医学入门·六经正病》说：“在女子则阴户急痛引少腹。”所以囊缩一症，一是指男子，指阴茎、睾丸等内缩；二是指女子，或则乳头内缩，或则阴户拘急疼痛牵引少腹。

厥阴为一阴，故六日传至厥阴。厥阴肝脉循于阴器（前阴），肝气不舒，故烦闷。寒主收引凝滞，肝经受寒，故见囊缩。本证可用暖肝煎治疗。

学习这段经文时请注意两点：①以上症状仅是举例，不能概括所有六经热病的症状。②一日、二日、三日……六日不是固定的具体时日天数，临床上不是第一日就病在太阳、第二日就病在阳明等。一日、二日……六日等，应作阶段看，是指伤寒热病发病的一般传变次序。所以高士宗《黄帝素问直解》强调，“一日受、二日受者，乃循次言之，非一定不移之期日也。会悟圣经，当勿以辞害意”。

三阴三阳，五脏六腑皆受病，荣卫不行，五脏不通，则死矣。

本节经文指出伤寒六经热病的预后。前面说病邪仅在三阳经，尚未入里入脏者，用发汗法可使病愈，故三阳经证的预后是良好的。若病由三阳传入三阴，六经传遍，则五脏六腑皆受病，营卫气血阻滞不通，五脏精气神不相交通，则病情危重，甚至死亡。这里强调一个词“不通”，表示人体升降出入之气机停滞，故预后不良。正如《素问·生气通天论》说：“上下不并，良医弗为。”《素问·六微旨大论》说：“出入废则神机化灭，升降息则气立孤危。故非出入，则无以生长壮老已；非升降，则无以生长化收藏。”

四、伤寒六经热病得愈的时间与病状

这一段经文问答了“其愈皆以十日以上者”的问题。

其不两感于寒者，七日巨阳病衰，头痛少愈；八日阳明病衰，身热少愈；九日少阳病衰，耳聋微闻；十日太阴病衰，腹减如故，则思饮食；十一日少阴病衰，渴止不满，舌干已而嚏；十二日厥阴病衰，囊纵，少腹微下。大气皆去，病日已矣。

“其不两感于寒者”，指明不是表里同时受病，而只是病在一经者。因为表里同病，病情较复杂，传变与预后变化莫测，所以不在此例。六经病证是否好转得愈，可从各经的典型症状是否消退来判断。《黄帝内经》所讲，一是根据时日，二是根据症状，但重要的还是症状，所以非常强调辨证。这里的辨证不是为了诊断病证而是为了判断预后。六经传尽，将再次进行六经传变。如七日，病邪再次传变，当传入太阳。若七日，见头痛等症有所减轻缓解，则是太阳病有好转之象。若八日，见身热等症有所减轻缓解，则是阳明病有好转之象。若九日，见耳聋等症有所减轻缓解，则是少阳病有好转之象。若十二日，见囊缩、少腹拘急等症有所减轻缓解，则是厥阴病有好转之象。“大气皆去，病日已矣”是总结语。大气，指邪气，提示六经邪气渐去，则正气渐复，故六经病逐渐痊愈。正如张志聪《素问集注》注：“伤寒之邪，为毒最厉，故曰大气。邪气渐衰，则正气渐复矣。”

五、伤寒六经热病的治疗原则和方法

帝曰：治之奈何？

黄帝问，对热病的治疗是怎样的呢？

岐伯曰：治之各通其脏脉，病日衰已矣。

通：疏通。脏：内脏，包括脏与腑。脉：经脉。脏脉就是脏腑经脉、三阴三阳之经脉。日：逐渐。衰：好转。已：痊愈。

根据病变所在的脏腑经脉，采用中药与针灸等治疗方法疏通脏腑经脉，使其正常运行，这样疾病就会日渐好转，直至痊愈。从这节经文中我们可以领会到经文的旨意，一是要分经论治，也就是辨证论治；二是要疏通脏腑经脉。

其未满三日者，可汗而已；其满三日者，可泄而已。

这节经文有疑点。作为三阴病用攻下法，似乎不妥，于是人们就用“针刺法”来解释。我认为，不用针刺法解释也可以。这句话是对本段经文的内容归纳总结后提出来的治法。从六经病证看，病在三阳，都是实证，相对三阴而言在表，故因势利导，采用汗法祛邪外出。病在三阴，也都是实证，相对三阳而言在里，故因势利导，用泄法祛邪外出。《素问·玉机真脏论》曰：“身汗得后利，则实者活。”表里实证，若得汗则表邪得解，若得下则里邪得除，表里之邪俱除，邪去则正安，故实证可愈。所以，热病用汗泄两法，是针对《素问·热论》上述六经病证的特点而确立的治法（图18）。

汗、泄 { 《伤寒论》的发汗法与攻下法（王冰等）
针刺法。泄，泄越其热，非攻下

图18　伤寒六经热病的治法

六、伤寒六经热病复发的原因与预防

帝曰：热病已愈，时有所遗者何也？岐伯曰：诸遗者，热甚而强食之，故有所遗也。若此者，皆病已衰而热有所藏，因其谷气相薄，两热相合，故有所遗也。

遗：余也，指余热未尽。杨上善注：“强，多也。遗，余也。大气虽去，犹有残热在脏腑之内外，因多食，以谷气热与故热相薄，重发热病，名曰余热病也。”这里的遗可以理解为由于饮食不节，导致热病复发。余热未尽，若多食，则谷气热与余热病邪相搏，导致本病余热久留。

帝曰：善。治遗奈何？岐伯曰：视其虚实，调其逆从，可使必已矣。

治余热未尽之证，仍当辨证论治。

帝曰：病热当何禁之？岐伯曰：病热少愈，食肉则复，多食则遗，此其禁也。

因此热病初愈，食肉则复发，多食则遗留热邪，所以热病还是应当对饮食有所禁忌。

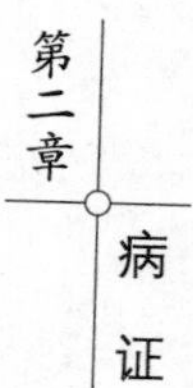

后世医家在《黄帝内经》的基础上，对食复有了更深入的认识。《伤

寒论》第391条说：“吐利、发汗、脉平、小烦者，以新虚不胜谷气故也。”第398条曰：“病人脉已解，而日暮微烦，以病新瘥，人强与谷，脾胃气尚弱，不能消谷，故令微烦，损谷则愈。”张景岳说：“凡病后脾胃气虚，未能消化饮食，故于肉食之类皆当从缓。若犯食复，为害非浅。其有夹虚内者，又不可过于禁制，所以贵得宜也。”（《类经·遗证》）关于病后禁食，有些的确该禁，有些却又不可过于禁制，贵在于“宜”。因为《素问·五常政大论》说：“大毒治病，十去其六；常毒治病，十去其七；小毒治病，十去其八；无毒治病，十去其九。谷肉果菜，食养尽之，无使过之，伤其正也。不尽，行复如法。”热病初愈，既需要摄入有营养的食物以扶正祛邪，有助于尽快恢复为热邪所伤之元气，促使机体康复，又应当注意适当忌口，禁肉类、禁过食，主要目的是防止因过量摄入饮食或食肉类等不易消化之物而导致疾病复发。就要把握好一个度，就是“贵得宜也”。因此对进食食物的种类和数量，既要适量以防食复，又要富含营养以促进康复。吴又可在《瘟疫论》中说：“时疫有首尾能食者，此邪不传胃，切不可绝其食，但不宜过食耳，强与之即为食复。”林之翰在《瘟疫萃言》中讲：“如胃中有一毫未清，而进食早一刻，则热邪必复。若胃已清，热已定，不与饮食，使几微元气一脱，从何处续命耶?”

这里的禁，就是老百姓说的忌口。我原来看诊时没有让病人忌口，后来发现有些疾病最好还是忌口。如果有哮喘的病人说，吃了鸡蛋后咳喘会加重，这种情况以后就要忌鸡蛋了。有些病人喝酒、吃火锅后也会加重发热、出汗、咳嗽等不适。所以我现在觉得还是应该适当禁忌一些食物，这样有利于身体的康复，对疾病的治疗也会有帮助。《普济方·水气》说：“若是不能忌口，服药无益。”忌口太多，对身体无益；如果不忌，则又不利于治愈疾病。所以忌口一定要掌握一个“度”。

七、温病与暑病的区别

凡病伤寒而成温者，先夏至日者为病温，后夏至日者为病暑。暑当与汗皆出，勿止。

温病和暑病的区别主要有两点，首先最主要的区别是发病时间。伤寒后在夏至日（6月21或6月22日）之前发为热病者，名曰温病。在夏至日之后发为热病者，名曰暑病。其次是热度的微甚。温病热轻，暑病热甚。正如张景岳说：“寒邪中人而成温病、暑病者，其在时则以夏至前后言，在病则以热之微甚言。故凡温病、暑病，皆伤寒也。”“其伤于四时之气，皆能为病，以伤寒为毒，最成杀厉之气也。中而即病者，名曰伤寒。不即病者，寒毒藏于肌肤，至春变为温病，至夏变为暑病。暑病者，热极，重于温也。”

暑性开泄，可随汗而出。故虽见汗出，但不能止汗，否则暑邪闭郁在内。高士宗说：“暑热之病，汗出而散，温热之病，亦当汗出，故暑当与汗而皆出勿止，汗虽多不可止之也。”张志聪说：“伏匿之邪，与汗共并而出，故不可止之。”

八、通治热病的临床意义

这里讨论一个问题，就是《黄帝内经》中热病着眼于“通”这种治疗思想的临床意义。如《素问·热论》提出的“治之各通其脏脉”，治病要各自疏通其脏腑经脉。那么，为什么要重视“通”呢？

1. 生理方面

古人观察自然现象，看见天地日月星辰的运行、滚滚的江河流水，没有一刻是停止的。再如鲧湮洪水的失败，大禹治水的成功，也反映了是否疏通导致不同的治水结果。根据天人合一、天人同构之理，取象比类，可以推之以识人。因此，在人体正常生理之时，脏腑经脉气血流行通畅。如《灵枢·痈疽》说：“经脉流行不止，与天同度，与地合纪。”“夫血脉营卫，周流不休，上应星宿，下应经数。”《素问·五脏别论》说：“夫胃、大肠、小肠、三焦、膀胱，此五者天气之所生也，其气象天，故泻而不藏，此受五脏浊气，名曰传化之府，此不能久留，输泻者也。”六腑以通为用，以通为顺。脏腑经脉气血畅通，则机体功能活动正常，人体安和。张仲景云：“五脏元真通畅，人即安和。”后世张子和总结性地指出，“《内经》一书，惟以气血通流为贵”（《儒门事亲·凡在下者皆可下式十六》）。

2. 病理方面

如果人体脏腑经脉气血一旦运行滞涩，则诸病生焉。故《灵枢·痈疽》说：“寒邪客于经络之中则血泣，血泣则不通，不通则卫气归之不得复反，故痈肿。”《灵枢·邪客》也说：“八虚者，皆机关之室，真气之所过，血络之所游。邪气恶血固不得住留，住留则伤经络，骨节机关不得屈伸，故病挛也。”张志聪注：“如外感于邪气恶血，留滞于此，则骨节机关不得屈伸而病挛也。皆假邪客以明正气之流行，乃修身治民之大张本

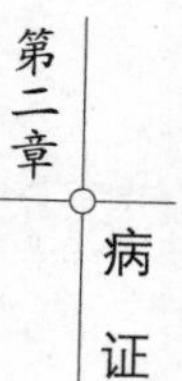

也。”所以不通则病。朱丹溪有句名言，“气血冲和，万病不生；一有怫郁，诸病生焉”（《丹溪心法·六郁》）。张景岳也道：“凡诸病之作，皆由血气壅滞，不得宣通。”（《类经图翼·针灸诸则》）《王氏医存》说：“气血周流则不病，气滞血凝则病。”

3. 治疗目的方面

正因为生理上是通，病理上不通、停滞和停着，故治疗上就要疏通，通脏腑经脉气血，复返气血流行之常。这就是治疗的目的。故如《素问·热论》说：“治之各通其脏脉，病日衰已矣。”《灵枢·邪客》说：“此所谓决渎壅塞，经络大通，阴阳和得者。”叶天士《眉寿堂方案选存·女科》云：“凡病宜通。”叶天士《临证指南医案·肿胀》云：“大凡经脉六腑之病，总以宣通为是。《内经》云：六腑以通为补。”

根据《素问·热论》所论，热病当以祛邪为要。“今夫热病者，皆伤寒之类也”，表明热病是因邪气外感而致病。邪不自有，故当及时祛之。“其未满三日者，可汗而已；其满三日者，可泄而已。”《素问·玉机真脏论》说：“身汗得后利，则实者活。”因此，在热病治疗上只有逐邪外出才能有效地保护机体不再遭受邪气的损害。汗、泄两法在祛邪中占有相当重要的地位。根据病邪所在的不同部位，分别使用汗、泄之法。邪气在表，则用汗法；邪气在里，则用泄法。总之，热病通过汗泄两法，以祛邪外出为治疗要点。邪气祛除后，气血方能恢复正常通流。《医碥·补泻论》说：“人身气血贵通而不贵塞，非三法何由通乎?”

吴又可对下法的作用做了详尽的阐发，认为“诸窍乃人身之户牖。邪自窍而入，未有不由窍而出”（《温疫论·标本》）。他在分析邪热与结粪的关系时指出，“因邪热而致燥结，非燥结而致邪热”，断言“邪为本，热为标，结粪又其标也”。因此，应用攻下之法，旨在攻逐邪热，放邪出路，所谓“承气本为逐邪而设，非专为结粪而设也”（《温疫论·注意逐邪勿拘结粪》），深刻地阐明了通便仅是下法的一种手段，而逐邪才是目的。他还盛赞大黄之类攻下药物在消除实热、导邪外出上的显著功效，曰：“得大承气一行，所谓一窍通，诸窍皆通，大关通而百关尽通也。向之所郁于肠胃之邪，由此而下，肠胃既舒，在膜原设有所传不尽之余邪，方能到胃，乘势而下也。譬若河道阻塞，前舟既行，余舟连尾而下矣。至是邪结并去，胀满顿除，皆借大黄之力。”（《温疫论·妄投破气药论》）上文逼真的记述，形象的比喻，说明了下法的作用主要在于开通人身窍道，使邪气有径可泄。

热病祛邪着眼于“通”。人体生理是“通”，外邪侵入人体后，留而不去，造成人体阴阳气血不通，从而引起局部或全身的功能活动发生改变而导致病患。如果及时治疗，变病理之不通为生理之通，疾病就能得愈。因此《素问·热论》提出，“治之各通其脏脉，病日衰已也”。通是目的，汗泄等法是达到通的手段，通过汗泄，使邪气去，气血通，故疾病逐渐转愈。

4. 遣方用药方面

徐之才说：“通可去滞。”刘完素说：“留而不行为滞，必通剂以行之。”（《素问病机气宜保命集·本草论》）李时珍说：“完素曰：留而不行，必通以行之，如水病为痰澼之类。以木通、防己之属攻其内，则留者行也。从正曰：通者，流通也。前后不得溲便，宜木通、海金沙、琥珀、大黄之属通之。痹痛郁滞，经隧不利，亦宜通之。时珍曰：滞，留滞也。湿热之邪留于气分，而为痛痹癃闭者，宜淡味之药，上助肺气下降，通其小便，而泄气中之滞，木通、猪苓之类是也。湿热之邪留于血分，而为痹痛肿注、二便不通者，宜苦寒之药下引，通其前后，而泄血中之滞，防己之类是也。《经》曰：味薄者通，故淡味之药谓之通剂。”（《本草纲目·十剂》）

通剂，是以疏通积滞为目的的方药。张从正说：“所谓通剂者，流通之谓也。前后不得溲便，宜木通、海金沙、大黄、琥珀、八正散之属。里急后重，数至圊而不便，宜通因通用。虽通与泻相类，大率通为轻而泻为重也。凡痹麻郁滞，经隧不流，非通剂莫能愈也。”（《儒门事亲·七方十剂绳墨订》）

在《中医大辞典·方剂分册》中，以通字来命名的方剂有通关散、通血丸、通耳丹、通肝生乳汤、通肠解毒汤、通经散、通乳汤、通明补肾丸、通脉四逆汤、通脉汤、通络利湿汤、通脾泻肾汤、通痹散、通鼻散、通窍活血汤、通膈散等51首。陈潮祖教授在其《中医治法与方剂》中指出，“从众多方的结构和效用观之，疏通滞塞之方约占十之八九”，所以“通调气血津液也就成了一切方剂作用的共性”。

《中药学》教材共载全国多数地区常用中药493种（不含附药），其中有“通”功效的中药多达168种，如桂枝通阳、辛夷通鼻窍、大黄通腑、蜈蚣通络、王不留行通乳等，以及血通、通草、木通、路路通等。

在用药上，医家们主张补而不滞、寒而不凝、滋而勿壅、涩而勿闭。总之，用药治病时，要以不阻碍气血的正常流通，不导致经络、脏腑气机的阻滞和壅闭不通为前提。这已成为古今医家用药时共同遵守的一种基本原则。

叶天士说："通字须究气血阴阳，便是看诊要旨矣。"（《临证指南医案·胃脘痛》）"通者，非流气下夺之谓，作通阴、通阳训则可。"（《叶天士医案·疟疾门》）如通阳是目的，但"通阳不在温，而在利小便"（《种福堂公选良方·温热论》），这就值得我们深思。通是目的，要看我们用什么样的手段、方法来达到这个目的。如《医方絜度·卷二》指出，交加散"主营卫不通，经脉不调，癥瘕寒热。生地（生姜汁炒）、生姜（生地汁炒），各炒干为末，温酒下三钱。气血不行，营卫不通，邪聚经络，故以通络脉、和血积之地黄，引辛散之生姜直入经络，行气散结。气行结散，经络自和。且姜得地而不燥，地得姜而不凝，交加取义若此。凡邪深而祛邪之药不能直达病所者，皆可伊此，用同气药引之也"。历代医家有许多值得我们思考和借鉴的东西。

第二节　阴阳交

现在讲《素问·评热病论》有关阴阳交和伤风的两段经文。

一、阴阳交的症状、病机变化和预后

黄帝问曰：有病温者，汗出辄复热，而脉躁疾不为汗衰，狂言不能食，病名为何？

"有病温者"的"病"是动词，是"患"的意思。辄：即、就，有些教材讲作常常，也可以参考。躁为动，疾为速。脉躁疾：指脉搏搏动迅疾而不安宁。这节经文的意义是，有患温病的人，汗出后不久又开始发热，并有狂言乱语、不能饮食，而脉搏迅疾等症并不因为出汗而有所减轻和缓解，这是什么病？

岐伯对曰：病名阴阳交，交者死也。

岐伯首先回答了上一节经文提出的问题：病名叫阴阳交。什么是阴阳交呢？阳指阳热邪气，阴指阴精正气，阳热之邪由阳分入于阴分，损伤阴分的阴精正气，并且交结不解。所以"交"有两层意思，一是阳热之邪由阳分入于阴分；二是阳热之邪在阴分交结不解。这是邪盛正衰的一种危重病候。所以岐伯对其预后进行了交代，"交者，死也"。如果疾病发展

到了这一阶段，由于邪盛正衰，所以病情很危险，预后多不良。

为什么说阳热之邪入于阴分会交结不解呢？通过下文我们可以知道，阳热邪气入于阴分，损伤了阴精，也就是正气，邪气胜而精气衰，邪气不能随汗而解，而仍然在体内作祟。所以病人虽然有汗出，但汗出后仍然复发热，并且脉躁疾，故谓之交结不解。

帝曰：愿闻其说。

黄帝希望详细听一听其中的道理，故进一步追问。下面岐伯就讲得比较详细了。

岐伯曰：人之所以汗出者，皆生于谷，谷生于精。

汗为津液所化，故《灵枢·决气》中说："腠理发泄，汗出溱溱，是谓津。"津液来源于水谷，所以说"谷生于精"。这里的"于"字为语助词，无义，即谷生精。精，即水谷之精气。水谷摄入丰盛，则化生的水谷之精气就充沛，精气充沛则正气得助，汗源不竭，则能鼓汗驱邪。张仲景指出，在服桂枝汤时，服后须臾，大口喝下热稀粥，其目的就在于培补汗源，增益中气而为作汗的资助。吃热稀粥后，可助胃气、益津液，不但容易酿汗，以助桂枝汤解肌、发汗、调和营卫的药力，更使已入之邪不得少留，将入之邪不得复入（《医宗金鉴·删补名医方论》）。这是取《黄帝内经》之义发汗解表的实例，正如杨凤庭所说"此诚《内经》之秘旨，得仲景之心传，而为医者之正宗"（《弄丸心法·孙知微医学论》）。

那么思考一下怎样才能作汗？

吴鞠通在《温病条辨·汗论》中说："汗也者，合阳气阴精蒸化而出者也。《内经》云：人之汗，以天地之雨名之。盖汗之为物，以阳气为运用，以阴精为材料。"由此可知，能够成汗有两个基本条件，一是阳气，须赖阳气的鼓动，这正是吴鞠通所说"阳气为运用"；二是阴精，须赖阴精为物质基础，当作汗的材料，这正是吴鞠通所说的"阴精为材料"。

今邪气交争于骨肉而得汗者，是邪却而精胜也。

这里的"邪气"是指"邪"与"正"两者，不是单指一种邪气，也就是说，"邪"指邪气，"气"指正气。关于骨肉，古代注家大多不注，我的老师郭仲夫教授认为，骨肉指病位，骨在里肉在表。据《伤寒论》第 11 条云："病人身大热，反欲得衣者，热在皮肤，寒在骨髓也。身大寒，反不欲近衣者，寒在皮肤，热在骨髓也。"这里的皮肤言表，骨髓言里。据此，骨肉即表里，肉为表，骨为里。所以骨肉在这里可理解为表里

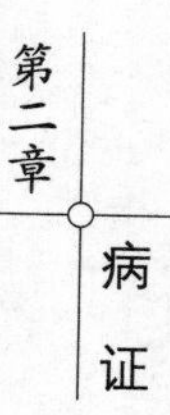

之间，正如张志聪《黄帝内经素问集注》注曰："交争于骨肉者，邪气伏匿于骨肉之间。"

却：败却。邪却指邪气败却，即指邪气由里出表，邪气随汗出而解，故汗出。而且汗出之后不再发热，这种现象一般叫作身凉；另外还有脉搏平静、神志清楚等现象。精胜：指精气（正气）充盛，正气能战胜邪气。

这节经文是说，邪气与正气在表里之间交争。倘若正气充盛，邪气败却，则表现为汗出，汗出后不复热，并且脉静、神清、能食等。

接下来岐伯论述了正邪交争后正胜邪却或者邪胜正衰两种转归的临床表现和机理。

精胜则当能食而不复热。

在疾病恢复过程中，为什么会表现出能食、不复热呢？这是因为精气充盛，正气战胜邪气，邪气退却，疾病向愈，身体康复的缘故。能进食表示机体康复，胃气得生，故曰有胃气则生，无胃气则死。不再发热，表示正气战胜了邪气，邪气已经退却。这是正胜邪却的一种转归。

复热者，邪气也。

发热是因为邪气导致的，是邪正相争的反应。复热，就是汗出以后不久又开始发热，说明邪气并没有随汗出而解，仍然在体内作祟。那么邪气为什么没有随汗而解呢？这是邪气偏胜，正气不支，正气不能驱邪外出的缘故。

汗者，精气也。

汗由阴精所化生。我们知道，阴精是汗的物质基础，即汗的材料。能够出汗，表明精气还比较充盛。

今汗出而辄复热者，是邪胜也。

今：是说如今这个病，这里指阴阳交。虽然汗已出，但不久又开始发热了，这是邪气偏胜，正气已虚，正不胜邪，邪气未能随汗而解的缘故。这里的"汗出而辄复热者，是邪胜也"与前面的"复热者，邪气也"的道理是一致的。

请注意，岐伯回答阴阳交的有关问题时，先谈了汗的来源，即汗来源于水谷；再谈了汗出后的两种转归：①汗出不复热，这是正能胜邪，邪随汗解；②汗出辄复热，这是邪胜正衰，邪气未解。之后才谈到了阴阳交的病机。从"今"字可见，这节经文以下才是论述"阴阳交"病证的内容。这节经文以上的内容，不是讨论有关"阴阳交"的病机，而是讨论有关发病与转归的一般规律。

不能食者，精无俾也。

这节经文不是讨论和分析引起“不能食”一症的原因，而是在说“不能食”引起的结果。这是对“阴阳交”病证预后的推测。俾，补益的意思。不能食者，水谷摄入少，那么所化生的精气也少，故而精气得不到补益，正气不易康复；阴精不足则汗源竭乏，那么邪气也不易祛除。所以阴阳交病如果出现了不能食，其预后是不良的。

是什么原因引起“不能食”呢？虽然在这里岐伯没有明确指出，但我们可以分析得知。第一个原因是邪气胜正气衰，从“精胜则当能食”推知，精衰邪胜则不能食。第二个原因是无胃气，邪热盛极，胃阴大伤，胃气衰败，因而不能食。

病而留者，其寿可立而倾也。

病：《针灸甲乙经》作“热”，这里可将“病”字理解为“邪热病邪”。留：停留。倾：倾倒，这里有生命危险之义。这节经文说，这种病邪久留体内而不去，能日渐耗损阴精正气，威胁生命，发生危险，预后不良。

且夫《热论》曰：汗出而脉尚躁盛者死。

且夫：犹况且、再说，承接上文，表示更进一层的语气。

关于这里的《热论》，注释意见不一。张景岳等认为是指《灵枢·热病》，因为《灵枢·热病》有“热病已得汗而脉尚躁盛，此阴脉之极也，死；其得汗而脉静者，生”，与本段经文义同。还有人认为这是上古的一篇医论。我的意见倾向于前者。

汗出以后，脉搏的搏动仍然迅疾有力，主预后不良。这是由于真阴衰竭，邪热独盛所致。本来在温热病中，倘若正气充盛，正能胜邪，则汗出时邪气能够随汗而解，就会表现为身热转凉，脉搏疾数有力转为平静，这些都是邪退正复的佳兆。而今病人汗出后脉搏仍然躁动亢盛有力，是因为邪气盛、正气衰的缘故，所以预后不良。《黄帝内经》用的是以经解经的解释方法。下文才是具体叙述阴阳交病证的预后。

今脉不与汗相应，此不胜其病也，其死明矣。

脉与汗相应：指的是汗出后，邪气去而正气复，应该见到脉静、身凉。脉不与汗相应：指的是汗出后脉搏仍然躁动迅疾，脉搏并没有因为出汗而有所平静。此不胜其病也：这是正气不能战胜病邪的缘故。其死明

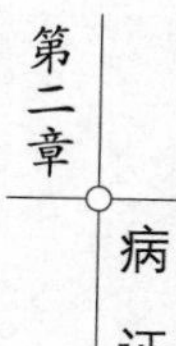

矣：其预后不良是明明白白的。如今脉搏仍然躁动迅疾，并不因为汗出而有所减轻缓解，这是邪胜正衰的表现，其预后不良是非常明确的。

我们再来看《伤寒论》第 4 条："伤寒一日，太阳受之。脉若静者，为不传；颇欲吐，若躁烦，脉数急者，为传也。"脉静表示邪却病不传，脉数急表示邪气胜，疾病传变。在这里我们看到了张仲景对《黄帝内经》学术思想的继承、应用和发展。

狂言者，是失志，失志者死。

这句是解释症状与预后。

狂言：指神志不清、胡言乱语等。失志：失去理智的控制，心神不能主宰。五脏藏精也藏神，神以精为物质基础，所以如《灵枢·本神》所说"血、脉、营、气、精、神，此五脏之所藏也"。"肝藏血，血舍魂"，"脾藏营，营舍意"，"心藏脉，脉舍神"，"肺藏气，气舍魄"，"肾藏精，精舍志"，而心主神明，"主明则下安"（《素问·灵兰秘典论》）。张景岳说："心为五脏六腑之大主，而总统魂魄，兼赅意志。"（《类经·情志九气》）因此，引起失志的原因，一是五脏精气受损，神志不藏，二是心神不能主宰。

导致"失志者死"的原因可能有二：一是精气衰，邪热亢盛；二是邪热损伤五脏之精气神，心无所主，神志不宁。由于神志在生命活动中的意义重大，所以说"得神者昌，失神者亡"（《素问·移精变气论》）。

今见三死，不见一生，

关于三死，杨上善注："汗出而热不衰，死有三候：一不能食，二犹脉躁，三者失志。""三死"就是汗出又复热之后，除了复热，再兼见三种死候。一为脉躁疾，表示邪气胜。二为不能食，表示无胃气。有胃气则生，无胃气则死。三为狂言，表示精衰邪胜，失志神伤。得神者昌，失神者亡。故见"三死"之候，当然预后不良。

一生：谓一线生机，一丝生命存活的机会和希望。怎样才算有一线生机呢？只要不见上述"三死"之候中的任意一种情况（一候），即有一线生机。例如，如果不见脉躁疾，就表示邪气没有那么亢盛；如果不见狂言，就表示神气还未消亡；如果能食，就表示胃气尚存，这都是生命可能存活的一线希望。

虽愈必死也。

愈：病情减轻、好转。虽愈：虽然病情暂时有所缓解和减轻。必死：因其人精气已经衰竭至极，亡神失志，故终必导致生命危险，预后不良。

这之中可能还含有回光返照、残灯复明之意。

二、讨论

下面我们对这段阴阳交的内容和思想进行讨论，有助于我们更加深入地理解经文，也有助于指导我们今后的临床工作。

（一）小结

本段经文讨论了阴阳交的症状、病机变化和预后。

病名：阴阳交。

症状：温病过程中，汗出、发热、脉躁疾、狂言、不能食。

病机：邪热亢盛，入于阴分（病不在表，而是深入于阴分），精气衰竭。

预后：病情危险，预后不良。

本段经文还具体讨论了在温热病的过程中，汗出后的两种转归(图19)。

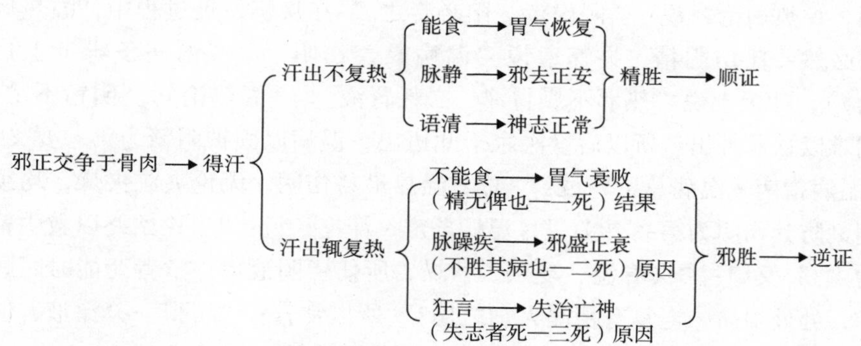

图19　温热病过程中，汗出后的两种转归

邪正交争于表里之间后，即可得汗，得汗后有两个方面的发展趋向。一是向好的方向发展，于是就会有汗出之后不再发热，并且有能食、脉静以及语言清晰的表现。能食表示胃气恢复，有胃气则生。脉静表示邪去正安。语清表示神志正常，得神者昌。这都提示着精胜邪却，是顺证。二是向坏的方向发展，于是汗出之后不久即复发热，并且有不能食、脉躁疾、狂言的表现，这是邪气胜、精气衰的表现。不能食，是胃气衰败的表现，无胃气者死，其结果更导致阴精无助。这是一死之候。引起脉躁疾的原因是邪盛正衰，所以《经》云“不胜其病也”。这是二死之候。狂言反映失志亡神，失神者亡，所以《经》云“失志者死”。这是三死之候。这都提示着精衰邪胜，是逆证。

（二）指导意义

1.《黄帝内经》重视阴精的作用及其对后世温病学的影响

《黄帝内经》十分重视“阴精”在温病的发生、发展和转归等整个病变过程中的重要作用。如《素问·金匮真言论》云：“夫精者，身之本也。故藏于精者，春不病温。”精是人体生命包括身体的根本，是构成生命的基本物质，也是维持生命活动所必需的营养物质。所以精充则生命力强，精衰则生命力弱。阴精是构成正气的主要物质基础，阴精盛则正气盛，阴精衰则正气衰。所以在疾病的发生发展中，精气充盛，生命力旺盛，正气强大，正能胜邪，故不致为病。《尚论后篇·会讲〈素问·评热论〉病温经文一段》说：“《内经》谓精者，身之本也。故藏于精者，春不病温。是则藏精之人，外邪不入，身如药树，百病不生矣。”在温热病发病过程中，病家素来阴精不足，最易招致温热邪气的侵袭，故《素问·评热病论》说：“阴虚者，阳必凑之。”在疾病发展过程中，温热病邪必然要耗伤阴精，吴鞠通说“温病最善伤阴”（《温病条辨·上焦篇》），叶天士说“热邪不燥胃津，必耗肾液”（《温热论》）。阴精不足，则难以祛邪外出。所以后世医家于此悟出，温病以固护阴精为第一要义。《温病指南·温病总论》说：“总之温热最易伤阴，无论夹湿夹燥，均须刻刻防其伤阴为第一要义。”《温病条辨·汗论》说：“本论始终以救阴精为主。”又曰：“夫春温、夏热、秋燥，所伤皆阴液也。学者苟能时时顾护，处处堤防，岂复有精竭人亡之虑?”所以常言：“留得一分津液，便有一分生理”（《温热经纬·〈内经〉伏气温热篇》）。

《素问识·热病篇》按：“吴鞠通曰：实其阴以补其不足。此一句实治温热之吃紧大纲。盖热病未有不耗阴者，其耗之未尽则生，尽则阳无留恋，必脱而死也。而叶子雨谓吴注颇明析，治温暑，保津液，固为第一义。知泻其阳之有余，即所以补其阴之不足，则进乎道矣。”

2.“邪气交争于骨肉而得汗者”的临床意义

“邪气交争于骨肉而得汗者，是邪却而精胜也”，为战汗透邪奠定了理论基础。战汗是温热病过程中邪正双方决定胜负的一种重要表现。通过战汗，如果正能胜邪，病邪随汗而解，则身凉、脉静、神清；如果正不胜邪，则战栗而汗不出，或汗出后复热，脉躁疾，或汗出而正气随之外脱，则病情迅速恶化，甚至有死亡的危险。

后世医家对战汗有更多的认识。

①战汗之人本虚。《类经·病机》说："有伤寒将解而为战汗者，如仲景曰：其人本虚，是以作战。成无己曰：战栗者，皆阴阳之争也。伤寒欲解将汗之时，正气内实，邪不能与之争，则便汗出而不发战；邪气欲出，其人本虚，邪与正争，微者为振，甚者则战。皆言伤寒之战汗，必因于虚也。"

②战是佳兆。《伤寒寻源·战汗》云："战解固为佳兆。""战汗者，邪正相争也。《经》云：脉浮而紧，按之反芤，此为本虚，故当战而汗出也。其人本虚，故当发战。以脉浮，故当汗出而解。观此则知战乃邪气向外之征，而当欲出未出之界，因本虚必先发战，而正犹足以拒邪，故战而汗出，为病解之佳兆也。"

③后世医家为了促成良好的战汗转机，提出两点治疗方针。首先是益胃。叶天士《温热论》说："若其邪始终在气分流连者，可冀其战汗透邪，法宜益胃，令水与汗并，热达腠开，邪从汗出。"又云："邪在气分，可冀战汗，法宜益胃者，以汗由胃中水谷之气所化，水谷气旺，与邪相并而化汗，邪与汗俱出矣！故仲景用桂枝汤治风伤卫，服汤后令啜稀粥以助出汗。"《温热论笺正·正文》说："若未入里，流连气分者，则属三焦。在上焦者，可冀其战汗而解，法宜益胃。胃者水谷之海，发生津液，布濩三焦。且上焦出于胃口，居阳明经之间，故益胃助汗，可使邪从汗出。《素问》热病论篇，岐伯曰：人所以汗出者，皆生于谷，谷生于精。王冰注：言谷气化为精，精气胜乃为汗。又曰汗者精气也。益胃之法，如《温病条辨》中之雪梨浆、五汁饮、桂枝白虎等方，均可采用。热盛者食西瓜，战时饮米汤白水。所谓令水与汗并，热达腠开，得通泄也。"王孟英认为，这里的益胃，不是补益胃气，而是以轻清之品清气生津，宣展气机，并灌溉汤水补充液体。这样气机宣通，热达于外，腠开汗出，邪随汗而外达。如《温热经纬·叶香岩外感温热篇》说："益胃者，在疏瀹其枢机，灌溉汤水，俾邪气松达，与汗偕行，则一战可以成功也。"

其次是分消上下。《温热论笺正·正文》说："在上焦者，可冀其战汗而解，法宜益胃……若在中下焦，则有分消之法矣。"叶天士《温热论》说："再论气病有不传血分而邪留三焦，亦如伤寒中少阳病也。彼则和解表里之半，此则分消上下之势，随症变法，如近时杏朴苓等类，或如

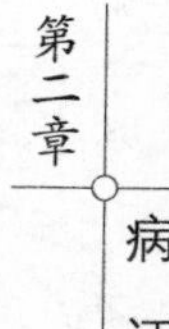

温胆汤之走泄。因其仍在气分，犹可望其战汗之门户，转疟之机括。”温热邪气久羁气分，既不内传，又不外解，留于三焦。三焦主气机升降出入，故邪入三焦，其病可见寒热、胸腹胀满，与《伤寒论》少阳证相似。少阳证，邪在半表半里，枢机不利，故予以和解。本证亦如少阳为病，邪在三焦，气机不利，故用分消分泄之法，宣展气机，主张用辛平甘苦之药，以利升降而转气机，打开战汗的门户，通过战汗而使邪解。“转疟”，即出现如疟疾发作的症状，如战栗、发热、汗出等，这是邪由少阳外达的表现。《黄帝内经》虽然没有明确指出“战汗的门户”在少阳三焦，但“邪气交争于骨肉”就蕴含了这样的意思。骨肉即表里之间。表里之间即少阳所主的半表半里，是三焦的门户。邪在三焦，可由此而达于表，也可由此而入于里。所以这里是取决胜负的战场。如果精气充盛，正能胜邪，则邪气由之而出表，表现为汗出后脉静、身凉、神清。如果邪气胜，精气衰，正不能胜邪，则汗出之后辄复热，脉仍躁疾，这是邪入于阴分胶结不解的状况，故预后较差；若再兼见不能食、狂言，则预后更加不良。

④后世医家还提出了战汗之后的调护。如叶天士《温热论》说：“解后胃气空虚，当肤冷一昼夜，待气还自温暖如常矣。盖战汗而解，邪退正虚，阳从汗泄，故渐肤冷，未必即成脱证。此时宜安舒静卧，以养阳气来复。旁人切勿惊惶，频频呼唤，扰其元气。但诊其脉若虚软和缓，虽倦卧不语，汗出肤冷，却非脱证；若脉急疾，躁扰不卧，肤冷汗出，便为气脱之症矣。更有邪盛正虚，不能一战而解，停一二日再战汗而愈者，不可不知。”《重订广温热论·清凉法》说：“间有邪盛正虚，不能一战而解者，法宜益胃透邪，七味葱白汤加西洋参、鲜茅根，服后停一二日，再战汗而解。”

在《黄帝内经》这节经文学术思想的影响下，张仲景《伤寒论》云：“欲自解者，必当先烦，乃有汗而解，何以知之？脉浮，故知汗出解也。”《伤寒论条辨·辨太阳病脉证并治上篇》说：“此承上条复晓人以病解之机。烦字从火从页，《说文》：页，头也。然则烦者，热闷而头痛之谓也。先烦，邪欲出而与正分争，作汗之兆也。乃有汗，谓不如此则汗不得出也。脉浮，邪见还表也。汗出，邪出也。解者，邪散而病去也。”可见张仲景已经吸收了《黄帝内经》的有关学术思想，纳入到他《伤寒论》的有关条文中。这里的“烦”是正邪分争、作汗之兆，与《黄帝内经》“邪气交争于骨肉而得汗者”义同，然后汗出而邪解，与《黄帝内经》“是邪却而精胜也”义同。先烦后汗，汗出邪解，脉浮表明邪气由里出表，正胜邪却，所以是“欲自解者”。

3. “人之所以汗出者，皆生于谷，谷生于精”的临床意义

我们可以从“人之所以汗出者，皆生于谷，谷生于精”这节经文中悟出“汗与中焦脾胃有关”这样一个道理。

汗以阴精为物质基础，以阳气为动力。如《温病条辨·汗论》说：“盖汗之为物以阳气为运用，以阴精为材料。”阳气鼓舞，阴精载物，阳气作用于阴精，外出于肌腠而为汗，正如《素问·阴阳别论》所说“阳加于阴谓之汗”。营卫之气都由水谷之气所化生。卫者，水谷之悍气也。营者，水谷之精气也。中焦脾胃为营卫气血生化之源，培育中土，则营卫之气充足，则能卫外御邪、祛邪外出。张景岳在《景岳全书·论汗》中说：“夫汗本乎血，由乎营也，营本乎气，由乎中也，未有中气虚而营能盛者，未有营气虚而汗能达者……专助中气，以托外邪。”桂枝汤服后须臾啜热稀粥的道理正是如此。《删补名医方论》说：“服后须臾啜热稀粥以助药力，盖谷气内充，不但易为酿汗，更使已入之邪不能少留、将来之邪不得复入也。”《伤寒论》解太阳表证诸方，皆不离姜枣草，也是增益胃气、助解表邪的思想。《金匮要略浅注·水气病脉证并治》说：“姜枣草，和营卫，补中央。”《成方便读·玉屏风散》说：“大凡表虚不能卫外者，皆当先建立中气，故以白术之补脾建中者为君，以脾旺则四脏之气皆得受荫，表自固而邪不干。”

总之，外感病可以助胃以解表祛邪。章虚谷说：“风寒湿热之邪，初在表者，可用助胃以托邪。”（《温热经纬·叶香岩外感温热篇》）特别是虚人感冒，脉微弱者，补中托邪尤为重要。所以《医宗己任编·东庄医案》有“以参术补中之剂，鼓邪外出”之说。张景岳在《景岳全书·论汗》中说：“凡病外感而脉见微弱者，其汗最不易出，其邪最不易解，何也？正以元气不能托送，即发亦无汗，邪不能解，则愈发愈虚，而危亡立至矣……脉即营之外候，脉既微弱，元气可知，元气愈虚，邪愈不解，所以阳证最嫌阴脉，正为此也。故治此者，但遇脉息微弱，正不胜邪等证，必须速固根本，以杜深入，专助中气，以托外邪，必使真元渐充，则脉必渐盛，自微细而至滑大，自无力而至有神，务令阴脉转为阳脉，阴证转为阳证。斯时也，元气渐充，方是正复邪退，将汗将解之佳兆。”

许多方药既可用于治表，又可用于调理脾胃，反过来说，既可用于调理脾胃，又可用于解表，谓之异病同治。如桂枝汤，既可疏风解表，又可

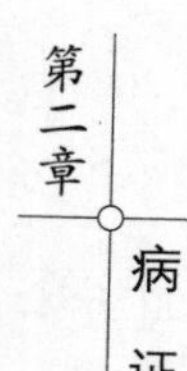

温中理脾。曹颖甫《经方实验录·第六案桂枝汤证》说："盖桂枝汤一方，外证治太阳，内证治太阴。"余如补中益气汤、升阳益胃汤、藿香正气散等，不仅广泛用于治疗脾胃失调的内伤杂病，还可用于治疗外感表证。

第三节　劳　风

一、劳风的病因病机与治疗原则

下面讲一段有关劳风的内容。据我所知，这段经文当前很少有人讲。当年读研究生时，我的第二位导师郭仲夫教授要求我结合清代名医曹仁伯先生《继志堂医案》中的有关内容写一篇关于劳风的文章，于是我认真研读了相关文献，最后写成文章，收录在郭仲夫教授主编的《黄帝内经讲解》一书中。

下面详细讲解一下相关的经文。

帝曰：劳风为病何如？

劳风：病名，谓因劳而虚，因虚而感受风邪。这里的劳从下文可知，一般指虚劳，虚劳乃因劳作太过而致阴精亏虚。黄帝问，劳风这种病的情况是怎样的？黄帝想了解劳风病的病因、病位、症状、治则、预后等问题。

岐伯曰：劳风法在肺下，

法：发生。根据皇甫谧《针灸甲乙经·动作失度内外伤发崩中瘀血呕血唾血第七》、刘河间《素问宣明论方·劳风证》等都引作"发在肺下"，所以"法"当作"发"。关于肺下，历代说法不一。我们这里取清代注家张琦的意见，肺下指胸膈之间，属少阳所主。《素问释义》云："在胸膈之间，故曰肺下。"这节经文说，劳风的病位发生在肺下，即胸膈之间，是少阳所在的部位。尤在泾《医学读书记·柴胡梅连散罗氏秦艽鳖甲散方论》谓之"表里之间"。

其为病也，使人强上冥视，唾出若涕，恶风而振寒，此为劳风之病。

强上：指头项强急不舒。冥视：指目眩视物不清，即眼花，看不清楚东西。唾出：咳唾出来。《黄帝内经》无痰字，涕既包括痰，也包括鼻涕。劳风病的症状，可见颈项强急不舒，目眩视物不清，唾出痰与涕，恶风怕冷。

请思考一下，劳风病的症状只是以上这些吗？我们说，以上这些症状只是劳风病感受风邪后的常见症状，它们不仅不是劳风病的全部症状，而且不是劳风病最有特征的症状，因为下文指出还有咳唾青黄涕等症状。这个问题我们后面进行讨论。

帝曰：治之奈何？

黄帝问，那么如何治疗呢？

岐伯曰：以救俯仰，

俯仰：指呼吸不利所表现出来的强迫体态。以救俯仰：指应该针对俯仰为治疗目标。清代注家张琦说："谓通利气道，使呼吸得达。"意在通利气道，使呼吸畅通，解除呼吸困难等病状。这是治疗的结果。具体治疗措施是利肺气、散邪气。如尤在泾《医学读书记·劳风》说："救俯仰者，即利肺气、散邪气之谓。"

巨阳引，

巨阳：指足太阳。引：引导。足太阳与足少阴为表里。因此，"引"有两层意思：①引导邪气由里出表。与《灵枢·寒热》"从其本引其末，可使衰去而绝其寒热也"中的"引"有同样的意思。本指病源，末指外表。从本引末，就是从病源着手，引导邪毒由里向外出，使之消散，而不再发生寒热诸症。因为足太阳主一身之表，故在里之邪气由里出表，正如《温病正宗·伏温兼新感症》说"由里达表，而浮越于太阳也"。②引领精气外布。因足太阳与足少阴互为表里，肾藏精，必赖太阳之气的引导乃能施泄，布达于外，这样正能胜邪，邪气外出，正如吴崑注"巨阳与少阴肾为表里，肾者精之府。精，阴体也，不能自行，必巨阳之气引之，乃能施泄"（《素问吴注·评热病论》）。

精者三日，中年者五日，不精者七日。

"精者"与"不精者"相对而言。精者指青年人，不精者指老年人，中年者在两者之间。在《灵枢·营卫生会》中有"壮者……昼精而夜瞑。老者……昼不精夜不瞑。"意为青年人白天清爽，老年人白天不清爽。以此说明精者指青年人，不精者指老年人。

青年人精气充盛，故预后较好，病程时间较短。老年人精气亏虚，故预后较差，病程时间长。三、五、七日，是约数，表示时间长短。

咳出青黄涕，其状如脓，大如弹丸，从口中若鼻中出，不出

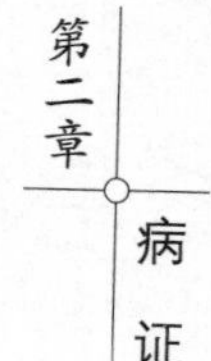

则伤肺，伤肺则死也。

咳唾出青黄色的涕，其状是黏稠的，有如弹丸大小。在前我们说过，《黄帝内经》无“痰”字。青黄涕从口中或鼻中出，可知这里的涕包括两部分，一是鼻涕，二是痰浊。从鼻中出者只能是涕，从口中出者既可以是痰也可以是涕。如果痰涕等不能排出，就会损伤肺。一是因为痰热不出，则邪热伤肺；二是因为涕浊不除，“肺郁不下，痞塞蒸腐，而伤肺脏”（《素问悬解》）。肺伤则预后不良。

二、讨论

（一）小结

本段经文讨论了劳风的病名、症状、病因病机、治疗原则和预后。

（1）病名：劳风。因劳而虚，因虚而受风，谓之劳风。

（2）症状：恶风，头项强，目眩，视物不清，咳出青黄涕等。

（3）病因病机：因房劳、劳倦等劳作太过而致肾精亏虚，又因正虚而招致风邪外侵，故见恶风振寒、头项强等症。风邪入里，伏于少阳所主之胸膈之间。少阳内寄相火，邪恋不去，容易郁而化热。风热上干空窍，故见目眩、视物不清等症。热煎津液成痰，上阻于肺，故见喘咳、咳唾青黄色脓稠的涕（痰）。色青主肝胆，黄为热，黏稠主热。此为少阳风热、痰热，呼吸不利，肾精亏虚。

（4）治疗原则：①利肺气、散邪气；②巨阳引（引邪出表，补益肾精）。

（5）预后：①涕浊排出，则肺气通利，预后可；涕浊不能排出，则邪气在肺，肺失宣降，预后差。②青壮年，精气尚充，治疗得当则病愈快、病程短、康复快；老年人，精气已衰，治疗起来病愈慢、病程长。由此可知精气在本病的预后中有重要作用。

（二）劳风的证治与临床应用

我们在本篇学习了有关劳风的理论，对病名、症状、病因病机、治疗原则和预后等都有所理解。那么我们又怎样将劳风的理论运用于临床呢？我们在前讨论过，基础理论为实践指导提供了可能，应用理论能够将这个可能变成现实。基础理论是行动的指南，应用理论是行动的纲领，而治疗措施是纲领实施的细则。劳风理论只是基础理论，要应用于临床还必须依靠后世的应用理论，再根据具体病状制定出治疗措施用于临床。

1. 古代医案

我们先看《柳选四家医案·评选继志堂医案》记载的清代名医曹仁伯先生的医案：

伤风不醒，咳嗽呕恶，所见之痰，或薄或浓，或带血色，左关脉独见浮弦且数，小有寒热，此损证之根也，《千金》法治之。苏叶、党参、川连、乌梅、橘红、川贝、柴胡、杏仁、桑皮、地骨皮。

原注：此用柴前连梅煎意，《千金》法也。咳嗽由来十八般，只因邪气入于肝，即是此方之歌诀。此方效，转方加竹茹一味。

诒按：弦数独见于左关，故知其病专在肝。

咳嗽吐出青黄之痰，项强、恶风、音烁，寒热分争，是名劳风。服秦艽鳖甲而更甚者，当进一层治之。

柴前连梅煎（柴胡、前胡、黄连、乌梅、薤白、猪胆汁、童便、猪脊髓），秦艽鳖甲煎（秦艽、鳖甲、地骨皮、柴胡、青蒿、归身、知母、乌梅）。

再诊：进前方咳嗽大减，所出之痰仍见青黄之色，身热虽轻，咽中苦痛，脉形弦细数，风邪未尽，中下两虚，制小前方之外，参入猪肤法，一治身热，一治咽痛。

柴前连梅煎合猪肤汤加党参、花粉。

原注：此方治伤风不醒成劳，比秦艽鳖甲又进一层，其见症，每以咳吐黄绿青痰为据。咳嗽时盛时衰，粉红痰后，变为青黄，劳风之根也。

柴胡、前胡、乌梅、川连、薤白、童便、猪胆汁、猪脊筋。

诒按：童便易秋石，甚妙。

再诊：进劳风法，咳嗽大减，红痰亦无，但痰色尚带青黄，左关脉息，弦硬不和，肝胆留邪，容易犯肺胃俞也，毋忽。

麦冬、沙参、淡苓、炙草、白芍、川贝、青黛、广皮。

原注：此方极玲珑，先生用之每灵。大约风喜伤肝，风郁于肝，久而不出，必有青黄之痰，所谓劳风是也。

诒按：先生案中，治劳风一症，必用柴前连梅煎。自云：法本《千金》，用之神效。查《千金方》所载劳风治法及所叙病原，与此不同。即所用之柴前连梅煎，仅见于吴鹤皋《医方考》，《千金方》中并无此方。先生偶误记耳。

2. 验方出处

在这里，曹仁伯先生主要提到了一首方，叫柴前连梅煎。柴前连梅

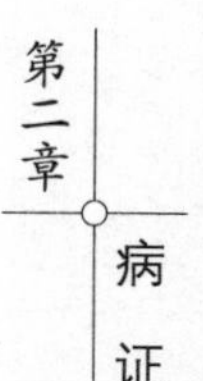

煎，又称柴前连梅散、柴前梅连散、柴胡梅连散等名。原方药物及用量：柴胡、前胡、乌梅、胡黄连各三钱，猪胆一枚，猪髓一条，韭（薤）白五分，童便二盏。主治劳风，后世也有称作风劳病的。

曹仁伯说："此用柴前连梅煎意，《千金》法也。"曹先生认为柴前连梅煎本于唐代孙思邈的《千金方》，但是柳宝诒认为是先生误记了。因为查《千金方》所载劳风治法及所叙病原与此不同，所用之柴前连梅煎仅见于吴鹤皋《医方考》，《千金方》中并无此方。

我也做了一个简单调查，早于《医方考》的还有元·萨谦斋所撰的《瑞竹堂经验方》。这有可能是该方最早的记载了。我认为，该方在唐宋元明时期已经成为临床治疗劳风病较为常用的方剂了。

3. 方理解释

我认为，柴前连梅煎一方的组成，其依据的就是《素问·评热病论》这段"劳风"经文的学术思想。

柴胡入少阳，透表泄热。《本草正义·柴胡》说："柴胡主治，止有二层，一为邪实，则为外寒之在半表半里者，引而出之，使还于表，而寒邪自散。"从《黄帝内经》经文来看，劳风病为邪伏少阳膈间，病不在表也不在里，故须引邪出表（"巨阳引"的第一个意义）。故本方用柴胡透表，使邪气达于表而消散，所以柴胡为方中君药。

前胡、薤白、胡黄连、猪胆汁、童便清热除痰，下气平喘，以救俯仰，与"利肺气、散邪气"的治法吻合。其中乌梅配胡黄连，酸苦合化为阴，能清热益阴。猪胆汁与柴胡并走少阳，以清少阳风热邪气。本方直用猪脊髓，"血肉有情，栽培身内精血"（叶天士语），以补阴益髓，扶助正气以胜邪气。其人为劳风，精虚为劳，故须补益精髓，与"巨阳引"的第二个意义相合。

上海名医程门雪先生对本方大加赞赏，"劳风治法以开达伏邪、酸苦泄热为主，而不急急养阴生津者，伏风痰热未净故也。此方配合极佳，莫可言喻。以柴、前之一升一降，梅、连之一收一泄，反佐韭白以开结，童便、秋石咸以导引，韭白、秋石之一开一引更佐猪胆之苦寒降泄胆热，合童便之咸寒引火下潜，使以猪脊髓之入骨搜邪，并养精髓。组方层层相制，制其短而用其长，诚非浅学所能几及也"①。

① 沈经宇．程门雪先生临证拾零．上海中医药杂志，1998（5）：2

4. 应用要点

劳风是病名，因劳而精虚，因虚而受风，因而得名。现在的胸膜炎、胸膜粘连、胸腔积液、肺部结节、肺纤维化等病证都可以参照劳风病进行论治。运用本方治该类病证，一有正气亏虚，二有风热痰湿邪气；病位在肝胆，影响在肺。在辨证上，有两个要点：①咳唾青黄痰。青主肝胆，黄主热，表示有肝胆风热夹痰热。曹仁伯说："其见症，每以咳吐黄绿青痰为据。"程门雪先生说："劳风一症，咳吐出青黄之痰、项强、恶风、寒热分争，曹仁伯提得很明确。柴前梅连散为劳风咳嗽、痰色青绿惟一之治法。症见合符，效验如响。凡斯妙法，实为中医不传之秘，惜于知所用者少耳。"②脉弦。提示病位在肝胆，主痰。曹仁伯说："咳嗽由来十八般，只因邪气入于肝，即是此方之歌诀。"柳宝诒说："弦数独见于左关，故知其病专在肝。"因为劳风病位在肺下，在胸膈之间，属少阳所主，故脉见弦象。

清代医家石寿棠说："界乎人身天地之间者，则有膈膜，膈下胁肋，肝胆布焉，胆属少阳。阳明不治，则必传少阳，传少阳则病胸胁。胸胁为清阳之道路，津液升降之所。邪热传此，必有痰涎水饮与清气搏结。"（《医原·论张仲景伤寒论》）所以肝胆有热会导致气机津液发生病变。

在使用柴胡连梅煎时，可以随症加减或者变换方剂。曹仁伯说："有劳风一门，咳吐浊涕青黄之痰，由劳碌伤风，恋而不化，最为难治。浅者，秦艽鳖甲；表虚汗多者，黄芪鳖甲；深则柴前连梅煎，《千金》法也。此皆劳风之治也。"秦艽鳖甲煎由秦艽、知母、当归、鳖甲、乌梅、青蒿、柴胡、地骨皮组成，主治风劳骨蒸壮热、肌肉消瘦。黄芪鳖甲煎由桑白皮、半夏、甘草、地骨皮、知母、黄芪、秦艽、茯苓、赤芍、柴胡、鳖甲、天门冬、肉桂、人参、桔梗、紫菀、生地组成，主治虚劳客热、肌肉消瘦、四肢烦热、心悸盗汗、少食、多咳嗽有血、往来寒热、劳疟等症。这就出现了三首方，柴前连梅煎、秦艽鳖甲煎、黄芪鳖甲煎。在《方剂学》教材中我们学过秦艽鳖甲煎，书上指出该方治风劳，风劳就是劳风。据我在临床上的应用体会，秦艽鳖甲煎用于有胸痛、发热但咳唾青黄痰不明显的病证，柴前连梅煎用于咳唾青黄痰明显的病证，用黄芪鳖甲煎者多伴有气虚之象。根据临床具体病症，我将上述三方的药物之间随证互用加减化裁，用于治疗肺结核后期、胸膜炎、胸腔积液、胸膜增厚、胸膜粘连、肺部结节、肺纤维化等肺部病变，取得了较好疗效。

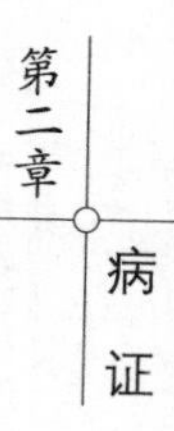

尤在泾《医学读书记·柴胡梅连散罗氏秦艽鳖甲散方论》说："风劳骨蒸，久而咳嗽吐血，脉来弦数者，柴胡梅连散主之。盖邪气既久积于表里之间而不退，非可一汗而去者，故用柴胡之辛散，必兼乌梅之酸收；而久积之风内蕴骨髓者，已变风之体而为热，则宜用胡黄连之苦寒以清之。然兵无向导则不达贼境，药无引使则不通病所。新病且然，况伏邪乎？故胆以合胆，髓以合骨，薤白之通阳，童便之通阴，而表里肌骨之邪，庶尽出欤！罗氏秦艽鳖甲散，与柴胡梅连同意，亦治风劳骨蒸肌热之症，然减前胡之泄气，而加当归之和血，去黄连之苦寒，而用青蒿之辛凉，气味为较和矣。久病之人，未必不宜缓法也。"

沈经宇先生曾治1例支气管扩张症继发绿脓杆菌感染，有效。病人吴某，女，42岁，1975年9月17日初诊。据述夙有支气管扩张症病史10余年，半年前又继发绿脓杆菌感染。近日除咳嗽痰稠色带黄绿、胸膺隐痛外，尚有入暮肌热、夜寐盗汗。观其形体瘦削，察其容色苍黄，切其脉左关弦甚，望其舌质红边淡青苔薄腻。诊毕阅其病史，悟及其证候颇似劳风，旋书柴前梅连散加减与之。处方以南沙参12g，柴胡6g，黄芩5g，炙乌梅2枚，胡黄连2g，甘草3g，当归9g，炒白芍9g，韭（薤）白头3g，盆秋石1g为主药，随症选加瓜蒌皮12g，川贝母3g，炙百部9g，太子参9g，竹沥半夏6g，橘络5g，竹茹6g等味。投药28剂，劳热退净，咳嗽静止，痰略减少，色白黏韧，黄绿色稠痰消失。此案仿《金匮翼》"发热统论骨蒸热条"尤在泾加减柴前梅连散法，原方去前胡，加人参、黄芩、甘草、当归、芍药。尤氏自注："余盖从柴胡饮子增入，以备补虚泄热之用，去前胡者，因寝汗不欲重散也。"考《伤寒论》乌梅丸一方治蛔厥，又主久利，以乌梅合黄连、蜀椒，成苦辛开泄、酸苦泄热之法，取黄连能厚肠胃。柴前梅连散用胡黄连清入肌附骨之热，取其泻肝火、治肝咳，且其性直达下焦，敛阴汗最捷。乌梅一药，除欲引诸药除蒸敛汗和与胡黄连酸苦合化后能增强胡黄连之泄热作用外，尚能配合甘草酸甘化阴，可助归、芍以收柔养肝体之功效。从病人病史中可知之前已多次服用青蒿、鳖甲、秦艽、地骨皮、浮小麦、糯稻根之类，可对劳热一症却无进退。前资曹仁伯经验：劳风服秦艽鳖甲散乏效时，当进一层用柴前梅连散治之。尤在泾曰："罗谦甫论虚劳之证，多因邪伏血郁而得，不独阴亏一端也。"故方用鳖甲、当归以搜阴络血分之邪，但对于气分伏风之透达似无的对。劳风一证，外感似内伤，伏风未达，肺损何复？《素问·至真要大论》曰："从外之内者，治其外。"又曰："从外之内而盛于内者，先治其外，而后调其内。”劳风病因，邪从外入于内，病之本在热郁肝胆，而其标在肺，病位以气分为主，故仍当因势利导，透邪外出，柴前梅连散独擅其长。古人有用劳热方统治劳风者，似是而实非，前贤片言只字先得我心矣！所以本方良好的退热机制，是与柴、前、梅、连、咸秋石、猪胆等互相配合，使邪热从表里上下分解所起的协同作用息息相关的。只有在肝胆郁热得以清泄的前提下，肺金清肃之令才能复常，实与一味清养肺阴或泻肺排脓大相径庭。一得之见，聊供参考。肺损病人，感冒之后咳嗽缠绵不愈，兼见痰色青黄，寒热分争，诊脉弦滑，如曾投清宣化痰法乏效，改用柴前梅连散往往有效①。

广州中医药大学第二附属医院罗翌等人调查统计分析了“当代名中医治疗肺痨的辨证论治经验”。结果显示，使用频率最高的方剂分别为百合固金汤和秦艽鳖甲散②。

永州市冷水滩区中医院陆玉荣用黄芪鳖甲散治疗结核性渗出性胸膜炎，取得较好疗效。病人周某，男，25 岁，1984 年 5 月 12 日就诊。两年前患结核性渗出性胸膜炎，经治疗缓解，近因劳累过度而病情复发前来就医。X 线示：右胸水在第 5 肋间。病人诉午后低热已两月余，乏力、胸痛、咳嗽，曾用利福平、利福定、异烟肼、链霉素等杭结核药物及退热药治疗无效。诊见：面色萎黄，神倦无力，低热（体温 38.3℃），右侧胸痛，咳唾引痛加剧，气急，脉细数无力。证属虚劳气阴两虚，治宜益气养阴以清热。拟黄芪鳖甲散治之。药用黄芪 12g，鳖甲 10g，沙参 12g，地骨皮 9g，知母 8g，生地黄 10g，百部 10g，银柴胡 9g，甘草 5g，紫菀 6g，天冬 10g，桔梗 12g，桑白皮 9g，白芍 10g，茯苓 10g。服 4 剂后，低热已退（体温 36.5℃），精神好转，寸脉仍数，余症同前。根据“急则治其标”的原则，投以葶苈大枣泻肺汤 3 剂以逐水，并同时服用黄芪鳖甲散 3 剂。药后胸痛缓解，呼吸平和，脉搏正常。复查胸片：右侧胸水消失。继续以黄芪鳖甲散调理半月，病愈，随访至今未复发。陆玉荣认为，黄芪鳖甲散为治疗虚劳性疾患气阴两虚发热而设。凡属虚劳，气阴两虚而致发热、自汗、盗汗、咳嗽、脉细数无力者，用之辄收良效。③

我希望各位今后把这些古代医家的验方广泛应用于临床，让它们发扬

---

① 沈经宇．劳风证治．上海中医药杂志，1992（10）：12

② 罗翌，刘擎，李际强．当代名中医治疗肺痨的辨证论治经验统计分析．江西中医学院学报，2010（5）：39

③ 陆玉荣．黄芪鳖甲散临床验案．湖南中医杂志，1987（5）：47

光大，造福于百姓。验方不用，慢慢就失传了。

另外有个情况要说一下，我发现用柴前连梅煎、秦艽鳖甲煎后很多人会腹泻。我觉得可能与其中两味药物有关，一是秦艽，因为它“能通利二便”（《本草正义》）；二是胡黄连，沈经宇先生说：“柴前梅连散用胡黄连清入肌附骨之热，取其泻肝火、治肝咳，且其性直达下焦，敛阴汗最捷。因胡黄连苦寒降泄，大伐脏腑骨髓邪热，笔者习惯用量在3g以内，如超过3g，有的病人可能出现腹泻。”① 因此，在开了这些方药后，应先给病人交代一下，用药后可能会引起腹泻的情况。如果出现了腹泻，就暂停用药，让胃肠休息一下，下次服药时再减少一些用量，或者服用一次黄连素，一般就不会再泻了。

第四节　痹　病

今天我们学习《黄帝内经》的一个重要篇章，就是《素问·痹论》。

一、《素问·痹论》之命名

痹者，闭也，就是不通。痹病是因感受风寒湿邪，邪气闭阻脏腑经络气血，引起以疼痛、麻木为主症的一类病证。如秦景明在《症因脉治·痹证论》中说：“痹者闭也，经络闭塞，麻痹不仁，或攻注作疼，或凝结关节，或重着难移，手足偏废，故名曰痹。”这里的痹，指的是痹病。一个疾病，有基本的病因、发病机理、一般的传变规律，以及一般的治疗原则。所以这里的痹是病的概念，而不是证的概念。再次申明，中医的痹病包括了西医的许多病症，远远不止风湿性关节炎，只要疾病表现有疼痛、麻木等症，有闭阻不通的病机，就可以参照痹病的基本法则来进行诊治。

本篇较为系统地阐述了痹病的病因病机、发病、分类、证候、治法和预后，故名篇。

二、痹病的病因与病因分类

1. 病因

黄帝问曰：痹之安生？岐伯对曰：风寒湿三气杂至，合而为

① 沈经宇．劳风证治．上海中医药杂志，1992（10）：12

痹也。

安：怎样的意思。黄帝问：痹病是怎样发生的？

杂至：杂，指错杂、混杂；至，到达，引申为侵袭；杂至指风寒湿三种邪气混杂在一起侵袭人体。这节经文提示我们，今后在临床上治疗痹病时，一定要考虑到风寒湿三种邪气混杂在一起为害，故要三气合治，只是有风寒湿邪多少的不同。

合：两种以上的事物结合在一起为合。这节经文强调了外邪引起痹病的重要性，但这一“合”字又包含有第二层意思，就是“正气失调”等内因在痹病形成中有不容忽视的作用。这一思想在下文中会明显见到。那么请大家思考一下，痹病的病因就只是风寒湿三气的杂至吗？治疗是否只考虑祛邪就可以了呢？岐伯答道：风寒湿三种邪气错杂在一起侵袭人体，闭阻脏腑经络气血，形成痹病。

2. 病因分类

其风气胜者为行痹，寒气胜者为痛痹，湿气胜者为著痹也。

痹病是因风寒湿三种邪气侵袭人体所致，但这三种邪气却不是三等分，而是各有偏胜。由于邪气的偏胜、邪气的性质，因而导致了不同证型的痹证。

风：风为阳邪，其性善行数变。故风气偏胜者，以疼痛游走而无定处为特点，称为行痹。这一个“行”字，反映了或抓住了这种痹证的临床特征。

寒：寒为阴邪，其性收引凝滞。寒则气血凝涩不通，不通则痛。故寒气偏胜者，以疼痛剧烈为特征，称为痛痹。这一个“痛”字，反映了或抓住了这种痹证的临床特征。

湿：湿为阴邪，其性重浊黏滞，最易困遏阳气，阻滞气血的流行。湿气偏胜者，以肢体疼痛重滞固定或顽麻不仁为特点，称为著痹。著有重着和难以移去的意思。这一个“著”字，反映了或抓住了这种痹证的临床特征。

上述三种痹证，是以临床表现的不同特点来推论其以何种邪气偏胜为患的，因而也可用这种偏胜的邪气的名称来命名这种痹证，如行痹谓之风痹、痛痹谓之寒痹、著痹谓之湿痹。《黄帝内经》用“行”“痛”“著”三词反映了三种证型的痹证的临床特征，为我们在临床上进行辨证论治指明了要点，起到了执简驭繁的作用。

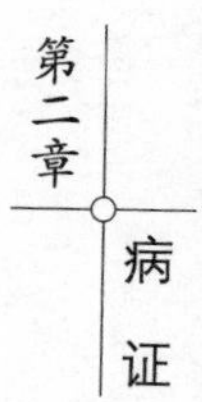

我用表3可以更清楚地表示其中的道理。

表3　痹证三种证型的特点

病因病机	邪气偏胜	性质	症状特征	证候命名	病因命名
风寒湿杂至伤人，闭阻气血	风气偏胜	善行数变	疼痛游走无定处	行痹	风痹
	寒气偏胜	收引凝滞	疼痛剧烈	痛痹	寒痹
	湿气偏胜	重浊黏腻	重着不移	著痹	湿痹

三、五体痹

帝曰：其有五者何也？

黄帝问：痹证为什么又分为五种呢？黄帝听了岐伯的上述回答后，有些疑问，因为岐伯在前说，痹证可因邪气的偏胜而分为行痹、痛痹和著痹三种，而如今却又发现痹证可分为五种，这是为什么呢？这是根据病位的不同而有所分别。

岐伯曰：以冬遇此者为骨痹，以春遇此者为筋痹，以夏遇此者为脉痹，以至阴遇此者为肌痹，以秋遇此者为皮痹。

岐伯的问答，体现了以下几个理论问题：①五体痹的分类依据。②五体痹发病的原因。③五体痹的发展趋势。我们试着来回答。

1. 以什么为依据分为五体痹？答：以五脏合五体的理论为依据，肝主筋、心主脉、肺主皮、脾主肌肉、肾主骨，人以五脏为中心。

2. 五体痹发病的原因是什么？答：五脏主五时，每一季节时令最易伤相应的五脏，如春易伤肝，夏易伤心等。五脏合五体，五脏主五时，五脏与五体和五时之间都有相应的联系。在五脏各自所主的季节时令中，由于脏气失调，不能适应相应季节的气候，故邪气最易损伤其脏。又由于邪气伤人，一般的传变规律是由浅入深、由表入里，如《素问·阴阳应象大论》中“善治者治皮毛，其次治肌肤，其次治筋脉，其次治六腑，其次治五脏”，且五体与五脏相比为表、为浅。因此，在五脏各自所主司的季节时令里，风寒湿邪气先伤与五脏相应的五体，导致气血闭阻而形成五体痹。在不同的季节里，即使感受了相同的风寒湿邪气，也能形成不同类型的痹证，如筋痹、脉痹、骨痹、肉痹、皮痹等五体痹。

本节经文中并没有叙述五体痹的症状，我们可以把本篇最后一部分的经文看作是五体痹的症状，即“岐伯曰：痹在于骨则重，在于脉则血凝而不流，在于筋则屈不伸，在于肉则不仁，在于皮则寒”。骨痹表现为重，身体沉重，肢体转侧活动不利。脉痹表现为血凝而不流，脉中之气血凝滞，流行不畅。筋痹表现为屈伸不利，筋脉挛急而屈伸不利。肌痹表现为不仁，肌肉麻木不仁。皮痹表现为寒，自觉寒冷。我们还可以结合《黄帝内经》其他篇章中的相关论述和后世其他书籍中的相关内容，如《素问·痹论》《素问·长刺节论》《医宗金鉴》等，得知五体痹的一般症状。①骨痹：骨酸痛，身重四肢重（转侧不利），难以伸举。②筋痹：拘急，难以屈伸，关节疼痛。③脉痹：血脉凝涩，疼痛，肌肤有灼热感，皮肤颜色见红斑或色变（如肌肤甲错、色青紫等）。④肌痹：肌肉麻木，或酸痛无力、困倦。⑤皮痹：皮肤枯槁、麻木等。

四、五脏痹

帝曰：内舍五脏六腑，何气使然？

舍：稽留，病邪侵入机体后滞留于体内某处，吴崑注“邪入而居之”。气：原因。黄帝问，五体痹的病邪可以内传，侵袭稽留于五脏六腑，引起脏腑痹，这是什么原因导致的呢？

岐伯曰：五脏皆有合，病久而不去者，内舍于其合也。

合：外内相应，即内在的五脏与外在的五体相应、相合、相联系，如肝合筋、心合脉、脾合肉、肺合皮、肾合骨。本节经文说，由于五脏与五体相合，如果五体痹病久而不愈，将会使其相合的内脏脏气逐渐耗减而致衰虚，若再度感受风寒湿邪，则必然内传于与其相合的五脏，从而形成五脏痹。

下面是举例。

故骨痹不已，复感于邪，内舍于肾。筋痹不已，复感于邪，内舍于肝。脉痹不已，复感于邪，内舍于心。肌痹不已，复感于邪，内舍于脾。皮痹不已，复感于邪，内舍于肺。

如果骨痹日久不愈，又感受了风寒湿邪，新邪与故疾相合，则内传于肾，形成肾痹。如果筋痹日久不愈，又感受风寒湿邪，新邪与故疾相合，则内传于肝，形成肝痹。下同例，就不再说了。

这段经文有两个提示：①五脏痹的形成，是由五体痹日久不愈，再度感受风寒湿邪气所致；②启示后人既病防变，有病早治，以免病情发展

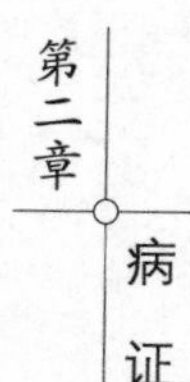

加重。

所谓痹者，各以其时重感于风寒湿之气也。

内脏痹证的形成，是各脏在所属的季节时令里再度感受风寒湿邪气而致。

这节经文主要指的是痹病重感于邪的条件。第一是重感于邪的时间。在每逢五脏各自主时的季节时令里，如果五脏有虚，则最易招受风寒湿邪气的侵害。从治未病的角度可知，在某脏主时的季节时令里预防风寒湿邪气的再度侵袭是很重要的。第二是重感的邪气仍然是风寒湿邪。在前的经文有"风寒湿三气杂至合而为痹也"。这里说重感，就能知道先有风寒湿邪的侵袭，现在又再度感受风寒湿邪，那么新邪与故邪相合，就会加重病情。所以五脏痹与五体痹相比，病情更加深重。下文还有对其预后的叙述。在《素问·阴阳应象大论》中也有类似思想的经文，如"善治者治皮毛，其次治肌肤，其次治筋脉，其次治六腑，其次治五脏。治五脏者，半死半生也"。《素问灵枢类纂约注》注："邪入脏，则深且重矣。"

凡痹之客五脏者，

凡痹之病邪侵入到五脏后，病变可因所在脏腑的功能、经脉循行的不同而有不同的临床表现。这也是我们辨证的依据。下面讨论五脏痹的症状。

1. 肺痹

肺痹者，烦满喘而呕。

烦：心情不畅快。满：同"懑"，闷。烦满：心情烦闷不舒。

我们分析肺痹的症状，要从功能与经脉循行两方面入手（图20）。

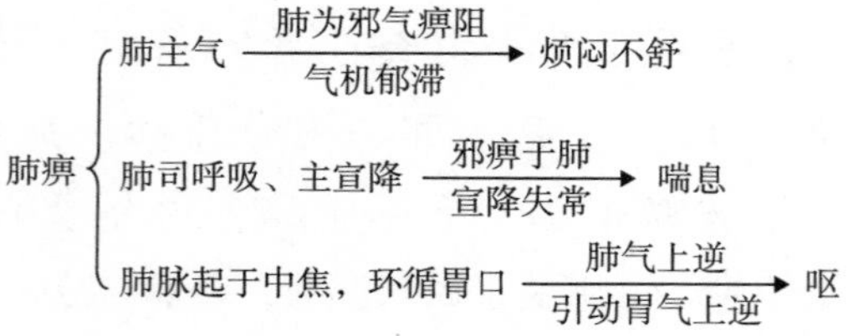

肺痹
- 肺主气 —肺为邪气痹阻／气机郁滞→ 烦闷不舒
- 肺司呼吸、主宣降 —邪痹于肺／宣降失常→ 喘息
- 肺脉起于中焦，环循胃口 —肺气上逆／引动胃气上逆→ 呕

图20 肺痹的症状及病机

2. 心痹

心痹者，脉不通，烦则心下鼓，暴上气而喘，嗌干善噫，厥

气上则恐。

鼓：动。心下鼓，即心下动，心下悸动。暴：急也，猝也。喘：在这里不是指病，而是指一时性的呼吸不利（呼吸急促困难的症状）。暴上气而喘，即气逆急上而一时性呼吸困难。嗌干：即咽干。噫：嗳气。厥气：指心气（图21）。

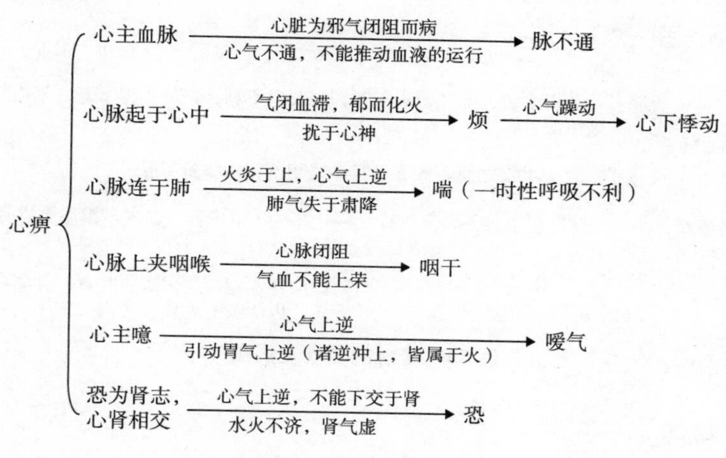

图21　心痹的症状及病机

3. 肝痹

肝痹者，夜卧则惊，多饮数小便，上为引如怀。

数小便：小便量多或次数多。上为引如怀中的“上”是相对于“数小便”而言的，指腹部。上为腹，下为小便。引：《说文》云其“开弓也。开弓令满谓之引如满月”，故“引”有盈满之义。如怀，如怀子之状，怀孕之状。上为引如怀：指腹部鼓胀，形如满弓，如怀子之状(图22)。

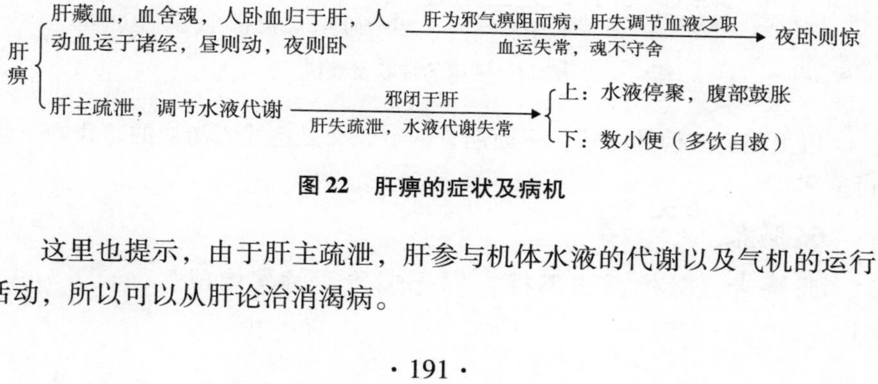

肝痹
肝藏血，血舍魂，人卧血归于肝，人动血运于诸经，昼则动，夜则卧 —— 肝为邪气痹阻而病，肝失调节血液之职；血运失常，魂不守舍 → 夜卧则惊
肝主疏泄，调节水液代谢 —— 邪闭于肝；肝失疏泄，水液代谢失常 → 上：水液停聚，腹部鼓胀；下：数小便（多饮自救）

图22　肝痹的症状及病机

这里也提示，由于肝主疏泄，肝参与机体水液的代谢以及气机的运行活动，所以可以从肝论治消渴病。

4. 肾痹

肾痹者，善胀，尻以代踵，脊以代头。

善胀：有两个含义，指腹胀或身体胀。尻：骶骨，也称穷骨。踵：足跟。这句经文形容病人弯腰驼背，只能坐而不能行走的状况。姚止庵注："但可坐而不可行，但能俯而不能仰，如踵以尻，而头以脊也。"（《素问经注节解·痹论》）（图23）

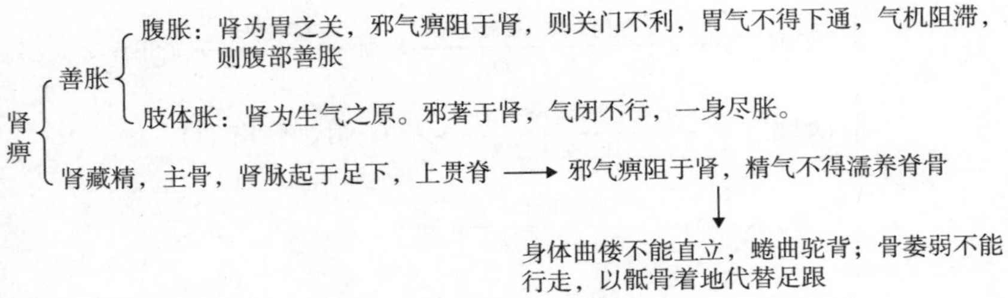

肾痹
- 善胀
  - 腹胀：肾为胃之关，邪气痹阻于肾，则关门不利，胃气不得下通，气机阻滞，则腹部善胀
  - 肢体胀：肾为生气之原。邪著于肾，气闭不行，一身尽胀。
- 肾藏精，主骨，肾脉起于足下，上贯脊 ⟶ 邪气痹阻于肾，精气不得濡养脊骨 ↓ 身体曲偻不能直立，蜷曲驼背；骨萎弱不能行走，以骶骨着地代替足跟

图23　肾痹的症状及病机

5. 脾痹

脾痹者，四肢解堕，发咳呕汁，上为大塞。

四肢解堕：即四肢懈惰。汁：《辞海》指含有某种物质的液体，这里指确能呕吐出胃中内容物。上为大塞中的大，一作严重之义，二作否之义。郭霭春教授的《黄帝内经素问校注语译》云："大"为"不"，不—否—痞。上为大塞，指上焦阻隔不通，具体表现为呼吸困难、言语困难、吞咽困难等（图24）。

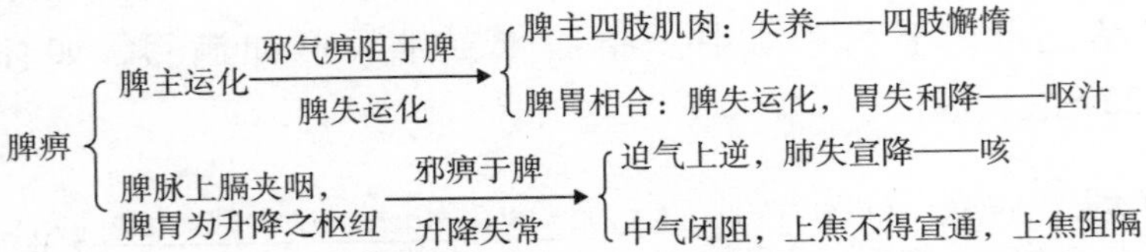

脾痹
- 脾主运化 —邪气痹阻于脾 / 脾失运化→
  - 脾主四肢肌肉：失养——四肢懈惰
  - 脾胃相合：脾失运化，胃失和降——呕汁
- 脾脉上膈夹咽，脾胃为升降之枢纽 —邪痹于脾 / 升降失常→
  - 迫气上逆，肺失宣降——咳
  - 中气闭阻，上焦不得宣通，上焦阻隔

图24　脾痹的症状及病机

以上是五脏痹的症状，下面还有两节经文是论述六腑痹的，我们一起讨论。

6. 肠痹

肠痹者，数饮而出不得，中气喘争，时发飧泄。

肠痹的肠，指大小肠。邪气痹阻于大小肠所导致的痹证，称为肠痹。数饮而出不得，传统注家都解释为多饮而小便不能排出，我认为数饮表示尚能饮食，出不得指大便不得出，所以杨上善说“大便难”。中气喘争：中气指腹中之气，喘是急疾的意思，争是攻冲之义，中气喘争就是腹中之气急迫攻冲，表现为腹中雷鸣，西医学则形象化描述为“气过水声”，这是肠梗阻病症的典型表现之一。飧泄，指大便下利清粪水，相似于“热结旁流”。《伤寒论》云：“少阴病，自利清水，色纯青，心下必痛，口干燥者，急下之，宜大承气汤。”《伤寒指掌·吴又可法》说：“自利纯臭水，昼夜十数行，口燥、唇干、舌裂、腹满硬痛，此热结旁流也，急以承气下之，以去宿垢，其利自止。”

7. 胞痹

胞痹者，少腹膀胱按之内痛，若沃以汤，涩于小便，上为清涕。

胞：指膀胱。沃：灌的意思。汤：指热水。少腹：古代少小不分，这里应该是指小腹。若沃以汤，形容小腹部发热，好像灌了热水一样。

风寒湿邪痹阻于膀胱，导致膀胱气闭，湿热郁结。从症状看，非常类似西医学的急性膀胱炎，表现为小腹热痛、小便不利、尿频、尿急、尿痛。如果如此解释，“上为清涕”不好解释，所以此处存疑。

关于六腑痹，本篇只有“肠痹”和“胞痹”，对胃、三焦、胆等三腑痹证没有提及，于是就有了不同的意见。第一种意见认为这只是举例，只举了肠痹和胞痹。第二种意见认为是归并，将胃、小肠、大肠归为肠痹，三焦归入胞痹。胆为清净之腑，不受邪阻，故不为痹。第三种意见认为胃、三焦、胆是正气运行之处，邪不能留，故不为痹，所以只有肠和胞发生痹证。我在这里把古人的认识提供给大家参考，是希望大家对脏腑的功能和特点能够认识得更加深入一些，而不是为了解释而解释。

阴气者，静则神藏，躁则消亡。

阴气：指五脏之气。神：指正气，如《灵枢·小针解》云：“神者，正气也。”静与躁，指形体未受到或已受到诸如情志、劳倦等不良因素的躁扰。如果形体不妄动，情志安宁，则五脏之气内守，正气固密，邪气不能侵入五脏而形成五脏痹证。如果形体躁扰不宁，情志波动不安，则五脏精气耗散衰减，邪气乘虚侵入五脏，就能形成五脏痹证。这节经文强调了形成脏腑痹的主要原因是内伤。

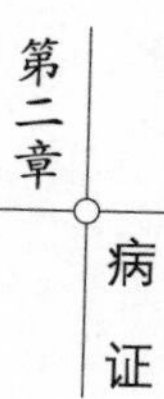

饮食自倍，肠胃乃伤。

这节经文常常被人引用来说明饮食致病的原因，但要知道，在这里它是痹病的致病因素之一。有人认为它是六腑痹的致病因素，也有人认为它是统指脏腑痹的致病因素。我倾向于后者，因为意义更大些。饮食：泛指食物。人类学家张光直先生说："一般来说，中国的食物被分为两类，一类是喝的（'饮'的水或酒），一类是吃的（地里出产的五谷'食'或'饭'），这些食物按'吃'和'喝'被二元分类。"[①] 自倍：太过的意思。饮食不节，食入过量，损伤肠胃，这是内因。若感受风寒湿邪，邪气痹阻，则能引发六腑痹。这是一种情况。还有一种情况，饮食损伤肠胃，包括脾，则运化失常，气血生化减少，脏腑失于水谷精气的濡养，这是内因方面的气血不足，若感受风寒湿邪，邪气痹阻，则会形成脏腑痹。

淫气喘息，痹聚在肺；淫气忧思，痹聚在心；淫气遗溺，痹聚在肾；淫气乏竭，痹聚在肝；淫气肌绝，痹聚在脾。

淫气：指浸淫于脏腑的邪气。痹聚：邪气痹阻于某脏。如张琦《素问释义》说："淫气者，邪气也，各随脏之虚，则病聚也。"吴崑《素问吴注》注："气失其平谓之淫气。痹聚者，风寒湿三气凝聚也。"忧思：表现为忧愁思虑，情志抑郁不舒。溺：音义同尿。遗尿：指小便自出不知。一般有两种情况，一是睡卧中遗失，二是小便失禁。在这里两种情况都可发生。乏竭：疲乏力竭之意。肌绝：肌肉消瘦，麻木不仁。这段经文指出，由于脏气耗损，则邪气乘虚浸淫五脏，引起五脏痹，从而出现典型的五脏痹症状。如肺气虚，邪气痹阻于肺脏，肺气失于清肃，则见呼吸不利而喘息。如心气虚，邪气痹阻于心脏，神明失常，故见情志抑郁不舒、忧愁思虑等。肾气虚，邪气痹阻于肾脏，膀胱气化失司，故见遗尿。肝气虚，邪气痹阻于肝脏，血不养筋，故见疲乏无力。脾气虚，邪气痹阻于脾脏，不能运化水谷之精气以充养肌肉，故见肌肉瘦削、肤体麻木不仁。

这里举"喘息""忧思""遗尿""乏竭""肌绝"作为主症，来反映痹证病在何脏。《素问吴注》说："邪淫于中，证见于外，各有所主如此。"也能根据某一个典型症状来辨知邪气痹聚在何脏。张景岳注："五脏之痹，上文虽已详言，然犹有其辨者如此，又可因之以知其聚在何脏也。"

下面我们用图 25 来表示以上经文关于五脏痹形成的机理。

---

① 吉瑞德．早期道教的混沌神话及其象征意义．蔡觉敏，译．济南：齐鲁书社，2017，44

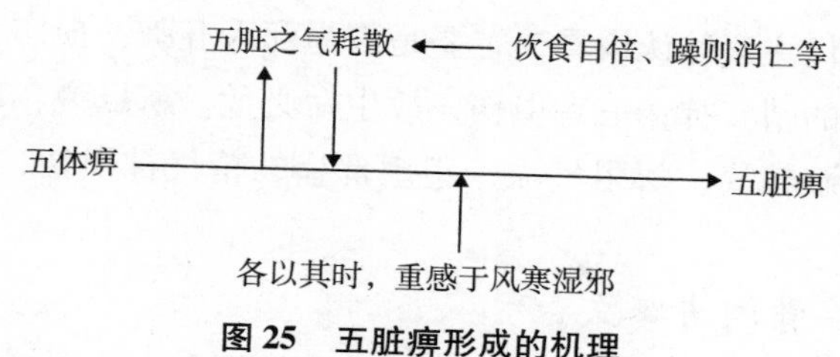

图 25　五脏痹形成的机理

先有五体痹，病久可以耗伤五脏之气，再加之不善于摄生，饮食不节，或劳倦过度、七情过激（饮食自倍，躁则消亡），加重五脏之气耗损，若在某脏主时的季节时令里再度感受风寒湿邪，则相应地形成五脏痹。

五、痹病的传变规律和预后

诸痹不已，亦益内也。

不已：日久不愈。益：同“溢”，引申为蔓延之意。益内：疾病向内发展。

这节经文指出了痹病的一般传变规律，就是由表入里、由外入内。例如，五体痹日久不愈，正气耗损，又感受风寒湿邪，则五体痹向内发展，形成五脏痹。

其风气胜者，其人易已也。

已：止也。易已也：容易治愈。所谓“风气胜者，其人易已也”，是相对于寒气胜和湿气胜而言，也就是说，风寒湿三气所致的痹证，惟有风气偏胜的痹证较之另两种痹证而言容易治愈。因为风为阳邪，易行易散，其动不居，故较易解散而愈。而寒邪、湿邪均为阴邪，其性留滞，不易流动，故较之风邪而言不易治愈。因此，并不是说风邪所致的痹证就一定好治，容易痊愈，只是相对于寒邪和湿邪所致的痹证而言易已。

帝曰：痹，其时有死者，或疼久者，或易已者，其故何也？

黄帝问：痹病，有死亡的，有疼痛经久不愈的，有容易痊愈的，这是什么缘故呢？

岐伯曰：其入脏者死，

死：这里应该理解为病情严重，预后不良，不能直接看作死亡。“邪入脏，则深且重矣”（《素问灵枢类纂约注·审治》），“治五脏者，半死半生也”（《素问·阴阳应象大论》）。五脏痹证，一般而言治疗困难，预

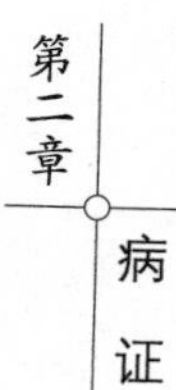

后不良。从古代注家的认识看，主要是因为邪入五脏，损伤了真阴真阳和神志，即人体的精气神，三者俱伤，故生命必危。所以说，风寒湿邪深入五脏，损伤五脏精气，痹阻气血，正虚邪盛，精气神俱伤，故治疗困难，预后多不良。

其留连筋骨间者疼久，

邪气留连于筋骨之间，气血阻闭，导致疼痛。由于病邪在筋骨，部位较深，邪气不易出表而散，又不易传于里，因为里面的正气尚盛，故久留于筋骨之间，导致痛久而痹病不愈。例如老百姓说的“老寒腿”，就是指那些反复发作、久治不愈的腿部酸麻疼痛、活动不利的痹证。

其留皮肤间者易已。

邪气入侵，滞留于皮肤之间，病位较浅，邪易祛散，而且体内正气尚盛，若治疗得当，其病容易痊愈。

六、六腑痹的发病机制

帝曰：其客于六腑者何也？

黄帝问，邪气侵袭于六腑导致六腑痹的机理是怎样的？邪气是怎样入客于六腑的？它的途径、条件、发病机理等情况是怎样的？

岐伯曰：此亦其食饮居处，为其病本也。六腑亦各有俞，风寒湿气中其俞，而食饮应之，循俞而入，各舍其腑也。

由于饮食不节，损伤肠胃（“饮食自倍，肠胃乃伤”），以及起居失节，损伤肠胃，导致肠胃等传化之腑的正气损伤，不能职司生化气血之功（《素问·六节藏象论》说：“脾与胃大肠小肠三焦膀胱，仓廪之本，营之居也。”），则致人体后天失养，正气虚衰，不能御邪，则风寒湿邪易于痹阻于六腑，形成六腑痹。故食饮居处失调是六腑痹发生的根本原因。那么外邪从什么途径入侵六腑呢？

六腑有俞穴通于体表（六腑→经络→俞穴→体表）。如果六腑因饮食、起居等失调而正气不足，俞穴空虚，加之风寒湿三气外中于俞穴，内外相合，病邪循着俞穴、经络而入于六腑，稽留于六腑，痹阻气血，形成六腑痹。

可知，六腑痹虽因外邪经俞穴侵犯六腑而成，倘若没有内伤，正气不虚，则外邪不能乘袭，何痹之有？故强调内外之因相合是痹病的发生机制。我们再复习一下《灵枢·百病始生》所说“两虚相得，乃客其形”。

我以图 26 表示其中的道理：

外因 ⟶ 风寒湿邪中其俞 ⟶ 循俞而入 ⎫
内因 ⟶ 饮食自倍，起居失宜 ⟶ 六腑正气不足 ⎭ 各舍其腑 ⟶ 六腑痹

图 26　痹病的发生机制

七、痹病的针刺治疗原则

帝曰：以针治之奈何？

黄帝问：怎样用针刺治疗痹病呢？

岐伯曰：五脏有俞，六府有合，

脏腑经脉都各有俞穴和合穴。怎样理解这句话呢？“有”：《玉篇》云“取也”。这句话的意思是，如果是五脏痹，就治取俞穴，辨为哪一脏的痹证，就取哪一脏的俞穴；如果是六腑痹，就治取合穴，辨为哪一腑的痹证，就取哪一腑的合穴。张志聪说：“此论治脏腑之痹而各有法也。夫营俞治经，故痹在脏者，当取之于俞。合治内腑，故痹在腑者，取之于合也。”《素问·咳论》中也有“治脏者治其俞，治腑者治其合”。五脏痹为什么要取俞穴呢？所注为俞，是否主张治疗五脏痹要以气血流注为主呢？六腑痹为什么要取合穴呢？所入为合，《难经经释》注：“入，藏纳归宿也。”是否主张治疗六腑痹要以疏通积滞为主呢？这是否提示治疗脏腑痹证要结合脏腑的功能特点呢？供大家思考。

循脉之分，各有所发，各随其过，则病瘳也。

循：沿循。分：部位。循脉之分：沿循经脉循行所属的部位。发：发生的病症。沿循经脉所属的部位，各有症状发生。这就是我们辨证的依据。如心痹有嗌干；肾痹有尻以代踵，脊以代头。过：过失。瘳：愈也。各随其病变发生的经脉脏腑进行辨证施治，则痹病得愈。

这里强调治疗痹证要分经论治，即应该分辨脏腑经脉而论治，不可混为一谈。因为脏腑经脉有不同的特性，因而治疗就应不同，分经论治，治疗才会更加准确。实际上，分经论治也属于辨证论治的范畴，但更强调辨脏腑经脉病位而论治。

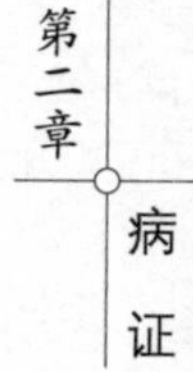

八、营卫之气与痹病的关系

帝曰：荣卫之气亦令人痹乎？

黄帝提问：营气与卫气的失常，也能使人发生痹病吗？

岐伯曰：荣者，水谷之精气也，和调于五脏，洒陈于六腑，乃能入于脉也，故循脉上下，贯五脏，络六腑也。卫者，水谷之悍气也，其气慓疾滑利，不能入于脉也，故循皮肤之中，分肉之间，熏于肓膜，散于胸腹。

水谷之精气：指由水谷化生的具有丰富营养的柔润的物质之气。和调：柔和调顺。和调于五脏：指营气协调运行于五脏，有柔润营养五脏的作用。洒陈：布散敷布。洒，布散。陈，《广雅·释诂》云："陈，布也。"洒陈于六腑：即营气布散于六腑，起到营养六腑的作用。

水谷之悍气：勇猛曰悍，形容卫气行于周身内外，既快且勇。卫气性为阳，主动，有卫外御邪、温煦全身的作用。卫气是由水谷所化生的具有温养全身、卫外御邪作用的勇猛之气。慓疾滑利：形容卫气运行急速流利。分肉之间：肌肉与肌肉、肌肉与腠理之间。熏，"薰"与"熏"同，犹蒸也，温煦之意；肓膜，指体内脏腑组织空隙间的筋膜。熏于肓膜：温煦全身内外。

这节经文指出：营，是水谷所化生的精气。这种气协调运行于五脏，布散于六腑，起着营养五脏六腑的作用，能够行于经脉之中（因为其属阴，性柔顺），所以能循着经脉运行的道路而上下循环，贯通五脏，联络六腑。卫，是水谷所化生的悍气。这种气勇猛急速而流动滑利（因其属阳，主动，性刚悍，运行滑利急速），故不能行于脉中，而循行于皮肤之中、肌肉与肌肉之间、肌肉与腠理之间，布散于胸腹，温煦全身脏腑组织。

由上可以归纳出下面几点（表4）：

表4　营卫的不同

类别	来源	特性	循环	作用
营	水谷	精柔	入脉，循脉上下，贯五脏络六腑	营养五脏六腑、全身
卫	水谷	刚悍滑利	不入脉，循皮肤之中，分肉之间	温煦全身组织，卫外

逆其气则病，从其气则愈。不与风寒湿气合，故不为痹。

这节经文是重点。逆：不正常。从：正常。气：营卫之气。为了好理解，也可以将"逆"字和"从"字分别移到"气"字的后面，这样就成了"其气逆"和"其气从"。逆其气或其气逆，即营卫之气失调，即营卫之气失却了正常的协调平衡和运行规律。这里的“逆”包括两个方面的状况：①营卫之气虚弱，是物质量的不足；②逆乱，不是量的不足，而是运行功能的紊乱。

营气精柔，能入于脉中，循脉上下而灌注于五脏六腑，濡养全身脏腑肢节等。卫气慓悍滑利，不能入行于脉中，而行于皮肤肌肉之间，熏于肓膜，散于胸腹。故营卫之气虚弱和（或）逆乱，都能导致皮肤腠理疏松，经络滞涩，筋骨关节、五脏六腑失于温煦濡养，此时最易受到风寒湿邪的侵袭。若风寒湿邪入客机体，闭阻营卫气血，可以发为痹病。

这段经文说明了痹病的形成与营卫之气的失调有着密切的关系，并强调以内因为主，故云“逆其气则病”，但又不排除外邪致病的重要作用，故又说“不与风寒湿气合，故不为痹”。

痹病已成，若能恰当地祛邪治疗，同时又调和营卫，使营卫之气运行正常，则身体得以温煦濡养，机体抗御外邪的能力得以恢复，脏腑之正气得以恢复，则致痹的邪气容易祛除，痹病较易治愈，故曰“从其气则愈”。由此可知，治疗痹病要祛邪，但更为重要的是调和营卫。

“逆其气则病”是针对痹病的发病机理而言，“从其气则愈”是针对已经形成痹病后的治疗要点而言。要想治愈痹病，就必须使其营卫之气“从”才能得愈。这就强调了在治疗痹病时调理营卫之气是多么重要啊！

九、痹证的病理变化与阴阳寒热之气的关系

帝曰：善。痹或痛，或不痛，或不仁，或寒，或热，或燥，或湿，其故何也？

黄帝说，说得好。痹病，有的疼痛，有的不痛，有的麻木不仁，有的表现为寒，有的表现为热，有的皮肤干燥，有的皮肤湿润，这是什么道理？

岐伯曰：痛者，寒气多也，有寒故痛也。

寒气多：一为外感阴寒之气，二为阳虚阴寒之体，两寒相逢，故曰寒气多。《素问·调经论》说：“血气者，喜温而恶寒。寒则泣不能流，温则消而去之。”人的血气喜温而恶寒，血气得温则流行，得寒则凝涩。阳虚之体，又感寒邪，故寒气多。寒主收引凝滞，则经脉气血凝涩不通，不通则痛，故疼痛表现明显。所以说“有寒，故痛也”。由此，我们可以明白这样一个道理，那就是一般情况下引起疼痛的原因是有寒，所以“有寒，故痛也”。所以治疗痛症时可以加用一些散寒药，如女子痛经加乌

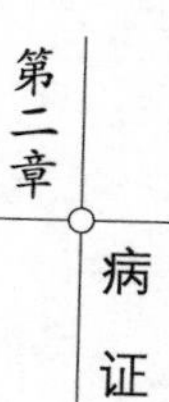

药、小茴香等，牙痛加白芷、细辛等，皮肤痛加麻黄、细辛、羌活等，就是这个道理。

其不痛不仁者，病久入深，荣卫之行涩，经络时疏，故不痛；皮肤不营，故为不仁。

不通：《太素》《针灸甲乙经》均作“不痛”，当从。不仁：肌肤顽麻不知痛痒，即麻木不仁。疏：空虚的意思。张景岳注：“通当作痛，《甲乙经》亦然。疏，空虚也。荣卫之行涩而经络时疏，则血气衰少，血气衰少则滞逆亦少，故为不痛。”邪气深入，久留不去，损伤营卫，营卫之气运行滞涩，营卫衰少，经络空虚，正气无力抗邪，故不痛。

由于营卫运行滞涩，不能濡养温煦肌肤，故为麻木不仁之候。正如《素问·逆调论》说：“营气虚则不仁。”《素问·风论》说：“卫气有所凝而不行，故其肉有不仁也。”故治疗本证，可考虑采用益气养营、调和营卫之法。

其寒者，阳气少，阴气多，与病相益，故寒也。

其寒者：指痹证表现为寒象者。阳气少，阴气多：指素体阳虚，阴寒内盛。与病相益：益，加也。素体阳虚阴寒偏盛之体，又感风寒湿邪，则寒与寒相增益。

寒痹之证，由于素体阳虚阴盛，又感寒邪（也有风湿邪气），则两寒相逢，故为寒痹。

其热者，阳气多，阴气少，病气胜，阳遭阴，故为痹热。

阳气多，阴气少：指素体阳盛阴衰。病气胜：指其人素体阳盛，不论感受阴阳邪气，邪气都能得阳热（气）之助，而增益其病气之热胜。如外感风热阳邪，得素体阳气之助而病热更胜；若外感风寒湿等阴邪，也能因素体阳盛而化热。阳遭阴：遭，遇也，阳盛遇阴，阴不胜其阳而阳热偏胜。

由于素体阳盛阴衰，又感风热邪气，风热得素体阳气之助，病热益胜。若感受风寒湿邪，因素体阳盛，邪从热化。阳热胜，阴不胜其阳盛，阳热搏结气血，则筋脉拘急，经络闭阻，形成热痹。

阳盛之人，自觉身体有热，经常汗出（不论自汗盗汗），身上常发痒疮等。引起阳盛者，主要有两种情况，一是因为饮食所致，如素喜饮酒、嗜食辛辣等物，二是体质所致。两者在治疗和预后方面有所不同。前者易治，注意控制饮食就可以了；后者难治，正如清代医家何梦瑶所说“其致自饮食者，调之甚易；其禀于胎气者，治之甚难，故先天为重”（《医碥·水火论》）。

以上两节经文提示：由于人体阴阳之气的盛衰不同，与邪相合，即有不同的病理变化。如素体阳虚阴盛，复感寒邪，则病寒痹；若素体阳盛阴衰，复感寒邪，邪从热化，发为热痹。说明外因通过内因而发生变化，体现了《黄帝内经》重视体内因素的思想。

其多汗而濡者，此其逢湿甚也，阳气少，阴气盛，两气相感，故汗出而濡也。

多汗而濡：指病人汗出多，肌肤湿润。阴气盛：指素体阳虚阴盛，又感受阴湿邪气，故曰阴气盛。两气相感：指体内阴气盛，又感受湿邪，湿为阴邪，内外相应，故曰两气相感（图 27）。

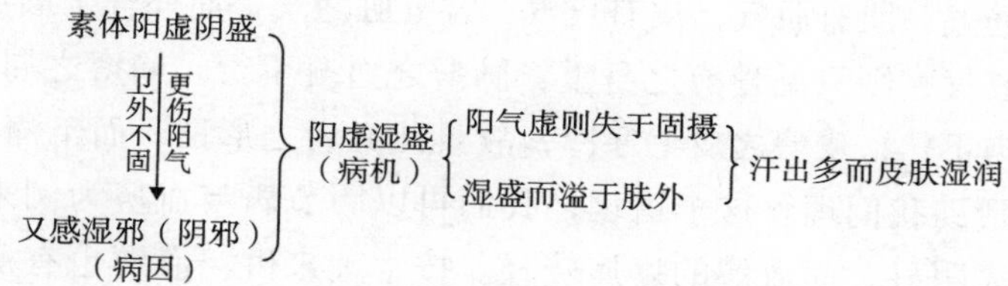

图 27　湿邪致痹的病机

十、痹证不痛的病症与机理

帝曰：夫痹之为病，不痛何也？

痹者，闭也。我们常说，不通则痛，那么痹病有闭阻不通的基本病机，就应该有疼痛的症状，如今却没有见到疼痛，这是为什么呢？黄帝就这个问题来提问。

岐伯曰：痹在于骨则重，在于脉则血凝而不流，在于筋则屈不伸，在于肉则不仁，在于皮则寒。故具此五者，则不痛也。

我们在前把这段经文讲成是五体痹的症状，现如今仍然放在此处，作为岐伯对黄帝提出这个问题的回答。痹在于骨则身体沉重，转侧活动不利；在于脉则脉中气血凝滞，流行不畅；在于筋则筋脉挛急而屈伸不利；在于肌则麻木不仁；在于皮则自觉寒冷。这些症状的确没有一处提到疼痛。那么，为什么痹病会有不痛的症状呢？

我们总结了历代医家对“不痛”这个问题的认识，下面主要介绍

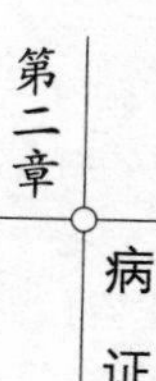

两种。

1. 气分不伤则不痛

这是大多数注家的意见。气宜流通不宜阻塞，气为血之帅，气行血行，气滞血凝。若风寒湿邪阻遏气机，气郁闭不通故痛，正如《素问·阴阳应象大论》云“气伤痛”。今风寒湿三气伤及皮、肉、筋、骨、脉等有形之体，表现出的只是形体的病症，如身重、麻木、筋脉拘急等症，而气尚能流通，故而不痛。总之，痹之痛与不痛，是是否伤气的结果，气分不伤则不痛。今痹之不痛，是邪伤形而未伤气的缘故。李中梓在《内经知要·阴阳》中说：“气喜宣通，气伤则壅闭而不通，故痛。”张志聪在《黄帝内经素问集注·痹论》中也说得很明白，“《经》云：气伤痛。此论邪痹经脉骨肉之有形，而不伤其气者，则不痛也。夫骨有骨气，脉有脉气，筋有筋气，肌有肌气，皮有皮气，皆五脏之气，而外合于形身。如病形而不伤其气，则只见骨痹之身重，脉痹之血凝不行，筋痹之屈而不伸，肉痹之肌肉不仁，皮痹之皮毛寒冷，故具此五者之形证，而不痛也”。为了更好地帮助我们理解这个道理，我们再以历节病与血痹为例来看。历节病的疼痛明显，而血痹的疼痛较轻。按常理来讲，血痹也有痹阻不通的机理，为什么疼痛较轻呢？因为“历节属伤气也，气伤痛，故疼痛也。血痹属伤血也，血伤肿，故麻木也。前以明邪气聚于气分，此以明邪气凝于血分，故以血痹名之也”（《订正仲景全书金匮要略注·血痹虚劳病脉证并治》）。

由此可知，我们常说的“不通则痛”，指的应该是气分不通则痛。由于血中也有气，如川芎活血化瘀，为“血中气药”，故川芎能治痛。再如，朱丹溪为什么要提出痛忌补气的见解呢？因为他说：“诸痛不可用参、芪、白术。盖补其气，气旺不通而痛愈甚。”（《丹溪心法·腹痛》）因肺主一身之气，肺藏魄，所以肺、气、魄与疼痛有关。

2. 正邪不争则不痛

《诸病源候论·腹痛候》认为痛的基本机理是“正气与邪气交争相击”。邪气盛，正气不衰，正邪交争，血气搏结，则疼痛明显或者疼痛剧烈。反之，正气衰惫，正气与邪气击搏无力，或正气不与邪气相争，则疼痛轻微甚至不痛。

正邪相争则疼痛，正邪不争则不痛。这一思想得到了古代医家的一致认同。如《素问·痹论》曰：“病久入深，营卫之行涩，经络时疏，故不痛。”病程长久，营卫气血亏虚，正气无力与邪相争则不痛。盛寅在《医经秘旨·疏其气血令其调达而致和平》中简明表述，“邪正相搏则痛”。吴鞠通在《温病条辨·寒湿》中说：“邪正不争不痛。”冯兆张《冯氏锦囊秘录杂症大小合参·方脉痛风五痹合参》也说：“然痛要在势如刀割，尚属邪正相争之象。若至全然不痛，则邪正混为一家，相安于无事矣。”唐宗海《六经方证中西通解·七卷》云：“肌肉中气血虚弱，风乃得入，气血与之争则疼；气血不能与争，则麻木不知痛痒。”戴思恭《推求师意·夜啼》云：“邪气与正气相搏则腹痛。”当痹病发展到了后期，正气虚弱，无力与邪相争，则表现为不痛。所以当痹病出现形体病变而未见疼痛症状时，说明此时的病情已经比较严重了。

根据“邪正相争则症剧”“邪正不争则不痛”的道理，我们在临床上对于某些老年病人、虚家，如果出现较为明显的疼痛症，提示尚是好事，表示正气尚在，处于尚能与邪相争的态势；若不见疼痛症，反而是坏事，属逆证，因其正气不足，受邪之后，正气不能与邪相争，故常常没有明显的病状出现。清代医家尤在泾对此有论，“是以热病饮沸汤而不知热，痿痹手足反无痛，阴盛而无与阳忤，正衰而不与邪争也。如是者，多不可治”（《医学读书记·方法余论》）。故万万不可因为老年体弱、虚家病人等未见有明显的疼痛症状（如无痛性心肌梗死、无痛性便血、无痛性消化性溃疡、无痛性血尿等），就误以为病情轻、病势缓而掉以轻心。

综上，我们总结一下对中医痛证的认识，大概可以得出以下几种关于疼痛机理的认识：①不通则痛；②不荣则痛；③心主神明，诸痛痒疮皆属于心；④肺藏魄，魄主管感觉与知觉，痛痒由之觉也；⑤气伤痛，气分不伤则不痛；⑥正邪相争则疼痛，正邪不争则不痛。另外，还有素体耐受疼痛者，也有不能耐受疼痛者，等等。这为我们认识疼痛的发病机理，以及在临床上治疗疼痛提供了理论基础。

十一、痹证遇寒遇热后的病理变化与临床表现

凡痹之类，逢寒则虫，逢热则纵。帝曰：善。

虫有两解。第一，在《针灸甲乙经》《太素》中均作“急”。急，拘急。寒主收引，故拘急。热主弛缓，故弛纵。张景岳《类经》注：“虫，《甲乙经》作急，于义为得。盖逢寒则筋挛，故急；逢热则筋弛，故纵也。”第二，虫通“痋”，音义为疼，《说文解字》段玉裁注：“痋即疼字，今义疼训痛。”痹证因风寒湿邪闭阻经脉气血所致，天寒则气血运行

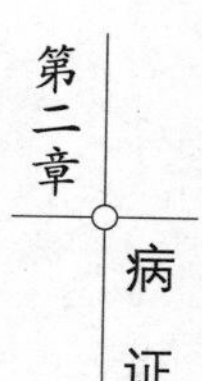

更加闭阻不通，故逢寒则疼痛加剧。

纵也有两解。第一，弛纵，筋脉弛纵不收。第二，缓解，马莳注："逢天热则其纵，诸证皆当缓。"天气温热，则经脉气血得以畅通，而疼痛暂时缓解。证之临床，第二种解释较好。

十二、讨论

1. 小结

本篇较为全面地论述了痹病的病因病机、分类、证候、治则等问题，主要指出了：

（1）痹病的病因有风寒湿三气，除风寒湿邪所致的风痹、寒痹、湿痹外，后世还增加了一个由热邪所致的热痹。其实《黄帝内经》中也有热痹，但它并不认为由热邪所致，而是认为素体阳盛，感受风寒湿邪后，邪从热化，而后形成的热痹。所以后世多用《金匮要略》的白虎加桂枝汤治疗风湿热痹，《退思集类方歌注·苍术白虎汤》云"前白虎加桂枝汤，治寒化为热……此苍术白虎汤，治湿化为热"，其用药所针对的仍是风寒湿邪。

（2）由于风寒湿三气各有偏盛（胜），故可依据病因分为行痹、痛痹和著痹。

（3）依据邪气所在的部位，可以将痹证分为五体痹、五脏痹和六腑痹。

（4）痹病的一般传变规律是由表入里，由外入内，由浅入深。

（5）在痹病的发生中，《黄帝内经》不排除外邪致痹的重要性，但更为强调以"内因为主"的思想。大凡脏腑组织正气不足，营卫之气失调，都易导致外邪入侵，形成痹病。

（6）《黄帝内经》认为，体质因素是痹病病理变化的重要原因。若素体阳盛，感邪后可化热，成为热痹。若素体阴盛，感邪后可成为寒痹。

（7）"痹阻"是痹病的基本病理变化。

2. 痹病的基本病机与临床应用

《素问·痹论》有关痹病的基本病机，可以总结为三点：

（1）外邪的侵袭。《素问·痹论》中非常明确地提出了"风寒湿三气杂至""各以其时重感于风寒湿邪""不与风寒湿气合，故不为痹"等思想。这是外因。

（2）正气的失调，或为正气亏虚，或为气血运行逆乱。这一点在《素问·痹论》中也非常明确地提出了，如“阴气者，静则神藏，躁则消亡”，“此亦其食饮居处，为其病本也”，“逆其气则病，从其气则愈”等。这是内因。严用和说：“风寒湿三气杂至，合而为痹，皆因体虚腠理空疏，受风寒湿气而成痹也。”（《严氏济生方·五痹论治》）

（3）痹阻是痹病的基本病变。痹病因风寒湿邪闭阻脏腑经络之气血津液的运行和输布而成，故张景岳在《景岳全书·风痹》中说：“盖痹者闭也，以血气为邪所闭，不得通行而病也。”《灵枢·阴阳二十五人》说：“其经络之凝涩，结而不通者，此于身皆为痛痹。”

有人总结了叶天士《临证指南医案》中68例痹证医案的治疗用药思想，体现了三点：即气血营卫内虚是致痹的内在条件，风寒湿热外袭是致痹的外在因素，经络气血痹阻是痹证的基本病变。叶氏医案中的三点学术思想正好与《黄帝内经》痹病的三点基本病机一致。

知道了上述三点基本病机有什么临床指导意义呢？我们可以这样说，这三点基本病机是后世医家治疗痹病的切实有效的指导原则。对应痹病的三点基本病机，治则就是相应的祛邪、补正、通痹三法。这是辨病论治的原则。我们来看看是否有人这样用。我们分析一下治痹常用的方剂——蠲痹汤也体现了这三法。《绛雪园古方选注·蠲痹汤》说：“痹分三气杂至，风胜为行痹，寒胜为痛痹，湿胜为着痹。余谓三者兼内外因而言，非独言外因也。盖有肝虚生风，肾虚生寒，脾虚生湿，抑或有诸内因而兼外邪为痹，即《经》言：邪之所凑，其气必虚耳。蠲痹汤为治痹祖方，黄芪实卫，防风祛风，当归和营，羌活散寒，赤芍通脉络之痹，片子姜黄通经隧之痹，甘草和药性，姜、枣和营卫，其义从营虚则不仁、卫虚则不用立法，岂非痹属内外因也乎？”今有上海中医药大学沈庆法教授提出的“治痹三法”。三法：一散，散寒祛风利湿；二通，通络祛瘀搜剔；三补，补气血、益肝肾、强筋骨。再如北京酒仙桥职工医院治疗颈椎病（属痹证者），组方有三法，一是祛风利湿，二是补益气血，三是活血化瘀。可以说，祛邪、补正、通痹这三法是痹病辨病施治应该遵守的法则。今后我们上临床，遇到痹病病人，要辨病论治与辨证论治相结合。辨病论治就要体现这三法。第一是祛邪，祛风散寒除湿（或者清热），但还要结合辨证论治，如果疼痛游走不定，则祛风药要多，可多用虫药祛风；如果以疼痛为主，则散寒药要多，如用川乌、草乌、马钱子；如果重浊软痛或肿，则除湿药要多。第二是补正，结合辨证，病在肢体主要补营卫气血，病在某脏

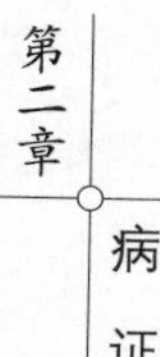

则补某脏。第三是通痹，活血化瘀除痰，通经除痹。

下面我们再举一个西医学叫“氟骨症”的疾病的证治，来看看《黄帝内经》理论的现代临床应用。

氟骨症是一个地方性疾病，在我国约有二十多个省市地区是高氟地区。它是氟元素中毒引起的慢性中毒性疾病，轻者为氟中毒，重者为氟骨症。长期饮用高氟浓度水或吸入高氟煤烟，以及食用高氟煤烟污染的食物是地方性氟中毒的主要原因。地方性氟骨症是一种慢性、代谢性骨病，发病缓慢，病程冗长，表现复杂。过量氟会造成机体多方面的损害，而氟骨症是氟中毒过程中重要和严重的表现形式。其临床特征包括长期、持续的关节疼痛，关节活动受限、肢体运动功能障碍，劳动能力降低，生活难于自理甚至瘫痪。我国是地方性氟中毒流行严重的国家，现有地方性氟骨症病人近300万，生活在病区受高氟威胁的人口大约有1.54亿。在高氟地区居处年限越长，患病率越高。氟骨症在年龄上以成人为主，职业上以重体力劳动者为多，性别上以女性为多，主要是生育期的女性，可能因为妇女生育多、多育多乳，加之劳累，营养不良，抵抗力减低，容易中毒。中国预防医学科学院曹静祥等人的调查报告显示：营养缺乏（主要是蛋白质、热量和钙不足）可能是影响氟中毒发生和程度（加剧病情）的因素。[①] 表明了氟骨症病人多有正气虚的情况。西安医学院对氟骨症病人进行调查，发现病人多感困乏无力、头疼头昏、食欲不振、腹胀腹鸣、便秘或腹泻，以及肌肉酸痛发紧，颇似类风湿关节炎，但一直不发热，疼痛不游走，抗风湿药治疗无效，病程慢，约两年以上，呈进行性加重，可致驼背畸形、瘫痪卧床不起。他们提出此病临床可分为三期：一期无明显临床症状，但X线有氟骨症表现；二期有关节疼痛、僵硬等病象，X线有表现，无畸形；三期脊柱弯曲，或驼背畸形。宁夏医科大学中医学院根据临床表现，也将氟骨症分为三期。一期：脊柱四肢一处或几处疼痛。二期：病人有全身衰弱症状，局部或全身关节疼痛加剧，腰腿有强直感，皮肤软组织紧张僵硬，关节活动轻度受限，妇女有抽搐、麻木感。三期：病人全身衰弱症状严重，脊柱或四肢关节活动受限，严重者弯腰驼背，或骨盆变形，劳动能力部分或全部丧失。我们结合《素问·痹论》的有关内容，可以看出，二期的症状与骨痹十分相似（“病在于骨则重”），三期的症状

① 曹静祥，孙淑庄．不同氟水平地区人群膳食营养调查．中国地方病学杂志，1997，16(5)：257

与肾痹十分相似（“肾痹者，善胀，尻以代踵，脊以代头”），说明骨痹不已，复感于邪，发为肾痹。肾痹是骨痹的发展和加重。

根据病情，氟骨症的治疗目标分为两个。第一目标，即当前首先要达到和基本达到的目标：①缓解或消除关节疼痛、晨僵症状；②减轻或消除关节活动受限；③消除、防止或减轻关节运动功能障碍和关节病残；④提高生活自理和劳动生产能力；⑤提高健康水平和生活质量。第二目标：更深入和进一步的治疗，是针对氟骨症病人机体、器官、组织的损害的治疗。

对氟骨症的治疗，宁夏医科大学中医学院的治疗法则有调补气虚、养心安神、舒筋健骨、祛风通络。另外，吉林省曾使用“苁蓉丸”治疗本地 207 例地方性氟中毒病人，经过 6 个月的治疗观察，有效率为 73.91%①。“苁蓉丸”药有熟地、干姜、鸡血藤、川芎、海桐皮、肉苁蓉、鹿衔草、骨碎补。我们用祛邪、补正、通痹三法来分析其药物组成，第一组药是祛邪，用鹿衔草、海桐皮祛风散寒除湿；第二组药是补正，因为本病病在骨与肾，所以用肉苁蓉、熟地、干姜、骨碎补温阳益肾；第三组药是通痹，用川芎、鸡血藤活血通经除痹。经过多年临床应用，发现服药后会有脘腹胀满的副作用。为了提高疗效，减少副作用，依据中医学理论，结合临床，在原方基础上，又加入陈皮、木瓜、茯苓等 3 味中药，其意在于除腻隔，渗湿促氟邪排泄。经临床施治，有效率达 90% 以上。②

河北省地方病研究所用骨灵仙丸治疗氟骨症，用肉苁蓉 1g，狗脊 1g，枸杞子 1.5g，补骨脂 1g，川断 1g，鹿衔草 1g，当归 1g，熟地 1g，鸡血藤 1g，川芎 1g，丹参 1g，威灵仙 1g，豨莶草 1g，伸筋草 1g，牛膝 1g，羌活 0.5g，独活 0.5g，秦艽 1g，桑寄生 1g，甘草 1g，炼蜜为丸，每丸含药 5g。共治疗 302 例病人，每人每次 2 丸，每日 2 次，20 天一疗程，共 3 疗程。服药 3 个疗程后，总有效率为 93.4%。③ 骨灵仙丸的药物组成也体现了《黄帝内经》治痹三法。本方用肉苁蓉、补骨脂、狗脊、枸杞、续断、鹿衔草等药补肝肾、强筋骨，当归、熟地、鸡血藤、丹参、川芎等药行气活血通经络，羌活、独活、威灵仙、秦艽、伸筋草、桑寄生、牛膝等祛风散寒除湿止痛，是一个标本兼顾、扶正祛邪的方剂。④

---

① 卢振明．吉林省地方性氟中毒治疗研究概况．中国地方病防治杂志，1996（2）：98

② 张兵．中药苁蓉丸治疗地方性氟中毒探讨．中国地方病防治杂志，1991（1）：45

③ 梁中进，王景占，苏文荣，等．骨灵仙治疗氟骨症 302 例效果观察．中国地方病防治杂志，1989（3）：181

④ 邹树明，孙玉富．中医治疗氟骨症的理论基础．中国地方病学杂志，1996（2）：86

3. 大方治病

大家有没有发现，临床上治疗痹病的方剂，药物组成都比较多。大家有没有思考过其中的道理。比如，补肾祛寒治尪汤是焦树德先生的临床常用验方，适用于肾虚寒盛证。该方由《金匮要略》桂枝芍药知母汤合《太平惠民和剂局方》虎骨散加减化裁而成。方中用川断 12～20g，补骨脂 9～12g，熟地黄 12～24g，制附片 6～12g，骨碎补 10～20g，淫羊藿 9～12g，狗骨 30g，白芍 9～12g，桂枝 9～15g，独活 10～12g，威灵仙 12～15g，防风 10g，麻黄 3～6g，苍术 6～10g，知母 9～12g，炙山甲 6g，伸筋草 30g，赤芍9～12g，松节 15g，地鳖虫 6～10g，牛膝 12～18g 以补肾祛寒、填精补血、滋养肝肾、强壮筋骨。如果上肢病重者，去牛膝加姜黄、羌活各 9～10g；瘀血明显者，加血竭 0.7～0.9g（分冲）或加乳香、没药各 6g，红花 10g；肢体关节僵直蜷挛者，去苍术、防风、松节，加生薏苡仁 10～30g，木瓜 9～12g，白僵蚕 10g；有低热或关节发热者，减少桂枝、附子用量，并去淫羊藿、苍术，加黄柏 10～12g（须黄酒浸 3～4 小时，取朱丹溪“潜行散”之意），地骨皮 10～12g。[①] 这就是所谓的大方。

大方主要用在危重病和疑难病的治疗中。我的理解是，所谓大方，一是药物组成比较多，二是治疗时照顾的面比较多。大方常用于同患多病证型交错或一病多证病情复杂的病人。治疗症状和病机复杂的慢性病，一般都要用大方。岳美中教授说：“对于症状非常复杂的疾病，要用许多药物组成大方来治疗。古人制有许多大方，临床疗效显著，也应当加以继承。”（《岳美中医话集·谈用药》）一些疑难危重病症，大都病机复杂，或表里同病，或沉寒热毒错杂，或大虚大实相夹，或痰饮瘀血胶结，或新病又兼宿疾，治疗若单偏执一端，收效往往不够理想。根据《黄帝内经》“阴阳反他，治在权衡相夺”以及“间者并行”的原则，用多向调节的方法来治疗这种错综复杂的病症，于是就形成了大方治病的特色。[②] 复杂的疾病常常多种病机夹杂，病证重叠，这就决定了治法和用药的多样性。孙思邈说：“病轻用药须少，疴重用药即多。此则医之一隅，何足怪也。”（《备急千金要方·论用药》）病情复杂，用药也不得不复杂，虚不得不

---

① 焦树德．类风湿关节炎从尪痹论治．江苏中医药，2008（1）：5

② 傅文录，王暴魁．大方治疗疑难病证治发微．中医杂志，2004（10）：732

补，实也不得不泻，那么又何妨补泻同用甚至补泻寒热同用呢？[①] 裘沛然先生说的好，“大方复治法是广集寒热温凉气血攻补之药于一方的治法。古代方书，多有此法。如鳖甲煎丸、安宫牛黄丸、苏合香丸、清瘟败毒散等，药味很多，都属于大方复治法范畴。而后世在这方面似乎注意较少，致良法湮没，影响中医疗效。我过去处方，只知丝丝入扣之理，而昧多多益善之法。曾记得我治过几个痢疾危症，在各种治疗无效的情况下，处党参、熟地、当归、白术、黄连、车前子、泽泻、黄芩、干姜、附子、芒硝、大黄、黄芪、防风、羌活、乌梅、诃子等一张“大方复治”之方，只服两天，病即愈，疗效之速，出乎意外。治疗慢性肾炎，我有时也常用本法。我常以七种方法结合应用，即一为清热解毒，二为温补肾阳，三为培益脾气，四为滋阴补血，五为祛湿利尿，六为辛温解表，七为收涩下焦，常常补血又祛瘀，补气又散结，培脾又攻下，温阳又清热，收涩又通利，集众法于一方。我自己亦深知药味之庞杂，治法之凌乱，然而危疾大证却往往收到桴鼓之效，则所谓庞杂凌乱之法，亦值得我们进一步研究。[②] 所以我们不要轻视大方复治法，更不要去闲话别人的处方开的庞杂凌乱，有可能恰是自己无知不懂。江西朱炳林医师说：“我初习医时，曾见到古代一医家‘法贵乎活，方贵乎纯’的话，十分欣赏，几乎把它当成了八字真言。对药味多，君臣佐使难以区分的方子，以其不纯而不留心。但临床日久，方觉所见太偏，看似不纯的大方，可所取得的疗效常出人意外，实践是检验真理的唯一标准，既然有效，必然契合病机，方为有制之师，其组方立意便深，只是个人悟性太低，难以参透此中玄机罢了”。[③] 裘沛然先生说：“兼备法并不是一个杂凑的方法，其处方既寓有巧思，而配伍又极其精密，这是中医处方学上一个造诣很深的境界”（《壶天散墨》）。

例如治痹病，总体来说虽是三点，但在祛邪之中还有祛风、散寒、除湿或者清热的不同；在扶正中，还有补气补血、补脏补腑、补肾益精、强筋壮骨的不同；在通痹中，还有活血化瘀、行气通络、温通经脉、化痰通瘀的不同。根据具体病情加减用药，或合治或兼治，所以照顾的面多，用药也就会多。其他如痿病、积病、慢性咳嗽等一般都需要用大方。比如慢

① 许越，何娜．从裘沛然混沌汤认识兼备法及大方复治法．四川中医，2014（4）：16

② 裘沛然．疑难病证中医治法研究．中国医药学报，1987（3）：9

③ 朱炳林．小方与大方．江西中医学院学报，1999（1）：14

性咳嗽，常反复咳嗽、长期咳嗽，西医诊断为慢性支气管炎、支气管哮喘、肺纤维化、胸腔积液、慢性阻塞性肺病、肺气肿等肺部疾病者，病程较长，病情复杂，病机多端。《素问·咳论》中“五脏六腑皆令人咳，非独肺也”，就已经明确指出了咳嗽病机的多样性和复杂性。明代医家吴崑说：“新咳易愈，久咳难愈。所以难愈者，病邪传变而深入也。《经》曰：五脏六腑，皆令人咳，非独肺也。是受邪之原亦多矣，岂可以易与乎。”（《医方考·咳嗽门》）治疗这类慢性咳嗽就会用大方复法。

第五节　痿　病

今天我们学习《素问·痿论》。

一、《素问·痿论》之命名

痿，同萎，即四肢枯萎，不能随意运动。痿病，指肢体筋脉弛缓，软弱无力，日久导致四肢肌肉萎缩、不能随意运动的一种病证。本篇从五脏合五体的理论，分别论述了五痿的病因病机、症状、治疗原则和方法，所以名曰“痿论”。本篇主要讨论了痿病的三个问题，即五痿的病因病机、五痿的主要症状、痿病的治则与治法。其中最主要的理论有“五脏因肺热叶焦发为痿躄”和“治痿独取阳明”。

二、痿病的病因病机及症状

1. 五脏合五体

黄帝问曰：五脏使人痿，何也？

黄帝提问，为什么五脏有病变，可以使人体痿废呢？其生理基础、病因病机是怎样呢？

岐伯对曰：肺主身之皮毛，心主身之血脉，肝主身之筋膜，脾主身之肌肉，肾主身之骨髓。

这段经文论述了五脏与五体的关系。岐伯回答黄帝的提问，首先引用了五脏与五体关系的理论，其目的是什么呢？我以为目的有两个：

第一，说明五脏与五体有生理上和病理上的联系，从而阐明痿证之所以分为五痿的原因。因为五脏分别与五体相合，因此某脏生病，可以相应地引起相合的某体发生痿废之象。如心合脉，心病则可以引起脉痿。

第二，说明病变表现虽在五体，但实际病位则为五脏。痿病，虽然病证的表现是形体上的病变，是形体的痿软无力，但是其病机所在则为五脏。因为在正常情况下，五脏合五体，五脏的精气能够濡养五体，则人之五体运动自如，举动有力，形体强壮，肌肉丰满。异常情况下，即病态下，五脏有病，可影响各自所主的形体。例如五脏有病，不能濡养其所主的形体，可引起相应形体失养而致痿废，对此古人很形象地以树枝未得津液滋润而枯萎作喻。所以说，痿躄、脉痿、肉痿、筋痿、骨痿的形成由五脏的病变所致。正如张志聪说："是以脏病于内，则形痿于外矣。"《推求师意·痿》云："故《内经·痿论》叙其皮肉筋骨痿弱于四属之外者，然而有诸外必本诸内。"由此可知，治疗痿病不应该仅仅着眼于形体的痿废，只治疗形体的病症，而应该主要治疗体内的五脏病变。

这一段经文回答的是"五脏使人痿，何也?"答：内在五脏的病变使外在的形体发生了痿废。

关于痿躄、筋痿、肉痿、脉痿、骨痿的内容在《素问·痿论》中有两段，为了学习上方便，我们把前后两段的相关内容放在一起来学习。前一段主要讲症状，后一段讲成因，所以在第二段开头时黄帝提问：何以得之?

2. 痿躄的病因病机与症状

故肺热叶焦，则皮毛虚弱急薄，著则生痿躄也。

肺热，即肺中有热；叶焦，即肺叶焦枯。肺热叶焦，即肺中有热，销灼肺中津液，致肺叶焦枯，如张志聪所说"肺属金，肺热则金燥而叶焦矣"。肺热叶焦，既形象地描述了肺的病状（燥热、津液不足），又提示了因肺叶焦枯后肺宣发敷布的功能失常。《灵素节注类编》说："一身内外之气，由肺权衡敷布。肺热叶焦，则气不能输转周行，即无津液以濡养。"痿躄：痿，即肢体萎软不用；躄，原指下肢软弱无力，不能步履。关于痿躄一般有两种认识：①皮痿。因为这样才能与下文的脉痿（心）、肉痿（脾）、筋痿（肝）、骨痿（肾）相对应。②统指四肢痿废不用，除皮痿外还包括其他痿证，这是教材和现代大多数人的看法。由于肺与诸痿都有关，故不称皮痿而称痿躄。

急薄著：断句有二，一是传统断句方法，"……急薄，著则生……"。急薄，即皮肤干枯萎缩附在骨上。《广雅·释言》云："薄，附也。"著，即着，停留不去，注家多指热邪停留不去。这句话的意思是，肺热叶焦，则不能输精于皮毛，皮毛失于濡养，则见皮毛虚弱干枯萎缩。若热邪久留

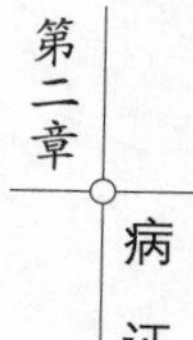

不去，进一步销灼津液，津液不能濡养筋、脉、骨、肉等形体，则可导致痿躄。二是今人北京市中医研究所符友丰先生的断句，“皮毛虚弱急薄著，则生痿躄”。他认为，“薄著”是一个双音词，《黄帝内经》诸多篇章中都是“薄著”联用。如《灵枢·根结》说：“皮肤薄著，毛腠夭膲。”这里的薄指干枯萎缩，著指附着。薄著，即皮肤肌肉干枯萎缩、皱褶积迭，附着在骨上（俗称皮包骨）。急，《说文》曰：“褊也。”意为褊狭。《中华大字典》引《齐民要术》“桃性皮急”，并注曰：“急，缩也。”故急为皱急，与“薄著”同义，皆为形容皮、肺枯痿皱褶而设。①

本节经文所表达的机理如图28。

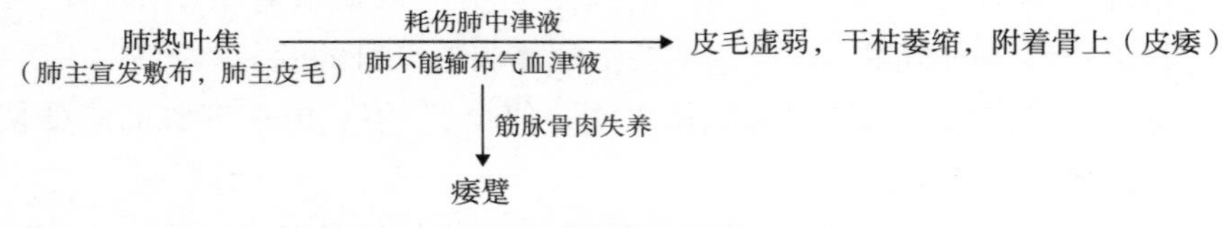

图28 痿躄的病因病机

为了更好地理解经文的学术思想，我们把第二段经文中的相关内容放在一起来学习。

帝曰：何以得之？岐伯曰：肺者，脏之长也，为心之盖也。有所失亡，所求不得，则发肺鸣，鸣则肺热叶焦。故曰：五脏因肺热叶焦，发为痿躄，此之谓也。

本段经文主要论述了引起肺热叶焦的原因，同时强调五脏也可因肺热叶焦发为痿躄。

肺者，脏之长也：肺位最高，肺主气，朝百脉，司宣发敷布，能敷布气血津液达于五脏百骸以濡养之，故称肺为脏之长。这里主要强调或阐明肺的重要作用。心之盖：喻肺为华盖，肺在心的位置之上，言肺的重要意义，如肺主宣发肃降，如此，肺中津液才能敷布全身。肺朝百脉，行气于脏腑，故谓脏之长；肺位最高，覆于心上故谓心之盖。如高士宗说：“肺朝百脉，故肺者脏之长也。肺位居高，故为心之盖也。”张志聪说：“脏真高于肺，朝百脉而行气于脏腑，故为脏之长；肺属乾金而主天，居心主之上，而为心之华盖。”

失亡：指所爱之物亡失。通过对《黄帝内经》学术思想渊源的追溯，

① 符友丰.《素问·痿论》训诂札记.陕西中医，1985（8）：370

可知此处主要指官职和财富等亡失，如《素问·疏五过论》有“故贵脱势”“尝富后贫”等，喻示其人心情不欢，情志抑郁。所求不得：思虑而不得。通过对《黄帝内经》学术思想渊源的追溯，可知此处主要指对官职和财富等的追求，如《素问·上古天真论》有“高下不相慕”，喻示不顺心、不如意，思虑太过，情志不舒。肺鸣：肺属金，古云：金不平则鸣，故肺鸣统指肺病。因肺主气，司呼吸，肺病最明显、最常见的病症就是咳嗽、喘息等。有所失亡，所求不得，思虑过度，以致情志不舒，气机郁结。气郁化火，火热内扰，销烁肺金，肺中津液灼伤，形成肺热叶焦。肺燥气逆，则发为咳嗽、喘息等肺鸣之症。

肺热叶焦，一方面肺中津液不足，另一方面不能宣发敷布，则水津不行，五精不布，五脏失养，以致相应的形体失养，则四肢不得禀受水谷精气而失养，导致痿废不用。所以五脏（五体）因肺中有热而肺叶焦枯，津液不得输布，失养而致痿躄。《儒门事亲·指风痹痿厥近世差玄说》说：“故痿躄属肺，脉痿属心，筋痿属肝，肉痿属脾，骨痿属肾。总因肺受火热，叶焦之故，相传于四脏，痿病成矣。”古代医家还认为，不仅肺脏有热能相传于四脏而成痿，四脏病热也能影响肺金而生痿。《古今医彻·痿痹》说：“（痿）又不独一肺热，而心肝脾胃四脏之气亦皆热而上熏于肺，肺由是叶焦而生痿躄。”

通过本段经文的学习，我们知道，肺脏在痿证的形成中占有重要地位。这一观点在《黄帝内经》多个篇章中都有表述，如《素问·至真要大论》中的“诸痿喘呕，皆属于上”，可知这是《黄帝内经》的一贯思想。这一观点对后世医家有重大影响。如吴鞠通《温病条辨·秋燥》中说：“诸气膹郁、诸痿喘呕之因于燥者，喻氏清燥救肺汤主之。”叶天士治汤某，有年偏痿，日瘦，色苍，脉数。从《金匮》肺热叶焦则生痿躄论，药用玉竹、大沙参、地骨皮、麦冬、桑叶、苦百合、甜杏仁（《临证指南医案·痿》），以滋阴清热。阴复热清后，则肺能宣发敷布，一身尽得水谷之精气的濡养，而痿证始愈。

3. 脉痿的病因病机与症状

心气热，则下脉厥而上，上则下脉虚，虚则生脉痿，枢折挈，胫纵而不任地也。

厥，指上逆。枢，枢纽，指关节。折，断。挈，提举，据郭霭春教授注，“挈”前有一“不”字，当从，即枢折不挈。枢折挈，即四肢关节弛

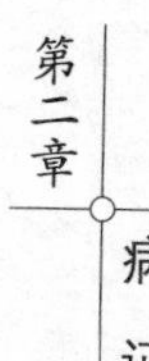

缓，好像折断一样，不能提举而随意运动。胫纵：胫，小腿，即小腿松弛不收。任，使用。任地，即小腿不能在地上使用，也就是不能运动。

心气热，由于火热炎上，热迫血上行，致使下部脉中的气血上逆，则下部脉中的气血空虚，下部肢体失于气血的濡养，导致四肢关节运动不利，小腿弛纵无力，不能行走，形成脉痿。

悲哀太甚，则胞络绝，胞络绝，则阳气内动，发则心下崩，数溲血也。故《本病》曰：大经空虚，发为肌痹，传为脉痿。

胞络绝：胞指心包络；胞络，指心包络的脉（因心包络代心用事）；绝，阻闭不通。阳气内动：指心火内动，由于胞络闭阻而心之阳气闭郁化火所致。崩，山倒塌，这里形容大量出血。心下崩，指心血下崩。心火下迫，心主血，故血下崩。数溲血：溲血，一般指尿血；数，指量多和（或）次数频。心与小肠为表里，故有小便出血，另外也包括女子阴道出血。

心包络脉代心用事，故悲哀太甚，导致心包络脉阻绝不通，心之阳气不得下交于肾，闭郁而化火。心主血脉，心与小肠为表里，火热迫血妄行，心血下崩，血借小肠而出，故见数溲血。血下过多，经脉空虚，肌肉失养，则见肌肉麻木不仁；经脉空虚，日久转变为脉痿。

4. 筋痿的病因病机与症状

肝气热，则胆泄口苦筋膜干，筋膜干则筋急而挛，发为筋痿。

筋膜：指肌肉的肌腱部分。筋急而挛：这是一个疑点，因为痿证多属弛纵弛缓之列，而今则为“拘急痉挛”，似乎不符。如何认识这一点，有以下两种意见：①根据历代注家的意见，认为痉挛、手足蜷曲也是手足不用，也属痿。如姚止庵注：“痿之为义，似属弛缓，挛急亦痿者，急则拘缩而不能伸，与弛无异，故亦能痿也。”（《素问经注节解·痿》）②由于筋膜干枯而致收缩，失去对肢节的约束作用，导致肢体运动无力，而成筋痿。这里的“筋急而挛”，理解为“筋膜收缩，失去约束作用（图29）。

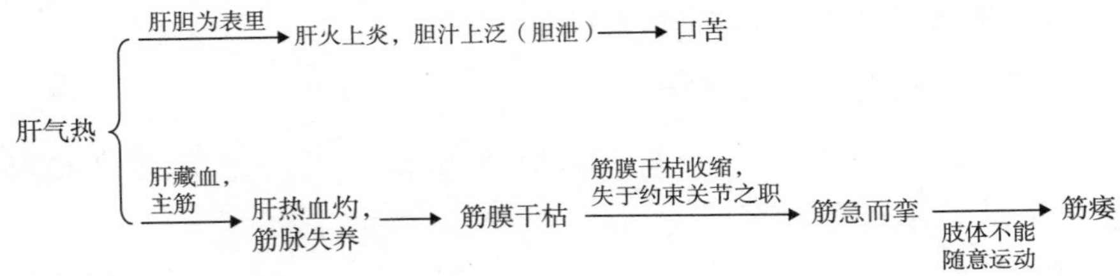

图29　筋痿的病因病机

我们来看一个医案。清代名医谢映庐治一陈姓病人，体丰多劳，喜食辛酸爽口之物，医者不知味过于酸，脾气乃绝，以致形肉消夺，辄用参术培土，不思土不能生，徒壅肝热，故复阳痿不起。颠沛三载，百治不效。盖未悉《黄帝内经》有“筋膜干，则筋急而挛，发为筋痿”之例。谢氏诊脉，左数右涩，知为肝气太过，脾阴不及，直以加味逍遥散，令服百剂，阳事顿起。更制六味地黄丸十余斤，居然形体复旧。此种治妙，惟智者可悟。《黄帝内经》一书，岂寻常思议所可到哉？（《得心集医案·阳痿不起》）

思想无穷，所愿不得，意淫于外，入房太甚，宗筋弛纵，发为筋痿，及为白淫。故《下经》曰：筋痿者，生于肝，使内也。

宗筋：筋脉的总称。宗者，众也。前阴是众筋汇聚之处，故宗筋与前阴有关（包括男与女）。白淫：男子遗精，女子带下（图 30）。筋痿：指筋脉弛缓而致的痿证，除指肢体不能随意运动外，由于宗筋聚于前阴，故筋痿还包括男子阳痿。下经：古医书名，亡佚。使内也：即入房。

过度思虑，而所追求的又得不到，暗耗精气；房事太过，则直接伤精。精气损伤，水不涵木，精气不能濡养肝木，肝主筋，筋脉失养而弛纵，影响四肢，则为四肢痿废；影响前阴，则为阳痿。

白淫 → 情志久郁化火，扰动精室，见遗精滑精

白淫 → 肝火旺，乘土，脾不胜湿，脾湿与郁火相结形成湿热，湿热下注于肾，肾失闭藏，故见女子带下（白、黄带等）

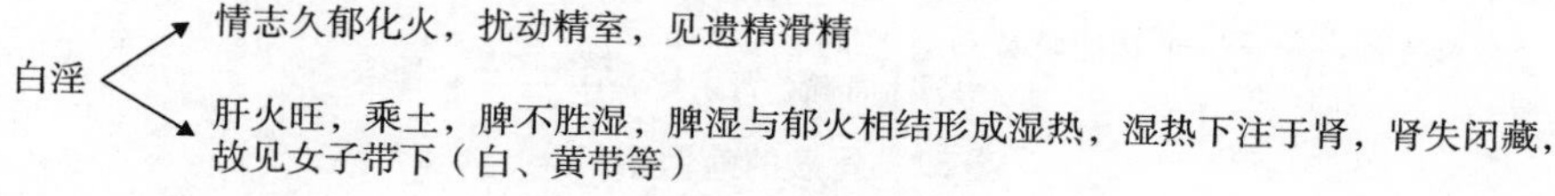

图 30　白淫的病因病机

白淫可从肝论治，如林珮琴说：“有积想不遂者，宜安神固气，解郁疏肝。”（《类证治裁·遗泄论治》）临床上可用龙胆泻肝汤、丹栀逍遥散等加减治疗。

5. 肉痿的病因病机与症状

脾气热，则胃干而渴，肌肉不仁，发为肉痿。

这是关于脾气热而引起肉痿证的病症（图 31）。

脾热、胃干津液少 { 脾胃相合 → 胃干而渴

脾热、胃干津液少 { 脾开窍于口，主肌肉 → 肌肉无以濡养 → 肉痿（包含肌肉顽麻，不知痛痒）

图 31　肉痿的病因病机

有渐于湿，以水为事，若有所留，居处相湿，肌肉濡渍，痹

而不仁，发为肉痿。故《下经》曰：肉痿者，得之湿地也。

本节经文论述因湿所致的肉痿证。

渐：吴崑注为“近也”，即接触。有渐于湿：即接触水湿，如在潮湿的地区居处等。以水为事：事，工作（俗称找事做），本句指在水湿环境中工作。居处相湿：今据《针灸甲乙经》改作“居处伤湿”，这样更好理解。肌肉濡渍：濡，润也；渍，浸也；本句指肌肉为水湿浸润。

本节经文说，如果在潮湿的地区居处，在水湿环境中工作，可致水湿内留。这是由于居处和工作等原因感受湿邪，湿邪浸润肌肉，以致营卫之气不行，肌肉失于濡养，而见麻木不仁，进一步发为肉痿。所以《下经》说，肉痿的发生是由于居处湿地造成的。《素问·生气通天论》说：“因于湿，首如裹。湿热不攘，大筋软短，小筋弛长，软短为拘，弛长为痿。”说明湿热也是痿证的重要成因之一。

6. 骨痿的病因病机与症状

肾气热，则腰脊不举，骨枯而髓减，发为骨痿。

髓减：即骨髓虚。我们以图32表示：

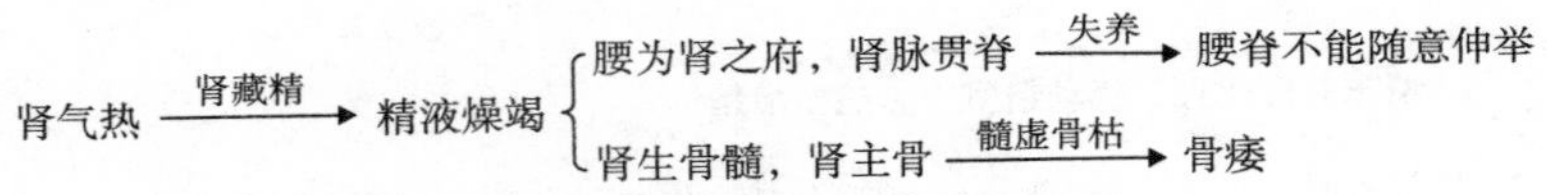

肾气热 —肾藏精→ 精液燥竭 { 腰为肾之府，肾脉贯脊 —失养→ 腰脊不能随意伸举；肾生骨髓，肾主骨 —髓虚骨枯→ 骨痿 }

图32　骨痿的病因病机

有所远行劳倦，逢大热而渴，渴则阳气内伐，内伐则热舍于肾，肾者水脏也，今水不胜火，则骨枯而髓虚，故足不任身，发为骨痿。故《下经》曰：骨痿者，生于大热也。

逢大热：指远行时适逢气候炎热。阳气内伐：即阳热之气内攻。水不胜火：阴阳不平衡，阴不胜其阳，阳盛阴衰（肾主水，为水脏。肾藏精，主水，属阴。今肾水耗损不能制约阳热）。足不任身：两足痿软无力，不能支撑身体。

如果远行劳动，动则生阳，又恰好遇到天气炎热，则阳热亢盛，一方的太过必然损伤另一方，阳热盛必津液耗损，故为口渴。渴欲饮水自救，但如果得不到水液的补充，则阳热之气内攻于肾，肾藏精，主水，水盛本可制火，今热盛津伤，水不制火，进一步损伤肾精，则骨枯而髓虚，使足不任地，不能支撑、行走，发为骨痿。

7. 五痿的症状及鉴别

帝曰：何以别之？

黄帝问，怎样鉴别五痿呢？其症状表现是怎样呢？

岐伯曰：肺热者色白而毛败，心热者色赤而络脉溢，肝热者色苍而爪枯，脾热者色黄而肉蠕动，肾热者色黑而齿槁。

肺色白，主皮毛。肺热则气阴两伤，面失血荣，故色白。皮毛失于濡养，故皮毛焦枯败落。

心色赤，主血脉。心气热，则血盛于上，故面赤。血热则鼓动血脉，故见络脉满溢，浮现皮下。

肝色青，主筋脉，爪为筋之余。肝热内郁，疏泄失调，血流不畅，故面色青。郁热伤血，筋脉失养，爪甲不荣，故爪甲枯焦。

脾色黄，主肌肉。脾脏湿热内蒸，故面色黄。湿热阻滞，肌肉失于气血的濡养，则见肌肉微动等症。张景岳注："蠕者软，微动貌，又曰虫行貌。"

肾色黑，主骨，齿为骨之余。肾气热，耗伤精气，故面色黑。肾精衰耗，不能生髓养骨，故骨枯、牙齿枯槁。

以上论述了五痿的症状，还可结合前面的经文一起学习和理解。

各种痿证都有痿躄（即两足不行），以下肢痿弱不用多见。马莳《黄帝内经素问注证发微》说："夫凡曰痿者，皆有痿躄之义，而惟肺痿名曰痿躄，其余脉筋肉骨皆成此痿，亦不免于痿躄，则知痿躄为病之同。"故五痿的相同点都是痿躄，这是共同症状；不同点可以结合五脏与五体、五色、五华的联系综合考虑，从而做出诊断（图33）。

痿躄
- 脏症：肺鸣（咳嗽喘息有声）
- 体症：皮毛虚弱薄著，痿躄
- 色症：面色白
- 华症：毛败（皮毛焦枯败落）

脉痿
- 脏症：数溲血
- 体症：枢折挈，胫纵而不任地
- 色症：面色红，络脉溢

筋痿
- 脏（腑）症：口苦
- 体症：阳痿（白淫），肢体不用（筋急而挛）
- 色症：面色青
- 华症：爪甲枯槁

肉痿：
- 脏（腑）症：胃干而渴
- 体症：肌肉不仁，蠕动
- 色症：面色黄

骨痿：
- 体症：腰脊不举，足不任身
- 色症：面色黑
- 华症：牙齿枯槁

图 33　五痿的症状

三、痿病的治疗原则

1. 治痿独取阳明

帝曰：如夫子言可矣。

夫子：指对年长且学问好的人的尊称，这里指岐伯。黄帝说，先生前面所说的很好。

论言治痿者，独取阳明何也？

论言：有两种说法，第一是指《灵枢·根结》，如张景岳注："论言者，即《根结篇》曰：痿疾者取之阳明。"第二是指古代文献。

岐伯在前面论述了五痿的病因病机和症状，按理应该分经论治，即哪一脏有病治哪一脏，但《灵枢·根结》却指出，治疗痿病专取阳明，这是为什么呢？

岐伯曰：阳明者，五脏六腑之海，主润宗筋，宗筋主束骨而利机关也。冲脉者，经脉之海也，主渗灌溪谷，与阳明合于宗筋，阴阳揔宗筋之会，会于气街，而阳明为之长，皆属于带脉，而络于督脉。故阳明虚则宗筋纵，带脉不引，故足痿不用也。

这一段经文有三层内容，首先讨论了胃与冲脉在人体内的重要作用，其次更加强调阳明胃的重要作用，最后才谈到痿证与阳明虚的关系。

润：滋养的意思。宗筋：众筋，许多筋的总称。束骨：约束骨骼关节。机关：指全身关节。利机关：滑利关节。溪谷：指大小分肉，为全身肌肉组织之间的缝隙，具有通行血气、灌溉肌肉的功能。张景岳《类经·孙络溪谷之应》说："无水曰谷，有水曰溪。故溪谷之在天地，则所以通风水；在人身，则所以通血气。"阴阳：指阴经与阳经，在这里指阳明经和冲脉。揔：同"总"，聚合之义，也含有为主的意思。宗筋聚于前阴，冲脉和阳明脉与诸筋会聚在前阴上。张景岳注："九者之中，则阳明为五脏六腑之海，冲为经脉之海，此一阴一阳总乎其间，故曰阴阳摠宗筋之会。"会于前阴的诸筋虽有九脉，但其中阳明脉与冲脉在诸筋中占据重要地位。

我在这里提几个问题：为什么阳明脉与冲脉在人体中具有重要的地位？为什么阳明脉与冲脉两者都被称为五脏六腑之海、十二经脉之海呢？两者之间有何联系，又有何区别？

我们通过阅读《黄帝内经》，可以试做如下回答：胃与冲脉之所以称为五脏六腑之海，与气血有很大关系。

胃，以其受纳水谷，化生气血，资养脏腑，为五脏六腑气血生化之源，因而被称为"五脏六腑之海"，正如张景岳说："阳明，胃脉也，主纳水谷，化气血，以资养表里，故为五脏六腑之海。"

冲脉被称为五脏六腑之海，其因如下：

（1）能调节十二经气血。冲脉遍行全身，"阴阳表里无所不涉"（《类经·任冲督脉为病》），故能广泛联络五脏六腑十二经脉，又由于冲脉较他经气血为盛，具备接受诸经气血从而营养全身的条件。杨上善说："冲，壮盛貌……其气壮盛，故曰冲脉。"因此，气血"从于脏腑流出，行二十八脉，皆归冲脉"（《黄帝内经太素·五脏痿》）。故冲脉为"诸经朝会"（王冰语），从而能"管十二经脉"（《黄帝内经太素·四海合》）。当脏腑气血有余时，冲脉为之贮存；脏腑气血不足时，冲脉为之灌溉补充。所以张景岳说："故凡十二经之气血，此皆受之以荣养周身，所以为五脏六腑之海。"（《类经·任冲督脉为病》）

（2）能上输先天之精气。《灵枢·动输》云："冲脉者，十二经之海也，与少阴之络起于肾下。"张志聪《灵枢集注·逆顺肥瘦》注："冲脉并少阴之经，渗三阴，循跗入大趾间，渗诸络而温肌肉。是少阴之精气，又从冲脉而运行出入于经脉皮肤之外内者也。"又如，"髭须生于有生之后，然又本于先天精气"，故"宦者""去其宗筋，伤其冲脉"，或"天宦者""天之所不足""冲任不盛，宗筋不成"，都不生髭须。此乃先天精气不足，冲脉不能为之上输的结果。故冲脉能上输先天精气以营养脏腑形身。杨上善说："脐下肾间动气，人之生命，是十二经脉根本。此冲脉血海，是五脏六腑十二经脉之海也，渗于诸阳，灌于诸精，故五脏六腑皆禀而有之，则是脐下动气在于胞也，冲脉起于胞中，为经脉海，当知冲脉从动气生。"（《黄帝内经太素·冲脉》）

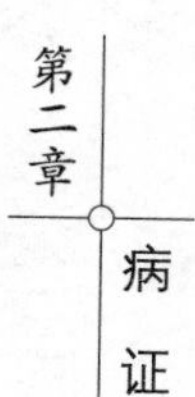

胃与冲脉各有自己的功能，故《黄帝内经》虽称胃与冲脉两者皆为五脏六腑之海，但在同一篇章中两者却有不同称谓。如《灵枢·海论》称胃为“水谷之海”，而称冲脉为“血海”。称胃为水谷之海，偏重于气血的来源，所以《灵枢·五味》在指出“胃者，五脏六腑之海也”之后，紧接道“水谷皆入于胃，五脏六腑皆禀气于胃”。称冲脉为血海，偏重于调节十二经气血上，正如张景岳所说“胃与冲脉，皆为十二经之海，亦皆为五脏六腑之海，又何将以辨之？故本篇（指《灵枢·海论》）有水谷之海、血海之分。水谷之海者，言水谷盛贮于此，营卫由之而化生也。血海者，言受纳诸经之灌注，精血于此而蓄藏也”。

《黄帝内经》认为，冲脉不论上行下行，皆出于气街。气街是阳明经穴，为“阳明脉气之所发”，故胃与冲脉虽各有别，但两者通过气街而相互联系。冲脉出于气街，能直接接受胃之气血。张景岳说，胃“实为冲任血海之源”（《景岳全书·血证》）。罗国纲道：“血气之盛衰，本于水谷之盛衰，而阳明胃经又为冲脉之本也。”（《罗氏会约医镜·月经》）故医家多有“冲脉隶于阳明”之说，如《类证治裁·调经脉案》说：“冲脉隶于阳明，谓之血海。”冲脉上出气街，接受胃之气血，下起胞中，上输先天之精气，则先后天之精气血终聚于冲脉，从而“渗诸阳，灌诸精”，充养脏腑形身。故《灵枢·逆顺肥瘦》在指出“冲脉者，五脏六腑之海也”之后，紧接着就道“五脏六腑皆禀焉”。胃气之资生，也有赖于肾气的赞化，故蒋宝素《医略十三篇·霍乱》说“肾气通于胃”，其间通行的径路可能就是冲脉①。

通过上面的讨论，我们知道，冲脉、阳明脉在脏腑中具有重要的地位，对脏腑都能起到濡养的作用，又通过前面的介绍和经文“会于气街，而阳明为之长”可以看出，冲脉与胃虽然都重要，但比较起来胃（阳明）更重要。因为全身的气血皆由胃而生，冲脉虽为血海，但只是通过气街接受胃经的气血，故冲脉气血实本于胃经气血，所以说“阳明为之长”。

胃与冲脉都连属于带脉，络于督脉。属，管束之义。络，支别之贯通。冲脉与阳明，都能连属管束于带脉和督脉。

由上可知，阳明胃能化生气血，濡养脏腑全身。如果气血充足能濡养全身筋脉，筋脉有约束骨骼、滑利关节的作用，所以运动自如。如果冲脉气血充盛，能濡养全身肌肉，则肌肉丰满，而冲脉气血主要来源于胃，谓

---

① 陈钢．为什么胃与冲脉都为五脏六腑之海．中医杂志，1984（11）：65

之“隶于阳明”，所以“阳明虚，则宗筋纵，带脉不引，故足痿不用也”。引：收引，约束之义。阳明虚，则气血化生不足，宗筋失于濡养而弛纵，由于阳明虚，其连属管束的带脉也失职，不能管束收引在下的筋脉和下肢，故使两足痿软无力，不能随意运动，日久则肌肉萎缩。

2. 分经论治

分经论治就是辨别何脏痿证，然后针对其经治疗。

（1）分经与辨病相结合

帝曰：治之奈何？岐伯曰：各补其荥而通其俞，

补其荥：目的是激发经气，使气血充盛；意为扶正，补。通其俞：目的是疏泄其邪气；意为祛邪，泻。荥与俞，都是五输穴之一，五输穴分别是井、荥、俞、经、合。

“各补其荥而通其俞”的具体方法是：根据虚与实，既取受病之经的荥穴或者俞穴，又取阳明经的荥穴或者俞穴。如辨为筋痿，应当采用肝经与阳明经同治的方法。如果病证属虚，既补肝经的荥穴（行间），又补阳明经的荥穴（内庭）；如果病证属实，既泻肝经的俞穴（太冲），又泻阳明经的俞穴（陷谷）。以上是针刺之法，也可以推演到用药上。对于这点，我们将在下面讨论。

（2）补虚泻实，调和阴阳

调其虚实，和其逆顺，

这句话的意思是，补其虚，泻其实，恢复阴阳的平衡。这是总的治疗原则。具体而言：①《素问·汤液醪醴论》说：“病成名曰逆。”生病就是阴阳不平和，名曰逆。实证用泻，虚证用补，使逆为顺，恢复阴阳的平和，是正确的治疗原则。②逆，指不正确的治疗方法；顺，指正确的治疗方法。实证应当用泻，虚证应当用补，这是顺，是正确的治疗方法。万万不可虚虚实实，实证用补，虚证用泻，这是逆，是不正确的治疗方法。③在针刺治疗上，可以采用迎随补泻的方法。对于虚证，“追而济之”，顺着经气循行去的方向下针，为补；对于实证，“迎而夺之”，迎着经气循行来的方向下针，为泻。

（3）时间治疗

筋脉骨肉，各以其时受月，则病已矣。帝曰：善。

各以其时受月：指各以脏腑经脉所主的季节进行治疗。姚止庵注：“五脏各有应王之月，如肝伤则筋病，欲治筋病，必于春月木王之时。”

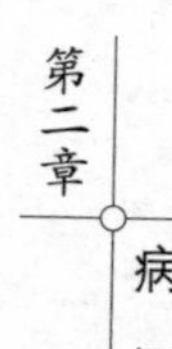

（《素问经注节解·痿论》）在五脏所主时的季节里，五脏之气振奋，此时能够采取正确的治疗方法，则正气容易康复，邪气容易祛除。正如姚止庵说："因时以受王月之气，则邪易去而正易复也。"（《素问经注节解·痿论》）

3. 讨论

（1）对"治痿独取阳明"的认识

第一，谈谈"阳明"在这里的含义。阳明有手足之分，证之于临床，应含胃和大肠。另外，因为脾与胃关系密切，阳明有时虽然指胃，但实则指脾。因此，这里的"阳明"可以指脾、胃、大肠三个脏腑。

第二，谈谈"取"的含义。由于"阳明虚则宗筋纵"等，加上前面谈机理时也多从阳明不荣所致痿证予以解释，所以容易误解为痿证只是虚证，只当用补法，即使有邪也不过是虚实夹杂而已。如孙一奎说："此'取'字，有教人补之之意，非所谓攻取也。"（《医旨绪余·痿论》）这种认识是错误的，是与"调其虚实，和其逆顺"的经旨相违背的，应当"当补则补，当泻则泻"。临床也常见痿之属实者。如李士材治朱太学，八年痿废，属治无功。诊其人，六脉有力，饮食如常。认为此属实热内蒸，心阳独亢，症名脉痿。用承气汤，下六七行，左足便能伸缩。再用大承气汤，又下十余行，手中可以持物。更用黄连、黄芩一斤，酒蒸大黄八两，蜜丸，日服四钱，以人参汤送下。一月之内，去积滞不可胜数，四肢皆能展舒。后来认为积滞已尽，于是煎三才膏与之，服毕而痊（《续名医类案·痿》）。

第三，为什么要"治痿独取阳明"？这里再分几点来谈。①历代医家如马莳、张志聪、王肯堂、陈士铎等从"独"字立论，认为治疗痿证只单独取阳明。如王肯堂说："百体中随其不得受水谷气处，则不用而为痿。治痿不独取阳明而何哉？"（《证治准绳·痿》）陈士铎说："痿证居多，自宜专治阳明胃火。"（《石室秘录·大治法》）这样做是否太绝对了呢？我们应该怎样看待这一个"独"字呢？历代医家大约有几种理解。本段经文的前面有"论言"两个字，张志聪、高士宗等认为这是指《素问·本病论》，但《素问·本病论》中没有"治痿独取阳明"之说。张景岳认为是指《灵枢·根结》，其曰："痿疾者，取之阳明。"而且《素问》中凡冠以论言二字的，多是取自《灵枢》，比如《素问·至真要大论》说："论言人迎与寸口相应若引绳。"此"论言"见《灵枢·禁服》。我们再来看《灵枢·根结》曰："太阳为开，阳明为阖，少阳为枢。故开折则肉节渎而暴疾起矣，故暴病者，取之太阳……阖折则气无所止息而痿疾起矣，故痿疾者，取之阳明……枢折即骨繇而不安于地，故骨繇者，取之少阳。"经文是从太阳、阳明、少阳三者并行而立论。其中暴病者当取太阳而不取阳明少阳，痿疾者当取阳明而不取太阳少阳，骨繇者当取少阳而不取太阳阳明。因此，并非五痿之证必须单独治取阳明，如果是单独治取阳明，则后文"各补其荥而通其俞"就显得矛盾了。②阳明与冲脉相较，阳明为之长。由于阳明虚，气血生化之源不足，致宗筋失养而弛纵。这种情况下，主取阳明，而无需调冲。③治痿一定要治疗阳明。治痿独取阳明的原则，是针对痿证的主要病机提出来的。从《素问·痿论》中可以看出，虽然致痿的原因不同，累及的脏腑不同，发生的痿证类型不同，但是"阴精不足"和"湿邪浸渍"是痿证的主要病因病机。此外，《黄帝内经》还说，"阳明虚，则宗筋纵，带脉不引，故足痿不用矣"（《素问·痿论》），"今脾病不能为胃行其津液，四支不得禀水谷气，气日以衰，脉道不利，筋骨肌肉，皆无气以生，故不用焉"（《素问·太阴阳明论》），等等。说明阳明为五脏六腑之海，若阳明虚，则气血生化之源不足，脏腑经脉失养，从而发为痿证。治痿取阳明是一个治疗大法，是一个针对痿病主要病机而提出来的治疗原则。采取这一治疗措施，加强阳明的生理功能，使气血津液充足，筋脉得以濡养，湿邪得以祛除，痿病可愈。后世医家深谙此理，总结出治痿主要有三法：一是润燥。无论肺热叶焦，抑或五脏气热阴伤，都赖阳明以复其阴精之不足。所以怀抱奇说："治痿之法，以润燥为第一义。"（《古今医彻·痿痹》）二为除湿。因脾主运化水湿，故程国彭说："取阳明者，所以祛其湿也。"（《医学心悟·痿》）三为补中。因阳明主润宗筋，而阳明虚则宗筋纵，所以程国彭总结，"治痿之法，不外补中祛湿，养阴清热而已矣"（《医学心悟·痿》）。故可将这三法结合在一起，针对阳明之一点，调控五脏阴精不足、湿邪浸渍和阳明亏虚之三点，所以辨治痿病都应当考虑治取阳明（图 34）。

另外，要理解"治痿独取阳明"，还可以结合《素问·太阴阳明论》中"脾病而四肢不用"的思想内容一并来学习理解。

（2）对"各补其荥而通其俞"基本原理的认识与应用

"各补其荥而通其俞"，主张既取受病之经的荥穴或俞穴，又取阳明之经的荥穴或俞穴。这体现了辨病施治与辨证施治相结合的思想。

"治痿独取阳明"是针对痿病的主要病机提出来的治疗大法，强调在

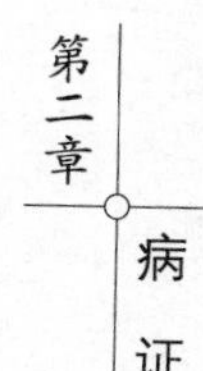

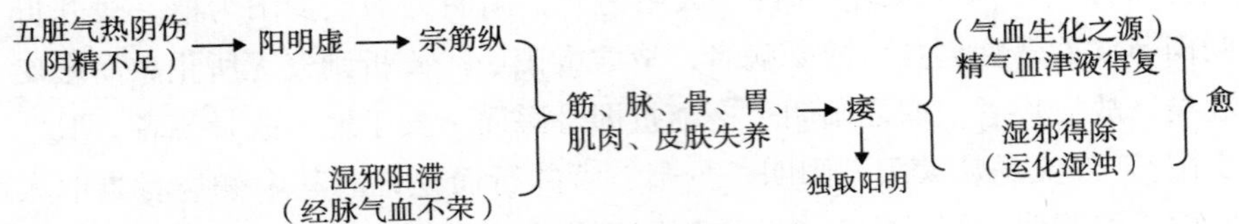

图34　痿证的病因、病机及治疗原则

不同类型痿证的治疗中，都要注意治取阳明。这一点体现的就是《黄帝内经》的辨病论治的思想。这里的病是中医的病。一个病，有几个基本要素：①有一定的发病原因；②有相对固定的病理过程；③有一定的传变规律；④有一定的治疗原则，有专方甚至专药。徐灵胎《医学源流论·病症不同论》说："凡病之总者，谓之病。而一病必有数证。"辨病是认识和解决每一疾病的基本矛盾，而辨证论治是认识和解决一个疾病过程中的主要矛盾。只辨证不辨病，可谓只见树木不见森林；只辨病不辨证，可谓只见森林不见树木。辨证时要有全局观念，要知道这个病的传变规律和发展特点。辨病时，一定要辨证，分别寒热、虚实、阴阳、表里。所以《黄帝内经》在这里借"各补其荥而通其俞"提出了辨病施治与辨证施治相结合的治疗思想。曾有位二十多岁的病人，患阳痿两年，全身症状不明显，仅脉洪大有力，诸医多用参茸等温补之品而无效，有人用大柴胡汤三剂而愈。因肝主筋，宗筋聚于前阴，故筋痿与肝有关，肝胆相合。这是辨证论治的思想；又因为"治痿独取阳明"，辨病论治应取阳明，于是采用少阳阳明同治的大柴胡汤，治疗实热阳痿而取效。这个医案所体现的正是辨病施治与辨证施治相结合的治疗思想。

（3）《黄帝内经》中对疾病的分经论治与辨病施治思想

①分经论治，就是对病证采用分辨脏腑经脉而治的方法。如《目经大成·神应散》说："头痛有六经，便应分经论治。"因为脏腑经脉有不同的特性，因而治疗就应当不同。程知曰："太阳发黄，由寒郁湿，湿不得解；阳明发黄，由湿瘀热，热不得越，故宜分经论治。"（《订正仲景全书伤寒论注·辨阳明病脉证并治全篇》）采取这样的治疗，目标明确，针对性强，疗效得以提高。《疡科纲要·总论》说："分经论治，尤不可笼统含糊，浮泛不切。"分辨疾病所属的脏腑经脉，而后采取不同的方法治之，这是分经论治也就是分辨脏腑经脉论治的治疗思想。

《黄帝内经》认为，一个症状可以由许多因素引起，可以与多个脏腑经脉有关。例如肾脉贯脊属肾，腰为肾之府，故腰痛常属肾病。但《黄帝内经》又指出，三阴三阳经脉、奇经八脉都能循行连属于腰部，故其有病皆可导致腰痛。《素问·刺腰痛》对此做了详细论述，书中强调腰痛的病位不局限在肾，也可在其他脏腑经脉。这一思想，《黄帝内经》以“五脏六腑皆令人咳，非独肺也”一句，最醒人眼目。因此，在临证中必须分辨受病之脏腑经脉。

《黄帝内经》在如何辨明脏腑经脉上有三个要点：

第一，依据脏腑的生理功能以识症，分清脏腑经脉。脏腑各有其生理功能，失常后一般会发生颇具特征的病候，这就为辨明脏腑提供了依据。如《灵枢·邪气脏腑病形》说：“膀胱病者，小腹偏肿而痛，以手按之，即欲小便而出不得。”因膀胱位居小腹，为津液之府，气化则能出矣。若邪闭膀胱，气化不利，小溲不出，蓄积在内，故小腹膨隆而疼痛，用手触按小腹，刺激膀胱，则有尿意，但终因气化不行，故仍蓄积于内而出不得。上述证候悉属膀胱病变所致，故可做出病在膀胱的定位诊断。

第二，依据经脉循行部位以识症，分清脏腑经脉。全身经脉的循行都有一定的区域，如果在形体部位观察到某些症状，可从经脉的循行路线来考虑病在何经。如《灵枢·厥病》说：“厥头痛，头痛甚，耳前后脉涌有热。泻出其血，后取足少阳。”头痛一症，可由众多脏腑经脉的病变引起，《灵枢·厥病》就论述了三阴三阳十二经脉病变所致的头痛。那么本节经文所言头痛的病位究竟属于何经呢？从“耳前后脉”看，参照足少阳胆经的循行路线，故知病在足少阳，是少阳相火逆上，导致耳前后脉络充盈而有热感。病急治标，故先刺络放血以泻胆热，再取胆经穴位以调理善后。

第三，依据脏腑经脉病证的特异症状，分清脏腑经脉。《黄帝内经》认为，某些脏腑经脉的病证具有一些特异的症状，临证时可凭借此症以确定病变部位。如咳嗽与小便失禁同见，这是膀胱咳的主症，《素问·咳论》说：“膀胱咳状，咳而遗尿。”近代名医秦伯未即根据这一特殊症状以确定病属膀胱咳，用五苓散加人参治愈[①]。再如《素问·刺腰痛》说：“阳明令人腰痛，不可以顾，顾如有见者。”“如有见者”，指出现幻觉，吴崑说：“如有见者，仲景所谓如见鬼状是也。”（《素问吴注·刺腰痛论》）张子和治一女僮，面赤如火，病胯腰大痛，里急后重，痛则见鬼神。张子和先使

① 朱云达．从曹颖甫、秦伯未治愈“膀胱咳”说起．辽宁中医杂志，1984（4）：30

服舟车丸、通经散，泻至数盆，病犹未瘥，复令调胃承气汤二两，加牵牛头末一两，同煎服之，大泻数十行即愈（《儒门事亲·腰胯痛》）。

分经论治强调在辨明病属何脏何经的基础上，根据脏腑经脉不同的生理病理特点采用不同的治法。例如咳嗽，“治脏者治其俞，治腑者治其合”，病在脏取俞穴，病在腑取合穴，因为五脏咳是本脏直接受病，六腑咳是脏病传腑所致。故受病部位、方式不同，治法亦异。再如“其未满三日者”，病尚在外，故“可汗而已”；若“已满三日者”，则病已入里，故“可泄而已”。

这种分经论治的思想还指导着护理方法。如脾虚证的治疗，除补脾方药的运用之外，还应考虑脾的生理特点，如脾主运化、甘入脾、木克土等，故在护理上，令“气无滞饱，无久坐，食无大酸，无食一切生物，宜甘宜淡”（《素问·刺法论》），这样才能尽快取得治疗成效。

②辨病施治，就是针对中医的病进行诊断和治疗的方法。《黄帝内经》采用的辨病施治原则，主要可分为三类。

第一类，概括某病的全部病因病机而治。《黄帝内经》在详细分析了一种疾病的全部病因病机之后，嘱在治疗该病时应将其全部病因病机概括体现在治法中。如痹病，《黄帝内经》先认为必有风寒湿外邪的侵袭，故云“风寒湿三气杂至合而为痹”，“不与风寒湿气合，故不为痹”，又认为痹病的形成必有正气失调的内因存在，故云“阴气者，静则神藏，躁则消亡”，“此亦其食饮居处，为其病本也”，“逆其气则病”（《素问·痹论》），另外还认为痹病以气血闭阻不通为基本病变，故云“其经络之凝涩，结而不通者，此于身皆为痛痹”（《灵枢·阴阳二十五人》）。因此在治疗痹病时总以驱邪、补正、通痹为基本治法。如《灵枢·四时气》说：“著痹不去，久寒不已，卒取其三里。”其目的在于“取阳明燥热之气以胜其寒湿也”（张志聪语），体现了祛邪的法则，此其一。《素问·痹论》说：“从其气则愈。”强调在治疗痹病中恢复正气的协调平衡具有重要意义，体现了补正的法则，此其二。《灵枢·周痹》说：“故刺痹者……大络之血结而不通……而调之。”体现了通痹的法则，此其三。后人遵其旨，亦用之于临床。如叶天士对痹证病因病机的认识也有三：一是气血营卫内虚是致痹的内在条件，二是风寒湿热外袭是致痹的外在因素，三是经络气血痹阻是痹证的基本病变。叶天士将这些认识运用于临床，体现在他的68例痹证案中。上海中医药大学沈庆法教授也提出“治痹三法”，分别是：一要散，散寒祛风利湿；二要通，通络祛瘀搜剔；三要补，补气血、益肝肾、强筋骨①。

第二类，针对疾病的主要病机，独取相关脏腑而治。以“治痿独取阳明”为例从《素问·痿论》中可以看出，虽然致痿的原因不同，累及的脏腑各异，发生的痿证类型有别，但其病机一为阴精不足，如云“五脏因肺热叶焦发为痿躄”“心气热……发为脉痿”等；二为湿邪浸淫，如云“有渐于湿，以水为事，若有所留，居处相湿，肌肉濡渍，痹而不仁，发为肉痿”；三为阳明亏虚，如云“阳明虚则宗筋纵，带脉不引，故足痿不用也”。“治痿独取阳明”正是针对这些主要病机而提出来的治疗大法。因为采用治取阳明，改善阳明的生理功能这一治疗措施，既可使气血生化充足，脏腑经脉得精气血津液的濡养，则痿废自兴，又因胃为燥土，脾主运化，而使湿邪蠲除，痿病得愈。后世医家深谙此理，总结为治痿独取阳明三法：一为润燥，无论肺热叶焦，还是五脏气热阴伤，皆赖阳明以复其阴精之不足，所以怀抱奇说：“治痿之法，以润燥为第一义。”二为除湿，程国彭说：“取阳明者，所以祛其湿也。”三为补中，因阳明主润宗筋，程国彭总结为，“治痿之法，不外补中祛湿、养阴清热而已矣”。可见“治痿独取阳明”，体现了《黄帝内经》治病主张抓住某病的主要病机，独取某一相关脏腑而治的思想。

第三类，抓住疾病的基本病机而治。《黄帝内经》认为，许多疾病尽管可由多种原因引起，但都有一个基本的病机。《黄帝内经》常常用简练的语言来概括，提示在治疗该病时，始终都应该围绕这一基本病机进行。例如头痛病，风寒湿热、脏腑邪气都能引起，而《黄帝内经》在许多篇章中，如“脉要精微论”“奇病论”“厥病篇”“寒热病篇”等，都反映了头痛病的基本病机就在一个“厥”字。“天气所发六淫之邪，人气所变五贼之逆，皆能犯上而为酷害，或蒙蔽其清明，或壅遏其经隧”（《病机沙篆·头痛》），皆可导致头痛。故治头痛，总以降逆为要。张志聪在注解《灵枢·厥病》时阐发了《黄帝内经》这一思想。他认为，“夫三阴三阳之气，皆以下而上”，“则气厥而为头痛”，“盖言痛在头而取之下者，乃在下之气厥逆于上”。故《黄帝内经》治六经头痛都用降逆之法。张景岳亦道：“头痛之病，上实证也……盖上实者，宜降宜抑。”（《景岳全书·论证》）再如痤疮一病，《黄帝内经》提出：“郁乃痤。”以一个“郁”字概括了该病的基本病机。后世医家采用的行气活血、清肺解郁、疏肝理气、泻热通便、通行津液等

① 沈庆法．治痹三要．黑龙江中医药，1983（3）：24

治法，实际上都是对治“郁”的引申①。

③分辨脏腑经脉论治与辨病论治的统一

《黄帝内经》强调既要分辨脏腑经脉论治，也要重视辨病论治。在二者的运用上，《黄帝内经》认为，分辨脏腑经脉论治可以独行，但辨病施治常与分辨脏腑经脉论治并行。《素问·痿论》提出的“各补其荥而通其俞”的治则，最能代表《黄帝内经》分辨脏腑经脉论治与辨病施治相统一的治疗思想。“各补其荥而通其俞”的含义是：痿病既要治取阳明，又要兼治受病的脏腑经脉。前者体现了辨病施治，后者体现了辨脏腑经脉论治。通过前者，解决痿病的基本矛盾；通过后者，解决痿病过程中的主要矛盾。后世医家将这一治则应用于临床，获得良好效果。如朱丹溪取《难经·七十五难》“泻南方补北方”之法用于痿证的治疗，对肺热叶焦之证，主张既要清理肺热，又要调治阳明。所谓泻南方则肺金清，而东方有制，土不受戕；补北方则心火降，而西方有养，金不苦燥。于是肺热清而不燥，阳明健而生化，则痿疾获愈。

可见，分辨脏腑经脉论治强调要抓住疾病的特殊规律，解决疾病的特殊矛盾，着眼于个别，要求医生摆脱临床思维的局限性；而辨病施治主张抓住疾病的一般规律，在总体上把握疾病的发生发展过程，解决疾病的基本矛盾，并帮助医生在治疗中执简驭繁。将两者有机地结合起来，能够取长补短，对临床病证的治疗更为有益②。

第六节　风　病

我们现在学习《素问·风论》。本篇讨论了风邪的性质和致病特点，论述了风邪伤人所引起的多种病理变化、证候及诊断要点，因为专论风病，故名“风论”。

一、风邪为病，其病各异

黄帝问曰：风之伤人也，或为寒热，或为热中，或为寒中，或为疠风，或为偏枯，或为风也，其病各异，其名不同。或内至五脏六腑，不知其解，愿闻其说。

① 陈钢．试论“郁乃痤”及其临床意义．成都中医学院学报，1988（4）：8

② 陈钢．论《内经》辨脏腑经脉论治与辨病施治．山东中医学院学报，1990（1）：14

黄帝问，风邪侵袭人体后，有的会成为寒热病，有的会成为热中病，有的会成为寒中病，有的会成为疠风病，有的会成为偏枯病，有的会成为风病。虽然同是感受风邪，但却有不同的病证和病名（请大家思考一下，病因相同，病证不同，病名不同，那么治疗是否相同？答案是应该同与异相结合）。有的甚至深入到五脏六腑，不知其原因，愿意听你讲讲其中的道理。

这一段经文主要论述了一个道理，那就是风邪致病变化多端的特点。黄帝从临床角度观察，虽然同是感受风邪，但却能引生出不同的病变表现，因而命名为不同的病证名称，如寒中、热中、寒热、偏枯、疠风等。接着岐伯就分析和阐述了同是感受风邪而病证不同的原因和机理。

岐伯对曰：风气藏在皮肤之间，内不得通，外不得泄。风者，善行而数变，腠理开，则洒然寒，闭则热而闷。其寒也，则衰食饮；其热也，则消肌肉。故使人怢栗而不能食，名曰寒热。

这段经文主要论述了寒热病形成的原因。风邪侵袭人体，客留于肤腠之间，皮肤、腠理为三焦通会元真之处，卫气循行的地方，风邪侵袭于此，使玄府闭塞，则卫气、邪气阻滞其间，既不能内通，又不能外泄。善行，指行动不居。数变，指变化多端。风的性质和特点是善于活动，不能常居一处，并且变化多端。因风性开泄，如果风邪时开腠理，则卫气外泄，卫气不固，故感觉到寒。洒然寒的意思是寒冷貌。风遏营血，皮肤闭塞，不能疏通，郁而化热；或卫气因风而郁遏，或风邪因卫气郁遏而化热，故热。热扰心胸，故烦闷。若风寒入胃伤胃阳，则饮食减少。风邪化热，灼伤津液，故使人肌肉消瘦，使人寒战而不能食。怢栗，突然怕冷发抖。《素问经注节解》说："怢音突，忽忘也。栗，战栗，谓寒热相激而不自知也。"

风气与阳明入胃，循脉而上至目内眦，其人肥，则风气不得外泄，则为热中而目黄；人瘦则外泄而寒，则为寒中而泣出。

这段经文是论述热中与寒中发生的原因。由于足阳明经脉起于目下，下膈属胃，风邪伤及阳明之脉，风邪与阳明经气同入于胃，循经上至于目内眦。如果其人肥胖，则阳气运行滞涩，郁遏化热，这是"肥者令人内热"的道理。再者，肥胖人多痰湿，湿与热相合，上蒸于目，故目黄、内热。若其人瘦，则腠理开疏，风邪易泄，加之阳气不固，故使人内寒。

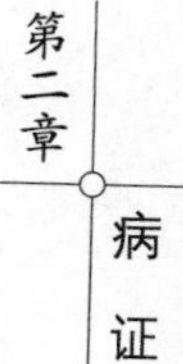

风寒之气上迫津液外泄，加之阳明经阳气不固，津液外泄，故使人泪出。

这段经文告诉我们，形成寒中和热中的原因主要与体质有关。胖人多湿故为热中而目黄，瘦人多寒故寒中而泪出。

风气与太阳俱入，行诸脉俞，散于分肉之间，与卫气相干，其道不利，故使肌肉愤瞋而有疡，卫气有所凝而不行，故其肉有不仁也。

风邪从太阳经脉入侵，表示风邪由表入侵。风邪行于经脉俞穴，散布留连于肌肉腠理之间，干扰卫气的正常运行，引起肌肉肿胀高起而发生疮疡。卫气凝滞不能运行，则肌肤麻木而不知痛痒。

这节经文有两个值得注意的地方。一是形成疮疡的原因。邪气与正气相争，影响正气的运行，郁而化热，腐肉化脓，形成疮疡。这与《素问·生气通天论》“营气不从，逆于肉理，乃生痈肿”等经文的道理是一样的。二是形成不仁的原因。卫气凝滞不能运行，则肌肤麻木而不知痛痒。《灵枢·刺节真邪》云：“卫气不行，则为不仁。”《类经·邪变无穷》说：“若卫气受伤，虚而不行，则不知痛痒，是为不仁。”《张氏医通·痹》说：“《灵枢》云：卫气不行，则为麻木。东垣治麻痹，必补卫气而行之。”

二、疠风

疠者，有荣气热胕，其气不清，故使其鼻柱坏而色败，皮肤疡溃。风寒客于脉而不去，名曰疠风，或名曰寒热。

这是讲麻风病。

疠风：简称疠，同“癞”，即麻风病，因体虚感受暴疠风毒，或接触传染，内侵血脉而成。初起患处麻木不仁，次成红斑，继则肿溃无脓，久之可蔓延全身肌肤，出现眉落、目损、鼻崩、唇裂、足底穿等重症。得此病而眉发髭髯先落，犹风撼木而叶先落也。

《黄帝内经》中还有一些相关论述。如《素问·长刺节论》曰：“病大风，骨节重，须眉堕，名曰大风。”张景岳注：“大风，即《风论》及《四时气篇》之所谓疠也。”《灵枢·四时气》曰：“疠风者，素刺其肿上，已刺，以锐针针其处，按出其恶气，肿尽乃止。常食方食，无食他食。”张景岳注：“疠，大风也。《风论》曰：疠者，有营气热胕，其气不清，故使鼻柱坏而色败，皮肤疡溃，风寒客于脉而不去，名曰疠风也。其治法，当于常素刺其肿上，已刺之后，又必数以锐针针其患处，仍用手按出其恶毒之气，必待肿尽，乃可止针。盖毒深气甚，非多刺不可也。食得其法，谓之方食。无食他食，忌动风发毒等物也。”《素问·脉要精微论》曰：“脉风成为疠。”张景岳注：“风寒客于血脉，久而不去则肤肉败坏，其病为疠。”

大风伤人，令卫气阻滞，肌肉肿起乃至溃烂，皮肤不仁。重者，鼻梁骨塌陷，须眉脱落，容颜毁坏。《景岳全书·疠风》说：“疠风，即大风也，又谓之癞风，俗又名为大麻风。此病虽名为风，而实非外感之风也，实以天地间阴厉浊恶之邪，或受风木之化而风热化虫，或受湿毒于皮毛而后及营卫，或犯不洁，或因传染，皆得生虫。盖虫者，厥阴主之，厥阴为风木，主生五虫也。虫之生也，初不为意，而渐久渐多，遂致不可解救，诚最恶最危最丑证也。”

中国对麻风病的认识已有3000余年历史，有厉、疠、癞、冥病、恶疾、厉风、大风、天刑、麻风、癞风、大风恶疾、大麻风等名称。“寒热”可能为其曾用名。看看繁体字的“風”字，中国人在造字时就已经认识到“虫”与“风”有关系。虫入肌曰风，有风且大，疮痍遍体，眉秃鼻塌，故曰“大风”。“大风”首载于《黄帝内经》。大风在《黄帝内经》中有三义，一指病原。《素问·生气通天论》云：“清静则肉腠闭拒，虽有大风苛毒，弗之能害。”二指病理学名词，指血虚生风。《灵枢·刺节真邪》云：“大风在身，血脉偏虚。”三指病证名，即疠风。《素问·长刺节论》云：“骨节重，须眉堕，名曰大风。”《太平圣惠方》首先使用“麻风”这一名词。全国科学技术名词审定委员会将“麻风”定为国家标准名词。该名词科学、合理、严谨、规范、文明，体现了对病人的尊重和人文关怀，消除了对病人的鄙视。麻者，临床表现为麻木不仁也；风者，病因为风（麻风杆菌）致病也。古人考虑麻风系由虫引起，与1873年韩森发现的麻风杆菌一致，只是当时受历史条件限制，尚不能明确虫为何种微生物而已①。湖北省恩施地区宣恩皮肤病防治院的江用盛医师认为，麻风病古代中医认为主要是风、湿热、虫毒等因所致，亦即为西医学所说麻风杆菌所致。麻风是皮肤肌肉经络间病。麻风有其特异症，头面部常发生块瘤，红光油面，眉毛脱落（瘤型），眼目流泪肿痛，口眼歪斜，鼻柱崩

① 马毳毳，赵天恩，张建中．中国典籍中“麻风”一词的演变与典故．中国科技术语，2013（5）：56

塌等。因阳脉隶于面，面属阳明胃经，故该病证多属三阳经脉不和①。

古代治麻风最有代表性的三大专著是明代薛己的《疠疡机要》、明代沈之问的《解围元薮》和清代萧晓亭的《疯门全书》。他们大都认为麻风是由风、湿、虫毒（麻风杆菌）所致，多在皮肤、肌肉、经络间患病，故治疗麻风病应以祛风除湿攻毒、扶正、通经活血、实肌、润肤的治则为基点。朱丹溪曾说："杂合之病，须用杂合之药治之也。"（《医碥·凡例》）因此，麻风乃杂合之病，治疗也必须要用杂合之药治之。所以近代治麻风的处方，都是以杂合之药治之，也就是说要用大方来治麻风。岳美中教授说："中医治病，历来是用复合剂，很少用单味药。在观察疗效方面，应当注意方剂的组织和配伍的变化，若仅言某药治某病，往往与临床实际疗效有所不合。例如大枫子治疗麻风病虽然有一定的疗效，但不如配伍到复合剂中起的作用大而迅速。又如人参对体力衰弱的麻风病是有效的中药，若单独使用也不能成为衰弱型麻风病的特效药。"总之对麻风病的治法，不外"疏风祛湿、活血解毒"②。

三、各种风证

以春甲乙伤于风者为肝风，以夏丙丁伤于风者为心风，以季夏戊己伤于邪者为脾风，以秋庚辛中于邪者为肺风，以冬壬癸中于邪者为肾风。

春属木，甲乙日也属木，且内通于肝，所以春季或甲乙日感受风邪患病叫作肝风。以下都是在五脏各自所主的时辰里感受风邪而患病，称之为相应的五脏风。

风中五脏六腑之俞，亦为脏腑之风，各入其门户，所中则为偏风。

本节经文指出偏风形成的机理。五脏六腑各有俞穴，俞穴为经气输注交会之处，五脏六腑通过经络俞穴与皮肤相通。风邪入侵，始于皮肤，入其俞穴。这里的"门户"是指五脏六腑之俞穴。风中经俞，内传脏腑，故称"亦为脏腑之风"。风邪或左或右偏中于身体一侧，发为偏枯。偏风与偏枯虽然名称不同，但实则相同，只是偏风是言其因，偏枯是言其症。本节经文为后世中风病外风学说的形成奠定了基础。

---

① 江用盛．我对中医关于麻风病的病机和治法的认识与体会．皮肤病防治，1983（Z1）：62

② 岳美中．中医治疗麻病经验报告．江西中医药，1956（5）：28

风气循风府而上，则为脑风，

本节经文指出脑风的病因。风府为督脉的穴位，督脉上入颠顶，风邪循风府而上，入于脑户，发为脑风。《黄帝素问宣明论方·脑风证》说："脑风证，风气循风府而上，则为脑风。项背怯寒，脑户极冷，以此为病。神圣散主之，治脑风，邪气留饮不散，项背怯寒，头疼不可忍者。麻黄、细辛、干蝎、藿香叶各等分，上为末，每服二钱，煮荆芥、薄荷，酒调下，茶也得。"

风入系头，则为目风，眼寒。

本节经文指出目风的病因病机和症状。系头，据《素问识》所云："今据《甲乙》注改为头系。头系乃头中之目系。"目系是眼球内连于脑的脉络。足太阳之脉起于目内眦，上额交颠入络脑。风邪入侵，合于足太阳脉，太阳受邪，累及目系，目受风气，故为目风，症见眼寒畏风。

饮酒中风，则为漏风。

漏风，指因为素喜饮酒又感受风邪而为病，故又叫酒风。症见汗出如漏，不时而出。由于酒性温散，善开腠理，又风性开泄，毛窍开张，导致汗出如漏，发为漏风。

入房汗出中风，则为内风。

本节经文指出内风的成因。入房汗出，阳气阴精内虚，外中于风，风邪直入于内，故名为内风。如张志聪注："内为阴，外为阳，精为阴，气为阳。阳为阴之卫，阴为阳之守。入房则阴精内竭，汗出则阳气外弛，是以中风，则风气直入于内为内风矣。"

新沐中风，则为首风。

本节经文指出首风的成因。沐：洗头，《说文解字》云："濯发也。"刚洗头后，毛腠尚开，风邪乘虚而入，客于头部皮肤，则为首风。

久风入中，则为肠风、飧泄。

肠风：病名，指大便下血，血在粪前，血色鲜红。飧泄：病名，指完谷不化的腹泻。中：指肠胃。风邪不散，内传肠胃。邪有从热化和从寒化两途。若病从热化，风邪损伤阴络，致大便下血；病从寒化，肠胃运化失常，水谷清浊不分，致完谷不化的腹泻。张景岳说："久风不散，传变而入于肠胃之中。热则为肠风下血，寒则水谷不化而为飧泄泻痢。"（《类经·风论》）

外在腠理，则为泄风。

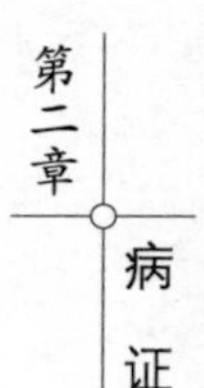

本节经文指出泄风证的成因。风邪外客于腠理，卫气不固，毛孔开张，令其汗泄不止，则为泄风。

四、风为百病之长

故风者，百病之长也，至其变化，乃为他病也，无常方，然致有风气也。

这段经文指出了风邪致病的主要特点。长，《经籍籑诂》云“先也”。风为六淫中的主要致病邪气，其他邪气如湿、寒、热等，常常依附于风邪而侵袭人体，故风邪为外邪致病的先导，所以称风为百病之长。方者法也，无常方即无常法。本段经文指出，风邪致病变化多端，其客于人体没有一定的规律，或在皮肤，或在经脉，或在脏腑，所以引起的病证很多，但归结起来，无外乎风邪所致。

五、脏腑风证

帝曰：五脏风之形状不同者何？愿闻其诊，及其病能。

黄帝问，五脏风证的症状有什么不同？

岐伯曰：肺风之状，多汗恶风，色皏然白，时咳短气，昼日则差，暮则甚。诊在眉上，其色白。

皏：音“评”，浅白貌。色皏然白：面色惨淡而白。

肺风的症状是汗出多，但又恶风，面色惨淡而白，不时咳嗽，气短，白天减轻，傍晚加重。肺气虚而受风，阳气虚则表卫不固，兼之风性疏泄，故见多汗。恶风之因可能有二，一是伤于风故恶风；二是肺气虚则恶风恶寒，“气有余便是火”“气不足便是寒”（《景岳全书·热略》）。肺色白，风邪入肺故色白。肺气上逆，故不时咳嗽。呼吸不利则气短，肺气虚会导致气短，肺气不利也会导致气短，可以通过脉象来辨别虚实。昼属阳，夜属阴，同气相求，故肺气虚则昼日病情觉轻，夜间觉甚。眉上乃阙庭之间，肺之候也，故肺病则白色见于此。

心风之状，多汗恶风，焦绝，善怒吓，赤色，病甚则言不可快。诊在口，其色赤。

风性疏泄，开张毛窍，故多汗恶风。焦绝：唇舌焦燥，津液干绝。心为火脏，风淫则火盛，故唇舌焦燥而津液绝也。风化木，木火交炽，故善为怒吓。心色赤。言者心之声，舌为心之苗，舌转动方成语，病甚则舌本强而不能快速说话。心和则舌能知五味，故诊验在口。口者，兼唇舌而言也。

肝风之状，多汗恶风，善悲，色微苍，嗌干善怒，时憎女子。诊在目下，其色青。

风性开张，故多汗恶风。关于善悲的原因，《灵枢·本神》曰："肝有余则怒，不足则悲。"张景岳注："气并于肺则悲，肝病而肺气乘之，故善悲。"肝虚又肺气乘之，故悲。微苍，淡青色。足厥阴之脉，循喉咙之后，上入颃颡。风木合邪，则火热盛而上炎，故嗌干。肝气病，故善怒也。肝为阴中之阳，其脉环阴器，强则好色，病则妒阴，故时憎女子也。青属肝，目者肝之官也，故诊在目下，色当青。

脾风之状，多汗恶风，身体怠堕，四肢不欲动，色薄微黄，不嗜食，诊在鼻上，其色黄。

风性疏泄，故多汗恶风。脾不主四肢肌肉，故身体懈惰、四肢不用。色薄微黄，土之色也。脾病不能运化，故不嗜食。黄属脾，鼻为面王，主应脾胃，故诊在鼻，色当黄。

肾风之状，多汗恶风，面痝然浮肿，脊痛不能正立，其色炲，隐曲不利，诊在肌上，其色黑。

痝音"芒"。痝然：浮惨貌。风邪入肾，则夹水气上升，故面为浮肿，风行则水涣也。头为诸阳之会，太阳为诸阳主气，而为肾之表，故肾风而头面肿，其身不肿者，以风为阳邪，阳升于上而不在经也。肾主骨，肾脉贯脊属肾，故风邪入肾，令脊痛不能正立。肾主水，故色黑如炲。炲音"台"，同"炱"，烟尘，烟气凝积而成的黑灰。肾开窍于二阴，故肾风则小便不利。肌肉本主于脾，今其风水合邪，反侮乎土，故诊在肌上，色当黑也。

注家对五脏诊的典型部位有一定认识，"诊在眉间目上者，肺肝之本部也；心诊在口，脾诊在鼻者，母病而传见于子位也；肾病而见肌色黑者，乘其所不胜也"（《黄帝内经素问集注·风论》）。

胃风之状，颈多汗，恶风，食饮不下，膈塞不通，腹善胀，失衣则䐜胀，食寒则泄，诊形瘦而腹大。

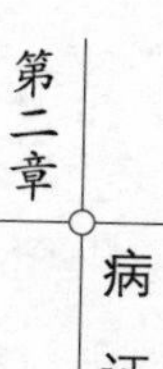

颈有风池、风府，乃经脉之要会，风邪乘袭，故颈多汗。胃主受纳水谷，胃腑受风，腑气不行，故饮食不下，膈塞不通，腹善胀满。少穿衣服，则阳明受风寒，气滞益甚，故令胀满。食寒则胃气虚衰，不能运化而

腐熟之，故令泄。胃者，肉其应，胃病故形瘦。腹者胃所居，邪实故腹大。

为什么《黄帝内经》中只有胃风一节呢？据张景岳说：“此下当详明六腑之病，而止言胃风者，以胃为六腑之长，即如《本输篇》所谓大肠、小肠皆属于胃之意，胃病则腑在其中矣。”故我们理解为举例。

六、各种风症

首风之状，头面多汗，恶风，当先风一日，则病甚，头痛不可以出内，至其风日，则病少愈。

本节经文指出首风的症状。首风的症状是头痛，头面部时常出汗，恶风，每当刮风的前一天，则病情加重，不敢外出，到刮风的时候，则病情渐有好转。首风乃因洗头时外感风邪，头面之皮肤疏松，毛窍开张，且因风性开泄，故头面多汗而恶风。张景岳说：“凡患首风者，止作无时，故凡于风气将发，必先风一日而病甚头痛，以阳邪居于阳分，阳性先而速也，先至必先衰，是以至其风日则病少愈。”

漏风之状，或多汗，常不可单衣，食则汗出，甚则身汗，喘息恶风，衣常濡，口干善渴，不能劳事。

本节经文指出漏风的症状。或多汗：指有时出汗较多。常不可单衣：意为虽汗出多也不愿意少穿衣服。因为汗出时毛孔开张，腠理空疏，病人恶风，故虽然汗出多也不愿意少穿衣服。“甚则身汗”的“汗”字，在《圣济总录》中引作“寒”，当从。“衣常濡”的“常”通“裳”，“濡”作“湿”，衣常濡即衣服湿润。漏风证的症状是汗出多，不愿意少穿衣服，吃饭时就出汗，甚至全身怕冷，喘息，怕风，衣服常被汗水浸湿，口干易渴，不耐劳动。因酒后湿热蒸腾，毛窍开张，风邪乘虚入侵，风性开泄，营卫失调，表卫不固，故汗出恶风。酒气热质湿，过饮则伤脾胃，脾为湿困，胃为热伤，加之风邪入侵，故为以上诸症。

泄风之状，多汗，汗出泄衣上，口中干，上渍其风，不能劳事，身体尽痛，则寒。

本节经文指出泄风的症状。“上渍”，意指身半以上多汗，如水浸渍。“其风”，据《素问释义》所云“其风二字衍”，当从。泄风的症状表现为多汗，汗出浸湿衣服，口中干燥，身半以上汗出多如水浸渍，不耐劳动，周身疼痛而冷。因风在腠理，其性开泄，津液外泄，故多汗，汗出湿衣。汗多伤津，故口干。风为阳邪，易伤人上部，故身半以上汗出浸渍。形劳则汗出更甚，故不能劳事。汗多津伤，气津两伤，营卫运行不畅，故身体尽痛则寒。

七、讨论

风病，主要指感受风邪所引起的一类病证。本篇专门论述了风病的病因病机、发病特点和证候分类，为后世进一步认识风病和治疗风病奠定了理论基础。所以马莳说："后世论风，当祖此篇。"

我们下面讨论风邪的致病特点及其临证意义。

1. 邪风之至，疾如风雨

风性迅急，故所致病证发病急促。如《素问·阴阳应象大论》曰："邪风之至，疾如风雨。"张景岳注："至疾者莫如风，故又主于暴速。"《素问·至真要大论》曰："诸暴强直，皆属于风。"暴，猝也，突然地。马莳注："风性劲急。"唐宗海《中西汇通医经精义·诸病所属》云："强直，僵仆倒地。暴者，猝然发作。风性迅速，故能暴发。"《素问·五常政大论》云："木郁之发……大风乃至……善暴僵仆。"风病有起病急的特点。所以这一点的临床意义就是，临床上见到急性发作的病证，如中风、癫痫等，都归于风病范畴。

另外，《灵素节注类编·辨阴阳脏腑脉象病证》云："若风邪客于胃，风性疏泄迅利，谷食不及消化而即下泄，病名飧泄也。"风性急，能推动肠胃的运行，从而导致肠胃中的水谷未能及时消化，清浊并走大肠，以致形成完谷不化的泄泻。

2. 风为阳邪，伤人阳气

张志聪《黄帝内经素问集注·脉要精微论》云："盖风为阳邪，伤人阳气。"风邪损伤阳气，①削弱卫阳。风邪损伤卫气，卫气失于固密，腠理开张，导致汗出不止。《灵枢·营卫生会》云："此外伤于风，内开腠理，毛蒸理泄，卫气走之，固不得循其道。"李经纬等主编的《中医大辞典》云："风为阳邪，其性善动，最易伤人肌肤腠理卫分，卫气受伤则失其固护肌肤腠理之功能，因而出现腠理开疏、汗液外泄等病理变化。"《素问·骨空论》云："风从外入，令人振寒，汗出头痛，身重恶寒。"张景岳注："风伤卫，故汗出……卫伤则表怯，故恶寒。"风袭体表，卫阳受损。黄元御《素问悬解·风论》云："风性疏泄，窍开而表虚也。"

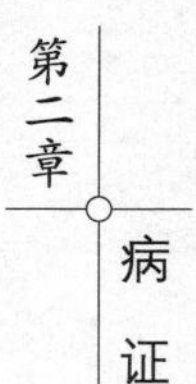

②与阳气交争。风邪入客，与阳气交争，发为多种病症。《素问·骨空论》云："风从外入，令人振寒。"张景岳注："风邪外袭，阳气内拒，邪正分争，故振寒。"《素问·疟论》云："夫痎疟皆生于风。"疟的发作，与风邪入侵，"阴阳上下交争"有关。《素问·生气通天论》云："因于露风，乃生寒热。"冯兆张《冯氏锦囊秘录杂症大小合参·生气通天论篇》说："因于露体，触冒风邪，风气外侵，阳气内拒，风阳相薄，故寒热生。"③风郁阳气。《素问·生气通天论》曰："因于气，为肿。""因于气"的"气"字指风气，高士宗《黄帝素问直解》云："气，犹风也。《阴阳应象大论》云：阳之气，以天地之疾风名之，故不言风而言气。因于气为肿者，风淫末疾，四肢肿也。"杨上善注："邪气客于分肉之间，卫气壅遏不行，遂聚为肿。"风邪客于皮肤腠理，卫气与风邪相搏，卫气壅遏不行，导致水液运行不畅，发为浮肿。风郁阳气于分肉间，日久化热则腐肉化脓。《素问·风论》云："风气与太阳俱入，行诸脉俞，散于分肉之间，与卫气相干，其道不利，故使肌肉愤䐜而有疡。"再如《素问·生气通天论》云："魄汗未尽，形弱而气烁，穴俞以闭，发为风疟。"张景岳注："魄汗未尽，阳气外虚也。形弱而气烁，形体虚弱，而热气外烁也。穴俞以闭，不能内入也，身汗而热，内外不和，故发为风疟，此阳气不能由开而阖也。"又如《素问·生气通天论》云："劳汗当风，寒薄为皶，郁乃痤。"杨上善《黄帝内经太素》云："若汗遍身，见湿于风，即邪风客于肌肉，壅遏营卫，伤肉以生痤疽也。"

3. 风邪性燥，伤精耗液

《素问·阴阳应象大论》曰："风胜湿。"五行之中，风属木，湿属土，木胜土。风性燥，燥能胜湿。风胜则能伤津液。《素问玄机原病式·燥类》云："俗云皴揭为风者，由风能胜湿而为燥也。《经》言：厥阴所至，为风府，为璺启。由风胜湿而为燥也。"《素问·生气通天论》曰："风客淫气，精乃亡，邪伤肝也。"风邪入侵，风气通于肝，风胜湿，风搏则水干，肝藏阴血，故风邪易伤肝之阴血。张景岳在《类经·肾风风水》中说："凡旱则多燥，燥则多风，是风木之化从乎燥，燥即阴虚之候也。故凡治类风者，专宜培补真阴，以救根本，使阴气复则风燥自除矣。"

肝为刚脏，藏血，主筋，体阴用阳，肝的生理功能需要肝所藏之阴血濡养，阴血濡养，可避免肝之疏泄和生发亢逆太过。风邪入中，能伤肝之阴血。《素问·生气通天论》曰："风客淫气，精乃亡，邪伤肝也。"如果肝之阴血虚，又会导致肝阳上亢，肝风内动。

4. 风邪入肝，多伤脾土

《素问·阴阳应象大论》云："风气通于肝。"张景岳说："风为木气，肝为木脏，同气相求，故通于肝。"如果风气太过，则风邪伤肝。《素问·五运行大论》曰："风伤肝。"《素问·至真要大论》曰："诸风掉眩，皆属于肝。""诸暴强直，皆属于风。"张景岳指出，"盖肝为东方之脏，其藏血，其主风，血病则无以养筋，筋病则掉眩强直之类，诸变百出，此皆肝木之化，故云皆属于风。"肝主风，风主动，故多将震颤、眩晕、抽搐、麻木等风动病症归属于肝病。

正因为风与肝的关系非常密切，所以临床上凡见到风症，很容易联想到与肝有关。如疝病，张景岳在《类经·诸经脉证死期》中说："疝病乃寒夹肝邪之证，或结于少腹，或结于睾丸，或结于睾丸之左右上下，而筋急绞痛、脉必急搏者，多以寒邪结聚阴分，而夹风木之气也。如《四时刺逆从论》曰肺风疝、脾风风疝之类，皆兼一风字，其必夹肝邪可知。"当然这只是常例，临床治疗时一定要辨证论治。

风邪入肝，常引起肝木亢盛。本脏气胜容易损伤他脏，因为木乘土的关系，所以最常见的是损伤脾土。如《素问·气交变大论》云："岁木太过，风气流行，脾土受邪。民病飧泄食减，体重，烦冤，肠鸣腹支满，上应岁星。甚则忽忽善怒，眩冒颠疾。"意思是说，如果岁木之气太过，因木生风，风气就会盛行，风中脾胃，就会导致腹胀腹泻、食欲减少、肠鸣、身体重浊。如果风气旺盛，肝气随之上逆，可以发生眩晕、眼花、头痛。如果风气猖獗，就会出现更为严重的胁痛、呕吐不已。《素问·生气通天论》云："春伤于风，邪气留连，乃生洞泄。"张景岳注："春伤于风，木邪胜也。留连既久，则克制脾土，故为洞泄。"又如，《素问·玉机真脏论》云："肝传之脾，病名曰脾风，发瘅，腹中热，烦心，出黄。"《素问经注节解》注："肝应风木，胜脾土，土受风气，故曰脾风，盖为风气通肝而为名也。脾之为病，善发黄瘅，故发瘅也。脾支别脉上膈注心，故腹中热而烦心，出黄色于便泻之中也。按：出黄注单指便泻，偏矣。盖黄为脾色，脾病则色见于外，凡身面发黄皆是也。"

5. 风邪为患，变化多端

《素问·风论》曰："风成为寒热，瘅成为消中，厥成为颠疾，久风为飧泄，脉风成为疠，病之变化，不可胜数。”《灵枢·刺节真邪》曰：“黄帝曰：有一脉生数十病者，或痛，或痈，或热，或寒，或痒，或痹，或不仁，变化无穷，其故何也？岐伯曰：此皆邪气之所生也。”张景岳注：“邪气，即下文之虚风也。虚邪贼风，善行数变，故其为病则变化无穷。”

《素问·风论》从多方面论述了风邪致病变化多端的特点。①风邪所在的部位不同，病变各异。《素问·风论》云：“外在腠理，则为泄风。”风邪在腠理表现为多汗。《素问·痹论》曰：“风寒湿之气杂至合而为痹，其风气胜者为行痹。”风邪留驻于筋骨可成为游走性疼痛。《灵枢·九针论》曰：“四时八风之客于经络之中，为瘤病者也。”风邪入中经络，可成为瘀血证。《素问·风论》曰：“风中五脏六腑之俞，亦为脏腑之风。”风邪侵犯脏腑的俞穴，可入里成为脏腑风病，表现出各脏腑功能的异常。②同样感受风邪，因人体体质不同而转化各异。《素问·风论》曰：“风气与阳明入胃，循脉而上至目内眦，其人肥，则风气不得外泄，则为热中而目黄；人瘦则外泄而寒，则为寒中而泣出。”足阳明经脉起于目下，下膈属胃，风邪伤及阳明之脉，风邪与阳明经气同入于胃，循经上至于目内眦。如果其人肥胖，则阳气运行滞涩，郁遏化热，这是肥者令人内热的道理。再者，肥胖人多痰湿，湿与热相合，上蒸于目，故目黄、内热。若其人瘦，则腠理开疏，风邪易泄，加之阳气不固，故使人内寒。风寒之气上迫津液外泄，加之阳明经阳气不固而津液外泄，故使人泪出。③诱因不同，病证各异。《素问·风论》云：“饮酒中风，则为漏风。入房汗出中风，则为内风。新沐中风，则为首风。”虽然同是感受风邪为病，但诱因不同，病也不一样。饮酒导致的是漏风，房事引起的是内风，洗头诱发的是首风。④在不同季节时令里感受风邪，所伤脏腑不同，病变各异。《素问·风论》曰：“以春甲乙伤于风者为肝风，以夏丙丁伤于风者为心风，以季夏戊己伤于邪者为脾风，以秋庚辛中于邪者为肺风，以冬壬癸中于邪者为肾风”。在春季感受风邪多引起肝风病，夏季感受风邪多引起心风病，长夏感受风邪多引起脾风病，秋季感受风邪多引起肺风病，冬季感受风邪多引起肾风病。季节时令的不同，引发的脏腑病变也各异。⑤风邪兼夹风寒湿热等不同邪气为害，所致病证各异。《临证指南医案·风》云：“盖六气之中，惟风能全兼五气，如兼寒则曰风寒，兼暑则曰暑风，兼湿曰风湿，兼燥曰风燥，兼火曰风火，盖因风能鼓荡此五气而伤人，故曰百病之长也。”风邪是唯一能兼杂其他五淫伤人的外感邪气，与寒邪一起为风寒证，与暑邪共同为暑风证，与湿邪共同为风湿证，与燥邪协同为风燥证，与火邪夹杂为风火证。风邪因为夹杂的六淫邪气不同，病变也各异。所以如《素问·风论》云："风寒客于脉不去，名曰疠风。"《素问·通评虚实论》曰："跖跛，寒风湿之病也。"《素问·通评虚实论》云："乳子中风热，喘鸣肩息。"

风邪致病，变化多端，侵袭人体，可以引起多种病证，但是不论病变多么复杂，病因都是风邪，故在临证中，不论何种病证，只要确定是风邪为患，就可以采用不同的祛风之法，即可收到应有的效果。如偏枯证，其病有因外风所致，有因内风所致，也有因外风引动内风所致。《金匮要略》从经络空虚，风邪乘虚入中立论，金元之后又以"内风"立说。在临床上，对那些由于正气不足，卫外不固，风邪乘虚入中经络，致使气血阻痹，肌肤筋脉失养，临床上表现为口眼㖞斜、半身不遂等症者，治疗上仍以祛风通络、养血和营为主。如果外风引动痰湿，流窜经络，还需配合除痰、通络等治法，用大秦艽汤、小续命汤、牵正散等加减治疗。

对外中风邪，日久不愈的病证，后世医家如喻嘉言从《黄帝内经》中得到启迪，悟出"祛风之中，兼填空窍，为第一义"的治疗原则。他认为"空窍一实，庶风出而不复入，其病瘳矣"，譬如"古方中有侯氏黑散，深得其意"。《医门法律·中风论》云："讵知仲景所为心折者，原有所本，乃遵《黄帝内经》'久塞其空，是谓良工'之语耶。观方下云，服六十日止，药积腹中不下矣，久塞其空，岂不彰明哉？""久塞其空，是谓良工"，原出《灵枢·胀论》，姚士因注"塞其空者，外无使经脉肤腠疏空，内使脏腑之神气充足"（《黄帝内经灵枢集注·胀论》）。因此，治疗风邪为病，既要祛风，又要固塞，以填空窍，即补虚固涩，则风气去而不复入，其病得愈。清代名医谢映庐治一人，年壮形伟，大便下血，医治半载。以平素嗜酒，无不利湿清热以止血，如地榆、柏叶、姜、连之类，服之不应。其后补中、胃风、四神之属，投之罔效。谢氏诊其脉小弦，大便或溏或泄，不及至圊，每多自遗，其血清淡，间有鲜色。更有奇者，腹中无痛，但觉愊愊有声鼓动。因悟此必虚风内扰，以风属无形有声，与《经》旨"久风成飧泄"吻合，且脉弦者，肝象也，肝风内动，血不能藏故耳。因与玉屏风，重防风，加白术，乃扶土制木之意，更加葛根，辛甘属阳，鼓舞胃气，荷叶仰盂象震，挺达肝风，叠投多剂，其症一日或减，越日复增，轻重无常。谢氏自思，虚风内动，按证投剂，疾不能瘳者，何故？潜思累夕，不得其解。忽记《黄帝内经》有虚风邪害空窍之语。盖

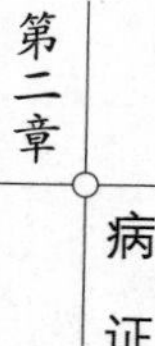

风居肠间，尽是空窍之地，非补填窍隧，旧风虽出，新风复入，无所底止，故暂退而复进。乃从《金匮》侯氏黑散祛风堵截之义悟出治法，填塞空窍。于是将原方加入龙骨、赤石脂，兼吞景岳玉关丸，不数日果获全瘳（《得心集医案·肠风下血》）。

6. 风性升散，易犯高位

风为阳邪，其性轻扬、升散，易伤人体的上部。故《素问·太阴阳明论》有“伤于风者，上先受之”，“阳受风气”，《灵枢·百病始生》有“风雨袭虚，病起于上”等论述。因此人体上部的疾患多由风邪所致，《素问·六元正纪大论》曰：“风病行于上。”

《黄帝内经》提出的人体上部疾患多由风邪所致的认识，为后世临床诊治人体上部的疾病提供了理论基础。

比如头痛证，《医学原理·治泻方》云：“《经》曰：风先伤于上，是以头痛。”《类证治裁·头风论治》说：“风邪上干，新感为头痛，深久则为头风。其症头颠重晕，或头皮麻痹，或耳鸣目眩，眉棱紧掣。旧素有痰火，复因当风取凉，邪从风府入脑，郁而为热为痛，甚则目病昏眩。”

再如目疾，也多是风邪夹热邪为患。《审视瑶函·诊视》说：“目症虽多，不外风热虚实之候，治亦不离散清补泻之法。”《中医眼科学》教材也认为，“眼部受六因的侵袭，其中以风火为多”。

又如，面肿，《素问·平人气象论》云：“面肿曰风。”指出风水证以面部浮肿为其病证特征。马莳注：“盖面为诸阳之会，风属阳，上先受之，故感于风者，面必先肿。”张仲景在《金匮要略》中说：“面目肿大有热，名曰风水。”若病人面部、眼睑浮肿为著者，大多诊断为风水证。

风为阳邪，其性升散，易犯高位，也为后世医家认识风温病的发病途径、发病部位提供了理论依据。叶天士云：“温邪上受，首先犯肺。”吴鞠通云：“风病温者，始于上焦，在手太阴。”《温热经纬·陈平伯外感温病篇》中雄按：“故风温之病，多见于此。但风邪属阳，阳邪从阳，必伤卫气。人身之中，肺主卫。又胃为卫之本，是以风温外搏，肺胃内应。风温内袭，肺胃受病。”概括指出风温的发病途径是由肺和肺经侵入，发病部位是肺和胃。

正是基于《黄帝内经》这一思想，后世医家提出“高颠之上，惟风可到”的理论，认为在治疗上部疾患时，主张配合使用风药。李东垣《兰室秘藏·头痛论》说：“凡头痛皆以风药治之者，总其大体而言之也。

高颠之上，惟风可到。”如菊花，“独禀金精，善制风木。高颠之上，惟风可到，故主用多在上部。目者，肝之窍也；泪者，肝之热也，宜其瘳矣”（《本草征要·菊花》）。这里要提出一个值得注意的情况，风药治头痛，用量一定要大。我年轻时用白芷、蔓荆子等药治头痛效果不好，后来经过许多年临床实践的摸索，才发现风药的用量一定要大，临床效果才明显。曾看到《石室秘录·完治法》中记载，张公曰：头痛至终年累月，其邪深入于脑中可知，一二钱之散药，安能上至颠顶而深于脑中，必酌量多用细辛、川芎、白芷以大散之也。或疑散药太多，必损真气，恐头痛未除，而真气先行散尽。谁知风邪在头，非多用风药，必难成功。有病则病受之，何畏哉？可见开卷有益，多读书才会少走弯路。

7. 风者善行，病无定处

《素问·风论》曰：“风者，善行而数变。”风善行，居无定所，故相对于其他邪气而言，风邪致病常居无定所。据此，在临床上，凡是见到病位游走不定者，即可判断为风邪为患。如痹证有行痹、痛痹、著痹等多种类型，如果见到以游走性疼痛、痛无定处为主要临床表现者，可以诊断为行痹，属于风邪偏胜，所以《素问·痹论》云“其风气胜者为行痹”。风善行也有有利的一面，就是相对于寒湿邪气所致的病证而言，只要治疗得当，风邪所致的病证容易痊愈。故《素问·痹论》说：“其风气胜者，其人易已也。”张景岳注：“风为阳邪，可以散之，故易已。然则寒湿二痹，愈之较难，以阴邪留滞，不易行也。”张志聪注：“风气胜者，其性善行，可从皮腠而散，故其人易已也。”

8. 风性主动，其病振摇

《素问·阴阳应象大论》说：“风胜则动。”风邪致病具有动摇不定的特点。此取象于自然界，风吹之则万物摇动。因此，凡临床所见眩晕、震颤、手足抽搐、口眼㖞斜、强直、角弓反张等症状，多属风的病变。动：①自觉旋转而动。如《素问·气交变大论》云：“岁木太过，风气流行……眩冒颠疾。”②肌肉、肢体抽搐、颤动。如《素问·调经论》云：“血气未并，五脏安定，肌肉蠕动，命曰微风。”《素问·至真要大论》云：“诸风掉眩，皆属于肝。”《医学纲目·颤振》认为，“掉即颤振之谓也”。《证治准绳·杂病》云：“颤，摇也；振，动也；筋脉约束不住，而莫能任持，风之象也。”《普济方·诸瘰疬》说：“病人拘急者，风也。”③瘙痒。《灵枢·刺节真邪》云：“虚邪之中人也……搏于皮肤之间，其

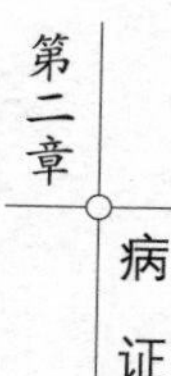

气外发，腠理开，毫毛摇，气往来行，则为痒。”风邪侵袭皮肤，常见痒症。《金匮要略·水气病脉证并治》云：“风气相搏，风强则为瘾疹，身体为痒。”

请问，为什么风邪入中后口目要动，而耳鼻不动呢？古代有些医家也思考过这个问题。如《医方便读·牵正散》说：“凡人之眼、耳、口、鼻，皆在于上，何以耳鼻不喎，而独喎于口目？以风为阳邪，阳主动，口目常动，故风生焉；耳鼻常静，故风息焉。由是观之，则中风口眼喎斜之义，思过半矣。”

治疗上调和气血与祛风有密切关系。如陈自明指出，“古人有云：医风先医血，血行风自灭。治法……以养其血，则风自祛矣”（《校注妇人良方·妇人贼风偏枯方论》）。张锡纯治疗产后血虚夹瘀，外受风邪，外风引动内风而致抽搐等症者，自拟和血熄风汤，药有当归、黄芪、防风、荆芥、川芎、白芍、桃仁、红花，并指出“此方虽治产后受风，而实以补助气血为主。盖补正气，即所以逐邪气。而血活者，风又自去也”（《医学衷中参西录·和血熄风汤》）。

9. 风性疏泄，汗出不止

风为阳邪，其性开泄，能外开腠理，致卫气失于固密，汗液外泄，见汗出、恶风等症。所以《素问·风论》论述了多种风病，如五脏风、漏风、泄风等，都有两个共同的症状，就是“汗出”和“恶风”。黄元御《素问悬解·风论》云：“脏腑诸风，皆多汗、恶风者，风性疏泄，窍开而表虚也。”这一理论为后世医家所遵循。如张仲景立太阳表证，有中风和伤寒之分。他提出以“发热、汗出、恶风、脉缓”作为太阳中风证的脉证提纲，治疗以桂枝汤解肌祛风、调和营卫；而以“发热、恶寒、头项强痛、无汗而喘、身疼腰痛、骨节疼痛、脉浮紧”等作为太阳伤寒证的脉证提纲，治疗以麻黄汤发汗解表、宣肺平喘。两者的区别就在于有汗与无汗上。《伤寒解惑论》说：“无汗是凝敛的象征，叫太阳伤寒；有汗是疏泄的象征，就叫太阳中风。”①

桂枝汤所以能止汗出，机理就在于祛风。如《金镜内台方议》说：“风伤卫气，则卫气不固，时自汗出者……必用桂枝汤以固卫气，而解肌表中之邪风，必作一阵大汗出，则风邪皆散也。”《张氏医通·汗》也说：

① 李克绍．伤寒解惑论．济南：山东科学技术出版社，1978：75

"盖风邪干卫，则腠理疏，营气乘表虚而外泄，则自汗，治当散邪为急，宜以仲景桂枝汤、小建中辈。"风气去则卫气固，腠理闭密而汗不复出。临床上用玉屏风散治疗表虚自汗证，其中用防风祛风，黄芪、白术补气固表，散中寓补，补中兼疏，使表卫得固，风邪得散，则腠理闭而自汗止。

再如《黄帝内经》用泽泻饮治疗酒风证——因饮酒而导致的风病。《素问·风论》曰："饮酒中风，则为漏风。"由于酒性温散，熏蒸腠理，故饮酒后毛窍开张，而风邪乘虚入中，风性开泄，故发为漏风。张景岳《类经·风证》说："酒性温散，善开玄府，酒后中风则汗漏不止，故曰漏风。《病能论》谓之酒风。"之所以名之曰漏风，一是因为汗出多，二是因为"饮酒之人，多汗而腠理疏漏，风邪易入"（《灵素节注类编》）。之所以名之曰酒风，是因为饮酒汗出中风。所以名漏风，偏重于症状；名酒风，偏重于病因。风邪如何导致汗出呢？其机理有多种理解。①风性开泄。风邪损伤卫气，卫气失于固密，腠理开张，汗出不止。《灵枢·营卫生会》云："此外伤于风，内开腠理，毛蒸理泄，卫气走之，固不得循其道。此气慓悍滑疾，见开而出，故不得从其道，故命曰漏泄。"②风性鼓动。高士宗《黄帝素问直解》云："风性鼓动，开发毛窍，故多汗。"③风为阳邪，阳主疏泄，开张腠理。张景岳《类经》说："风本阳邪，阳主疏泄，故令腠理开。"又说："风为阳邪，有外热也。热食气悍，因内热也。热之所聚，则开发腠理，所以毛蒸理泄而卫气走之，故不循其常道也。此即热食之气也，出不由度，故曰漏泄。"李经纬等主编的《中医大辞典》云："风为阳邪，其性善动，最易伤人肌肤腠理卫分，卫气受伤则失其固护肌肤腠理之功能，因而出现腠理开疏、汗液外泄等病理变化。"

《素问·病能论》曰："有病身热解堕，汗出如浴。恶风少气，此为何病？岐伯曰：病名曰酒风。帝曰：治之奈何？岐伯曰：以泽泻、术各十分，麋衔五分，合以三指撮为后饭。"《黄帝内经》提出用泽泻饮治疗酒风（漏风）。由于病人平素嗜酒，湿热内生，风邪乘虚入侵，卫气失固，玄府开张，津液外泄，故身热、汗出如浴；表卫不固，感受风邪，故恶风。《素问吴注》说："憎风者，汗多亡阳，卫气虚而不固，故遇风而憎也。"张景岳《类经·刺诸风》说："病由于风则憎风。"脾胃为湿热所伤，故倦怠少气。麋衔，即鹿衔草，为治风湿药。三指撮，用大指、中指、食指三根指头撮合以取其药末，以计药量。为后饭，指饭前空腹时服药。《成方切用·内经方》说："麋衔，即薇衔，一名无心草。南人呼为吴风草，即鹿衔草。盖麋鹿一类也。味苦微寒，主治风湿。十分者，倍之

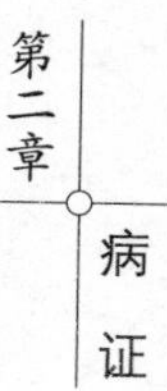

也。五分者，减半也。”酒风（漏风）的病机是湿热内蒸，风邪外袭。故酒风证的治疗，一要清热除湿，二要祛风。《黄帝内经》用泽泻饮治疗酒风证，其中泽泻利水、渗湿、泄热；白术燥湿止汗，健运中州以利除湿；鹿衔草祛风除湿。泽泻、白术各十分，鹿衔五分，重在利湿清热，次用祛风（《金匮要略·痉湿暍病脉证治》所云“但风气去，湿气在，是故不愈也”）。三药混合研末，每次用量为三指撮之，饭前空腹用，温开水送下。

后世继承和发展了《黄帝内经》有关“酒风（漏风）”的证治理论。如《金匮要略·中风历节病脉证治》云：“盛人脉涩小，短气，自汗出，历节痛，不可屈伸，此饮酒汗出中风所致。”肥人多湿，饮酒则湿热内生，又感受风邪，湿热夹风。又如《张氏医通·汗》说：“有漏风证，一名酒风，不论冬夏，额上常有汗出，此醉后当风所致……先宜五苓散热服取汗，后与黄芪建中加白术、泽泻。汗出日久，用参、芪、术、附等药不效，汗干仍热，此风邪伏于经络，暂与参苏饮，病已止服，此反治也。”

对汗证古人还有一个桑叶止汗的治法。《本草备要·桑白皮》载：严州有僧，每就枕，汗出遍身，比旦，衣被皆透，二十年不能疗。监寺教采带露桑叶，焙干为末，空心米饮下二钱，数日而愈。桑叶止汗的机理主要是祛风，因风性开泄，故风去汗止。祛风可以是直接作用，也可以是间接功效，所以有人说桑叶能活血，治风先治血，血行风自灭，风去则汗止。

10. 风邪善藏，留蓄不去

风邪有善藏之性，如杜文燮《药鉴·麻黄》云：“盖风至柔也，而善藏。”汪机《读素问钞·病能》云：“春伤风，藏蓄不散。”《素问·通评虚实论》曰：“不从内，外中风之病，故瘦留着也。”瘦，当作“廋”，隐藏、藏匿的意思。张景岳注：“有病不从内，而外中风寒，藏蓄不去，则伏而为热，故致燔烁消瘦，此以表邪留薄，而着于肌肉筋骨之间也。”风邪侵袭人体后，常藏于肌肉筋骨之间，经久不去，郁而化热，销铄肌肉使人消瘦。此类风病难治，所以后世医家常用虫类搜剔风邪之法治之。

第七节　脾　瘅

下面我们学习《素问·奇病论》中关于脾瘅的经文。

一、脾瘅的病因、病机、转化和治疗

下列经文既讨论了脾瘅的病因、病机、转化和治疗，又提出了预防糖尿病发生的治未病思路。

帝曰：有病口甘者，病名为何？何以得之？

黄帝问：有人患口中甜的病，这病的病名叫什么？是怎样得的呢？是什么原因引起的呢？

岐伯曰：此五气之溢也，名曰脾瘅。

五气，指五谷之精气。溢，上溢。瘅，热。脾瘅，即脾热，这既是病名，也反映了病机，即脾中有热。岐伯说，这是五谷之精气上溢所致，这种病的病名叫脾瘅。

夫五味入口，藏于胃，脾为之行其精气，

水谷入口，胃主受纳，脾主运化，脾为胃转输水谷之精气。这里的精气指水谷之精气。我们复习一下《素问·太阴阳明论》中的“四肢皆禀气于胃，而不得至经，必因于脾，乃得禀也”，“故太阴为之行气于三阴”，“亦为之行气于三阳”。说明脾能将胃中水谷转化为水谷之精气，再转输到全身脏腑，以濡养全身。

津液在脾，故令人口甘也。

津液，这里是指五谷之精气，与《素问·太阴阳明论》“今脾病不能为胃行其津液”中的津液意思相同。口甘，就是口中甜。为什么津液在脾会感觉口中甜呢？其机理是，脾主运化，为胃行其精气，如果脾失运化，则水谷之精气留积在脾；又因脾中有热，火热有炎上之性（“诸逆冲上，皆属于火”），因而引起水谷之精气（五气）上溢于口，所以病人感觉到口中甜。说白了就是脾失运化和脾中有热两个原因。

请再思考：导致脾失运化、脾中有热的原因是什么？

此肥美之所发也，

肥美，即肥甘厚味的食物。这是因为过食肥甘厚味的食物所引起的。这节经文指明了导致脾失运化以及脾中有热的原因。下面进一步具体阐明其病因病机。

此人必数食甘美而多肥也，肥者令人内热，甘者令人中满，故其气上溢，

数：常也。肥者令人内热：多食甘美肥腻的食物可以引起内热。通过

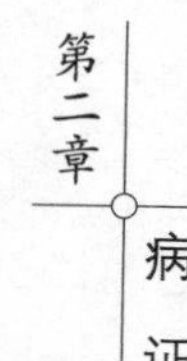

对注家意见的分析和理解，“肥者令人内热”的机理大约有二：①肥者本身会直接引起内热，肥者味厚，气化为火。张景岳《类经》说：“肥者，味厚助阳，故能生热。”姚止庵《素问经注节解》说：“盖肉味肥而厚，味厚者气化为火。”②贪食肥甘厚味，使人形体肥胖。腠理致密，外内阳气运行受阻，郁而化热。黄元御《素问悬解》说：“肥者令人气滞而生内热。”章楠《灵素节注类编》说：“厚味浊阴，遏其清阳，变成湿热。”甘者令人中满：甘者缓也，甘味导致气机运行滞涩，故而引起中满腹胀。由此提示我们，在服用如大枣、固元膏等甘药养生时，一定要加上一些行气药，如陈皮、木香等以防甘药的滞缓。

过食肥甘厚味的食物，甘者导致气滞，则水谷之精气不能运行，留积于脾中；肥者令人内热，由于火性炎上，则火热迫水谷之精气上溢于口，故发为口中甜。

请问：五气上溢于口而为口中甜，为什么上泛的不是胃酸和食腐之物呢？两者有什么不同呢？

回答这个问题主要有两点：一是内容物的不同。前者上溢于口的是水谷之精气，水谷之精气是甘味；后者上泛于口的是未消化的食物，未消化的食物因为有胃的腐熟作用，故而是酸腐之味。二是部位的不同。前者在脾中，后者在胃中。

转为消渴。

转：日久转变。消渴：病名，消，主要指消谷善饥、消瘦；渴，主要指口渴。注意：中医的消渴病相当于西医学的糖尿病，但却不完全相同。消渴病主要与“三多一少”的典型糖尿病病症表现相似。典型的糖尿病，有易饥多食、口渴多饮、小便量或（和）次数多、形体消瘦的三多一少症，还有尿中有甜味。

脾瘅日久可发展转变为消渴病，为什么呢？怎样转变的呢？

①因脾气热，消灼津液，故口渴多饮。如《素问·痿论》说：“脾气热则胃干而渴。”这是一多，饮水多。②因脾病不能为胃行其精气，水谷精气不能输布于脏腑百骸，形体失养而消瘦。这是一少，体重减少。③因脾胃中有热，消谷善饥，加之脏腑失养，必多食以求救，则易饥多食。这是二多，饮食多。④因水谷精气、津液不能输布，停聚于脾中，不得转输。那么，这里的水谷之精气、津液会一直停在脾中吗？不会的。它们会下行直趋膀胱，从而导致小便多而且甜。这是三多，尿多，而且甘味不变。

关于尿多味甘有两个要点：

第一个要点是甘味不变。《外台秘要·近效祠部李郎中消渴方二首》说：“《洪范》‘稼穑作甘’……谷气则尽下为小便者也，故甘味不变。”《金匮翼·消渴统论》说：“消渴之疾，发则小便味甜。按《洪范》云：稼穑作甘。以理推之，淋饧醋酒作脯法，须臾即皆能甜也。”水谷之精气上溢于口为口中甘，那么下出于小便则为尿中甘。

在这里我还想讨论一个问题，就是小便出现甘味的预后。人身中大多数液体都是咸味的，如汗、涕、泪、痰、尿等，而涎、唾、乳等是淡而甘的。因全身水液下注为尿，故小便的咸味更重。如胡珏说：“小便乃三焦约膀胱之津液而下注，味独加盐，如海纳百川，水味更盐，其理一也。”（见《医家心法》胡珏评语）小便本是咸味，但患消渴病时却变成了甘味，这预示着什么呢？小便如果变成了“甘”味，预示了两点：脾肾先后天皆病以及预后不良（与尿咸者相比）。高鼓峰说：“小便本盐而反甘，是生气泄也，是脾气下陷于肾也，土克水，故死也①。”胡珏评：“小便常盐，今变为甘，则水已败，而土味下泄矣。此先后天真气已绝，而为克贼之证，不死奚为？”在《素问·五脏别论》中我们曾经讲过“六腑者，传化物而不藏，故实而不能满也”。水谷为实，精气为满。六腑当实而不当满。如果小便味甘，属精气在六腑，违背了六腑当实不当满这一规律，所以预后不良。谭光辉说：“疾病是使生命加速走向终点的过程。”② 通过这个讨论，提示我们，如果病人的小便本咸而今变成了甘，那么就要求医生及时、正确地进行干预治疗，并要求病人积极、认真的配合，希望能延缓消渴病及其并发症发生发展的进程。

第二个要点是小便多。《金匮翼·消渴统论》说：“若腰肾虚冷，不能蒸化于上，谷气则尽下而为小便，故甘味不变，下多不止，食饮虽多而肌肤枯槁……消渴疾者，谷气下泄，尽为小便也。”水谷津液停聚于脾中，下行直趋膀胱，导致小便多。我们可以借用脾约证的机理来说明小便多的道理。张仲景《伤寒杂病论》脾约证的主症是大便坚、小便数。成无己《伤寒明理论·脾约丸方》说：“约者，结约之约，又约束之约也。《内经》曰：饮入于胃，游溢精气，上输于脾，脾气散精，上归于肺，通

---

① 高鼓峰．医家心法．南京：江苏科学技术出版社，1983：60

② 谭光辉．症状的症状：疾病隐喻与中国现代小说．北京：中国社会科学出版社，2007：220

调水道，下输膀胱，水精四布，五经并行，是脾主为胃行其津液者也。今胃强脾弱，约束津液，不得四布，但输膀胱，致小便数而大便硬，故曰：其脾为约。”吴谦认为，脾虚“不能为胃上输精气，水独下行，故小便数也”，“约束其脾，不化津液，故大便难也”（《订正仲景全书金匮要略注·五脏风寒积聚病脉证并治》）。也就是说，脾虚不运，水谷津液不得输布，但输膀胱，故见小便多。可见脾虚不运最为重要。其中主要的发病原因是饮食因素（肥美之所发也）：一是过食（数食），二是不易消化（甘美而多肥），三是甘缓（甘者令中满），四是湿热阻滞（肥者令人内热、陈气）。所以在治疗上，要注意控制饮食，要健脾、要清脾胃中热。

治之以兰，除陈气也。

这节经文是指脾瘅的治疗。陈气指脾气不运而郁积于脾中的腐浊之气。“兰”，可能有三种认识。①大多医家将“兰”解释为“兰草”。《神农本草经》曰：“兰草味辛热平，利水道，辟不祥，胸中痰澼也。”王冰、马莳言兰草除甘肥不化之气，“以辛能发散故也”。张志聪则认为，“治之以兰者，盖味有所积，以臭行之，从其类而治之也”，以取其芳香辟浊之意。而张景岳、薛雪则认为“兰草性味甘寒”“故可除陈积蓄热之气”。②也有将“兰”解释为泽兰和佩兰的。《本草正义·兰草》说：“兰草芳香……共用亦于泽兰无甚大别。”《温热论·白苔》说：“脾瘅……当用佩兰叶芳香辛散以逐之。”佩兰偏于化湿，泽兰偏重化瘀，取其芳香燥湿祛浊之功，以荡涤淤积陈腐之气。因为脾瘅湿热内蕴，极易导致血行不畅，所以认为《黄帝内经》中的“兰”是佩兰和泽兰同用，除湿活血兼顾，才能除陈气。③我们认为《黄帝内经》所谓“治之以兰”并非特指兰草、佩兰或泽兰之一种药物，而是指具有清热除湿、活血化瘀、除陈迎新作用的方药。“夫《黄帝内经》一书，乃中医之根本，原多示人以规矩，并未多设详法。故论湿热阻于中脘，示人以芳香化浊，方是经文本意。至于药物选择，不可拘泥一二，只要符合治疗大法即可”①。

二、讨论

1. 本段经文的提示

①肥甘厚味是导致消渴病的重要诱因。②消渴可从湿热论治。③脾病

① 王端文．“治之以兰”管见．山东中医学院学报，1984，8（1）：22

是消渴病的重要病位，是该病的基本病位。健运脾胃是治疗消渴病的基本治法。④对脾中湿热，口中发甜者，可用芳香化湿、醒脾开胃之方药治疗，如藿朴夏苓汤、三仁汤或者黄连温胆汤等。⑤脾瘅是消渴病的前期病变。

2. 治疗脾瘅，预防消渴病的发生发展

脾瘅可以转为消渴，那么，我们可不可以设想一下，如果积极治疗脾瘅，能否阻断其向消渴病的转变呢？如果能够这样，岂不是对预防糖尿病的发生有着重要而积极的意义吗？这也真正体现了治未病的思想。

通过对《黄帝内经》经文的学习，我们已知，数食甘美多肥是脾瘅的主要发病原因，湿热内蕴和脾失健运是脾瘅的核心病机。“脾瘅”是由健康状态发展到消渴的中间过程。现在一般认为，脾瘅是消渴病的前期阶段。根据治未病理论，欲病救萌，防微杜渐，我们可以通过消除脾瘅的病理因素，减缓和阻止脾瘅转为消渴的进程。吕仁和教授基于《黄帝内经》中有关“脾瘅”“消渴”“消瘅”的论述，将糖尿病分为三期，即糖尿病前期（脾瘅期）、临床糖尿病期（消渴期）、糖尿病并发症期（消瘅期），提出在脾瘅期以及时纠正不良生活习惯为主，治法以“治之以兰”为纲，配合药物祛除体内陈腐之气，恢复机体的健康状态①。仝小林教授把肥胖相关疾病的发展过程称为“肥胖三部曲”，即腹型肥胖、代谢综合征、心脑血管疾病，其中代谢综合征期相当于“脾瘅”。他认为脾瘅是糖尿病前期或糖尿病期而无消渴症状者，对于脾瘅的治疗必须要做到“瞻前顾后”。所谓“瞻前”即提早预防其并发症的发生，当及早应用活血通络之药；所谓“顾后”则是消除产生脾瘅的根源——肥胖②。根据脾瘅的病因病机、相关临床表现以及病程阶段的描述，类似于西医学的“胰岛素抵抗（insulin resistance，IR）”。脾瘅的病因“数食甘美而多肥”“五脏皆柔弱者善病消瘅”，与西医学中关于 IR 在遗传因素和环境因素的共同作用下致病的原因相同。脾瘅有“肥贵人”“纵腹垂腴”的相关伴随症状，IR 程度则随体脂量的增加而升高，尤其内脏脂肪储存与 IR 具有更显著的关联。脾瘅久而弗治转为消渴，脾瘅先于消渴而发，是处于健康状态和已病状态之间的前病阶段；IR 也是进展为 2 型糖尿病的重要病理过

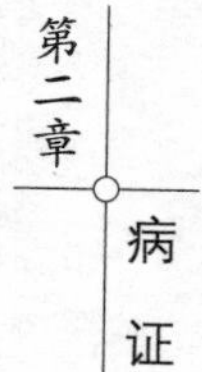

① 马赟．从吕仁和“三期”辨治糖尿病探讨中医认识疾病之动态观．中国中医基础医学杂志，2007，13（11）：820

② 仝小林．脾瘅新论．中华中医药杂志，2009，24（8）：988

程，是出现先兆症状的前病阶段。消渴范畴和2型糖尿病之间相互交叉，有明显的相关性。脾瘅期相当于西医学糖尿病前期，以胰岛素抵抗为主。所以高脂饮食导致的IR可能就是脾瘅形成的现代病理学基础，对脾瘅进行治疗的实质就是对导致IR的病理因素进行干预的过程。

《黄帝内经》提示通过对脾瘅的有效治疗，可以延缓或阻止该病转为消渴，合理利用《素问·奇病论》中的治疗理念和方法为2型糖尿病的预防提供了有益的参考。刘志龙等对2型糖尿病的演变规律进行了初步探讨。他们观察到，该病发病早期多为湿热蕴结，销铄津液，势尚轻浅①。所以《素问·奇病论》提出脾瘅"治之以兰，除陈气也"，通过燥湿祛浊，荡涤淤积陈腐之气。我们根据前人经验，提出用黄连温胆汤加丹参清热燥湿行瘀以预防糖尿病发生。在这方面我们已经发表了许多现代实验研究和临床研究的报告，说明《黄帝内经》理论具有超前意识和重要的现实指导意义。

第八节　胆　瘅

现在学习《素问·奇病论》关于胆瘅的经文。

一、胆瘅的病因病机与症状

帝曰：有病口苦，取阳陵泉。口苦者病名为何？何以得之？

"口苦，取阳陵泉"六字，历代注家大多建议删去。其理有二：①根据全元起本、《黄帝内经太素》等书，都没有"口苦，取阳陵泉"这六个字；②根据上文"有病口甘者，病名为何？何以得之？"的经文体例，对应而言，也应该没有这六个字，所以建议删去。这句话的意思是，黄帝问道，有人患口中发苦，这是什么病？怎样得的？

岐伯曰：病名曰胆瘅。

岐伯回答说，这种病的病名叫胆瘅。其中的瘅，仍是热的意思。胆汁是苦的，胆中有热，火热炎上，迫胆汁上溢于口，故口中苦，所以这种病叫胆瘅。

夫肝者中之将也，取决于胆，咽为之使。此人者，数谋虑不

---

① 刘志龙，李锡杰，丁萍，等．2型糖尿病中医证型的筛选研究．世界中医药，2009（2）：75

决，故胆虚气上溢，而口为之苦。

《素问·灵兰秘典论》说："肝者，将军之官，谋虑出焉。""胆者，中正之官，决断出焉。"肝胆关系密切，肝主谋虑，胆主决断。所以肝虽主谋虑，但取决断于胆，有赖于胆之决断。

咽主地气，与饮食有关。使：役使，受支配。肝胆与咽相关联，乃因肝胆通过经络与咽相连属，肝胆之脉均上会于咽。咽为之使，是咽为肝胆之使，表示肝胆为主，咽只是肝胆的役使，那么肝胆有病，就可能影响到咽，胆汁就可能通过经脉到达咽口，使人感觉到口苦。这是从肝胆与咽有经脉连属和主使的关系，阐述了胆汁上溢引起口苦的原因。

此人谋虑太过，而不决断，则肝胆之气郁结。对胆虚的"虚"字历来有不同理解。一是根据《针灸甲乙经》，胆下无"虚"字。二是这个胆虚不一定是亏虚的虚，可以理解为胆的功能失常。因此，情志不舒导致胆的功能失常，失去了贮藏胆汁的功能。张景岳注："夫谋虑在肝，无胆不断，故肝为中之将而取决于胆也。又足少阳之脉上夹咽，足厥阴之脉循喉咙之后上入颃颡，是肝胆之脉皆会于咽，故咽为之使。数谋虑不决，则肝胆俱劳，劳则必虚，虚则气不固，故胆气上溢而口为之苦。"

治之以胆募、俞，治在《阴阳十二官相使》中。

胆瘅的治疗，是取胆的募穴和俞穴。前者为日月穴，在胸部；后者为胆俞，在背部。"治在"的"治"作"论"讲。《阴阳十二官相使》是古代医书的篇名，今已亡佚。治疗胆瘅的方法和理论，都记载在《阴阳十二官相使》这篇古代文献中。

二、讨论

（一）胆瘅的概述

关于胆瘅的病名，只见于《素问·奇病论》中。在《黄帝内经》的其他篇章中还有一些类似的病证名称，如"口苦""呕苦""呕胆""胆倒"等。《黄帝内经》中还有一些篇章内容似乎与胆瘅有关。如《素问·痿论》说："肝气热，则胆泄口苦。"《灵枢·四时气》说："善呕，呕有苦，长太息，心中憺憺，恐人将捕之；邪在胆，逆在胃，胆液泄，则口苦，胃气逆，则呕苦，故曰呕胆。取三里以下胃气逆（和胃降逆以止呕），则刺少阳血络以闭胆逆（取胆经以抑胆气上逆），却调其虚实，以去其邪。"《灵枢·邪气脏腑病形》说："胆病者，善太息，口苦，呕宿

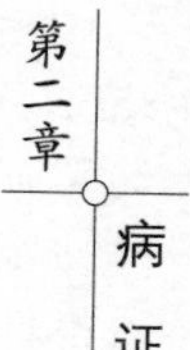

汁，心下澹澹，恐人将捕之，嗌中吩吩然，数唾。在足少阳之本末，亦视其脉之陷下者灸之；其寒热者取阳陵泉。”《灵枢·经脉》说：“胆足少阳之脉……是动则病口苦，善太息，心胁痛，不能转侧。”《灵枢·胀论》说：“胆胀者，胁下痛胀，口中苦，善太息。”

胆瘅的病因，是数谋虑不决，也就是经常谋虑而不决断，则情怀不舒，意愿不遂。表明该病多是情志所伤；病位在胆与胃；病机为邪在胆，逆在胃。病邪在胆，上逆于胃，胃开窍于口，胆汁上溢于口，故口苦。胃气上逆，则呕苦。胆瘅是胆有热邪，可能有虚热或实热的不同，火热炎上，引起胆汁上溢，胃失和降而致。

口苦是胆瘅最典型、最有代表性的一个症状。此外，还有善呕，呕苦汁，喜太息，心中憺憺，恐人将捕之，心胁痛，不能转侧，胁下痛胀，嗌中吩吩然，数唾等症。上述症状可以分为两类，一类是胆的症状，如口苦、呕苦汁、脘胁胀痛、太息、恐、嗌中吩吩然等；另一类是胃的症状，如胃脘痛、痞满、吞酸、嗳气、数唾等。胆瘅既不同于胃病，又不同于胆病。它的病位在胆与胃，病机为邪在胆，逆在胃，所以独立命名。

《黄帝内经》对胆瘅的治疗原则是闭胆逆、下胃气、调虚实，即取少阳，闭胆逆，和降胃气，调理脏腑气血之虚实。

（二）胆瘅的现代临床指导意义

关于胆瘅的现代临床指导意义这一点，我们可以参考北京中医药大学董建华院士的博士研究生江扬清所做的博士论文，从中学习他们对胆瘅的认识及临床应用经验①。

1. “胆瘅”病名

《素问·奇病论》中胆瘅是作为病名提出的，口苦是胆瘅的一个典型症状。《灵枢·四时气》将口苦与呕苦并提讨论，“善呕，呕有苦……邪在胆，逆在胃，胆液泄则口苦，胃气逆则呕苦”，可见口苦与呕苦同是胆邪逆胃所致。因此，可将呕苦视为胆瘅的另一主症。胆瘅的口苦，不能泛指一切口苦，亦即胆瘅可见口苦，而口苦非必为胆瘅。在他们的临床观察中，除见一般胃病所具有的胃脘痛、痞满、吞酸、嗳气等症外，不少病例还有口苦、呕苦、脘胁胀痛、嘈杂、胸脘灼热等，这是不同于一般胃病或

① 江杨清，董建华．论胆瘅及其临床研究——附74例资料分析．中国医药学报，1987（4）：15

胆病之处，因此有必要将此病独立命名。因此，胆瘅是由胆邪逆胃、胆胃失降所致的，临床以口苦、呕苦、嘈杂、脘胁胀痛等为特征，或与其他胃病症状并见的一种疾病。

2. 胆瘅与胆汁反流性胃炎

随着纤维胃镜的广泛使用，使中医望诊得以延伸到人体内部，使我们有条件对这个病的范围、病机特点和临床现象有了更清楚的认识和确切的理解。

胆瘅主要涉及胆、胃两腑。胆瘅是由于“邪在胆，逆在胃”，胆热使胆汁随胃气上逆所致。胆瘅的病机特点，反映了胆、胃之间存在着生理相关性和病理影响，主要是胆对胃的影响。胆、胃的生理相关性，可概括为“胃随胆升”“胆随胃降”。胆胃的病理影响反映于胆瘅，主要是“邪在胆，逆在胃”。

这非常相似于西医学的胆汁反流性胃炎。胆汁反流性胃炎在内镜下可观察到：①胆汁反流性的表现为胃腔内有多量浅黄至黄绿色胆汁，或胃壁上附有较多含胆汁的黏液，或见到含有胆汁的十二指肠液呈泡沫状或水流状从幽门口反流入胃，此时幽门口松弛或处于开放固定状态；②胃炎的表现为胃黏膜弥漫性红色改变，黏膜皱襞水肿、接触性出血，或伴有糜烂、溃疡。胆汁反流的内镜表现和胃炎的内镜表现，皆体现了“邪在胆，逆在胃”的病理表现。

3. 临床证治

我们以北京中医药大学董建华院士的学生江扬清博士对胆瘅的认识及其74例临床研究成果为例①。

（1）胆热犯胃证：22例（29.7%）。主症：口苦或呕苦，或脘间灼痛、痞满，嘈杂，吞酸，或胸脘烧灼感，口干便结，舌红或暗红，苔多薄黄，脉象多弦。病机：胆热犯胃，胃失和降。治法：清胆和胃，行气通降。代表方：黄连温胆汤合小柴胡汤、左金丸化裁。常用药：黄连3g，制半夏10g，茯苓10g，枳壳10g，炒竹茹6g，陈皮6g，吴茱萸2g，柴胡10g，炒黄芩10g，生姜2片。

（2）气滞血瘀证：14例（18.9%）。主症：气滞为主者，胃脘胀痛

---

① 江杨清，董建华．论胆瘅及其临床研究——附74例资料分析．中国医药学报，1987（4）：15

以胀为主，甚则连及两胁，吞酸，嗳气，或见腹胀胸闷，常因七情诱发，苔薄脉弦；血瘀为主者，胃脘痛胀以痛为主，部位固定，或刺痛，久治乏效，或有胃出血史，舌质多暗或见瘀斑瘀点，脉多细弦。病机：气滞血瘀，胆胃失降。治法：行气通降，化瘀和络。代表方：气滞为主，香苏饮合四逆散加减；血瘀为主，猬皮香虫汤（董建华老师经验方）合金铃子散加减。常用药：气滞为主者，苏梗 10g，香附 10g，陈皮 10g，柴胡 10g，枳壳 10g，白芍 10g，佛手 6g，香橼皮 10g。血瘀为主者，炙刺猬皮 6g，九香虫 6g，玄胡索 10g，川楝子 10g，炙五灵脂 10g，香附 10g，陈皮 10g，枳壳 10g，瓦楞子 15g。并酌情随证参入黄连温胆汤意。

（3）寒热错杂证：12 例（16.2%）。主症：胃脘隐痛，喜温喜按，伴有烧心，或口苦，或胸脘灼热，痞满，嘈杂，恶心呕吐，口黏，渴不思饮，舌质偏淡，苔薄黄或黄腻，脉濡滑或弦细。病机：寒热错杂，胆胃不和。治法：辛开苦降，和中降逆。代表方：半夏泻心汤合黄连温胆汤加减。常用药：制半夏 10g，黄连 3g，炒黄芩 10g，党参 15g，茯苓 15g，枳壳 10g，陈皮 6g，炒竹茹 6g，生姜 2 片。

（4）脾胃虚弱证：21 例（28.4%）。主症：胃脘隐痛或冷痛，喜温喜按，痞满，嘈杂，得食暂缓，泛吐清、苦水，纳少便溏，形瘦体倦，或见头晕寐差，多梦惊悸，舌质偏淡或淡胖，边多齿痕，苔白或白腻，脉细或缓。病机：脾胃气虚，升降失常。治法：健脾和中，调其升降。代表方：异功散合黄连温胆汤、吴茱萸汤加减。常用药：党参 15g，炒白术 10g，茯苓 15g，半夏 10g，陈皮 6g，炒竹茹 6g，枳壳 10g，吴茱萸 2g，黄连 3g，生姜 2 片。如寒象明显，则以黄芪建中汤代异功散。常用：炙黄芪 15g，桂枝 5g，白芍 10g，饴糖 30g，炙甘草 5g，茯苓 15g，制半夏 10g，陈皮 6g，吴茱萸 2g，黄连 3g，生姜 2 片。

（5）气阴两虚证：5 例（6.8%）。主症：胃脘隐痛或轻度灼痛，痞满，嘈杂似饥，纳呆，干呕，或口干口苦，便结，舌红或嫩红，苔剥或净，脉细。病机：阴虚脾弱，胃失润降。治法：平补气阴，和中降逆。代表方：麦门冬汤合黄连温胆汤加减。常用药：麦冬 10g，制半夏 10g，太子参 15g，北沙参 10g，石斛 10g，茯苓 10g，炒竹茹 6g，陈皮 6g，枳壳 10g，黄连 3g，生姜 2 片。

临床证情多变，根据证变法亦变的原则，可以适当加减。另外，凡合并溃疡者，均配服乌贼骨粉、白及粉、三七粉（比例为 3∶3∶1），每次 3g，每日 3 次。

第九节　水　肿

我们节选《素问·汤液醪醴论》中的一段经文，来讨论水肿的病因病机、主要症状和治疗原则。

一、水肿的病因病机和治法

帝曰：其有不从毫毛而生，

其，指水肿。这句的意思是水肿有不因为感受外邪所致。本节经文明确指出，水肿病可以有感受外邪，发自皮毛者。如感受风邪，风伤阳气，阳气不行则水湿停聚而为肿。也有不因为感受外邪，而发自内伤者。此处的水肿，即是内伤所致，故云“其有不从毫毛而生”。下面岐伯回答了内伤致肿的主要原因。

五脏阳以竭也，

以：同“已”。本节经文指出了水肿的基本病机。针对“竭”字，主要有两种认识：一指五脏阳气虚衰，“竭”作衰竭之意；二指五脏阳气阻遏不通，竭通“遏”，阻遏之意。验之于临床，两说都可并存。

有些水肿病，不是因为感受外邪所致，而是因为五脏阳气的病变所致，或者由于五脏阳气内虚，或者由于五脏阳气阻遏不行，结果都是不能化气行水，致水湿停聚，泛溢肌肤而为水肿。

津液充郭，其魄独居，

津液：这里指水气。郭：同“廓”，指形体胸腹。魄：属阴，这里指阴精水液。其魄独居，指阳气不能化气行水，致水液停聚于体内。由于此时阳气不能温化水液（阳气亏虚或阳气阻遏），故致水湿停留，所以称为独居。

本节经文指出，由于阴精水液需要得到阳气的温化作用才能蒸腾，今阳气虚衰，或阳气阻遏不行，则阳气不能化气行水，水液停聚，泛滥充斥于胸腹形体。

孤精于内，气耗于外，

这节经文承上文进一层叙述阴精水液多而阳气少的状况。精，指水湿、津液、水气。孤，相对于阳气而言。孤精就是只有水气，没有阳气。水湿停聚潴留于体内，谓之孤精于内。气耗于外，指阳气亏虚或阳气阻

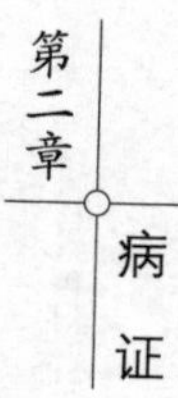

遏，不能化气行水，犹如气已耗散离开形体一般。

形不可与衣相保，

相保，指相称。本节经文指出，形体肿胀（因水湿停聚），不能与日常所穿着的衣服相称。

此四极急而动中，

四极，指四肢。急，谓浮肿胀急。动，有损伤、影响、扰动之意。中，指五脏。教材多将此句解释为症状，我解释为病机。本节经文指出，水液停聚，溢于四肢，则四肢肿胀皮紧；水湿之邪还可以内扰五脏，如水湿上犯于肺则见喘咳，水气凌心则见心悸等。

是气拒于内，而形施于外，

本节经文再次指出阳气亏虚或阳气阻闭，导致阳气不能化气行水，致水液泛滥的病机。气，指五脏阳气。拒，指格拒。施有两解，一与“弛”通，指形体弛张，即肿胀貌；二读作“易”，改变的意思，身形因肿而改变。

本节经文指出，五脏阳气阻遏或者五脏阳气虚衰，不能布化水气，以致水液内停，导致形体肿胀。

治之奈何？

水肿病的一般治疗原则是怎样呢？

岐伯曰：平治于权衡，

这是水肿的治疗原则。权衡是平衡协调之意。治水肿，有时是十分犯难的，是先利水消肿，还是先治五脏阳气病变，抑或既治脏虚又利水消肿？所以治疗水肿，一定要根据临床的具体情况，审察疾病的轻重缓急，处方用药要准确适度，这样才能平调阴阳，恢复新的阴阳平和。

去菀陈莝，

菀：同“郁”。陈：陈久。本节经文有两解：①作治法讲，活血化瘀、祛除瘀血。依据《黄帝内经》有关篇章，如《素问·针解》云：“菀陈则除之者，去恶血也。”菀陈即指瘀血，去菀陈就是祛除瘀血、活血化瘀。②作治疗目的讲，去除体内郁积的水液废物。莝，音“错”，为铡碎的草。陈莝，是陈旧的铡碎的草，指人体水液废物。张景岳注：“去其水气之陈积，欲如斩草而渐除之也。”另外，如果“莝”字作动词，则或为衍文（疑是注文羼入正文），或莝字下有脱文。

微动四极，温衣，

这节经文谈了两种护理方法。第一种是微动四极。四极指四肢，四肢为诸阳之本，故在水肿病的护理上，要求病人轻微活动四肢，促使阳气流通，气行则水行，以利肿消而病愈。第二种是温衣。在水肿病的护理上，要求病人的穿着保持温暖，以助肌表阳气的运行，阳气行则阴水散。张景岳注："四极，四肢也。微动之，欲其流通而气易行也。温衣，欲助其肌表之阳而阴凝易散也。"

缪刺其处，以复其形。

缪刺，是针刺方法，一般是病在络脉，刺其络脉，方式是左病治右，右病治左。我在此提个问题：人体单侧的病证你可以用缪刺法，左病刺右、右病刺左，但水肿常常是全身泛发不分左右，请问此时用缪刺法刺哪一侧呢？很多同学难以回答，也有的仍然说是左病刺右、右病刺左。我认为这时的左病刺右、右病刺左的方法已经失去了意义，其中肯定另有深意。我们接着来看，与缪刺法类似的还有一种刺法，叫巨刺法，同样左病刺右、右病刺左。但是两者不同之处在于：巨刺法刺得深，缪刺法刺得浅；巨刺法刺的是经，缪刺法刺的是络。张景岳说："缪刺之法，以左取右，以右取左，巨刺亦然。但巨刺者，刺大经者也，故曰巨刺。缪刺者，刺其大络，异于经者也，故曰缪刺。"（《类经·缪刺巨刺》）

水肿多为气分病证，主要与肺脾肾等脏功能失调有关。血液在经脉中运行，从其孙络渗于脉外，与脉外津液化合以濡养皮肤、腠理、肌肉、脏腑、组织等，同样脉外的津液亦能由孙络等渗入于脉中，化而为血。正是由于络脉具有使布散在肌腠中的津液还之于脉中为血的作用，所以当瘀血阻滞络道，肌腠中的津液不能渗入脉中而仍停聚于脉外，就能形成水肿。这就是由血病水的道理。治疗应当刺络出血。所以缪刺法就是针对水肿病这种病机而确立的一种治疗方法。其目的在于疏通络脉中的瘀滞，正如张景岳所说"去其大络之留滞也"（《类经·汤液醪醴论病为本工为标》）。这一句话点明了此处应用缪刺法的治疗实质。络中的留滞得去，则津液恢复其正常运行布散之道，因而水肿消除，所以说"以复其形"（与前面"形不可与衣相保"对应），恢复到原来的身体形状。"缪刺其处，以复其形也"，读此经文要将上下两节串联起来，就是通过缪刺其处，可以恢复其形。

开鬼门，

历代对"开鬼门"有两种认识。

第一种，也是最主要的认识是发汗法。鬼门即是汗孔，开鬼门就是发汗法。因为肺主通调水道、主宣发，故用发汗法开宣肺气，使津液布达，水道畅通，如《血证论·脏腑病机》说："皮毛与肺合，肺又为水源，故发汗须治肺，利水亦须治肺。"张志聪说："腠理者，皮肤肌肉之纹理。从大小分肉，而至于肌理皮毛之间，皆三焦通会元真之处。毫毛腠理者，鬼门元府也，谓气之理路，内通于脏腑，外出于毫毛，虽极浅而可以致气者也。"由此可以推之，开鬼门的目的，是开启脏腑气化的通路，气化则水湿之气亦化。清代医家钱敏捷说："通络汤（天士），主水湿横溢，一身洪肿，二便涩少。葱须、丝瓜络、忍冬、赤豆各等分，水煎服。大凡经络为病，总以宣通为是。湿热相蒸，经隧阻塞，表里俱病。是方四味并通经络，冬、豆泄之于内，葱须祛之于外，合瓜络则宣通太阳、太阴之气化，气化则水自行也。《内经》'开鬼门，洁净府'，正指此也。"（《医方絜度·卷二》）

我在这里提个问：请问用了发汗法之后水从哪里排走了？是通过出汗还是其他路径呢？是不是水肿病人用了像麻黄等发汗药之后，导致大汗出而后水肿消失呢？李时珍在《本草纲目·芫花》中说："张仲景治伤寒太阳证，表不解，心下有水气，干呕发热而咳，或喘或利者，小青龙汤主之。""盖小青龙治未发散表邪，使水气自毛窍而出，乃《内经》所谓开鬼门法也。"从李时珍的话来看，似乎水气从毛窍而出。果真如此吗？

其实水液的出路不仅在汗，更主要的是通过小便排出水液。正如张志聪《素问集注》注："鬼门开，则肺窍通而水津布，所谓外窍开则里窍通，上窍通则下窍泄矣。"我们来看张志聪的一个医案：治一水肿者，腹大，肤肿，久服八正散、琥珀散、五子、五皮之类，小便仍淋漓，痛苦万状。予曰：此虽虚证，然水不行则肿不消，肿不消则正气焉能平复？时值夏月，予不敢用麻黄，恐阳脱而汗漏不止，以苏叶、防风、杏子三味，各等份，令煎汤温服，覆取微汗，而水即利矣。次日至病者之室，床之上下，若倾数桶水者，被褥帏薄，无不湿透。病者云：昨服药后，不待取汗，而小水如注，不及至尿桶，而坐于床上行之，是以床下如此也。至天明，不意小水复来，不及下床，是以被褥又如是也。今腹满、肿胀俱消，痛楚尽解（《侣山堂类辩·发汗利水辩》）。我们从这个医案可以知道，①通过发汗开宣肺气，能通调水道下输膀胱，使水液从小便泄出，所以下文是"洁净府"，就是利小便。因此读此节经文可以将"开鬼门"与"洁净府"连读，开了鬼门，就能通利小便，洁净膀胱。②帮助我们正确认识中药的功效。中药是在中医药理论指导下所使用的药物。《中药学》书中一般都言麻黄有利水消肿之功效，却没有提到苏叶、杏仁、防风有利水消肿的功效，然而在本案中却起到了利水消肿的作用。张志聪谈到了自己的经验：肺主皮毛，故配杏子以利肺气，盖内窍通而外窍始通也……如小便不利者，用麻黄、杏子配八正散，内加二味，其应如响，盖外窍通而内窍通，上窍通而下窍即利矣（《侣山堂类辩·发汗利水辩》）。因此，要努力学习和运用中医药理论，才能更好地指导临床，提高临床疗效。

第二种认识是通利大便，攻逐水饮。鬼通“魄”，鬼门即是魄门，就是肛门。开鬼门就是通利大便，攻逐水饮。用大戟、芫花、甘遂、牵牛子等，使水湿之邪从大便而泄，以消除水肿。张山雷《本草正义·芫花》说：“仲师小龙、十枣两方，皆为水停心下之专剂，但一则兼有表证，是寒束其外，肺气不通，以致水湿亦闭塞其宣泄之路，故必先开其表，使腠理疏达，肺不郁窒，而水停可行。盖顺降之气复其常，饮邪自有去路，亦非仅发其汗，而使水气尽从汗之一路以泄也。若其外无表证，则病专在里，非从下夺，又奚有第二法门？十枣用法，所以异于小龙者，其旨如是。濒湖谓发汗即《经》之所谓开鬼门，向来为鬼门作解者，皆如是说，但皮肤毛孔何以有鬼门之称，古人命名，似不应怪僻至是，余甚惑焉。迨读《庄子·天道篇》，以糟粕作糟魄，始悟《难经》七冲门之魄门，即以排泄糟粕取义，非魂魄之魄，则《黄帝内经》所谓开鬼门者，实即魄字断烂之形，岂可漫认作鬼物之门户，然则开魄门、洁净府，只是一义，前人注解，无一不误，此虽寿颐之创解，窃谓圣人复起，亦当不易斯言。”

这种认识也有道理，所以介绍给大家，以供参考，拓宽治疗思路。

洁净府，

净府，指膀胱。洁净府，就是利小便。通过渗利小便，排除体内潴留的水液，以消除水肿。后世有“治湿不利小便，非其治也”之说。

也有医家把“洁净府”解作通利大小便的，因为大肠、小肠、膀胱都为府。如李时珍《本草纲目·芫花》说：“十枣汤驱逐里邪，使水气自大小便而泄，乃《内经》所谓洁净府、去菀陈莝法也。”不论采用何种通利大小便的方法，目的都在于排除体内郁积的水湿。这些思路也供大家参考。

精以时服，五阳已布，疏涤五脏，故精自生，形自盛，骨肉相保，巨气乃平。

这段经文论述的是治疗结果。精，指五脏精气。服，行也。精以时

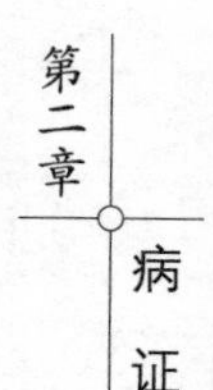

服，指体内水液排除后，五脏精气得以运行周身。五阳以布：一方面阳气以精为基础，五脏精气运行周身，则五脏阳气亦能布达周身；另一方面水液得以排除，五脏阳气即能布达周身。疏涤五脏：通过上述治法，使五脏积水得以疏通涤除。巨气，这里指正气。巨气乃平，指人身正气恢复正常。

全段经文的意思是，水湿既去，则精气能够随时敷布全身，五脏阳气亦能宣行敷布，荡涤五脏郁积的水湿之邪，则阴精自然化生，形体自然强壮，筋骨与肌肉才能保持正常状态，正气才能恢复正常。可见治疗水肿，既要消除水湿，又要调理机体，包括输运精气、布达阳气、疏涤五脏、调理正气、恢复形体等。

二、讨论水肿与瘀血

根据这段经文，我们讨论的内容是“水肿与瘀血”。

这段经文提出了治疗水肿的多种方法，其中最有意义的是“去菀去莝”“缪刺其处”等方法，反映了水肿与瘀血之间有着密切的关系。水肿与瘀血是一种病理上的相互关系：一是因某些原因先导致水湿停聚，如五脏阳气亏虚或者五脏阳气阻遏，气不化水，引起水液代谢异常，气行则水津并行，气滞则水津停聚，发为水肿。水湿停聚后影响血液的运行而致血瘀形成。二是互为因果。水停可致血瘀，血瘀又能影响津液的运行、输布和排泄等，从而加重水肿。张仲景《金匮要略·水气病脉证并治》说：“血不利则为水。”唐容川《血证论·阴阳水火气血论》说：“瘀血化水，亦发水肿。”《血证论·遗精》中又说：“故病血者，未尝不病水。病水者，亦未尝不病血也。”《金匮悬解·水气》说：“水暖木荣，则血流而水利；水寒木郁，则血瘀而水凝。缘血中温气，实胎君火，火败血瘀，水病必作，故经脉不利则为水。”基于上述认识，提示我们在临床上治疗水肿的时候，可以酌加活血化瘀药，这样有助于行水消肿，提高疗效。如北京名医赵锡武先生治疗充血性心力衰竭，认为其本是心肾阳虚，但见紫绀、肝肿大、静脉压增高等，又提示有血瘀。心衰、血瘀多伴有水肿。其水肿的产生，既与阳衰水不化气有关，又与阳气衰微，不能统帅血液正常运行，导致“血不利则为水”有关。所以治疗当在真武汤强心扶阳的基础上，佐以桃红四物汤去生地加藕节、苏木等，对改善发绀、肝脾肿大胀痛，增加排尿有肯定疗效。赵锡武先生治疗急性肾炎见高度水肿者，也在利尿药中加活血药，能显增药效。赵先生说：“水能病血，血能病水，故治水当治血。尤其病久肾脏机体病变严重者，出现某些血瘀之标象，此血瘀既为病水之因，更为肾炎病之果。故应视为标象而在治本时兼顾之。”方用当归芍药散（川芎 12g，当归 9g，泽泻 30g，白术 9g，茯苓 15g，白芍 18g）加益母草 30g，藕节 18g，白茅根 30g，生地黄 30g 等治之①。

---

① 赵锡武．急、慢性肾炎的临床体会．新中医，1977（2）：7

第三章　诊　法

下面学习《黄帝内经》有关诊法的内容和思想。

我们先学习《素问·五脏别论》的有关内容。

第一节　寸口诊脉的原理

帝曰：气口何以独为五脏主？

黄帝问，独取气口脉何以能测知五脏的生理和病理情况呢？诊寸口脉有没有意义？

气口，在《黄帝内经》中又称为寸口、脉口。虽然有三种名称，所指却是一个，即两手桡骨头内侧桡动脉的诊脉处。为什么它有三个名称呢？又分别有什么含义呢？董仲舒《春秋繁露·深察名号》说："名之为言，鸣与命也。"钱钟书先生说："名皆字也，而字非皆名也，亦非即名也。""曰'字'，谓声出于唇吻、形著于简牍者也；曰'名'，谓字之指事称物，即'命'也。"名有二义，"称谓"与"命运"，所以我们一定要深入详细地考察概念和名称的意义。

气口、寸口和脉口这三个名称的含义，一般都是根据张景岳的意见来解释（图35）。气口是因为肺主气，全身之气的盛衰见于此，所以称为气口。肺朝百脉，全身脏腑经脉会聚于此，所以称为脉口。寸口主要有两种解释：①脉出太渊，其长一寸九分，故曰寸口，这指的是诊脉处的长度；②掌后横纹或手鱼际后同身寸一寸，这指的是诊脉部位之所在。

然而这种解释只能让我们知道寸口、气口和脉口的一般意思，并没有让我们感觉到有什么触动心灵的东西。

我们进一层来看"寸口"。先看"寸"字。"寸"字小篆写作。《说文》曰："寸，十分也。人手却一寸动脉，谓之寸口。从又从一。"小篆字形，寸从又从一。"又"像手形，"一"指下手腕一寸之处。这是一

气口：肺主气，气之盛衰见于此，故曰气口
脉口：肺朝百脉，脉之大会聚于此，故曰脉口
寸口：①脉出太渊，其长一寸九分，故曰寸口
②掌后横纹或手鱼际后同身寸一寸，故曰寸口
三名一义，与肺、脉、气有关

图 35　气口、寸口和脉口的含义

个指事字，在“又”（手）下加一指事符号，指出寸口这个部位。“寸口”即中医诊脉之处，正是距离手腕一寸长的部位。杨上善说：“口者，气行处也。从关至鱼一寸之处，有九分之位，是手太阴气所行之处，故曰寸口。”口，意思是“出入通过的地方”，杨上善说：“夫言口者，通气者也。”《诊宗三昧·脉位》云：“肺为出气之门户，故名气口。而为六脉之大会，以占一身焉。”口，一主出，那么寸口就是人体脏腑、经脉、气血反应于外的地方；二主入，那么寸口就是我们中医医生深入病人躯体感知其内在脏腑经脉气血盛衰状况的地方。

我们再进一层来看“寸口”的“寸”字。我们还可以根据“寸”字的古文字义，得到一个更加耐人寻味、值得把握的意义。寸，《说文解字》段玉裁说：“凡法度曰寸。”而且，“寸”作为构字部件时，其含义也有法度、规矩、标准的意思。《康熙字典》说：“寸者，忖也，有法度可忖也。凡法度字皆从寸。”如“寺”字，《说文解字》云：“廷也，有法度者也。”寺，就是朝廷、官府，有法度的地方。如古代的“大理寺”，相当于现代的最高法院。如“讨”字，《说文解字》云“治也”，言为言论，寸为法度。讨是用法度进行处治。如“将”字，《说文解字》段玉裁注：“必有法度而后可以主之、先之，故从寸。”如“导”字，繁体字写作“導”，《说文解字》段玉裁注：“引之必以法度。”即按法度引导教育。如“诗”字，指“有法度的言”，是符合规则的语言文字。如“守”字，《说文解字》段玉裁注：“从宀，寺府之事者。从寸，法度也。”即官吏要按法度办事。如“村”字，指人们聚集在一起，按一定秩序和制度生活的地方。如“封”字，《说文解字》云：“爵诸侯之土也。从之从土从寸，守其制度也。”如“辱”字，由辰、寸构成。“辰”表示时令、农时、耕时；“寸”表示法度，即关于农时的法度。《说文解字》云：“辱，耻也。从寸在辰下。失耕时，于封疆上戮之也。辰时，农之时也。”意思是，有人错过农耕时机，没有收成，人们就在封土上指指点点地羞辱他。现在我们把这个“凡法度曰寸”的意思结合到“寸口”上面，其意义就

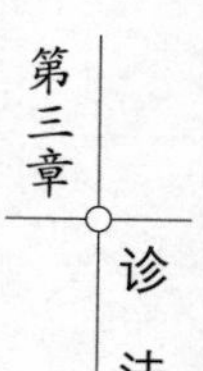

是，在“寸口”这个人体脏腑经脉气血反映于外的地方，通过它所表现出来的位、数、形、势等状态，可以作为评判人体气血阴阳是否正常的法度和标准。所以《素问·经脉别论》说：“权衡以平，气口成寸，以决死生。”取法乎寸口，正因为其“平”，才会成为标准和法度（成寸），如《庄子·天道》中“水静则明烛须眉，平中准，大匠取法焉”，因此才能判断预后死生。这就进一步揭示了寸口诊脉的重要性。《难经·一难》说：“寸口者，五脏六腑之所终始，故取法于寸口也。”读完后，是不是感觉更有意思了呢？

岐伯曰：胃者，水谷之海，六腑之大源也。

胃受纳水谷，化生气血，这种“受—贮—出”的功能，犹如自然界的海洋一样，故称之为“水谷之海”。

对“六腑之大源也”，有下列两方面的认识：

一是举例。胃所受纳、腐熟、消化的水谷精气精微，由脾转输到全身，其中六腑的营养也来源于胃，故称“六腑之大源也”。这只是举例，以此说明全身各个脏腑组织都有赖于胃所提供的水谷精微以濡养。故此处可增加五脏，代表全身，以表达胃是五脏六腑（全身）之大源。

二是指六腑传化的对象来源于胃。水谷入于胃，之后才会有小肠、大肠、三焦、膀胱、胆等腑的功能活动，才能对进入人体内部的水谷物质进行消化、传化、排泄等活动。这节经文表达水谷之精气在维持生命生存方面具有非常重要的意义。

五味入口，藏于胃，以养五脏气。

藏，盛贮之义。饮食物经过口、食道进入胃中，经过胃的受纳、腐熟，在脾的转输作用下，将水谷精微输送到全身，以资养五脏、濡养全身。水谷之精气属于阴，《素问·生气通天论》说：“阴者，藏精而起亟也。”所以，水谷精微化气以濡养五脏之气。那么为什么《黄帝内经》要在这里说这句话呢？我们将在后面回答。

气口亦太阴也，

气口，主要与手太阴肺经有关，肺主气、朝百脉，寸口脉属肺经所过之处。但这里用了一个“亦”字，亦，也，说明不是一个太阴，应该还有一个太阴，以此表明寸口脉不仅属于手太阴肺，而且还与另一个太阴也就是足太阴脾有密切关系。因为，《素问·太阴阳明论》指出，脏腑经脉“必因于脾乃得禀也”“太阴为之行气于三阴”“亦为之行气于阳”。说明水谷要靠胃的受纳和腐熟，但胃本身并不能将水谷之精气直接布达于五脏六腑，而要依赖于脾的散精作用，以及肺的宣发敷布作用才能实现。因此，气口既与手太阴肺有关（肺主气、朝百脉、肺经穴位等），又与足太阴脾转输水谷之精气有密切关系。气口亦太阴也，强调肺脾两脏、手足两个太阴在寸口诊脉原理中都占有重要的地位，两者都很重要，相互为用（图 36）。

气口
- 手太阴肺：①肺主气；②肺朝百脉，脉汇于肺；③经脉所过
- 足太阴脾：①肺脉起于中焦，脾转输水谷之气上归于肺（肺宣发敷布）；②主运化转输水谷之精气，布达于五脏六腑；③脾胃之气与五脏之气共同运行于经脉之中，朝会于肺

图 36　气口与肺脾的关系

肺所主的呼吸之气与脾所主的水谷之气相合形成宗气，而宗气的功能是行血脉，遍行全身五脏。五脏之气血汇于肺，由于肺朝百脉、肺之经脉出于太渊或者经渠的道理，所以五脏之气盛衰的变化可以显现在寸口处。作为医生切按此处进行诊察，就可以测知五脏之气的盛衰。《医旨绪余·问诊三焦包络》说："寸关尺之部位，乃手太阴经经渠、太渊穴也，实手太阴经之动脉出入之地。古人取此以验五脏之脉者，以肺受百脉之朝，又五脏六腑之气味皆出于胃，变见于气口，以气口为五脏主，而脉之大要会也。"

是以五脏六腑之气味，皆出于胃，变见于气口。

气味：这里指水谷之精气。变见：按《黄帝内经》教材和张景岳的意思作变化、显现讲，即脏腑之气的盛衰变化显现在寸口处，如脏气衰则寸口脉表现为虚象等。对"变见"中的"见"，我原来也按教材和张景岳等注家的意见读作"现"，作"变现于气口"（变化显现在气口上）。后来我再读书、再体会，发现还是原来那个"见"字的意思比"现"字的意思更深一层，所以仍然读成"见"。因为，"现"是显露、表现，而"见"的意思是"视其所现谓之见"。[①] 见是会意字，其甲骨文字形是这样的，上面是"目"，下面是"人"。在人的头上加只眼睛，就是为了突出眼睛的作用。故"见"的本义是看到。"见"带有主体与客体的交融，只有那些显现出来的东西被你看到了，有所得了，才能称作是"见"。虽然看了，但却没有看到，这叫"视而不见"。所以脏腑气血虽然将自己的情况反映在脉象上了，但只有高明的医者体会到了（如望而知之、切脉而知之），知道了它的意义，才叫作"见"。《周易·系辞》云："见乃谓

① 孙雍长．同源词之间的意义关系．南昌大学学报（人文社会科学版），1995（3）：60

之象。”所谓脉象、舌象、藏象、症象等，必然是脉、舌、藏、症等既有所“现”，而又被医家有所“见”了，才能被称为脉象、舌象、藏象、症象等。所以刘仲林教授在《新思维》中说，病人脉搏的具体形态还不是“象”，医生对脉深入体验后获得的才是“脉象”①。脉象既是病人生理病理客观状况的外在反映，是“现”，同时又是医生的主观体验，是医生对病人体内脏腑阴阳气血盛衰的“见”。所以我认为这里还是应该恢复经文原貌，恢复“见”的本义，仍然读作“变见于气口”为好。《素问·经脉别论》说：“气口成寸，以决死生。”气口是高明的医生判定病人身体气血是否盛衰、阴阳是否平和的标准所在。

“是以五脏六腑之气味，皆出于胃”，是倒叙，濡养五脏六腑的水谷精微之气都来源于胃，如果顺着说，应该是水谷精微通过口进入胃中，再经过脾气的运化和转输，布达濡养于五脏六腑。

这里回答了一个重要的问题，那就是脾胃之气在诊脉中的重要性。濡养五脏六腑的是脾胃运化转输的水谷之精气，以此表达脉中有胃气，胃气充盈于脉中。脉中之气既反映脾胃之气，又反映五脏之气的情况。五脏之气通过肺，气行、汇聚于肺，过肺经，在脾气的转输作用下，各自在寸口等处表现出自己的状况。所以说，脉中有二气，一是五脏之气，二是胃气。如果脉无胃气，显现的是各脏的情况，此时反映的是邪气充斥，全身脏腑之气已衰，预后不良的情况，这就是真脏脉。所以脉象，既反映了五脏的情况，也反映了胃气的情况。高士宗说：“真脏者，脉无胃气也。夫五脏者，皆禀气于胃，是胃者乃五脏之本也。肺朝百脉，手太阴主之。然脏气者，不能自致于手太阴，必因于胃气，乃至于手太阴也。故肝心脾肺肾五脏，各以其时，自为弦钩毛石之脉，而至于手太阴也。故邪气胜者，由于五脏之精气衰也。故病甚者，胃气不能与之俱至于手太阴，脉无胃气，故真脏之气独见于脉。”我们之后还要讨论胃气脉象。

第二节　察五官以测知五脏病变

故五气入鼻，藏于心肺。

天之五气进入人体，需要心肺两脏的共同协作。心主神，肺主气。五气入鼻，赖肺的呼吸，而心神的主宰和调摄可以有意识地控制肺的呼吸，

---

① 刘仲林．新思维．郑州：大象出版社，1999. 98

心肺配合才能嗅到五气。要感知和分辨五气，需要心神、肺魄和气体吸入的共同参与配合。一般而言，如果屏住气，没有气体吸入就没有嗅觉。所以《说文解字》中“嗅”字原来写作“齅”，解释为“鼻就臭也”。《增韵》对“齅”字的解释是“鼻收气也”。在有气味的地方待久了你就感觉不到这种气味了，如《大戴礼记》说：“入芝兰之室，久而不闻……入鲍鱼之次（肆），久而不闻。”这是心神对外界的适应，与之同化的结果。如王肃《孔子家语·六本》说：“如入芝兰之室，久而不闻其香，即与之化矣……如入鲍鱼之肆，久而不闻其臭，亦与之化矣。”

在这里我提个问题：是不是只有在鼻子吸气时我们才会有嗅觉呢？不，应该呼气时也有嗅觉。所以我们要好好理解《广韵》所说的嗅是“以鼻取气”。《古今韵会》说的是“鼻审气也”。不论吸气与呼气，只要气通过鼻腔就有嗅觉。饮食时我们会有这种感觉，除了吸气时对气味有嗅觉外，食物进入口腔后，伴随着口腔、舌头、牙齿等的咀嚼运动，食物的香气从鼻腔呼出，会形成所谓的“倒流嗅觉”。高成鸢先生说：“在饮食中，鼻感、舌感形成密不可分的关联。分析起来有几种缘由：①生理学家发现人的味蕾虽然集中在舌上，但也有少数散在上颚鼻腔后门处；②食物的酸辛等味可同时作用于舌、鼻，例如唐人《梁公四记》说：今嗅其气酸；③咀嚼食物时，口腔气味从鼻腔呼出，形成‘倒流嗅觉’，与正嗅觉有很大不同。”“除了正面嗅觉以外，进食时口中的空气从鼻腔逸出，必然还有倒流嗅觉。”[①] 如古“香”字，即香字，是上“黍”下“甘”。《说文解字》对这个字的解释就是吃黍米的感觉。黍米闻起来啥味儿都没有，原来，“香”指的是吃到嘴里才能感觉到的回味。“甘”指微甜与暗香的结合，《说文解字》解释为“美”也。黍甘合成的香，表示的是吃黍饭时的鼻感，称之为倒流嗅觉。“倒嗅觉的品质与正嗅觉有很大的不同。人人都有这样的体验，如不会吸烟者闻点燃的烟香，比起自己来吸，气味几乎完全两样。”[①]中医药行业有传统的中药鉴定方法，其他行业如火腿、酒类、茶叶等的品鉴，都需要口鼻配合。对于品酒师来说，味道，是舌头味蕾的感觉；气味，则是当酒进入口腔之后，鼻腔对其香气的感知。只需做一个简单的试验就能够知道即使鼻子没有接触到葡萄酒仍能感知酒的气味：含一口酒，然后捏起鼻子，你会发现所有的味道都消失了，放开之

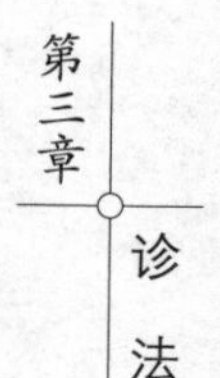

① 高成鸢．饮食之道——中国饮食文化的理路思考．济南：山东画报出版社，2008：55，244

后，那些失去的味道又回来了。口腔与鼻腔的连接处，是嗅觉神经丰富的地方，通过口腔的加温和搅动，我们饮下葡萄酒后会感觉到与单纯闻酒不同的气味。所以根据这个道理，小孩子或者一些人喝中药时若怕苦，就捏着鼻子或者屏住气喝下汤药，然后迅速漱口，再出气，就不会觉得苦了。再请思考一下，临床上我们遇到没有味觉的病人，应该怎样治呢？是否都只是考虑脾失去了功能，却没有考虑到是鼻子出了问题？

心肺有病，而鼻为之不利也。

对这节经文，有两种认识。一是衍文，建议删去。因为本段经文主要讨论的是气口何为五脏主的问题，而这一节经文则说明心肺与鼻的关系，似乎不相关，所以说是衍文。如清代注家张琦说："此与上文义不属，有遗脱也（见《素问绍识·五脏别论篇》）。"二是其有临床意义。下面我们主要讨论其临床意义。

1. 诊断学意义

脏在内而窍在外。张景岳说："肺在窍为鼻，心在窍为舌，肝在窍为目，脾在窍为口，肾在窍为耳。故其气各有所通，亦各有所用，然必五脏气和而后各称其职，否则脏有所病则窍有所应矣。"（《类经·五脏之气上通七窍阴阳不和乃成关格》）根据"有诸内必形诸外"的原理，可以通过诊察五官七窍的不同表现，以测知相应脏腑的病变。如《灵枢·脉度》说："五脏常内阅于上七窍也。"意思是说，五脏虽藏于内，但其气常常表现显露在七窍上。"故肺气通于鼻，肺和则鼻能知臭香矣；心气通于舌，心和则舌能知五味矣；肝气通于目，肝和则目能辨五色矣；脾气通于口，脾和则口能知五谷矣；肾气通于耳，肾和则耳能闻五音矣。五脏不和，则七窍不通。"

在这里我顺便说一说"舌能知五味"和"口能知五谷"的问题。"舌能知五味"，就是舌能辨别辛甘苦酸咸五味；"口能知五谷"，根据杨上善的说法是口能分辨五种谷物的性状类别，"谷有五味，舌已知之；五谷之别，口知之也。故食麦者，不言菽也。""口能知五谷"在《难经·三十七难》中则作"口和则知谷味"。我觉得这个意思还要更好些。脾胃健运则口和，口和则能知谷味，能感觉到米饭的甘香。在前我们说过，"香"是会意字，上为黍，下为甘。"黍"表示谷物，"甘"表示香甜美好，意思是米饭的甘香。袁枚在《随园食单》中说："饭者，百味之本。""饭之甘，在百味之上；知味者，遇好饭不必用菜。"要成香，有两个条件，一是香不离火，一切食物香气都要用火来创生；二是吃黍饭时的鼻感，进食时口中的空气从鼻腔逸出，必然还有倒流嗅觉。如果病人不能感受到谷物之香，就说明脾胃生病了。香入脾，用砂仁等药，叫芳香醒脾。

作为医生，通过审察外在七窍的功能表现，就能测知内在脏腑的生理病理等情况。杨凤庭说："关窍为认病之所，有形可观，有象可识，而又得之于微。"（《弄丸心法·孙真人脉论》）所以这里的"窍"还有一层意思，那就是醒悟和明白。内在脏腑的情况模糊不清，我们只有通过审察外在的窍，才能知道内在脏腑的生理病理等情况。"'窍'当为混沌开窍的'窍'，即显现腑里之通道。能入通腑脏者，腑脏即现于外，因此，窍既是腑脏的感应器，也是腑脏外现之'象'（外候）"①。

经文只言及了心和肺与鼻的关系，应该属于举例。

在这里，我们又发现了一个问题，本来五脏与五官的配属是一个脏配属一个官窍，但这里是心和肺两个脏与鼻一个官窍发生联系。这该怎样理解呢？

我先介绍一个理论，一个发源于中医学，而后又影响世界的理论。它是已故山东大学张颖清教授创立的一个理论，叫作生物全息学，结合这个理论，我们能更好、更深刻地理解脏与官窍的配属关系。

1973 年，内蒙古乌兰察布盟科技情报研究所的二十五岁的张颖清发现了一个新的微针系统，就是第二掌骨侧。在第二掌骨侧的穴位，对应着整体上的某部位。如果以其所对应的整体上的部位来命名，第二掌骨侧恰像是整个人体在此处的缩小。在此处根据压痛点的有无和位置，就能判定整个机体有无疾病以及哪个病位有病。在压痛点上针刺或按摩，就可以治疗在整体上对应部位的疾病。后来他又发现人体任一节肢（指骨、掌骨、尺骨、肱骨、跖骨、趾骨、胫骨、股骨）都是这样的微针系统，都有与第二掌骨侧相同的穴位分布规律。并且，每两个相连节肢的结合处总是对立的两极（头和足）连在一起的。张颖清将此称为穴位分布的全息律。

他通过对生物体的长期观察，得出生物体每一相对独立的部分在化学组成的模式上与整体相同，是整体的成比例缩小这样的认识。这种每一部分是整体缩小的现象，使他想到激光全息照片的特性，这类照片可以碎裂成小块，每一小块再现时仍能绘出整个物的象。生物体就像是一幅全息照片，所以他把生物体结构的这一法则称为生物体结构的全息定律，或简称

① 贡华南．味与味道．上海：上海人民出版社，2008：54

为生物全息律。张颖清列举了大量事实来论证这个定律。

以动植物体结构方面为例。如植物的叶，倒卵形、倒披针形、匙形的共同点是上部较宽，根据全息律，每一叶片是整个植株的缩小，叶片的上部对应着植株的上部，所以较宽的叶片上部反映整个植株的绿色部分在植株上部为多。与此相反，卵形、披针形、心形叶的特征是叶的上部较狭，故其植株的绿色部分在植株上部为少。还有，如果植株有若干对等的主要分枝，其叶便有相应的若干开裂。当植株有一主干时，则叶柄较长，若无主干，则叶柄较短。在果实方面，当果实主要结于植株上部时，果物质在每个果上亦集中在上部而成鸭梨形；若植株顶部无果实或少果实时，则果实顶部就会有一尖嘴，成为桃形。在遗传性方面，水稻的籽粒结于植株上部，则穗上部的籽有较强的遗传性；玉米棒结于全株的中部，玉米棒中部籽粒的遗传性也相对较强。不同类型动物的卵型有着差异，但其形状大都和母体体形相对应。母体较圆，则蛋亦较圆，如鸡和鸵鸟；母体较长，则蛋亦较长，如鸭、鹅；而扬子鳄和蛇的卵，就更为长圆形了。体表有斑纹的动物，那些相对独立的系统，如某一节肢或尾总是与主体的斑纹数相同，以符合生物全息律。如北京动物园的斑马，躯干、颈、股骨、肱骨等节肢皆为9条纹，还有长颈鹿、东北虎、云豹，也有相似情况。①

湖南中医药大学中医诊断学朱文锋教授说，张氏发现生物体的任一相对独立的部分都是整体的成比例缩小的现象，为人们所熟视无睹的动植物形态赋予了全新的意义，不仅使人耳目一新，而且在医学上、生物学上具有应用价值。朱教授说，根据生物全息律的一般原理，人体的任一相对独立的部分，如每一肢节、每一器官，也应寓藏着整个机体的生命信息。中医学早已发现了人体生命全息现象的存在，不仅在理论上做了阐释，而且自觉地应用到诊断治疗之中。他对舌诊分部、寸口分候、尺肤诊疾、耳与身形、眼部五轮、颜面部分、牙齿所系、肢节系统、肾精遗传、血之生化等10方面进行了印证。如舌的脏腑部位分属，舌尖候心肺、舌中候脾胃、舌根候肾、舌边候肝胆。实际上，舌就相当于躯体内脏的缩影，故“望舌而可测其脏腑经络寒热虚实也”（《望诊遵经·望舌诊法提纲》）。又如，“耳者，宗脉之所聚也”（《灵枢·口问》）。耳的外形正如胎儿在母腹中之状，因而可视为缩小了的身形。血液的生成、输布，涉及五脏六腑、各组织器官，“生化于脾，总统于心，藏受于肝，宣布于肺，施泄于肾，灌

---

① 易夫．生物全息律．江西中医药，1982（8）：60

溉一身，无所不及。故凡为七窍之灵，为四肢之用，为筋骨之和柔，为肌肉之丰盛，以至滋脏腑、安神魂、润颜色、充营卫，津液得以通行，二阴得以调畅，凡形质所在，无非血之用也”（《景岳全书·血证》）。正因如此，血液中包含、携带着生命的各种信息是理所当然之事，通过一滴血而获取整个生命的有关信息，是完全有可能的。

从部位看，躯干部是一个较大的生命全息单位（如背部的背俞穴、胸腹部的募穴，可以分别配属五脏六腑）；头部大至颜面、五官（五脏开窍于五官），各自形成一个生命全息系统，小至眼、耳、鼻、舌、齿，皆是相对独立的生命全息单位；其余的肢节，大至整个上肢或下肢，可以是一个生命全息单位，小至一个指节，也可以反映整体的信息。

从局部状况探求整体信息，以整体为指导进行局部研究，这是局部与整体之间活的辩证统一。整体的病变可以反映于局部，局部的症、征可从整体上进行诊疗，内脏病变可以反映于体表，在体表治疗可以获得全身性的效应，这正是生物全息律在医学上的具体应用。①

通过这个理论，我们可以这样来看，一个脏配一个官窍是常，是一般规律，但也要知道，一个脏与五个官窍、一个官窍与五个脏都是相互有联系的。这就是整体观。人体是一个有机的整体，局部是整体的反应，是整体的缩影，“某一局部常具有全身缩影的特征”，“人体某一狭小局部区域内的生理病理变化，往往蕴涵着全身五脏六腑、气血阴阳的整体信息”。②所以清代医家薛生白说：“每窍皆兼五行。”（见唐笠山纂辑的《吴医汇讲》之《日讲杂记》）。张景岳《类经图翼》说：“知五之为五，而不知五者之中，五五二十五，而复有互藏之妙焉。”何梦瑶《医碥·五脏生克说》说：“五脏各具五行。”也就是说每一行中还包含着五行。因此，提示我们在临床诊治中，不仅要从一个官窍的变化去考虑相应内脏的病变，如从目的变化考虑肝的病变，还要拓展思路，从一个官窍的变化去认识其他脏腑的病变。例如病人以眼睛发红就诊，根据肝主目之理，于是考虑肝经有热，那么这一诊断是否正确呢？答案是不一定，因为还要看其他的症状。如果病人的目赤在白睛上，并无口苦、苔黄、尿赤等，而是有点咳嗽，于是医生诊断为肺热，用泻白散加减2剂治愈。这说明目疾并非仅限于肝病，而这节经文也表达了，心肺两脏有病，都可以引起鼻这一个官窍

① 朱文锋．中医学所揭示的“生物全息律”．上海中医药杂志，1982（8）：44

② 瞿岳云．祖国医学“缩影”理论初探．辽宁中医杂志，1982（5）：31

不利。反过来说，鼻这一个官窍的状况能够反映心与肺两个脏的病理变化。这是我们初学中医的人需要调整的思维方法。

2. 治疗学意义

这节经文的治疗学意义有二：①印证一官与五脏有关的理论；②通过临床实例说明《黄帝内经》经文的实用价值。

肺主鼻，肺病则鼻不利，这是普遍规律，是常。如鼽的治疗，根据《灵枢·本神》“肺气虚，则鼻塞不利”，鼽当是肺气虚感受风寒邪气而见鼻塞、流涕、喷嚏等，所以后人用温肺止流丹治疗。其实五脏都与鼻有关，除肺以外，肝与鼻有关，所以用龙胆泻肝汤、小柴胡汤加减治疗鼻炎；脾与鼻有关，如脾虚清阳不升则鼻窍不利，用补中益气汤加减治疗鼻炎；肾与鼻有关，用缩泉丸加减治疗鼻炎、鼻涕多。那么心与鼻呢？关于心与鼻的关系，论述较少。下面我们着重谈谈心与鼻的关系及其临床应用。

（1）古代文献：《难经·四十难》云：“心主臭，故令鼻知香臭也。”《医学读书记·耳聋治肺鼻塞治心》说：“鼻塞治心。”皆说明心与鼻有关系。

（2）机理分析

①心主神明，嗅觉由心主，故《难经·四十难》有“心主臭，故令鼻知香臭”。这句话里有两个“臭”字，前面一个是动词，今字写为嗅；后面一个是名词，指气味。在此我们谈谈“臭”字的变化。《灵枢·邪气脏腑病形》云：“其宗气上出于鼻而为臭。”“臭”字从犬从自，自就是鼻。狗鼻特别灵敏，故从二字会意。犬是动作主体，自（鼻）是发出动作的器官。《说文解字》云：“臭，禽走，臭而知其迹者，犬也。从犬从自。”意思是说，禽兽跑过，一闻就知道它的踪迹的是狗。《说文解字》里面还有一个形声字，表达的意思比较准确：齅。丹波元简案：“臭、齅同。许救切。《说文》以鼻就臭也。”这里的“臭”是气味的意思。《说文解字》说，齅的意思是用鼻子去闻气味。“臭”原来不分香臭，后来分出了香臭。唐代孔颖达在注《左传》时提到了香臭的对立，“臭……原非善恶之称。但既以善气为香，故专以恶气为臭耳”。因此，善气为香，恶气为臭；从口进入的为香，从肛门排出的为臭。汉代出现了“齅”，而后到晋代又被“嗅”字所取代。《古今韵会》开始收入“嗅”字。“嗅”字的解释为“鼻审气也”。“臭”本来是鼻子的动作，审气明明用鼻，所以“臭”加上个“鼻”作“齅”还行，加上个“口”字作“嗅”就不大有

理据了。口与鼻是近邻互通，借用一下可能无妨。但也有可能是，人类鼻子关于嗅这个动物的本能减弱，而在饮食方面（口腔中感觉食物气味）的特有感觉功能却增强了。

因此，对于嗅觉有异常变化的病证可以从心神入手论治。

②心主血脉，血行不畅，鼻窍血络瘀滞，致鼻塞，故对于鼻塞的病症可以从心论治。

（3）临床应用：干祖望教授认为，“鼻塞治心”主要针对“幻嗅症”及“肥大性鼻炎”。对于后者，治疗可采用活血化瘀的方法，用通窍活血汤或活络效灵丹治疗。举一个干祖望老先生的医案。崔某，女，43岁，1986年2月15日初诊。鼻塞十余年，夏轻冬重，嗅觉日减，涕量不多，曾在某医院诊断为“慢性肥大性鼻炎”，做下甲部分切除术及冷冻术，均未根治。检查：鼻黏膜暗红，双中、下鼻甲均肥大，表面凹凸不平如桑椹样，舌有紫意，苔薄白，脉细涩。辨证论治：血络失畅，鼻甲留瘀，取化瘀法。处方：乳香3g，没药3g，当归尾10g，丹参6g，红花6g，桃仁10g，落得打10g，菖蒲3g，白芷6g。此方连服20余剂，鼻塞大为减轻，守方续用10剂，诸恙告退。活络效灵丹是《医学衷中参西录》方，由乳香、没药、归尾、丹参四味组成，原主治气滞血瘀之心腹疼痛等。干祖望老师用于鼻病则每加桃仁、红花之类以助行血化瘀之力，落得打能行瘀而不伤血，善消肿而不耗气，菖蒲以通心气而宣鼻窍，白芷引诸药上行头面，诸药相配，直入心经行血化瘀。运用此方的辨证要点，重在局部检查有鼻甲肥大、颜色紫暗、表面不平，以及对麻黄素不敏感①。今人治鼻病，在“五气入鼻，藏于心肺，心肺有病，而鼻为之不利也”这段经文的指导下，多提倡心肺同治。如程康明说：“一个‘利’字，包含了鼻腔的呼吸、温煦、嗅觉等诸多功能。笔者认为，在治疗鼻病的过程中，当根据全身和局部的不同见症及鼻腔的生理特点，注重心肺同治，气血双调，有形者去其实，无形者充其能，使清气升，阴血运，则鼻窍通利，诸症可解。②”

幻嗅症的临床报告较少。嗅幻觉症是一种精神疾病，是在现实并没有刺激气味存在的情况下，产生的病理性知觉障碍，病人常嗅到一些不愉快的气味如腐臭味等。举一个医案。武某，男，I8岁，学生，1982年2月

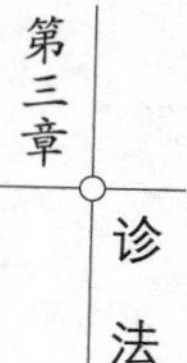

① 王澄芳．学习干祖望老师治验一得．甘肃中医学院学报，1988（1）：25
② 程康明．心肺同治疗鼻病．中医杂志，2000，41（1）：19

21日初诊。自述经常嗅到自己的脚臭味半年之久，虽每日用冷水洗脚数次，也不能解其臭味感觉，经多方治疗无效。检查：精神苦闷，忧愁寡语，舌质红，苔白而腻，脉滑。此证乃湿热痰盛，致肺气失宣，痰壅心窍。治以祛痰宣肺，清心开窍。马绍飞医生药用二陈散加味。半夏6g，陈皮9g，茯苓12g，甘草9g，黄芩9g，石菖蒲6g，竹叶6g。服药6剂后，纳好，精神振作，原方再服8剂，嗅幻觉消失。本方以二陈汤祛痰，黄芩清热宣肺，石菖蒲祛痰化浊开窍，竹叶清心泻火。[①] 我在1989年也曾遇到过一个38岁的女病人，每天都嗅到屎臭味，舌苔白厚腻。此病人的病机应该是痰湿内蕴，蒙蔽心神而致嗅觉异常。我用藿朴夏苓汤加减治疗而愈。

第三节　全面诊察与重点诊察相结合

凡治病必察其下，

下的认识有二：①二便，包括女子月经等。我个人认为，这里的“下”应该主要指“大便”。因为根据本篇上文有“魄门亦为五脏使”，所以这节经文强调要观察魄门的启闭情况，这对临床诊病有重要意义。后人又合称为二便，如“十问歌”中的“四问便”，突出体现了察二便有重要的临床意义，也体现了后世医家对《黄帝内经》等前人临床实践经验的重视和继承。②现代人根据杨上善《黄帝内经太素》中的经文，意为“上下”，指出凡治病必须诊察全身上下，强调全面诊察的意义。由于现在的教材大都是将《黄帝内经》经文进行节选而做分类编排的，所以较多意见都倾向于第二种，以利于说明临床上施行全面诊察的重要性。

适其脉，观其志意，与其病也。

适：测也。适其脉，即诊其脉。通过切脉了解五脏气血的盛衰。志意：精神活动，包括神态、情志等。观其志意，即观察病人的精神状态、情志变化等情况。与其病也，指还要审察与本病有关的其他症状体征，这就需要进行全面诊察才能获取相关情况。但细细体会这节经文，它强调要有重点的审察，也就是与本病有关的情况才进行审察，并不是泛泛进行全部诊察。比如一个新近感冒咳嗽的病人，就大可不必全身情况都问到，而应该重点围绕感冒咳嗽的相关情况来问。所以这节经文，既要求全面审

① 马绍飞．二陈汤治愈幻嗅症．吉林中医药，1986（1）：24

察，又主张有侧重点。这是临床诊断思维中的一条重要原则，有点有面地诊察病人，才能既快又准地进行诊断。

我以为，“凡治病，必察其下，适其脉，观其志意，与其病也”这节经文是《素问·五脏别论》全篇的总结语。因为在前有“魄门亦为五脏使”，魄门启闭正常与否关系到五脏功能是否正常，所以强调要“察其下”。因为在前有“气口独为五脏主”，五脏气血的盛衰反映于寸口上，所以强调要“适其脉”。因为下文有“拘于鬼神者，不可与言至德；恶于针石者，不可与言至巧；病不许治者，病必不治，治之无功矣”，五脏藏神魂魄意志，主喜怒悲思恐，情志、精神是五脏功能活动在外的表现，所以强调要“观其志意”。最后主张，既要努力地进行全面诊察，又要围绕着与本病有关的症状体征进行重点诊察，从而为临床治疗提供诊断依据。

第四节　病人的思想情感与治疗的关系

拘于鬼神者，不可与言至德；恶于针石者，不可与言至巧；病不许治者，病必不治，治之无功矣。

拘：拘泥，迷信。拘于鬼神，就是迷信鬼神。至德：至是最、极的意思，德是德行，至德在这里理解为医学理论。如果迷信鬼神，不可以给他讲医学理论，讲了他也不听从。因为迷信鬼神与医学不相容。恶：讨厌，多因害怕而讨厌。至巧：至是最、极的意思，巧是指技巧、技术，至巧在这里指针刺的技术和疗效。害怕而厌恶针刺的人，不可以给他讲针刺的技术如何好，疗效如何高。讲了他也不接受，因为他心里害怕，有厌恶情感。

病人不愿意接受医治，或不相信医生，那么，他的病必定治不好，就管勉强进行了治疗，也不会收到较好的预期疗效。这段话告诫我们医生，一定要尊重病人的意愿，不要强迫病人接受任何医学诊疗方法。

在这里，我们对“病不许治者，病必不治，治之无功矣”进行思考。

第一，神与治疗效果有密切关系。《黄帝内经》认为，药物入口后，之所以能发挥效用，关键是“神”起着重要作用。如《素问·汤液醪醴论》说：“精神（不）进，志意（不）治，故病（不）可愈。”反之，则是“神不使也”。张景岳注：“凡治病之道，攻邪在乎针药，行药在乎神气，故治施于外，则神应于中，使之升则升，使之降则降，是其神之可使也。若以药剂治其内，而脏气不应；针艾治其外，而经气不应，此其神气

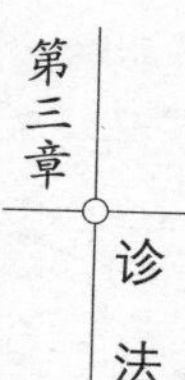

已去，而无可使矣。”故神与治疗效果有密切关系。

第二，病人是否服从医嘱与治疗效果有密切关系。从这节经文可以悟出这样一层意思。这一问题受到国际上许多学者的重视和研究。美国学者L·拉桑纳主编的《治疗学争论》一书中指出，“‘病人的服从’一词，是用来表示病人愿意遵守医生制订的治疗方案。有人抱怨说，这个词带有威胁和将医生的意志加给不心甘情愿但又无法可想的病人身上的味道。但须知，服从医嘱不一定总是对病人最为有利的。但一般来说，医生的指导不仅是善意的，而且是明智的。假如这样，显然病人会因为服从医嘱而得到益处，也会因为不服从而受到损害”。

切记：是否遵守医生开出的治疗方案，是决定治疗效果的一种决定因素。这一点常被医生忽视和低估。有相当多的证据表明病人的服从是不理想的。病人是否服从医生，有几个特征：①病人的特征。一般而言，年长者遵守医嘱优于年青者，女性优于男性，有较长时间接受治疗者优于短期接受治疗者。病患个人对特定的后果、利益的期待，有助于治疗。②医生的特征。医生的态度和语言、医生的威望，对病人都有影响。③干预。医生、家庭、单位等的干预，改变了病人的服从。我的体会是，那些有一定医学知识甚至本人就是医生的病人，有时候最难服从医嘱，甚至还要改变医生的处方用药和医嘱。我们强调病人服从医嘱，就是要协调医患关系。病人与医生要很好的配合，才能取得良好的治疗效果。《黄帝内经》中早有论述，“病为本，工为标，标本不得，邪气不服”（《素问·汤液醪醴论》）；“标本已得，邪气乃服”（《素问·移精变气论》）。病人为本，医工为标，病人为主，医生为次。病患相信医生，接受并很好配合医生的治疗方案，则疗效好。如果“病不许治者”，病人不服从医生的治疗方案，则病人的病必定治不好。

病是病人身上的病，也就是说，我们治病一定要依靠病人，一方面病人愿意配合、认真治疗，另一方面病人的精神因素、五脏之神可以影响治疗效果。

第五节　诊法常以平旦

接下来学习《素问·脉要精微论》的有关内容。

黄帝问曰：诊法何如？

黄帝提问，诊法是怎样的呢？凡是诊察疾病的方法就叫诊法。它的作用主要在于搜集和获取疾病的资料作为治疗的依据。这节经文所说的诊法，应该包括全部诊法，即望问闻切诸法。

岐伯对曰：诊法常以平旦。

岐伯回答，诊察病情的时间应该在清晨。平旦：近似的说法有黎明、清晨、拂晓等。

为什么诊察疾病的时间应该在早晨呢？下面岐伯从机体内部对诊脉时间的影响等一般情况简要做了回答。

阴气未动，阳气未散。

这里的阴阳指人体的营卫气血之阴阳。血、营属阴，卫、气属阳。肝藏血，人静则血归于肝藏，人动则血运于诸经以供人体活动的需要。平旦人醒后，机体尚未劳形，则阴血尚未大动，还没有运于诸经，即为阴气未动。平旦人气生，卫气在平旦时由阴出阳，由里出表。阳气指人体的卫阳之气。平旦时人体的卫阳之气尚未过于宣散于表，故称阳气未散。

本节经文的意思是，平旦之时，没有进行复杂、繁重的运动，没有开始工作，情绪比较稳定，体内的阴血没有大量运行全身，阳气没有过于宣散于体表，所以人体内的阴阳气血都处于一种相对平静的状态。

饮食未进，

饮食对人体气血的变化有很大影响。因为谷入于胃，必会化生气血。《灵枢·营卫生会》云："谷入于胃，以传于肺，五脏六腑皆以受气，其清者为营，浊者为卫。"《四圣心源·营气运行》云："水谷入胃，化生气血。"饮食经口进入胃中，通过脾胃的受纳、腐熟、转输，肺的宣散等，化生气血，进入脉中。所以饮食的进入，必然会影响脉中的气血。李中梓《医宗必读》说："酒后之脉常数，饭后之脉常洪，远行之脉必疾，久饥之人脉必空。"今人崔玉田、赵恩俭在《中医脉学研究》中说："在体力劳动及运动时，或在进餐时，都可以出现数脉。"陈可冀院士观察15例病人饱餐后对促、结、代脉的影响，发现饱餐后脉搏至数增快，脉搏图促、结象加重，歇止数增加，脉搏图形态的改变表现为波幅增高或降低。① 那么，如果饮食未进入，则脉中气血处于较为平静的状态。

经脉未盛，络脉调匀，气血未乱，

心主神明，主血脉。若情志刺激，亦必会影响到经脉气血的运行。

---

① 陈可冀，翁维良．饱餐对促、结、代脉影响的临床观察．中国中西医结合杂志，1984（5）：320

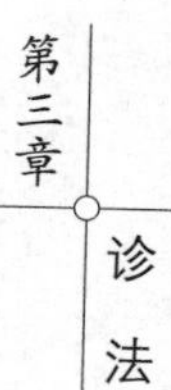

从这节经文可以分析出，如果饮食未进，或未有劳形，或未有情志的干扰，这样人体的经络气血未受到影响，尚处于较为平静的状态。

故乃可诊有过之脉。

过：病过，异常。有过之脉，指有病之脉象。平旦之时，第一，机体内阴血未动于诸经，阳气未布散于三阳，机体内部的活动尚未全面开始；第二，没有外界饮食的进入、运动和情志等的干扰，故人体经络气血处于一种相对安静不乱的状态；第三，从《灵枢·营卫生会》等篇的内容可知，营卫之气各自行于阴二十五度，阳二十五度，“五十而复大会”，各行五十周次后，在平旦之时复大会于手太阴，而变见于寸口。所以平旦之时最能察见体内疾病的真实情况。

这段经文提示，第一，诊脉必须在病人安静状态下，避免外界的干扰，没有饮食、运动、情志等的干扰，当然不一定非得在清晨时诊脉。汪机《脉诀刊误·诊脉早晏法》按：“诊法以平旦，主无病者言。若遇有病，则随时皆可以诊，不必以平旦为拘也。”这种情况在现实中最常见，也最常用。所以现在的医生在下午或晚上进行中医诊疗活动时，只要把握住诊病时病人必须处于安静状态，没有外界因素的干扰这个实质性原则就行了。第二，要求诊察疾病的时间以清晨为宜。这一点所主张的不是以安静为原则，而是以时间为法则。这就要求诊脉必须要在早晨，平旦之时。从“时间医学”“时间诊断学”的角度来看，清晨平旦之时检查病人（包括体检、实验室检查、特殊检查等），有可能会获得其他时间里不容易发现和获得的阳性结果。在“平旦”之时，人体脏腑经脉气血、邪气盛衰、疾病状态，会以本来面目出现。在这个时间里进行诊察，或者在脉象上，或者在体征上，都有可能会观察到真实的生理、病理状况，有可能会观察到在其他时间里观察不到的阳性资料[①]。如 Yasue，H. 等对13名变异型心绞痛病人做运动试验，发现在早上5：00～8：00这段时间内可以重复诱导所有病人心绞痛的发作，而在同一天下午3：00～4：00，即使运动量和测试时间增大一倍，也仍然多是阴性。提示在平旦之时进行诊察可能会捕捉到其他时间内不能观察到的症状体征。这不仅仅证明了《黄帝内经》的宝贵，而且还证明了它的正确性和精确性，也为我们进行临床诊断、更准确地认识疾病本质提供了“时间”上的指导。

---

① 沈津湛．人是一个被节律所贯穿的系统——试论《黄帝内经》“诊法常以平旦”．上海中医药杂志，1996（12）：26

这段经文似乎是在讨论脉诊，但请大家不要太局限于脉诊，而是包括脉诊在内的多种诊法。《史记》说，扁鹊“视见垣一方人。以此视病，尽见五脏症结，特以诊脉为名耳”。这里的诊脉，也是指多种诊法而言。

第六节　四诊合参

切脉动静，

动静，指脉搏的变化。切脉动静，即体察脉搏的变化，如浮沉迟数等，从而察知疾病的阴阳表里、寒热虚实等情况。所以《素问·五脏别论》说：“气口亦为五脏主。”《中西汇参铜人图说·脉论》说：“脉者，医之关键。医不究脉，则无以辨证。证不明，则无以措指。”明代名医李中梓在《诊家正眼·脉之名义》中对“脉”的意义做了很好的阐释，很有深意。他说：“审病察脉，以决死生，非指下了然，将安所凭借乎！深慨世医不知脉为何物。若以为气乎，而气为卫，卫行脉外，则知非气矣。若以为血乎，而血为营，营行脉中，则知非血矣。若以为经隧乎，而经隧实繁，则知非经隧矣。然则脉果何物耶？余尝于此深思，久而始悟其微。古之衇字，从血从𠂢，谓气血流行，各有分派而寻经络也。今之脉字，从肉从永，谓胃主肌肉，气血资生而永其天年也。夫人之生，惟是精与神而已。精气即血气，而神则难见也。人非是神，无以主宰血气，保合太和，流行三焦，灌溉百骸，故脉非他，即神之别名也。神超乎气血之先，为气血之根蒂，善乎？华元化曰：脉者，气血之先也。气血之先，非神而何？然神依于气，气依于血，血资于谷，谷本于胃，所以古之论脉者云：有胃气则生，无胃气则死。东垣亦曰：脉贵有神，正指胃气言也。是知谷气充则血旺，血旺则气强，气强则神昌，神之昌与否，皆以脉为征兆。故脉也者，实气血之先也。先也者，主宰乎气血之神也。脉即神之别名，此千古未剖之疑义也，特表而出之。”

“切脉动静”一句，看似平淡，实际上，诊脉是非常微妙的。正如本篇后面的经文所说“微妙在脉，不可不察”。《弄丸心法·诊脉纲领大法》说：“诊脉之法，不过从一点动机窥测神气。因人身五脏六腑，皮肉筋骨包裹之躯，无非气之所养。而气敷布鼓荡无非神之所使。故就这气机动处分别气象，以验其迟速静躁，舒卷阖辟，因此就定得阴阳，考得盛衰。又就躯体部分，高下浅深，辨出五行界址，表里内外。”

要平心静气切脉，细细体察脉中的气（先天之气、脏腑之气、胃气）

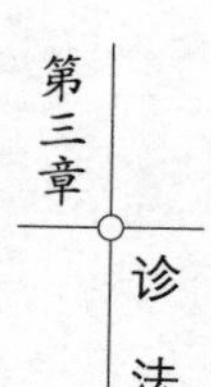

与神，如动而不止则有根有神；还要知其部位，动静浅在表，动静深在里，另外还有上盛或下盛等不同。

而视精明，

一般大家都将精明解释为眼睛或眼神。视精明，就是观察病人的眼睛及眼神。由于五脏六腑之精气皆上注于目，精气是神的物质基础。所以通过观察病人眼睛的功能及其眼神的状况，可以测知病人脏腑精气的盛衰。①观察眼睛的视物功能。下有经文“夫精明者，所以视万物、别白黑、审短长。以长为短，以白为黑，如是则精衰矣”。如果视物混乱，视白为黑，视长为短，这是精衰的表现。所以高士宗《黄帝素问直解》说：“视精明，视其人能审情辨物与不能审情辨物也。”《素问悬解》说：“目所以辨白黑短长。若长短黑白淆乱，则精华已衰，所以年寿不永也。此明视精明、察五色之义。”《素问经注节解》说：“视精明者，谓视目精之明暗，而知人之精气也，观下文‘夫精明者’一段可见矣。”②观察眼睛的神气，即眼神。张景岳说：“视目之精明，诊神气也。”如见病患之人的目睛有神，则标志着脏腑精气未衰，病尚轻浅，预后好；反之，目光无神，表明脏腑精气衰败，病已深重，预后多不良。

下面我们再深入谈一下“视精明”。

视精明中的精明是病人的精明。精明是眼睛，而眼睛的功能主要是视。所以有医家说：“目者，司视之窍也。”（《医学指要·骨度名位》）眼睛的主要功能是反映外界事物的影像，这就是视。

目之所以能视，也就是说有视的功能，必赖五脏之精气血津液的温煦和濡养。《素问·五脏生成》说：“肝受血而能视。”肝开窍于目，血濡养于肝，则目才能视，不仅能视，而且能久视，如果血虚则目不能久视。肝脏与目窍有密切关系，肝之脏器功能正常，在外的目窍才能发挥其视的功能。故《黄帝内经》说的是“肝受血而能视”，而不是说目受血而能视。因此，《普济方·食治眼痛》说：“夫目者，肝之官。血藏于肝，荣养于目。肝脏劳伤，血气俱虚，不能荣养于目，故目暗也。”

由于五脏六腑之精皆上注于目，又《黄帝内经》有“睛明者，所以视万物，别白黑，审短长。以长为短，以白为黑，如是则精衰也”之论，所以五脏六腑之精上注于目，除了助目视之外，主要还使目之视能精致，即别白黑、审短长等。《内经知要·色诊》说：“脏腑之精气，皆上朝于目而为光明，故曰精明。若精明不能上奉，则颠倒错乱，岂能保其生耶?”后世有如“视一为二”等诸症，皆因精衰所致。《医学心悟·目》

说："目者，五脏精华之所注，能照物者，肾水之精也……水足则明察秋毫。"

《素问·阴阳应象大论》说："清阳出上窍。"表明在上的目窍必须依赖阳气的温煦才能目明。如果"气脱者，目不明"（《灵枢·决气》），"气脱则目暗"（《黄帝内经太素·六气》），所以后世如李东垣有益气聪明汤以温阳益气、升阳复明，治"多年目暗，视物不能"（《普济方·内障眼》）。

王又原说："目之能视者气也，目之所以能视者精也。肾惟藏精，故神水发于肾；心为离照，故神光发于心。光发阳而外映，有阴精以为守，则不散而常明；水发阴而凝结，有阳气以为布，则洞悉而不穷。惟心、肾有亏，致神水干涸，神光短少，昏眊、内障诸证所由作也。"（《古今名医方论·磁朱丸》）

所以精气血阴阳都能助目能视，但细分起来，有阳气助目之光彩明亮，有血助目之久视，有阴精助目之能别能审等。

上述这些内容都是说眼睛有视的功能，如果出现异常状况，我们主要通过问诊得知，而不是视病人的精明得知。所以眼睛除了视的功能外，还有第二个功能——反映。

贡华南说："'目'的任务是由内而外地表达自身，是'出意'、是'传神'，而不是一面纯粹反射外物、收摄外物的'镜子'，它的认识功用为表达功用所牵制。"①

目，又称眼睛。眼睛由眼眶、眼胞、白睛、黑睛、瞳仁、赤脉、目系等组成，分别与五脏的精气相关联。《灵枢·大惑论》说："五脏六腑之精气，皆上注于目而为之精。精之窠为眼，骨之精为瞳子，筋之精为黑眼，血之精为络，其窠气之精为白眼，肌肉之精为约束，裹撷筋骨血气之精，而与脉并为系，上属于脑，后出于项中。"张志聪注："眼者，瞳子黑白之总名也。骨之精为瞳子，肾之精也。筋之精为黑眼，肝之精也。血之精为络，心之精也。窠气之精为白眼，肺之精也。约束者，目之上下纲，肌肉之睛为约束，脾之精也。裹撷筋骨血气之精，心主包络之精也。包络之精，与脉并为目系，上属于脑，后出于项中，是诸脉皆上系于目，会于脑，出于项，此脉系从下而上，从前而后也。"古希腊医学家希波克拉底有一句名言："有什么样的眼睛，就有什么样的身体。"古希腊丹术

① 贡华南．味与味道．上海：上海人民出版社，2008：27

医学的鼻祖 Paracelse（1493—1541 年）亦指出，“审慎观察眼睛，其构造是如何精致，人体是如此奇妙地将其解剖印在上面”。

所以精明不仅仅是病人司看的感觉器官，更为重要的是，眼睛是病人内在脏腑经络精气血津液神表现在外的官窍。正因为五脏六腑之精气皆上注于目，所以眼睛能够反映内在脏腑、精气血津液神等的有关情况。所以“视精明”，就是医生通过对病人眼睛的观察，能够看到病人脏腑经络精气血阴阳的情况，以及病人的精神心理情况。《灵枢·大惑论》说：“目者，心之使也。心者，神之舍也。”眼睛也能反映病人内在心神及五脏之神的状况。吴瑞甫《中西温热串解·察目法》说：“《内经》以目为命门，言其一开一阖，为生命之门；若目不能开阖，而人死矣。执此以论病之死生，若操左券也。人也精神在脑，而寄托于目。仲景言目中不了了，睛不和，虽无表里证者，亦须急下。此中奥妙，非浅学者能所悟出也。盖脑病最易猝死，捍热上冲，顷刻死人，非急下不能救治。若目昏不识人，目睛正圆，已扰害及脑神经，故多不治。”

所以，察目是诊断的一个重要环节。明代杨希洛、夏惟勤合编的《明目至宝·上古天真论眼科》说：“夫眼者，一身之至宝，能观天地，照耀无穷。”清代医家俞慎初《通俗伤寒论》的第一节即为“观两目法”，他认为，“《内经》云：五脏六腑之精皆上注于目。目系则上入于脑，脑为髓海，髓之精为瞳子。凡病至危，必察两目。视其目色以知病之存亡也。故观目为诊法之首要”，“凡诊伤寒、时病，须先观病人两目”。如何观目察目，就要依赖医者一方面多读书，另一方面在临床上多观察实践，多获得经验。《望诊遵经·眼目形容提纲》指出，视精明“其大纲有四，以形象察气质，以开阖分阴阳，以目睑辨虚实，以眼珠决死生。四者既明，而合之气色，参之病情，庶乎其可见矣”。

视精明的内容很多，此中的奥妙还需要我们好好去参悟。中国人民大学陈志良教授在其《思维的建构和反思》中说：“信息既体现了客体的客观属性，又表现出主体对这些属性的理解和掌握程度。”我借此认为，症状，既是病人体内脏腑病变反映于外的客观现象，又是每个医生（主体）对它们属性的不同理解和不同的掌握程度，如对精明、脉象、舌象以及一些症状和体征的认识和理解都是如此。再比如，痛、吐是好事还是坏事，表达的是预后不良还是预后好，这都取决于主体的理解和认识。

察五色，

观察面部的色与泽。为什么要察五色呢？有什么临床意义呢？《灵枢·邪气脏腑病形》云："十二经脉，三百六十五络，其血气皆上于面。"《灵枢·师传》云："五脏之气，阅于面。"后世也有"五脏之华，皆上注于面"之说。表明面部色泽能反映内在五脏的情况（图37）。

五色
- 辨五脏病变：心赤，肝青，脾黄，肾黑，肺白
- 辨邪气偏胜：赤热，白寒虚，黄湿，青风，黑寒水
- 辨泽夭以知精气盛衰：泽–盛，夭–衰，鲜明–精气外露
- 结合分部以知病位病机：左颊青–肝瘀，鼻头红–脾热

图37　五色反映五脏

结合面部分部可辨知病因病位，从而提出具有独创性、开拓性的治疗方法。如上海近代中医儿科专家董廷瑶老中医深谙望诊，积六十余年之临床实践经验，尤其在抢救大量小儿危重麻疹过程中，对面部望色有更多新的体会。董师指出，麻疹以透为顺，若透发不得，则痧毒内陷而发生各种并发症，致成逆证、险证。故透疹解毒是治疗麻疹的重要枢机。董师在临床中观察到：若患儿疹色淡白或紫黯，面色灰暗，或一出即没等，常见两颧青白之候，症情都属严重，常并发肺炎、脑炎而致死亡。他从分部面诊的角度反复思考，认为两颧色青白者，按前贤所示：左侧属肝，右侧属肺，肝主血，肺主气，两颧青白即为气血郁滞，乃疹透不畅之志，从而选用王清任解毒活血汤方，使血运畅，邪毒解，其气自行。服药一二剂后，患儿面色转润，疹点显现，是故麻疹未齐者可齐；已没者，毒自内解，热度骤退，神志渐清，迅即转逆为顺，化险为夷。此乃董师在儿科临床通过望面，于麻疹重症抢救中的一大创新。这里着重反映了《黄帝内经》所创的分部面诊在临床上的巨大价值。①

观五脏有余不足，六腑强弱，形之盛衰，

这句话是一种泛指的说法。为什么《黄帝内经》在这里只提到了切脉、视精明、察五色三者呢？因为这三者很重要。①《素问·五脏别论》中有"气口亦为五脏主"，强调诊脉；②五脏六腑之精皆上注于目而为之精，强调诊目；③下文有"精明五色者，气之华也"，强调察色。所以切脉、视精明、察五色这三者相对于其他诊法而言，很重要，但《黄帝内经》绝不会厚此薄彼，所以书中除了切脉、观目、察色三者外，还提出

① 王霞芳．审于分部知病处——略论《内经》分部面诊及其在儿科的应用．上海中医药杂志，1984（11）：33

要通过四诊尽可能多地去观察和搜集有关五脏六腑盛衰、形体气血有余不足等外在和内在的症状和体征，如通过察魄门、三部九候诊等以知脏腑气血的盛衰等。

以此参伍，决死生之分。

通过四诊，全面搜集有关疾病资料，加以参伍，最后得出结论。这个结论为临床治疗和判断预后死生提供依据。

什么是参伍呢？一般而言是彼此相参互证的意思。张景岳在《类经》中揭示了参伍的重要意义，“故凡诊病者，必合脉色内外，参伍以求，则阴阳表里、虚实寒热之情无所遁，而先后缓急、真假逆从之治必无差，故可以决死生之分，而况于疾病乎？此最是医家妙用，不可视为泛常。夫参伍之义，以三相较谓之参，以伍相类谓之伍。盖彼此反观，异同互证，而必欲搜其隐微之谓。如《易》曰：参伍以变，错综其数。通其变，遂成天地之文；极其数，遂定天下之象。非天下之至变，其孰能与于此？即此谓也。”读了张景岳的注解，你会觉得“参伍”是很有意义的，它是中国传统文化的一种思维方法。所以我在这里对“参伍”再做一个较为详细的分析讨论。

关于参和伍，《周礼·天官》云：“设其参而传其伍。”注曰：“参谓卿三人，伍谓大夫五人。”又《正韵》谓：“参，又与叁通。”又《礼祭义注》有“五人为伍”。《说文》云：“相参伍也。三相参为参，五相伍为伍。”可见“参伍”之“参”，其音为 sān，通“叁”，而义为“三”；“参伍”之“伍”，其音为 wǔ，义同“五”。我们先弄懂“参”和“伍”各自的意思，然后再将“参”和“伍”连起来看其意义。

“参”，用如“三”，它是哲学思辨的结果。“参”是古人追求的一种境界，是解决疑难问题的方法。这个“三”，是辩证的三，是依存于一和二之中的三，并非独立于一、二之外的三。例如《荀子·非相》中有“尧舜参牟子”之说。有注家认为“参牟子”就是3个瞳孔。这实在令人难以置信。实际上，应该是两眸子，第三只是虚的，它是一颗存在于两眼之中的非实在的第三只眼。这只眼是慧眼，它可以洞察一切，见常人之所不见，察事物之本质。带“参”字的动词，大都有这个意思，如参考、参观、参校、参验等。《汉书·息夫躬传》载：“昔秦穆公不从百里奚、蹇叔之言，以败其师。悔过自责，疾误之臣，思黄发之言，名垂于后世。唯陛下观览古戒，反复参考，无以先入之语为主。”这里的“参考”，是丞相王嘉谏汉哀帝应当从秦穆公的正反两方面经验中引出结论，以及从王嘉的谏语和先入之语的对立中，做出自己的判断。有了“一”，又有与“一”对立的“二”，“三”便在其中呼之欲出了。由于考察的对象是两个，所以有时称为“参贰”。如《论衡·案书》说：“鸿知所言，参贰经传。”“经传”是“一”，“鸿知”提出了一个“二”，供博雅君子去“参”，即得出“三”。

“伍”，源于五，表示多数。参贰表示考察的对象是两个，那么参伍表示考察的对象是多数。参伍连用就是要求从诸种不同情况的对照比较中，求得一个存乎其中，出乎其上的结论。这个结论，一般而言，就是关于事物本质的认识。

参贰、参伍，都是一个动作，其特点有三：①考察的对象在两个以上；②就这些对象进行互相的比较对照，这便是动作的本身；③由此得出一个既不同于原对象又不离于原对象的结果，它高于原对象，又比原对象更深刻，并且抓住事物的本质和规律。参伍即是对诸种对象相参互证，从中得出最好结论的一种方法。[①] 例如，我们诊察一个病人，通过望诊见到舌质上有瘀点或瘀斑，面色青；通过问诊得知身痛而且有典型的针刺样疼痛；诊脉是涩脉。那么我们通过望诊、问诊和切诊考察了这么多的对象，通过参伍比较，得到一个病机结论，这是一个存乎其中、又出乎其上的最好的结论，这是对该病人疾病本质属性的概括，一个词、两个字：瘀血。但是这个“瘀血”的结论是不能脱离通过望问切诊所获得的舌象、脉象、症状等对象而单独存在的，但又不同于这些对象，而是这些对象的内在本质属性的概括，所以叫作存乎其中、出乎其上的结论。我们做出的病机诊断就是存乎其中、出乎其上的结论。

先秦诸子都十分重视“参伍”之法，把它看作是判断真假和获得正确认识的重要方法。如《荀子·成相》云：“参伍明谨施赏罚。”《韩非·备内》云：“偶参伍之验以责陈言之实。”《韩非·八经》云：“参伍之道，行参以谋多，揆伍以责失。”

“参伍”方法体现了整体性思维原则。它要求全面、系统、动态、立体地考察事物，要求通过整体与层次、整体与部分、整体与运动、整体与环境等关系来认识事物。任何复杂的对象，其内部都有许多层次，每一层次上又都有许多因素，同一层次的各种因素之间、不同层次的各种因素之间总是具有千丝万缕的联系。在其外部，这一对象与其他事物又相互影

① 庞朴．一分为三——中国传统思想考释．深圳：海天出版社，1995：278

响、交互作用，并且任何对象都有其发生发展的历史。故参伍法要求把认识对象的各个部分、内外各个方面、各个因素、历史发展的前后等联系起来考察，从中找出共同性、规律性的东西。

参伍法包含着比较法、归纳法和分类法的思想。张景岳说："参伍之义，以三相较谓之参，以伍相类谓之伍。盖彼此反观，异同互证，而必欲搜其隐微之谓。"将多个对象进行对照比较，求同察异，谓之参。这是比较法的思想。审察多个事物，归纳出它们共有的特性，得出一个一般性结论。这是归纳法的思想。正如韩非子在其《八经》中所说"似类则合其参"，即通过多方面对诸多事物和情况进行观察和比较，透过现象，求得一个深刻、共同的本质和规律。将多种事物按异同点进行归类，大同异分大类，小同异分小类。这是分类法。所以说"以伍相类谓之伍"。

应用参伍法，可以获取事物的一般规律。《黄帝内经》很重视这种考察多种事物然后抽象出一般规律的活动。如《素问·阴阳离合论》说："阴阳者，数之可十，推之可百，数之可千，推之可万。万之大不可胜数，然其要一也。"这个"一"，体现在"多"之中，是一般规律。万事万物都有阴阳，然而归结起来，不过阴阳一理而已。《灵枢·禁服》说："夫约方者，犹约囊也。"意思是说，对事物的认识和处理要善于进行总结概括。透过现象，认识事物的本质，从众多事物的比较中，得到关于事物本质属性的认识，获得关于事物规律和总体的认识。

现在再请大家思考一下，什么叫"四诊合参"？通过前面的讨论，我们对这里的"参"是不是有了更深刻、更丰富的认识呢？

第七节　脉象主病

夫脉者，血之府也，

府，指组织器官。脉是血液聚会的组织器官。《灵枢·决气》说："壅遏营气，令无所避，是谓脉。"营血在脉中运行，故称脉为"血之府"。

长则气治，

长，指脉体，应指而长，超过本位。杨凤庭说："长之为义，首尾相称，往来端直。"（《弄丸心法·李士材脉法二十八部》）气，指气血。气行则血行，故脉中也有气。治，指正常。气治，指气血和平，健康无病。这句话的意思是，扪见长脉，表示其人气血和平，健康无病。由于气血充足，运行不乱，充盈于脉道，故见脉体长，超过本位。

短则气病，

短，指脉体，应指而短，不足本位。杨凤庭说："短脉涩小，首尾俱俯，中间突起，不能满部。"（《弄丸心法·李士材脉法二十八部》）气病，指气分病，如气虚、气滞。由于正气亏虚或气机郁滞，不能推动血液以充其脉道，故见短脉。

数则烦心，

数，即数脉。数脉一般主阳主热。热证多见数脉。阳热亢盛，上扰心胸，故见心胸烦闷躁急。以烦心之症提示有火热上扰，脉症相符。

大则病进，

大，指脉象满指，形体宽大之象，与细小脉相对而言。大脉既可见于正常人，也可见于病态，这里肯定指病态。病进，指病情进一步向坏的方向发展。《济世全书·总论歌》说："大脉者，指下寻之极大，举之有余。《内经》曰：大则病进。丹溪曰：大者，洪之别名，火之象也，属阳。其病得之于内伤者，阴虚为阳所乘，故脉大当作虚治之；其得之于外伤者，邪客于经脉亦大，当作邪胜治之。合二者而观之，皆病症方长之势也，谓之病进，不亦宜乎？"

大则病进，有两种情况，一是脉大而有力，表示邪盛。邪热亢盛弛张，脉流薄疾而大，提示邪气由表入里，如《伤寒论》第186条："伤寒三日，阳明脉大。"热气充斥，气血奔腾，而致脉大。再如白虎汤证有大热、大汗、大烦渴、脉洪大四大症。二是脉大而无力，表示正虚。精虚于内，则气张于外，火浮气张，故见浮大之脉。如《伤寒论》第30条："大为虚。"《金匮要略》有"脉大为劳"，"劳之为病，其脉浮大"。久病、亡血失精，常见浮大脉。治疗需要摄补潜纳，若妄用攻克，误人很甚。正气虚，故病情严重，若感邪、误治失治，则预后凶。

另外还可以根据脉之大小分部以定脏腑病位。如邢锡波《脉学阐微》说："诸脉皆小，仅一部独大，诸脉皆大，仅一部独小者，应以其部断病之虚实。"

上盛则气高，

上，指脉位，一般认为是寸口脉的寸部。盛，指搏动有力。气高，喘满之义。寸口脉的寸部明显较其他部位搏动有力，提示人体的上部有病变。如为肺气逆而不降，则表现为气促喘满。脉象的部位反映了病位之所

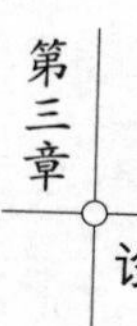

在。脉盛则反映了邪盛。

下盛则气胀，

下，指脉位，一般认为是寸口脉的尺部。盛，指搏动有力。气胀，指腹部胀满。寸口脉的尺部明显较其他部位搏动有力，提示人体的下部有病变。如为邪气壅盛于下，小腹气机不舒，故见胀满。

代则气衰，

代，指代脉，即动而中止，良久复还，止有定数。换言之，代脉即脉来缓弱而有规则的间歇，间歇的时间较长。代脉多为脏气衰弱，不能接续之象，故称为“气衰”。所以临床上见到代脉，提示其气虚衰。

细则气少，

细，细脉，脉来去如线，应指明显，按之不绝，为气血虚弱，不能充盈脉道而致。临床上见细脉，提示其气血虚弱。

涩则心痛，

涩，指涩脉，脉往来艰涩而不滑利，犹如轻刀刮竹。涩脉多主气滞血瘀和气虚血少。气滞血瘀则脉流不通，气虚血少则脉流不畅，故气滞血瘀、气虚血少导致的不通或不荣，都能引起疼痛。因心主血脉、主神明，所以脉见涩象，以心痛为甚。

浑浑革至如涌泉，病进而色弊；

浑浑：滚滚，水流盛大貌。革：据《集韵》等作“急也”。至：往来。涌：喷出。泉：泉水。浑浑革至如涌泉：脉来滚滚而急，好像泉水喷涌一般。色：面部气色。弊：败坏。面色生于血，血脉有变化，则病人面色也受影响。邪气充盛，病情严重，故脉来滚滚而急；面部气色败坏，这是病情向深重发展的表现。

绵绵其去如弦绝死。

绵绵：微弱如丝。去：往来。这里的“去”与上文的“至”是互文，都是往来之义，目的是说话避免重复。弦：琴弦。绝：断绝。脉来去微弱如丝，若有若无，犹如琴弦骤然断绝，主正气败绝欲脱，病情危险，预后不良。

通过言而得象，得象而忘言。所以最先是语言对脉象的描述，然后去体悟其中的象。再进一步，通过象去体悟其中的意，这叫得其意。得意而忘象，得象而忘言，不要过于拘泥于语言和形象的描述。王弼说：“夫象者，出意者也。言者，明象者也。尽意莫若象，尽象莫若言。言生于象，故可寻言以观象；象生于意，故可寻象以观意。意以象尽，象以言著。故言者所以明象，得象而忘言；象者所以存意，得意而忘象。犹蹄者所以在兔，得兔而忘蹄；筌者所以在鱼，得鱼而忘筌也。然则，言者，象之蹄也；象者，意之筌也。”（《周象略例·明象》）王弼之论源于《庄子》。《庄子·外物》有云：“筌者所以在鱼，得鱼而忘筌；蹄者所以在兔，得兔而忘蹄；言者所以在意，得意而忘言。”王弼告诫人们，在捕猎活动中，筌鱼相对，筌为工具，鱼才是所要捕获的目标；蹄兔相对，蹄为工具，兔才是所要捕获的目标。所以如韩飞霞学脉，也有这样的过程。其云：“初学切脉，覆药罗，画三部于绢上，教者衬以琴弦验弦，以小粟验滑，以刮竹痕验涩，以截葱管验芤，以败絮验濡。令学人轻重按之，消息寻取，会意指法，久久自真。”（《韩氏医通·脉诀章》）久久自真：一是时间久，慢慢体会得出；二是自真，自得其真意。一旦得到，这些形式上的东西皆可忘掉。言、象所描述的是具体、感性的现象，而意所欲表达的是抽象、理性的东西，即形而上的“道”。若执着于具体的言、象，抽象之“道”就不可得，所以要忘言、忘象，但不是止说、废象。①

刘仲林教授说，中医在切诊（脉诊）时，医生手中感受到的脉搏的具体形态称为脉，它还不是“象”；对脉深入体验后获得的“象”才是“脉象”。《素问·宣明五气》有“五脉应象：肝脉弦，心脉钩，脾脉代，肺脉毛，肾脉石，是谓五脏之脉”。这里的弦、钩、代、毛、石都是脉象。如“肺脉毛”的意思是，肺位于五脏之上，如“华盖”，轻清，主清肃，故有轻轻之“象”，象征肺脏之形态，体现了肺脉与肺脏的内在联系，这就是“肺脉毛”的含义②。

脉象是主观与客观的统一。它既是病人的生理病理客观状况的外在反应，又是医生的主观体验，是高明医生对病人体内脏腑、阴阳、气血盛衰表现于寸口的“独见”。“脉象”虽由医者零距离参与所得，但却是被诊者自身“现”出的“象”，是病人自身涌现的“象”，而不是医者自身生成的“象”。把握脉象需要医者自身有足够敏锐、足够高超的技能和境界，故“脉象”又好像存在于诊者那里。“事实”可通过外在于己的仪器设备等中介来呈现，“脉象”以充满个体差异的自我来呈现与承载。仪器设备可以保障事实显于外，因此，对所得之“证”是外证；由主客双方

① 蒋成瑀．读解学引论．上海：上海文艺出版社，1998：306
② 刘仲林．新思维．郑州：大象出版社，1999：98

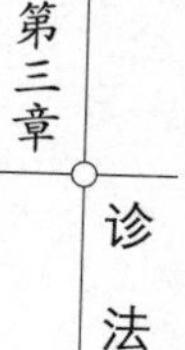

参与而呈现的象状需要以自身呈现，它必须需要“证”之于“己”，“证”之于“内”①。

第八节　五色泽夭

夫精明五色者，气之华也。

精明，指目的神气。五色，指面部的五色。气，指脏腑之精气。华为光泽，是精气在外的表现。脏腑精气上注于目与面，所以目神、面色是五脏精气在外的表现。通过审察目神、面色，可以测知脏腑精气的盛衰。这节经文放在前面，既是下段经文的理论依据，又是下段经文的引子，引出下面具体的论述。

赤欲如白裹朱，不欲如赭；

白，通“帛”，丝织品的总称。朱，指朱砂，深红色。面色红赤应该像用丝织物包裹在朱砂外面一样，隐现红润而有光泽，这是心有生气之色。赭，指代赭石，色赤而灰暗不润泽。面色红赤不应该像代赭石一样，色虽红但灰暗而无光泽，这是心气衰败之象。

白欲如鹅羽，不欲如盐；

鹅羽：色白而有光泽。盐：色白而晦暗无光泽。面色白应该像鹅羽一样，色白而有光泽，这是肺有生气之色。面色白不应该像盐一样，色白而无光泽，这是肺气衰败之象。

青欲如苍壁之泽，不欲如蓝；

苍：青绿色。璧：玉石。苍璧，指青绿色的玉石。蓝，指靛蓝，用蓼蓝叶泡水调和石灰沉淀所得的蓝色染料，色青但深暗无光泽。面色青应该像青绿色的玉石一样，色青翠而光润，这是肝有生气之色。面色青不应该像靛蓝一样，色青而无光泽，这是肝气衰败之象。

黄欲如罗裹雄黄，不欲如黄土；

罗：轻软有疏孔的丝织品。雄黄：药物，色黄。黄土：黄而晦暗无泽。面色黄应该像用轻软有疏孔的丝织品包裹在雄黄外面一样，色黄而明润，这是脾有生气之色。面色黄不应该像黄土一样，色黄而晦暗无光泽，这是脾气衰败之象。

---

① 贡华南．味与味道．上海：上海人民出版社，2008：229

黑欲如重漆色，不欲如地苍。

重：重复、反复。漆：植物漆料，俗称土漆。重漆：重复地漆，漆了又漆，色深黑而明润。地苍：青黑色的土壤，枯黑无光泽。面色黑应该像土漆反复漆一样，色深黑明润有光泽，这是肾有生气之色。面色黑不应该像土壤一样，色枯黑而无光泽，这是肾气衰败之象。

五色精微象见矣，其寿不久也。

精微：精华。象：现象。见：同"现"。五色：五脏之色，这里指五脏精华外现的真脏色。这里与中国传统文化一致，都主张不要太外露、太显摆，要隐显。如果太外露，见到了五脏的真脏之色，就是脏腑精气内竭，精华外脱之征象，所以预后不良。《脉诀汇辨·望诊》说："外露者不如内含，内含则气藏，外露则气泄。"精气外脱，则神也不藏。明·李梦阳《空同子·异道篇》说："神贵藏。人五脏真气见则病剧，以其神露也。""故曰：望而知之谓之神，言察于露者也。"

中医望闻问切四诊，望诊在最前面，所以望诊为第一要义。《华佗神方·华佗治急症要诀》孙思邈注："凡人内有病，必先发于外，故医以望为第一要义。扁鹊之著名，即在于能望也。"

这段经文告诉我们，面部五色正常而且有光泽，则预后好；面部五色不正常又无光泽，则预后差。《黄帝内经》十分重视望诊中要"审察泽夭"，故《灵枢·五色》谓之"审察泽夭，谓之良工"。所谓泽，是色之光润明亮。所谓夭，是色之枯槁无华。

审察泽夭的部位，在《黄帝内经》中主要有三，即面部（包括五官），毛发（主要是头发），形身（主要是全身的皮肤及爪、唇、齿等五脏精气荣华于外的部位）。

审察泽夭的临床意义，《黄帝内经》主要提出四个方面。①可以推断疾病预后。《黄帝内经》认为，五脏精气充盛，外荣于面部形身，则见色泽光润明亮。若五脏精气衰竭，不能荣华于外，则病家色夭。可见，泽夭反映了五脏精气盛衰。精气盛则色泽，预后好；精气衰则色夭，预后差。《素问·三部九候论》说："五脏已败，其色必夭，夭必死也。"本篇及其他篇章提出，色青如翠羽、如苍壁之泽，色赤如鸡冠、如白裹朱，色黄如蟹腹、如罗裹雄黄，色白如豕膏、如鹅羽，色黑如乌羽、如重漆色，都是五色润泽者，反映五脏精气尚盛，故主生。反之则主精衰，预后不良。故审察泽夭，是推断疾病预后的重要依据，正如《灵枢·五色》说："察其泽夭，以观成败。"②可以测知气血盛衰。脏腑

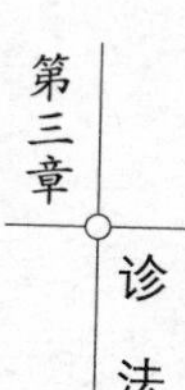

气血充盛，外荣于面，故面色红润光亮；若气血亏虚，不能上荣，故面色枯槁无华。《灵枢·决气》说：“血脱者，色白，夭然不泽，其脉空虚。”张景岳注：“血虚者，色白而如盐。”是白而无泽也。《灵枢·经脉》云：“发无泽者，骨先死也。”张志聪注：“夫肾主藏精而化血，发者血之余也。发无泽者，肾藏之精气绝而骨先死矣。”《灵枢·阴阳二十五人》云：“其肥而泽者，血气有余；肥而不泽者，气有余血不足；瘦而无泽者，气血俱不足。”③有助于鉴别诊断。审察泽夭，有助于某些病症的鉴别诊断。如《灵枢·痈疽》提出了痈疽两病的鉴别，“疽者，上之皮夭以坚，上如牛领之皮；痈者，其皮上薄以泽”。从色之泽夭看，疽者夭，痈者色泽。因为“发于阳者，为痈，为热，为实；发于阴者，为疽，为冷，为虚”（《仙传外科集验方·叙论痈疽发背》）。《黄帝内经》认为，肿有因水而肿者，有不因水而肿者，其鉴别要点之一就是审察泽夭。水溢皮肤，故其润泽。脾虚气滞而泛肿，故色不泽。《素问·脉要精微论》云：“肝脉……其软而散，色泽者，当病溢饮，溢饮者，渴暴多饮，而易入肌皮肠胃之外也。”“脾脉……其软而散，色不泽者，当病足骨行肿，若水状也。”马莳注：“盖色润泽，乃水肿之候。今色不润泽，故若水状而非真水也。”吴崑注：“今色不泽，则非水肿，当是脾虚气滞。”④可以确定病位表里。《灵枢·五色》云：“察其浮沉以知浅深。”一般而言，色泽者病在表，色夭者病在里。《灵枢·五色》云：“沉浊为内，浮泽为外。”

夫精明者，所以视万物，别白黑，审短长。以长为短，以白为黑，如是则精衰矣。

精明：在此指目，指眼睛。眼睛能够看到万物、区别黑白、审度长短，都是因为五脏六腑之精气充盛、上注于目的缘故。如果其人视觉失常，以致长短不分、黑白颠倒、视物混淆，这是五脏六腑之精气衰竭，不能上注于目所致。所以视觉失常，主脏腑精气衰败。这是精气衰、神失常的情况。一般认为，这都是疾病后期，病情危重之象。

当然，临床上出现上述症状亦不尽是脏腑精气衰败的危重境地，也可因精气衰弱（虚弱）引起，因此，要展开思路，见此症，也是可以治的。根据目与肝（肝主目）和肾（肾藏精）的密切关系，一般而言，可调补肝肾精气。

在中医眼科学中享有盛誉的重要学术专著《审视瑶函》认为视正反斜症、视物颠倒症、神一为二症、视定反动症等疾病的病因主要都是

"阴精亏损"所致。如《张氏医通·目妄见》说:"视正反邪，则物本正而目见为邪。视定反动，则物本定而目见为动。视物颠倒，则观物皆振动倒植。视一为二，则一物而目视为二。视瞻有色，则常见萤星云雾及大片青绿蓝碧之色。视赤如白，则视物却非本色，或视粉墙如红如碧，或看黄纸似绿似蓝之类。光华晕大，则视日与灯烛皆生红晕而大。此阴精亏损，阳光飞越之候，总补养为主。如加减驻景丸、益气聪明汤之类，久而不治，不无内障之虞。"

在许多目疾眼病的治疗中，古代常用羊肝、猪肝配合药物治疗，从肝论治，滋阴养血，使精气上荣于目而复明。《神农本草经疏·羊肝》说:"羊肝补肝，以类相从。肝开窍于目，肝热则目赤痛，失明，补肝除热，所以能明目，及治诸目疾也。"这些都发展了《黄帝内经》的学术思想。

第九节　五脏者，中之守也

五脏者，中之守也。

张景岳《类经》说:"五脏者各有所藏，藏而勿失则精神完固，故为中之守也。"中:躯壳之内。守:职守。五脏:这里泛指五脏六腑，即含除五脏以外的其他脏器。脏腑都有各自的功能特点，连属相关的肢节、官窍等，如果脏腑功能正常，则五脏能藏精，六腑能传化，脏腑与肢节、官窍之间的濡养和联系也都正常。

这节经文是说，人体五脏（内脏）都各有职守。如果内脏能够忠于职守，也就是五脏功能正常，则身体安和。这节经文是以下经文的铺垫。如果五脏功能不正常，也就是不能忠于职守，则病变丛生。通过身体功能与形态外在的异常表现，可以推测内在某个脏腑的功能失守，发生了病变。

中盛脏满，气胜伤恐者，声如从室中言，是中气之湿也。

中:腹中。盛:湿邪壅盛。脏:脏腑，根据后面"中气"，可知指脾胃。满:腹胀满。气:水湿之气。胜:偏盛。恐为肾志，这里代肾，伤恐即伤肾。由于湿邪盛于中，湿为阴邪，趋下伤肾，肾阳受伤，衰惫而不能宣化水湿，故称伤肾。声如从室中言:这是一个形容的说法，声音就像从密室内发出，即声音低沉重浊而不清晰。肺主气，司呼吸，主喉，主发音，故肺主声。由于脾肾不化湿，致水湿停聚，湿邪弥漫，阻碍气机，肺主气，所以导致声音低沉重浊不清晰。以上都是因为"中气之湿也"，也

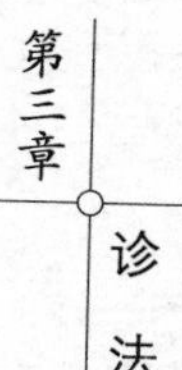

就是中焦脾胃湿盛所致。张景岳注："中，胸腹也。脏，脏腑也。盛满，胀急也。气胜，喘息也。伤恐者，肾受伤也。声如从室中言，混浊不清也。是皆水气上逆之候，故为中气之湿证，此脾肺肾三脏之失守也。"

中焦脏腑失常，可引起多部位的病变，在上是肺的病变，在下是肾的病变，在中是脾胃自身的病变等（图 38）。

中气之湿：
- 伤中焦脾胃出现的症状：腹胀
- 伤肾（湿邪下注）出现的症状：可推知为二便异常
- 伤肺（湿邪伤气机）出现的症状：影响发音，声如从室中言

图 38　中气之湿伤脏的表现

言而微，终日乃复言者，此夺气也。

言而微：言语低微。终日乃复言者：有两解，一指少气懒言，即言语低微，不想说话，或说话难以接续，要等较长时间才说话；二指郑声，即言语低微，不断重复或音不正，声音延长。因为本节经文无上下文关联，故两种解释都可以成立。夺：失也。夺气：丧失正气，即正气虚衰。以上两种情况都属于正气虚衰。前者在正气虚时最为常见。如《灵枢·海论》说："气海不足，则气少不足以言。"张景岳注："气不足者，正气虚也。""声由气发，气不足则语言轻怯，不能出声。《脉要精微论》曰：言而微，终日乃复言者，此夺气也。"后者讲成郑声。《素问·生气通天论》云："因于暑，汗，烦则喘喝，静则多言。"《伤寒论》第 210 条云："虚则郑声。"魏荔彤《伤寒论本义·谵语郑声》说："郑声是重言复语。"张锡驹《伤寒论直解·辨阳明病脉证并治》说："郑声者，神气虚不能自主，故声音不正而语言重复也。"我在这里要说一下，郑声除了解释为重言复语外，还有第二层意思，就是音不正、重语，与正音不同。《伤寒六书·郑声》说："郑声者，如郑卫之音，谓不正也。盖汗下后，若病久本音失而正气虚，则语散不知高下，乃精气夺之候。"《伤寒明理论·郑声》说："伤寒郑声，为邪音也。孔子曰：恶郑声之乱雅乐也。""是谓郑声为不正之音也。伤寒郑声者，则其声如郑卫之音，转不正也。《经》曰：虚则郑声。今汗后或病久，人声转者是也。"《注解伤寒论·辨阳明病脉证并治》说："郑声者，重语也。""今新瘥气虚，人声转者，是所谓重语者也。若声重亦声转之。"刘师培《古书疑义举例补》说："所谓重语者，亦仅发音时延长之语耳。短言之则为一字。重言之则为重语。凡重语之义，与单

词之义无殊。”病人现在说话发出来的声音与他平日说话的声音或众人说话的声音发生了偏转，声音延长，不像正常人说话时的声音、音调和音长，这是正气虚衰所致。

衣被不敛，言语善恶不避亲疏者，此神明之乱也。

衣被不敛可以有两层意思。敛，一作收也，不敛就是不着衣。《灵素节注类编》云：“衣被不敛，出身露体。”《素问吴注》云：“去其衣被无有羞恶也。”这与《素问·阳明脉解》“弃衣而走”的意思相同。二作敛衽，指整饬衣冠，表示恭敬。据此，不敛就是衣冠不整。这两种意思都表明神明已乱。

恶：骂詈。不论对亲人还是生人，都狂言骂詈，这是神明已乱。由于心主神明，邪气盛，扰乱神明，故见上述诸症。这是心神失守之象。

仓廪不藏者，是门户不要也。

仓廪，指脾胃。门户，指仓廪的门户，如幽门、贲门、阑门、魄门等。要，指约束。水谷不能藏纳，则见大便泻利无度，或见呕吐等症，这是门户不能约束而致。这些门户不能正常行使其约束的职能，主要是因为内在的脾胃亏虚。张景岳《类经》注：“要，约束也。幽门、阑门、魄门皆仓廪之门户，门户不能固则肠胃不能藏，所以泄利不禁，脾脏之失守也。”但根据不同注家的意见，不一定都责之于脾胃，也可以责之肾等脏腑。如姚止庵《素问经注节解》注：“若仓廪不藏，世以责之脾胃，而不知胃有病则不受，脾有病则不运。今非不能受，不能运，乃藏之不固，其责在肾。何则？肾开窍于二阴，肾虚则不能禁固，即如水泉不止，虽是膀胱不能收藏，然其所以不能收藏者，则皆肾虚气不能摄之故也。《水热穴论》曰：肾者胃之关也。即门户之义。”姚氏根据《素问·水热穴论》“肾者胃之关也”，认为肾开窍于二阴，为胃之关口，因此，肾虚也能致胃关不固，见泻利无度。肾与胃关系密切。《石室秘录·抑治法》说：“盖人之胃口，虽是胃土主事，其实必得肾水上滋，则水道有路，粮食搬运而无阻隔之虞。”肾阳温煦，肾水上滋，则脾胃得运。

所以，如果饮食物不能贮藏在体内，上见呕吐，下见腹泻等，要考虑到是门户不能正常约束所致，但不要把目光和思想仅仅盯在这些门户上，还要追究主管这些门户的脏腑，如脾、胃、肾等是否失去职守，发生病变？还要进一步追究是哪个脏腑有了病变？有了怎样的病变？是什么性质的病变？这样才好进一步准确治疗。

水泉不止者，是膀胱不藏也。

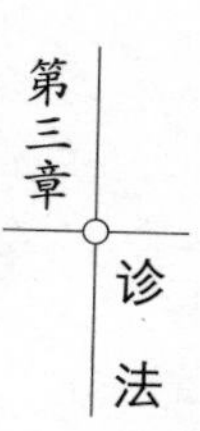

先说水泉，通常的解释指小便。杨上善《黄帝内经太素》云："水泉，小便也。人之小便，不能自禁者，以尿胞不能藏约，故遗尿不止也。"遗尿包括小便失禁和睡卧中遗尿。水泉不单单指遗尿。

再说膀胱不藏。膀胱藏津液，与肾为表里，肾主封藏，职司气化，膀胱对水液的贮藏和排泄赖肾气的温化作用。所以，如果肾气衰弱，肾脏失守，则膀胱约束无力，致遗尿。故临床上见遗尿、小便失禁，多从补肾入手，这是常法。但要知道，《黄帝内经》在这里只言"膀胱不藏"，主要指出因膀胱自身的病变所致。虽然膀胱与肾的关系十分密切，但这里并没有明确指出属于肾虚所致。另外，除肾外，还有其他一些原因也可以影响膀胱，导致膀胱不藏，如肺、脾等脏都可以影响膀胱。除了脏腑对膀胱的影响外，膀胱自身的问题也能导致水泉不止。寒热虚实都可以引发水泉不止，如《赤水玄珠·小便不禁》说："按《经》云：水泉不止者，是膀胱不藏也。有湿热，有下元虚惫。数而少为热，数而多为虚。"

请大家思考一下，除了将水泉解释为遗尿外，还有没有其他的解释呢？

一种解释为汗证。我们先复习《素问·灵兰秘典论》中的一条经文："膀胱者，州都之官，津液藏焉，气化则能出矣。"这节经文说明了膀胱的功能特点，即内藏津液，并在气化的作用下使津液排出。

我在这里讲讲足太阳膀胱的气化。北京大学王博教授在其《庄子哲学》中说："但惟有大，才可以化，所谓的'大而化之'。""大而化之"这句话，出于《孟子·尽心下》，其云："大而化之谓圣。"由此我们可以联想到，凡大者能化。古人大太不分，中医学中，属"大"的脏腑经脉有四条，手太阳小肠经、足太阳膀胱经、手太阴肺经和足太阴脾经，是不是这些脏腑经脉会因其"大"而有"化"的功能特点呢？让我们来看看。足太阳膀胱主气化，《经》言"气化则出矣"。手太阳小肠，"小肠者，受盛之官，化物出焉"。手太阴肺主气化，足太阴脾主水谷之运化。果然它们都有"化"的功能。所以借助其他学科的理论和思想，我们可能对中医学的道理和思想会认识和理解得更深一些。

唐容川《血证论·脏腑病机论》说："故膀胱称为太阳经，谓水中之阳达于外以为卫气，乃阳之最大者也。"津液得膀胱之气化而能出矣。大多数医家认为气化则出矣是指膀胱排泄小便的功能。如王冰说膀胱"居下内空，故藏津液。若得气海之气施化，则溲便注泄。气海之气不及，则秘隐不通"。膀胱气化则排泄小便，气化不及则小便不通。而唐容川《血证论·脏腑病机论》认为，“气化则能出焉，此指汗出，非指小便”。他说：“《经》所谓气化则能出者，谓膀胱之气载津液上行外达，出而为汗。”他认为膀胱气化之出腠理则为汗液。从膀胱的生理与病理来看，这是有道理的。太阳膀胱经与皮肤腠理有密切关系。太阳经行一身之表，为一身之藩篱。卫气出于下焦，始于足太阳，行于体表，卫外，司皮肤毛窍之开合。足太阳膀胱气化如常，则所藏津液随卫气经三焦水道流行宣化。其跟随卫气而循行于太阳之表者，乃化而为汗，出于皮腠。《伤寒论》中桂枝的运用独有妙处。桂枝辛甘温，其功能主要是入太阳膀胱以温卫通阳，以助膀胱气化，故桂枝具有发汗、利小便两大主要功能。例如表邪入里，影响膀胱气化，致水液内停，小便不利者，用五苓散，其中桂枝温阳化气。膀胱气化一行，则汗出表邪得散，溲利而蓄水得化，故五苓散中用桂枝一举双功。五苓散治太阳病膀胱蓄水证，用化气、行水、解表之法，实取汗、尿之两途。《灵枢·五癃津液别》说：“天寒衣薄，则为尿与气。天热衣厚则为汗。”“水下流于膀胱则为尿与气。”其中的气指口鼻、体表等排出体外的水气。书中明确指出膀胱所藏津液的出路是尿与气（排出体表）两端。而且尿与汗的关系非常密切。如黄元御《长沙药解·卷三》说：“天暑衣厚，则表开而外泄；天寒衣薄，则表合而内注，汗尿一也，外内不同耳。”黄炳南先生教习气功，清晨早起不解小便。据称如此可以固摄元气，以左手护丹田，右手护命门，行呼吸导引。人在清晨多有解小便的要求，而练功完毕，便意全无，只是通身汗出而已。[①] 因此膀胱藏津液，气化则能出矣，有汗与尿两条出路，一是化为尿液出于尿孔，即化尿排溲；二是化为汗液泄于体表，即蒸津为汗。因此，“水泉不止”，不仅是指小便，也可以指汗，如古代医案中就有“汗如泉涌”“汗如泉溢”等称法。

我们这样做的目的主要是想扩大这节经文的临床指导范围，也就是说让经文给予我们更多启发，启发我们去解决更多的临床疑难问题。所以这节经文不仅指导我们思考怎样治疗遗尿，而且还可以指导我们思考怎样治疗汗证。下面我们来看一个用通利州都之法治疗顽固性自汗的医案。病人男性，38 岁，1980 年 5 月 20 日来中医门诊就医。自述 1977 年因患感冒后开始出汗，以后汗出渐次增多，甚则身如洗浴，每日必换衣 1 ~ 2 次，多达十余次，夏秋较春冬为甚，白天较黑夜为重。恶风，怕冷，欲盖衣

① 刘兴．膀胱气化小议．上海中医药杂志，1982（6）：14

被，神疲，乏力，极易感冒，大便如常，小便随汗出多而减少，舌质淡红，苔薄白，两脉弦而缓。如此三年之久，服中药达百余剂，有从阳虚治疗的，用益气温阳、固表敛汗，服药后反增烦热；有从阴虚治疗的，用滋阴泻火、固阴止汗，服药后则汗出增多。刘济州医生根据病人小便随汗出多而减少，认为此病应当责之于膀胱气化失司，州都不利，反遂而为自汗。他根据六腑以通为用的原则，以五苓散加减试投之：白术15g，泽泻15g，茯苓15g，猪苓10g，肉桂5g，黄柏10g，知母10g。服药5剂，病人尿量显著增多，汗出已止大半，再服5剂而愈。随访一年半未发。本案例病人自汗，因思病人小便随汗出多而减少，当责之于膀胱气化失司，州都不利，反逆而为自汗。用五苓散加减，药无一味敛汗之品，意在通利州都，引反逆之汗从下而泄出，故不治汗而汗自止。[①] 这里主要抓住了小便随汗出多而减少之症，说明汗与小便关系密切，同属于膀胱所主。此为临床治疗汗证提供了另一条思路。

另一种解释为鼻渊。即将“水泉不止”解释为鼻流涕多、涕水不止的鼻渊。《冯氏锦囊秘录杂证大小合参·儿科鼻病》说：“有鼻渊者，谓其涕下不止，如彼水泉，故名之也。”南京中医药大学干祖望先生认为，肾阳虚衰，气化失职，五液亦皆可为病。他在临床见有耳鼻咽喉分泌物清稀量多者，常从增强阳气的固摄作用出发，取温肾法，方如附桂八味之类；若见清涕滂沱者，竟别出心裁，取用缩泉丸加减治疗。[②]

另外，对流涎的治疗，虽然根据脾主涎而多从脾治流涎，但也有从肾、膀胱治流涎的。例如用五苓散从膀胱治疗流涎者，亦有较多文献报道[③④]。这些都是治疗疑难病症的思路。

在《黄帝内经》的启发下，我们拓展了思路，开启了智慧，解决了现实的问题，这才叫学好了《黄帝内经》。

得守者生，失守者死。

这句是总结语，强调五脏（内脏）能内守并发挥正常的功能作用，则其人能恢复健康。如果不能内守，则脏气衰竭，变生他病，预后不良。

这段经文提示我们，五脏功能正常，各守其位，各司其职，各尽其

---

① 刘济州．通利州都治顽固性自汗．中医杂志，1982（2）：11

② 严道南．干祖望治疗五官科疾病的独特方法．中医杂志，1985（1）：15

③ 钟利群．五苓散新用．新中医，2003（3）：67

④ 洪嘉均，傅彬贵，王心怡，等．缩泉丸和五苓散治疗氯氮平引起的精神分裂症病人唾液分泌过多的临床疗效评估研究方案．中西医结合学报，2011（5）：495

责，则人体安康，否则身体会出现病痛，预后也不良。如果脏腑功能不正常，精气神不能内守，则可以通过外在的症状表现，测知内在哪些脏腑发生了病变。

第十节　五脏者，身之强

夫五脏者，身之强也。

强：强壮。五脏是身体强壮的根本。因为人体以五脏为中心，五脏贮藏精气，濡养脏腑经脉、四肢百骸。所以五脏精气旺盛，人体就强壮，反之则衰弱、生病。

头者，精明之府，头倾视深，精神将夺矣。

精，指五脏六腑之精气；明，指神明，包括精神意识与感觉等。前者为物质，后者为功能。所以，精明之府可理解为精气神明会聚之处。

头为精明之府，有两方面的解释。一是人身之物质基础，诸阳会于头，脑为髓之海，五脏六腑之精气皆上升于头。二是头有七窍，也就是说人身主要的感觉器官都在头。因此，在五脏六腑精气濡养的基础上，才有头之七窍的神明之用，故而耳能闻、目能视、鼻能嗅、舌能辨五味。正如《类经》云："五脏六腑之精气，皆上升于头，以成七窍之用，故头为精明之府。"《素问集注》也云："诸阳之神气，上会于头；诸髓之精，上聚于脑，故头为精髓神明之府。"

头倾视深，指头低垂而不能抬举。倾：倒塌之义。视深：以张景岳为代表的多数注家认为是指目凹陷无光泽（目陷无光）；吴崑认为除目陷外还有视下，如目睛下垂；还有人认为指眼胞下陷；我认为可能有视物呆滞之感。由于脏腑精气败绝，不能上充于头，致精气神明极度衰竭，可见头低垂而不能抬举，视物呆滞。此病候多见于严重疾病、真元亏损之时，故谓精、神将夺也。将，还有救的希望。夺，指已伤，且危重。

背者，胸中之府，背曲肩随，府将坏矣。

背，指背部。胸中，这里指藏于胸中的心肺两脏。由于心肺居于胸中，心肺两脏的俞穴均在背部，所以称背为胸中之府，即背是心肺两脏俞穴所在之处。张志聪《素问集注》云："心肺居于胸中，而俞在肩背，故背为胸之府。"其临床意义有三：①为背上受邪、传入内在心肺等脏腑的病机传变理论提供了依据。如《小儿卫生总微论方·治惊痫兼别病方》说："风邪又从背俞袭之，入伤心肺之经。"②为"从阴引阳，从阳引阴"

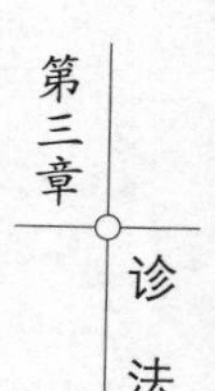

提供了治疗依据。通过背上的肺俞和心俞可以治疗位居胸中的心肺两脏的病变。③为养生防病，预防疾病发生提供了依据。如按摩背俞穴，或在背俞穴敷贴药物，以加强心肺功能，从而预防心肺等脏的疾病发生。

曲：弯。背曲：背弯曲不能挺胸。随，同“垂”。肩随：《医学纲目》作“肩垂”。肩下垂不能举，背弯曲不能伸，这是心肺精气衰败，不能充于胸背而致，故曰“府将坏矣”。

腰者肾之府，转摇不能，肾将惫矣。

肾居于腰部，所以称腰为肾之府。这节经文对临床医生治疗腰部病变如腰痛、腰酸胀等，从肾论治提供了理论依据。但须知，腰部与多个脏腑经脉相关联，因此，多个脏腑经脉的病变都能导致腰部的病变，所以腰部病变从肾论治只是治疗常法，从其他多个脏腑经脉论治则是治疗变法。

惫：与“败”音同而通，坏也，衰败之义。腰部转摇活动不利，这是肾之精气衰败之象。肾精濡养腰府则腰部活动自如，如今肾之精气衰败，不能濡养，故腰部活动受限。

膝者筋之府，屈伸不能，行则偻附，筋将惫矣。

膝：膝关节。膝为筋之府的道理主要有二：一是因为大筋连属于膝；二是八会穴之一的“筋会”阳陵泉在膝关节部，所以膝关节为筋脉会聚之处。由此说明膝关节这个部位与筋脉之间有着密切的联系。如果筋脉功能正常，那么膝关节运动就正常。

屈伸：关节屈伸。行：行走活动。偻：身体屈曲不伸，伛偻。附：依附，依附他物而行，如扶拐杖、扶墙等。筋脉维络关节，使关节屈伸，立挺于身。如果症见两膝关节不能自由屈伸，步行之时弯曲身体，扶物而行，这是由于肝脏精气衰竭，不能濡养筋脉，筋将衰败之象。由此可知，虽然见到的是膝关节的病症，但却是因为筋脉衰败所致，而引起筋脉衰败的原因却是因为肝气衰竭。

骨者髓之府，不能久立，行则振掉，骨将惫矣。

骨为奇恒之府，中空而藏精微之气，故骨中藏髓，称为髓之府。掉：摇也。身体不能久立，行走时摇晃不稳，这是由于髓虚骨空，骨将衰败之象。骨是身体的支架，人之所以能站立，有赖于骨骼的支撑，而骨骼之所以能支撑，有赖于骨中精髓的濡养。若精髓虚则骨不能支撑，故不能久立，且行走时摇晃。骨将败实际上是精髓即将衰败。《黄帝内经》中并没有提到肾，由此可知，骨中之精髓不仅与肾有关，还与多脏有关，如我们前面提到的“少阳主骨”（《素问·热论》）、“谷入气满，淖泽注于骨，骨属屈伸”（《灵枢·决气》），以及后面的“今五脏皆衰，筋骨解堕”（《素问·上古天真论》）等。因此，虽然在外可见不能久立、行则振掉之症，这是骨将惫矣，但还可以深追下去，探寻究竟是哪一个脏或者哪一些脏导致精髓异常，引起骨将败的。

这里再做一个说明。府，是藏的意思。《黄帝内经》有两义：一是指除五脏以外的脏器，现在写作腑。二是“会聚”之意，指某些组织器官和部位，如背者胸中之府、腰者肾之府、膝者筋之府、骨者髓之府、脉者血之府等。

得强则生，失强则死。

五脏精气旺盛，则身体强壮，故生。五脏精气衰败，则人即失强，多预后不良。

本段经文讨论头、背、腰、膝、骨为精明、心肺、肾、肝、髓之府，从生理上构成了它们之间的密切联系，此即脏居于内而形见于外的道理。府赖五脏精气以充养，若精气虚则府失所养，会发生一些相应的病症。根据这种内外相关的联系，临床上，可借此通过望外部形态的异常变化来判断内在脏腑精气的盛衰，从而诊断疾病，预后吉凶。

第十一节　四时脉象变化规律

岐伯曰：反四时者，有余为精，不足为消。应太过，不足为精；应不足，有余为消。阴阳不相应，病名曰关格。

根据丹波元简的意见，本句经文一是前后文不相顺承，二是精、消两字义不明，所以一般情况下都不讲。我们今天讲解，是希望从其中获得一些学术思想，以启发我们的认识和思维。

岐伯说，所谓反四时者，即是脉不应四时。违背四时阴阳消长的脉象是什么样的呢？如春季不见弦脉，夏季不见洪脉，冬季不见沉（石）脉等，因脉与四时时令相违背，故曰反四时。

有余，指脉象，如大脉、实脉等皆为有余之脉象。精：诸家意见不同，依张景岳的意见，是指邪气胜。邪气胜，则血脉充盈，故见有余之象。不足，指脉象，如小脉（细脉）等不足之脉象。消：消耗，减弱，指正气减弱。脉象应指无力，主正气虚弱。

应太过，不足为精：脉象反映病变，一般而言，实脉反映实证，虚脉反映虚证。现在是邪盛之证，脉象应该表现为太过有余之象，但反而见到

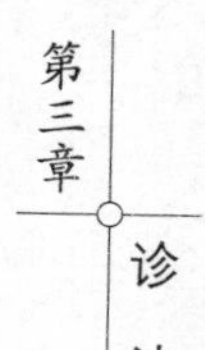

了不足、衰弱的脉象，这是因为邪气太盛，气机阻遏所致。这是真实假虚证。应不足，有余为消：脉象反映病变，一般而言，实脉反映实证，虚脉反映虚证。现在是正虚之证，脉象应该表现为不足之象，但反而见到了太过有余之脉象，这是因为正气亏虚，气浮于外所致。这是真虚假实证。

阴阳不相应，病名曰关格：关者，关闭；格者，格拒；阴阳之气相互格拒，所发生的病证叫关格。由于阴阳之气格拒，如阳盛格阴于外，可见真热假寒；阴盛格阳于外，可见真寒假热。脉象也由于阴阳之气格拒的机理而与症不相应。凡是由这类病机所致的病证都称为关格。

这段经文讨论了病证与脉症不相应的问题。

病是包涵着病因、病机和病症等内容的一个综合性概念。如果只举病与症、病与脉相对而言时，则病指病因病机，是疾病的本质，而脉与症是疾病的外在表现。证，是包涵着因、机、症等内容的综合性概念，故证与病有时有相同的意义，但证的范畴小，病的范畴大，证是病的某一阶段因、机、症的反映。脉与症有同等的意义，分属于病与证中某一具体的脉象和症状，是疾病的两种不同的外在表现形式。脉虽然也是病人内况的显现但主要还是通过医生的切诊才能得到；症既有病人的感受，也有医生的搜集与判定。

一般情况下，脉症与病证应该是相吻合的，也就是常说的有是证则有是脉、是症，这是一般规律，是常，见此为顺。异常情况下，脉症与病证可以是不相吻合的，也就是病证与脉症相反，这是特殊规律，是变，见此为逆。脉症与病证之反大约有两种情况。一是病症之反的真实真虚情况。见此情况多属凶险。如病证属虚，脉反见坚硬搏指，如弹石脉之类，这是真脏之气外脱之象。如病证为实，脉反见微细欲绝，如解索脉之类，这是邪盛真脏之气内竭之象。二是病症之反的假实假虚情况。阳实证，脉反沉伏，这是阳实至极，气闭于里，不得外出之故，状似沉伏息微，按之则立现真实有力之象。真寒假热，口干却不欲饮。

脉象与症状都是病证的外在反应，一般而言，二者应该是一致的、相应的。症状见实，脉象亦见实，这是顺，预后好。若脉象与症状不一致，不相应，这是逆，预后差，或者是病情复杂，治疗棘手。脉与症不一致，大约有两种情况。第一情况都是真象。由于疾病本身的错综复杂，导致脉症不一致，但都从不同角度反映了机体内在复杂的病理变化。如寒热错杂证中的上热下寒证，病者可见咳嗽、胸闷痛、咯吐黄脓痰、舌苔黄腻，同时可伴有便溏、水谷不化、脘腹时隐痛等，脉可见滑数之象。此脉虽与

"上热"证一致，却与脾肾阳虚的"下寒"证不相应。此处脉症虽不一致，但都反映了病证各自的本质，因而都是真象。如《伤寒论》第301条："少阴病，始得之，反发热，脉沉者，麻黄附子细辛汤主之。"病在少阴，不应发热，今见发热，故谓之"反"。可见其非纯少阴病。太阳病，发热，恶寒，无汗，其脉当浮，今见脉沉，故其非纯为太阳病。这里脉症不应，但都是真象，分别反映了该病证的本质，是太阳与少阴两感证，故张仲景既用麻黄细辛发散在表的寒邪，又用附子温在里的阳气。第二种情况是一真一假。有时脉象真实反映病证的本质，而症状不能如实反映。如热厥证，四肢厥冷，而脉沉实有力或滑数有力，如《伤寒论》第350条说："伤寒，脉滑而厥，里有热，白虎汤主之。"有时症状真实反映病证的本质，而脉象不能如实反映，这时症状是真，而脉象是假。临床上还有一些情况，如已出现某些病证，但舌苔、脉象却没有变化，这也是不一致。临床是非常复杂的，需要我们谨慎、细心去分辨、体悟其中的深奥道理。

这段经文讲脉与症的不一致，由此我们进行了一些探讨，请同学深入思考，并在临床上注意体会。

帝曰：脉其四时动奈何？知病之所在奈何？知病之所变奈何？知病乍在内奈何？知病乍在外奈何？请问此五者，可得闻乎？

乍：《辞海》指出，"乍为作的本字"，为作，发作，即疾病发作于内外。黄帝问，脉在四时气候中的搏动是怎样的呢？为什么从诊脉可以知道疾病的所在呢？为什么诊脉能知疾病的变化呢？为什么诊脉能知疾病发作于内？为什么诊脉能知疾病发作于外呢？请问这5种情况，能不能告诉我？

岐伯曰：请言其与天运转大也。

其，指脉。天运转大，指天地运转之广大。另外，根据杨上善《黄帝内经太素》无"大"字，可从。岐伯回答说，请让我谈谈脉象的变化与天地日月的运转相统一的道理。

万物之外，六合之内，天地之变，阴阳之应，

六合：上下四方，犹言宇宙，上下四方谓之宇，古往今来谓之宙。万事万物都在宇宙之间，自然界之内。自然界的万事万物，都随天地阴阳的变化而变化，都与天地四时阴阳的变化相应。

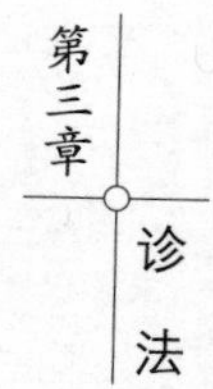

彼春之暖，为夏之暑，彼秋之忿，为冬之怒，

正是因为天地万物都与自然界阴阳的变化相应，所以人体的脉象也随天地阴阳的变化而变化。下面就举例说明人体的脉象随四时阴阳的消长而变化的情况。

彼：那个。为：到。忿：指秋气的劲急。怒：气势充盈，这里形容严冬寒冷凛冽之势。这句经文连起来的意思是，从春天的温暖，到夏天的暑热；从秋天的肃杀劲急，到冬天的寒冷凛冽。一方面说明一年有四季的更替变化，春—夏—秋—冬—春—夏—秋—冬等四季更替；另一方面说明一年四时有春暖夏热秋凉冬寒的阴阳消长变化，而万物的变化，包括脉象的变化亦相应而变化。这是天人相应的道理。

四变之动，脉与之上下。

四变，即春夏秋冬四季四时阴阳的消长变化。上下，就是浮沉，指脉搏的浮沉。脉与之上下，即脉象随四时阴阳消长的变化而有浮沉的变化。那么具体的变化是怎样呢？

以春应中规，夏应中矩，秋应中衡，冬应中权。

中：合的意思。规：校正圆形的用具。矩：校正方形的用具。衡：秤杆。权：秤锤（秤砣）。这里用四种现实生活中的器物来形容四时的脉象。

在这里，古人采用了“言—象—意”的方法。我们要得象忘言，得意忘象。《庄子·外物》说：“筌者所以在鱼，得鱼而忘筌；蹄者所以在兔，得兔而忘蹄；言者所以在意，得意而忘言。”就像筌和蹄是人们用来捕获鱼或兔子的工具一样，语言文字是人们用来把握文本作品意义的手段和工具。语言文字描述了象，由象去体会意，但万万不可拘泥于这个语言和象上，而要去得意。所以语言文字描述脉的象，我们应该得到言和象后面的意。

《医宗必读·脉法心参》说：“许叔微曰：脉之理，幽而难明。吾意所解，口莫能宣也。凡可以笔墨载，可以口舌言者，皆迹象也。至于神理，非心领神会，乌能尽其玄微？”“如形容滑脉，而曰替替然如珠之圆转；形容涩脉，而曰如雨沾沙；形容紧脉，而曰如切绳转索；形容散脉，而曰如杨花散漫；形容任脉，而曰寸口丸丸。此皆迹象之外，别有神理。就其所言之状，正惟穷于言语，姑借形似以揣摩之耳。盖悟理虽入微之事，然迹象未明，从何处悟入？思境未苦，从何处悟出？必于四言之诀，二十七字之法，诵之极其熟，思之极其苦，夫然后灵明自动，神鬼来

通。”这段话告诉我们：第一，先要读懂古代医家描述脉象的语言文字。第二，要弄明白所描述的脉象是什么样子。第三，不能拘泥于这些文字和形象，要体会得到后面的“意”。第四，对古代脉诀心法，要诵之极其熟，思之极其苦，然后可能灵明自动，神鬼来通，豁然悟到“意”。

春应中规：春季的脉象弦滑圆活。因春季主万物的发生，阳气初生，人的血流畅快，故见脉弦滑圆活。

夏应中矩：夏季的脉象洪大滑数，来盛去衰。阳气亢盛，气血涌盛，鼓动血流，故见脉洪大滑数。

秋应中衡：秋天的脉象轻虚而浮。因秋季阳气收，阴气下，故见脉轻虚而浮。

冬应中权：冬季的脉象沉伏在里。因冬季主阳气闭藏，故见脉沉。

张志聪《素问集注》说：“此论脉应四时之变也。规者，所以为圆之器。春时天气始生，其脉软弱轻虚而滑，如规之圆转而动也。矩者，所以为方之器。夏时天气正方，其脉洪大，如矩之方正而盛也。秋时天气始降，其脉浮平，有如衡之平准也。冬时天气闭藏，其脉沉石，有如权之下垂也。”

是故冬至四十五日，阳气微上，阴气微下；夏至四十五日，阴气微上，阳气微下。

冬至：节气，每年12月22日前后。每15天一个节气，45天就有三个节气，从冬至后开始算，小寒、大寒、立春，立春在2月4日前后。冬至后，夜晚渐短，白天渐长，气温渐暖，寒气渐消。故曰：阳气微上，阴气微下。所以说“冬至一阳生”。冬至的“至”，就是极的意思，因极而变。美国理海大学吉瑞德教授说：“‘至’说明这时‘阴’和‘阳’处于开始交替的极点之时，接下来‘阳’气要开始上升了。”①

夏至：节气，每年6月22日前后。每15天一个节气，45天就有三个节气，从夏至后开始算，小暑、大暑、立秋，立秋在8月7日前后。夏至后，白天渐短，夜晚渐长，气温渐凉，热气渐消。故曰：阴气微上，阳气微下。所以说“夏至一阴生”。这些都是天地运转所致。

诸上的临床意义是，人处在夏季或者冬季时必须要知道，夏至一阴生，冬至一阳生，故在诊断和治疗疾病时，一定要考虑到这种阴阳升降消长的关系。如王与贤医生曾治疗一位病人，每年到了夏至，胃痛、头晕、发热等症准时发病，每到冬至以后，身体自然好转。他认为，这是因为冬

① 吉瑞德．早期道教的混沌神话及其象征意义．蔡觉敏，译．济南：齐鲁书社，2017：41

至一阳生，阳衰得阳气来复之助，是以好转。夏至一阴生，阳衰而阴气复乘，是以多病。遂予附子理中汤加茯苓、白芍，3剂后，病人头晕、身热等症全退。①

所以从冬至或者夏至起，阴阳之气开始有消与长的变化，因此在诊治疑难病症时有时也需要考虑这种阴阳消长的因素。

阴阳有时，与脉为期，

阴阳升降消长有一定的规律，则脉搏也有一定的变化规律。一年四季，春夏则阳生阴长，秋冬则阳杀阴藏；夏至到立秋，阴气微上而阳气微下；冬至到立春，阳气微上而阴气微下。故阴阳有升降、上下、消长的变化规律。人与天地相应，故脉应四时阴阳而有春弦、夏洪、秋毛、冬石的脉象变化规律。

期而相失，知脉所分，

期：时期。分：分别主于某时和某脏。此承上文，如果脉象不与四时阴阳相应，谓之相失，那么可以根据季节时令与脉搏的变化，分辨病在何脏。如春应脉弦，但若春季不见脉弦，则提示肝有病。

分之有期，故知死时，

分辨病在何脏，再根据四时与脉象的相生相克关系，测知预后。如春不见弦脉而见毛脉，则知病在肝，根据金克木的关系，可以判定病为逆，并可以预测在申酉时或庚辛日或秋季，病情会加重。

微妙在脉，不可不察，

脉象微妙，故诊脉不易。脉象的体察，一定要通过多实践，多临床，多细心体会，反复验证，才会有得于心。脉象是内在脏腑生理病理的反应，对判定病机有十分重要的参考价值。所以这句经文一方面强调了诊脉的重要性，另一方面又指出了诊脉的不易。

《弄丸心法·诊脉纲领大法》说："凡诊脉，先要知脉之所以为大义。盖脉者，人之神，生气之灵，随气之鼓动，而著见其机，游于经隧，而鼓舞气血者也。其源根于先天精气，充养接续于后天谷气，故精气盈则脉有根，谷气盛则脉有力。精气绝则脉脱，谷气衰则脉微。只从一点动机上分别出阴阳虚实，五行盛衰，此脉之所以至微而神妙者也。"

脉，幕也。朱丹溪说："脉者幕也。如幕外之人，而欲知幕之内事

---

① 王与贤．冬至一阳生，夏至一阴生在辨证上的应用．上海中医药杂志，1980（3）：9

也。”（《医述·辨脉》）我们通过脉象，可以撩开神秘的面纱，以表知里，得知脏腑阴阳气血虚实，这当然是件微妙且不易的事。

老一辈中医都很重视诊断，并且在脉诊上都有一定的造诣。例如，上海中医药大学凌耀星教授治一例顽固性腻苔症时，从脉细数领悟到此证为热郁伤阴，垢浊难化，乃重用地黄见转机，养阴清化而收功。金寿山教授指出，临床上要重视识病、辨证、辨脉三个环节。脉象既可说明病机的不同，又是指导用药的重要根据。如同是高血压病，由于病机不同，分别采用平肝潜阳或益气升阳等截然不同的治法皆可获效，其关键就在于辨脉。如某一青工，患高血压3年，眩晕，嗜睡，舌淡红，脉细软。辨证为清阳不升，上气不足。予益气聪明汤治疗后，精神振奋，血压降至正常范围，脉象转为缓滑。①

再来看清代医家周学海在《脉简补义·审脉元机》中的一段话：“有是病即有是脉，脉在病后也。若夫病证未形，血气先乱，则脉在病先。”“病虽未形，脉象已定，故可据脉以决病也。更有脉象未定，诊今日之脉，而可预决其明日之必变某脉，因亦今日，即可预决其明日之必变某证。此中机括，微乎其微，诚能透此，医也，仙矣。如今日脉沉，而来势盛去势衰，可知其明日必变浮也。浮者，病机外出也。今日脉浮，而来势衰去势盛，即知其明日必变沉也。沉者，病机内向也。迟而有力，知必变数；数而少神，知必变迟。服泻药而脉势不减，知来日之必进；服补药而脉力不增，知来日之必减。昨见火脉，今见土脉，来日亦必是生脉；昨见木脉，今见金脉，来日亦必是克脉。明乎此，则脉之与病，有顺有逆，而可预施防维，预知趋避矣。元机妙用，仍不离阴阳、五行、升降、生克之大义也。”真可谓微妙在脉啊！因此，大家一定要好好地去体会脉象。

现在有些医生觉得诊脉的意义不大，常常临床不诊脉，这是不正确的。我们再来读读张仲景的《伤寒论·序》，其云：“观今之医，不念思求经旨，以演其所知，各承家技，始终顺旧。省疾问病，务在口给；相对斯须，便处汤药；按寸不及尺，握手不及足，人迎、趺阳，三部不参；动数发息，不满五十；短期未知决诊，九候曾无仿佛；明堂阙庭，尽不见察，所谓窥管而已。夫欲视死别生，实为难矣！”

① 达庆维，费兆馥，徐建国．老中医谈脉诊的重要性及其研究．上海中医药杂志，1983（3）：2

察之有纪，从阴阳始，始之有经，从五行生，生之有度，四时为宜，

纪：纲领。察之有纪，从阴阳始，是说诊脉有一定的纲领，应当从辨别阴阳开始。我们在前学过的《素问·阴阳应象大论》中有一句“察色按脉，先别阴阳”与这句意思相同，表明《黄帝内经》十分强调辨别阴阳在诊病中的重要性。因为阴阳是自然界的基本法则，做事时必须严格遵循。脉象随阴阳消长而有变化，故察阴阳可知脉象是否相应，相应则属正常，不相应则属异常。

经：经常之道。阴阳有一定规律，如冬至一阳生，阳气微上阴气微下；夏至一阴生，阴气微上阳气微下。这种阴阳消长升降的现象，来自于春温、夏热、秋凉、冬寒四季五时的相生变化规律。生之有度：五行相生有一定的常度，如木生火、火生土、土生金、金生水、水生木，循环往复。在四季则表现为春生夏、夏生长夏、长夏生秋、秋生冬、冬又生春，循环往复。四时为宜：五行相生与四时相适应，春木、夏火、秋金、冬水等。

诊察脉象的纲领，在于辨别阴阳。阴阳的常规变化从五行相生规律中表现出来。五行相生规律有常度，与四时相适宜，如果不相适宜，则是病态。这段经文提出，脉象随阴阳的变化而变化，所以首先要察阴阳。进一步言，阴阳随五行相生规律的变化而有消长变化，而五行相生的规律与四时是相宜的，所以脉象变化与四时有密切关系。在四时中既有阴阳的消长，又有五行的相生规律，所以诊脉必与四时相关联。

补泻勿失，与天地如一，

一：统一。补虚泻实的治疗方法一定要与四时阴阳五行变化规律相适应。此是因时制宜的规则。《黄帝内经太素》中“补泻”作“循数”。循：遵循。数：数术，阴阳、五行的变化，是测知的结果。循数就是要遵循四时阴阳五行的规律。此说法可以另做参考。

得一之情，以知死生。

一：这里指天人合一的规律。能够掌握人与天地相应的道理，即可预测疾病的死生。

是故声合五音，色合五行，脉合阴阳。

歌、哭、呼、笑、呻谓之五声，角、徵、宫、商、羽谓之五音。五声与五音配合以察知脏腑病变。青、赤、黄、白、黑谓之五色，与木、火、

土、金、水相合，以察知五脏病变。脉之浮沉变化与四时阴阳相应。所以诊病必须结合四时、阴阳、五行，才能定五脏病位，才能预测死生。

从这段经文中，我们还可以得知：①声与音相合更能测知脏腑病变。单凭一方面，或声或音，很难准确判断病位，两者结合更为准确。②五色与五行相合才能确定病位与病邪。③诊法必须与四时相合。

第十二节　梦与病

是知阴盛则梦涉大水恐惧，阳盛则梦大火燔灼，阴阳俱盛则梦相杀毁伤，上盛则梦飞，下盛则梦堕，甚饱则梦予，甚饥则梦取，肝气盛则梦怒，肺气盛则梦哭，短虫多则梦聚众，长虫多则梦相击毁伤。

自从人有了自我意识，就知道自己会做梦。甲骨文的“梦”字是个会意字，写作 = （丬，床）+ （眼睛）+ （人的身体、手指连带手臂）。像人睡在床上以手指目，表示睡眠中目有所见[①]。《说文》云：“梦，寐而觉也。”认为梦是人在睡眠中产生的一种心境觉解。《正韵》的解释是“觉之对，寐中所见事形也”。梦是人在睡眠中所见到的事情。

人在睡眠中双目紧闭，肉体感官并不接触外物，怎么能目有所见呢？《灵枢·淫邪发梦》说：“正邪从外袭内，而未有定舍，淫于五脏，不得定处，与营卫俱行，而与魂魄飞扬，使人卧不得安而喜梦。”张景岳说：“凡阴阳劳逸之感于外，声色嗜欲之动于内，但有干于身心者，皆谓之正邪，亦无非从外袭内者也。惟其变态恍惚，未有定舍，故内淫于脏，则于营卫魂魄，无所不乱，因令人随所感而为梦。”由此可见，发梦大约有三个阶段，一是外界有关因素刺激人体而影响五脏；二是进而影响体内营卫之气的正常运行，使人魂魄飞扬；三是魂魄飞扬使人卧不得安，因而出现各种梦象。

梦的产生是在睡眠这个前提下进行的。睡眠是机体自我保护并得以休养生息的一种生物学行为。在睡眠状态下，神的自觉意识受到抑制而内敛；“随神往来者谓之魂”，故魂也随之而内敛，魄缺乏魂的激发，因而魄的感知、运动本能受到抑制；感知迟钝、肢体运动静止，又有利于机体

① 刘文英．梦的迷信与梦的探索．北京：中国社会科学出版社，1989：158

能量的储存。受机体自在机制的激发，当觉醒之时，神跃而外出，魂随而动魄，魄的感知运动随之敏感，便是寤起状态。正如《庄子·齐物论》所说："其寐也魂交，其觉也形开。"而做梦则是内外刺激在既不会使人觉醒，又能对机体产生一定影响的情况下产生的，即《黄帝内经》所谓在"正邪"的刺激，魄所感受的刺激不经自觉意识为魂所接，随营卫游荡，从而产生了梦；或由清醒状态下各种所见所闻之记忆留痕，被魂所挖掘并以各种不同于现实之梦幻状态展现出来。①

病梦的产生在外有外邪的入侵、环境和情志因素的刺激，在内有阴阳失调、气血逆乱、脏腑虚损，在内或外的作用下所引起的一种生命过程中病理状态的特殊反应，是一种病理状态时大脑反映的信息。为什么疾病在潜伏期时没有临床症状，而梦却能反映疾病？人在白天或觉醒状态时，外界信息和内在刺激不断传入心神（所以任物者谓之心），心神必须对各种信息进行加工处理，然后产生相应的行为。因此，此时无暇顾及一个疾病初起时的微弱信息，心神对这些轻微的病证刺激通过阴阳自和作用后没有了感觉。当人们进入睡眠状态时，外界刺激信息大大减少，于是一些病证的刺激信息传入心神，便以梦境的形式表现出来。②

古代中医学家认为梦与病有关，因此可以通过对梦的认识来分析病机。蒲辅周先生说："细心揣摩病人的梦境，有助于查知疾病部位、病变的性质和预后，不宜轻视。"③

梦境与人体脏腑阴阳气血的特性有关。如张景岳《类经》说："阴气盛则梦涉大水而恐惧（以阴胜阳，故梦多阴象）；阳气盛则梦大火而燔焫（以阳胜阴，故梦多阳象）；阴阳俱盛则梦相杀（俱盛则争，故梦相杀）。上盛则梦飞（阳胜者亲乎上也）；下甚则梦堕（阴胜者亲乎下也）。盛饥则梦取（因不足也）；甚饱则梦予（因有余也）。肝气盛则梦怒（肝在志为怒也）；肺气盛则梦恐惧、哭泣、飞扬（肺在志为忧，故梦恐惧、哭泣；肺主气，故梦飞扬）；心气盛则梦喜哭恐畏（心在志为喜，在变动为忧也）；脾气盛则梦歌乐、身体重不举（脾喜音乐，在声为歌，其主肌肉也）；肾气盛则梦腰脊两解不属（腰为肾之府，故若腰脊不相连属）。""厥气客于心，则梦见丘山烟火（心属火也）；客于肺，则梦飞扬，见金

---

① 禄颖，烟建华．《内经》淫邪发梦说探析．中医药学刊，2005（10）：1835

② 刘文英．梦的迷信与梦的探索．北京：中国社会科学出版社，1989：201

③ 蒲志孝．蒲辅周医话《论调神》．山东中医杂志，1981（1）：31

铁之奇物（肺属金也）；客于肝，则梦山林树木（肝属木也）；客于脾，则梦见丘陵大泽，坏屋风雨（脾属土，其主湿也）；客于肾，则梦临渊，没居水中（肾属水也）；客于膀胱，则梦游行（膀胱为足之太阳经，属三阳之表也）；客于胃，则梦饮食（胃为水谷之海也）；客于大肠，则梦田野（大肠为传导之官，其曲折纳污，类田野也）；客于小肠，则梦聚邑冲衢（小肠为受盛之官，物之所聚，类邑衢也）；客于胆，则梦斗讼自刳（胆主决断，其气刚也。刳音枯，剖腹也）。”“短虫多则梦聚众（繁盛之象也），长虫多则梦相击毁伤（长虫势力相角，内有损伤，故梦兆亦然）。”张景岳说：“《周礼》六梦：一曰正梦，谓无所感而自梦也；二曰噩梦，有所惊愕而梦也；三曰思梦，因于思忆而梦也；四曰寤梦，因觉时所为而梦也；五曰喜梦，因所喜好而梦也；六曰惧梦，因于恐畏而梦也。关尹子曰：好仁者，多梦松柏桃李；好义者，多梦金刀兵铁；好礼者，多梦簠簋笾豆；好智者，多梦江湖川泽；好信者，多梦山岳原野。”（《类经·梦寐》）

朱熹说：“梦者，寐中之心动也。”（《朱子全集·答陈安卿》）张景岳《类经》说：“梦造于心，其原则一。盖心为君主之官，神之舍也。神动于心，则五脏之神皆应之，故心之所至即神也，神之所至即心也。第心帅乎神而梦者，因情有所着，心之障也。神帅乎心而梦者，能先兆于无形，神之灵也。夫人心之灵，无所不至，故梦象之奇，亦无所不见，诚有不可以言语形容者。惟圣人能御物以心，摄心以性，则心同造化，五行安得而役之？故至人无梦也。”心为君主之官，为神之所舍。梦为心神扰动。心神为什么会动？因为被情绪、情感扰动。而至人、圣人不为外物左右，心神明澈，五脏神安然相处。因此，《庄子·大宗师》云：“古之真人，其寝不梦。”现代研究表明，睡眠分为两种，一种是眼睛的慢速运动睡眠，另一种是眼睛的快速运动睡眠。前一种为深睡眠，不易做梦，即使有梦，也难以追忆；后一种为浅睡眠，通常会做梦，但人们能记住的往往是临醒前所做的梦。“真人无梦”看来应该属于深睡眠状态。

杨上善《黄帝内经太素》说：“凡梦有三种：人有吉凶，先见于梦，此为征梦也；思想情深，因之见梦，此为想梦也；因其所病，见之于梦，此为病梦也。此十一种梦，皆病梦也，并因阴阳气之盛衰、内有饥饱、肝肺气盛、长短虫多以为梦也。此所以因伤致梦，即以梦为诊也，此为梦诊。”《诸病源候论·虚劳喜梦候》说：“寻其兹梦，以设法治，则病无所逃矣。”

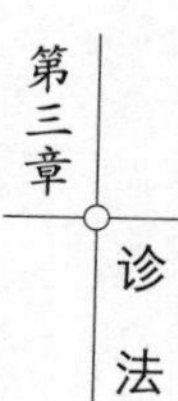

治疗时，第一，问有梦还是无梦。比如遗精，有梦而遗称为梦遗；无梦而遗，甚至清醒时精自滑出者，称为滑精。二者命名有别，治疗上也不同。程国彭《医学心悟·遗精》云："大抵有梦者，由于相火之强；不梦者，由于心肾之虚。"林珮琴《类证治裁·遗泄论治》云："有梦治心，无梦治肾，为简要也。"叶天士《临证指南医案·遗精》中载有梦而遗的吕某一案，认为"有梦乃遗，心有所触而致"，用妙香散治疗；对无梦而遗的宋某一案，认为"精窍已滑"，遵"有梦治心，无梦治肾"的说法，以补肾为主治疗。同为遗精，但一为实，一为虚；一用泻，一用补；一用开，一用敛。这充分体现了辨有梦无梦的临床意义。

第二，问梦境，特别是遇到疑难病人不好做出诊断时，可以通过询问病人的梦境，再结合《黄帝内经》所述，根据脏腑、阴阳、气血、虚实，以及邪气的特点，确立假设性诊断和治疗措施。这方面我就不谈了，供大家临床参考与应用。

第十三节　虚静为宝

是故持脉有道，虚静为保。

保：珍贵，宝贵。简（丹波元简）按："《甲乙》作宝。盖保、葆、宝，古通用。"这句经文最基本的解释涉及三个方面：①对医生而言，要求虚静。即要求医生一定要谦虚、要虚心，以获得不同的资讯，听得进不同意见。从医学心理学的角度来看，临床诊断时存在着初始诊断的排他性。当有一定临床经验的医生在得到几个重要信息后，就可能做出初始诊断，此后就不容易再接受其他不同的信息，也不容易更改当初所做的诊断，这样就很容易导致误诊。所以要求医生一定要谦虚，要能够接受和认真对待与之前所做的初始诊断不同，甚或相反的信息，并认真分析取舍。还有就是要求医生在工作中一定不要浮躁，要以平和冷静的心态进行诊疗活动。②对病人而言，要求病人身心平静，无饮食、运动、情志等的干扰。这在前面已经讲过。③对诊疗环境而言，要求安静、无吵闹等。《脉确·诊法》说："内虚则心不纷，外静则心不扰。"孙思邈《备急千金要方·论大医精诚》强调，"凡大医治病，必当安神定志，无欲无求"，"大医之体，欲得澄神内视，望之俨然，宽裕汪汪，不皎不昧，省病诊疾，至意深心"，"夫为医之法，不得多语调笑，谈谑喧哗"。

本句经文说虚静为宝，可想而知"虚静"二字很重要，所以容我再进一步讲一讲“虚静”的思想。

《黄帝内经》为什么强调诊病要以“虚静为保”呢？我认为，这主要是针对医生而言，其意有四。

一是谦虚宁静。医生要内心虚空，思想无杂念，平心静气地诊断疾病。虚，内心空虚，就是我们平常所说的虚心、谦虚，强调不要主观臆断，不要有先入为主的观念，否则就会听不进不同意见，看不见不同事物和现象。静，指不要浮躁。心如明镜，心如止水，才能看得到、听得进。清代医家罗东逸《古今名医汇粹·内经脉要》说：“虚静二字，诊家当关一句：虚者，廓然无我，胸无一字之预留；静者，游神寂寞，前无一意之或杂，然后可诊有过之脉。”吴谦《删补名医方论》说：“盖上工之医，未诊病时，并不先存意见，亦不生心自全。有是病但用是药耳。”

二是集思广益，兼收博采，融会贯通。在虚静的状态下，你个人过去的经验、旁人的经验以及所了解的某种学说、思想和理论等都有可能汇集到你的头脑中，使你更能集思广益、兼收博采，并融会贯通。杨凤庭说：“尔等凡临一症，先清静厥心，使己意毫无滞着，然后可生灵慧。”（《弄丸心法·孙知微医学论》）

三是心静为鉴。《庄子·天道》云：“水静则明须眉，平中准，大匠取法焉。水静犹明，而况精神！圣人之心静乎！天地之鉴也，万物之镜也。”水在静止时能够清晰地照见人的须眉，高明的工匠会取水平面作为测定的标准。水平静下来后会清澄明澈。所以心境虚空宁静，可以作为天地、万物的明镜。以此喻医，诊断疾病时，应当平心静气，不带主观偏见，这样才能审其证、求其因。《医醇賸义·脉法》说：“临诊脉时，虚心静气，虚则能精，静则能细。以心之灵，通于指端；指到心到，会悟参观。”

四是体道会远。道是世界万事万物的基本规律，是自然的法则。虚静使人进到天人合一的境界，能与天地之道相通，能体会到“道”。体道得道后才能高瞻远瞩，洞察一切。庞朴先生说：“悟，得道于身，道与身一体，也叫体道。韩非说：必且体道，体道则智深，其智深则其会远，其会远（则）众人莫能见其所极（《韩非·解老》）。会远则高瞻远瞩，洞察一切。所以众人莫能见其所极。”①

《庄子·人世间》曰：“若一志，则无听之以耳而听之以心，无听之

① 庞朴．一分为三——中国传统思想考释．深圳：海天出版社，1995：137

以心而听之以气。耳止于听，心止于符。气也者，虚而待物者也。唯道集虚。虚者，心斋也。”庞朴先生解释道：听别人讲话时，首先要用耳朵听，但不要停留于此，更要“听之以心”，要用心去听。但仍有些东西是心也听不见的，那就要“听之以气”。为什么呢？因为“听止于耳”，耳朵听到声音，这只是感性认识。“心止于符”，心领神会之后，才能符合客观事物，但这仅仅是理性认识。庄子认为，还要经过一个悟性的过程才能掌握事物的真谛。必须要“听之以气”，也就是要从道的高度去理解、掌握客观事物，要“唯道集虚”，只有人心虚空的时候，即没有任何成见和固定看法的时候，道才能进去。这时，我们才能悟出耳朵听不见、心理解不了的不可思、不可议的东西。耳朵听得见的东西是可以言说的，脑子考虑的东西是可以思辨的，而道是不可思议的，只能依靠悟性来理解。这个过程不是感性的，也不是理性的，而是悟性的（《中国文化十一讲》）。斋是清净之意，《说文解字》云“斋戒”，整洁身心，以示虔诚。心斋，指戒除一切杂念和欲望，从而使心境保持虚洁清明的精神之斋戒。心斋要求四点：①心志专一。想要“心斋”以体道，首先要心志专一。心神专一，不存丝毫杂念，这就是庄子所谓的“用志不分，乃凝于神”。《黄帝内经》强调诊断时心神要专一，否则容易引起误诊。《素问·征四失论》说：“所以不十全者，精神不专，志意不理，外内相失，故时疑殆。”意思是说没有十全的疗效，是由于医生诊病时精神不够集中，缺乏认真的分析思考，没有把外在的临床表现和内在的病理变化联系起来，所以时常疑虑不决，造成过失。②在神志专一的前提下，心斋必须“无听之以耳而听之以心，无听之以心而听之以气”。耳代表五官感觉与情感，心主人的心智能力。心斋要戒除情感和知性活动。《庄子·天地》有云：黄帝遗其玄珠。使知索之而不得，使离朱索之而不得，使吃诟索之而不得也，乃使象罔，象罔得之。得道（玄珠），不靠智慧（知），不靠感官（离朱），不靠语言（吃诟），而靠“象罔”。象罔无心以求之，恰合“道”之本性。前三者以智识求之，违背了“道”的本性，所以找寻不到。《四诊心法要诀》说：“诊脉有道，虚静为宝。言无思无虑，以虚静其心，惟神凝于指下也。调息细审者，言医家调匀自己气息，精细审察也。”诊脉之道，须摒弃思想和情感。③听之以气。心斋通过气的培养、凝聚而使心虚静、专一，从而可以投入地步入体道之境，以人之气通于天地自然之气。程云来《医暇卮言·卷上》说：“常言鱼不见水，人不见气，故人终日在气中游，未尝得见。惟于屋漏日光之中，始视尘埃滚滚奔忙。集暗室之内，若有疾风驱之者，此等境界，可以悟道，可以阅世，可以息心，可以参禅。漆园齐物之论，首发此义，亦可谓通天人之故者矣。”④心斋的目的是要藉虚静之气去体会、冥合于虚静之大道。“道”的根本属性就是虚静空明。道既为虚，体道必以虚体虚，是故有“虚者，心斋也”的逻辑结论。体道必须具备一个心理前提，那就是要有虚静的心境，这是由道之虚静的本性所决定的。①

在虚静的状态下，体悟得道于身，这样就能高瞻远瞩，洞察一切，达到《黄帝内经》所说的“慧然独悟”“观于冥冥”“俱视独见”“昭然独明”的境界。宋代《圣济经·持脉虚静章》说：“致虚守静，其神无营，俾事物不得入其舍，乃持脉之道也。进乎法而造乎道，定于己而应于人，则有过之脉可求焉。”

春日浮，如鱼之游在波；夏日在肤，泛泛乎万物有余；秋日下肤，蛰虫将去；冬日在骨，蛰虫周密，君子居室。

《黄帝内经》在这里再次谈到了四时脉象。春日乃冬寒刚去，阴气将尽，阳气初升，万物萌发生机。人在此时，阳气萌动，腠理疏松，气血趋于表外，所以脉象表现为浮。就像鱼儿从水底浮游在上荡漾于水面，但这种浮脉又不太浮，如鱼儿在水面又未出于水面。王安石《字说》云：“波，水之皮也。”所以这里用“波”形象地描述这种浮浅的脉象。

在肤：在皮肤，浮于外。泛：《说文》云“泛，浮也”，浮盛之义。夏日由温转热，阳气隆盛，万物生长繁茂，人的腠理更为疏松，毛孔开张，脉象更趋于表，因阳气有向上向外的特性，于是夏日的脉象显现于皮肤之下，充满指下。阳主动，因阳气隆盛，故脉流畅快通利，故见洪脉。夏脉浮洪滑数，应万物有余之象。

下肤，指脉由浮而渐转沉，在皮肤之下，较前面的春脉、夏脉都稍沉。蛰：动物冬眠。蛰虫，指能冬眠的虫，藏伏土中越冬的虫子。去：含有藏的意思，但较藏意浅。秋日阳气始收，天气凉爽，万物气象萧条，人体腠理渐渐趋于致密，脉搏也渐趋于里，故见脉稍沉，如蛰虫将去冬眠而尚未入藏之意。

在骨，言脉沉伏在里，推筋着骨乃得。蛰虫周密，指蛰虫伏藏深穴而严固周密。君子居室，言冬季寒冷，人们多深居简出，以避外寒，实际之

① 王杰泓．中国古代文论范畴发生史《庄子》卷：得意忘言．武汉：武汉大学出版社，2009：60

意也在“深藏”。由于冬天为阳气潜藏之时，故人的脉象也应沉伏在里。

以上是对四季脉象的描写。细究其理，在于脉象的浮沉与四时阳气的升降相应。

故曰：知内者按而纪之，知外者终而始之，

内：脏腑，即在内的五脏。按：根据脉象及脏腑所在部位。纪：法度。要知内在五脏的病变，一方面可以通过按脉而知之，另一方面由于五脏在体内各有分部，故可根据病变部位测知内在脏腑的病变。

外：经气。终而始之，指经脉循行的终始和起止。对体表的病变，可根据经脉的循行部位来确定。对肢体、头面等部位，可根据经脉循行所过部位来确定脏腑经脉病位。如腮部疼痛，可根据此乃少阳经脉所过之处而责之于少阳病变。

此六者，持脉之大法。

关于“六者”有不同的认识。一种意见认为是对本段所论内容的总结，即春、夏、秋、冬、内、外。另一种意见认为是对本篇所论内容的总结，即诊脉常以平旦、四诊合参、脉应四时、虚静为保、脉合阴阳、知内知外。两种意见都有一定道理。

第十四节　平人的内涵

下面学习的是《素问·平人气象论》的有关内容。

黄帝问曰：平人何如？

黄帝问，平人的情况是怎样呢？

平人，就是气血平和协调的人，也就是所谓的正常人、健康人。高士宗说：“平人，血气调和之人也。”在下面的经文中，《黄帝内经》从无病、呼吸与脉动次数的角度来表述什么是平人。

岐伯对曰：人一呼脉再动，一吸脉亦再动，呼吸定息脉五动，闰以太息，命曰平人。平人者，不病也。常以不病调病人，医不病，故为病人平息以调之为法。

出气曰呼，入气曰吸，一呼一吸，谓之一息。再，二也。人一呼，脉跳两次；一吸，脉跳两次。闰，余也。太息，即长息。闰以太息，言平人常息之外，偶尔有一息甚长者。三年一闰，五年再闰。平人大约在数次呼吸后偶尔会有一息甚长者。呼吸定息，即一息已尽，二息未起中间停顿的这段时间。张景岳注："呼吸定息，谓一息既尽而换息未起之际也。"对于"呼吸定息脉五动"，历代注家主要有两种认识。第一种认识是李中梓、吴崑、张志聪等人认为，平人一息脉动4次，偶尔1次呼吸定息，加在一起，脉搏一共跳动了5次。这是因为三五次呼吸后，偶尔会有一息较长者的缘故。第二种认识是张景岳等人认为，呼吸定息脉搏跳动5次，若闰以太息，则脉搏跳动6次。张景岳注："常人之脉，一呼两至，一吸亦两至。呼吸定息，谓一息既尽而换息未起之际也，脉又一至，故曰五动。闰，余也，犹闰月之谓。言平人常息之外，间有一息甚长者，是为闰以太息，而又不止五至也。此即平人不病之常度。然则总计定息、太息之数，大约一息脉当六至。故《五十营》篇曰：呼吸定息，脉行六寸。乃合一至一寸也。"我认为，第一种认识较为允当。

平人是指没有病痛的人，健康的人。平者，匀也；息者，呼吸。平息即均匀呼吸。调：了解，访查，推衍为测知。调之：测候病人的脉动至数等。为法：为诊脉之法。平人是无病的人，通常可以把无病的人作为测候、衡量病人异常情况的标准。下面就具体举了个例子，例如医生在诊病时没有病痛，就可以用医生的均匀呼吸来测量评定病人的脉搏至数。这是诊脉的一个法则。但是，根据《灵枢·骨度》"愿闻众人之度"，中医诊法应该是将众人的普遍数值作为诊察病人的参照标准。因为个体有差异，所以一般不允许以某一个体的情况作为衡量其他个体正常与否的标准。所以这里的"医"，不是某一个体，而是普遍的"医"，是以总体的定性定量统计结果作为诊察病人的标准。

这段经文给我们三点提示：①平人是无病之人。②可以把无病作为评定是否属于病人的标准。③医生一定要无病，才能正确执行评定就诊者是否属于病人的标准。如果医生生病了，他在实施诊断标准时就有可能发生误差。

我们在这里讨论一个问题，就是《黄帝内经》所论"平人"的含义。

"平人"相似于我们今天所说的健康人。那么什么是健康呢？《中华大字典》的释义为：健，强也；康，乐也、安也、和也。《汉语大词典》说：健康，指人体机能正常，没有缺陷。《汉语词典》（原名《国语词典》）说：健康为身体强壮安适。健康一直被人们用来表达人的完好状态。世界卫生组织于1948年在其宪章中提出了健康的定义：健康不仅是免于疾病和衰弱，而且是保持体格方面、精神方面和社会方面的完美状态。1978年9月，其在国际初级卫生保健大会发表的《阿拉木图宣言》

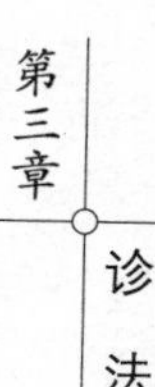

中又重申：健康不仅是疾病与体弱的匿迹，而且是身心健康、社会幸福的完美状态。”健康不仅指没有疾病或身体虚弱，而且要有健全的身心状态和社会适应能力，一个人只有在躯体健康、心理健康、社会适应良好和道德健康四方面都健全，才是完全健康的人。

我们归纳《黄帝内经》对“平人”内涵的认识，大约有如下几个方面。

第一是没有疾病，没有精神和肉体的病苦。如《素问·平人气象论》云：“平人者，不病也。”

第二是阴阳气血的平衡协调。平人身体内的阴阳气血是处于平衡协调状态的。如《素问·调经论》云：“阴阳匀平……名曰平人。”如果阴阳的平衡被破坏，即为病态。陈太初《琅嬛青囊要·论阴阳疑似》说：“凡人之病者，无非阴阳相贼而失其和也耳。”

第三是机体内各种生理变化与天地阴阳相应。平人体内的各种生理变化都与天地自然的阴阳变化规律相一致。如春日阳气升发，万物欣欣向荣。春日人体气血趋于外，故春季里人的脉象弦滑而活，浮越于表。冬日阳气沉潜，万物闭藏。冬日人体气血入于里，故冬季里人的脉象沉伏着骨。如《灵枢·终始》说：“所谓平人者，不病也。不病者，脉口人迎应四时也。”《灵枢·禁服》说：“春夏人迎微大，秋冬寸口微大，如是者，名曰平人。”

第四是一息脉四动，间或五动。人一呼脉搏跳动两次，一吸脉搏跳动两次，在呼气吸气中间的停顿中，偶有一次脉搏跳动，这是平人的脉搏跳动次数。如《素问·平人气象论》云：“人一呼脉再动，一吸脉再动，呼吸定息脉五动，闰以太息，命曰平人。”

第五是全身脉动一致。平人全身脉搏的跳动是一致的。如《素问·调经论》云：“九候若一，名曰平人。”

第六是形肉气血相称。平人的形体、肌肉、气血是相匀称的。如《灵枢·终始》云：“形肉气血必相称也，是谓平人。”

第七是形与神俱。平人的形体既健壮与结实，又精神充沛，感觉良好，内心情绪平和。如《素问·平人气象论》云：“故能形与神俱，而尽终其天年。”

第八是经脉气血畅通。张子和说：“《内经》一书，惟以血气通流为贵。”意思是《黄帝内经》中以气血流通作为是否健康的标准。健康之体气血通畅，而患病之躯气血运行不畅甚或不通。《灵枢·本脏》云：“经脉者，所以行血气而营阴阳，濡筋骨利关节者也。”“是故血和则经脉流行，营复阴阳，筋骨劲强，关节清利矣。”倘若气血运行不畅，则能引起疾病。朱丹溪说：“气血冲和，万病不生。一有怫郁，诸病生焉。”（《丹溪心法·六郁》）

第九是平人有正常的升降出入活动。《素问·六微旨大论》说：“是以升降出入，无器不有。故器者，升化之宇。”升降出入是人体生命活动的基本形式，人的生命活动，内而消化循环，外而视听言行，无一不是脏腑升降出入运动的表现。脏腑的升降出入运动，维持着正常生命活动的动态平衡。升降出入正常，则生命活动正常，故人能健康长寿。正如《灵枢·天年》云：“五脏坚固，血脉和调，肌肉解利，皮肤致密，营卫之行，不失其常，呼吸微徐，气以度行，六腑化谷，津液布扬，各如其常，故能久长。”若升降出入失常，则病变丛生，甚或预后不良。故《素问·六微旨大论》说：“出入废，则神机化灭。升降息，则气立孤危。故非出入，则无以生长壮老已，非升降则无以生长化收藏。器散则分之，生化息矣。故无不出入，无不升降。”

《黄帝内经》关于平人的九点认识，是一个综合概念，需要综合起来认识。

第十五节　胃气脉象

平人之常气禀于胃，胃者平人之常气也。人无胃气曰逆，逆者死。

人身五脏之气禀于胃，赖水谷之气以为养。人一日不食则饥，七日不食则死，所以说五脏之气禀于胃，当然，脉气也禀受于胃，所以胃气是正常人脉息的正常之气。如果五脏没有了胃气，就没有了生机，因为悖逆了生生之道，所以主预后不良。脉无胃气，也为逆，预后不良。所以常言道：有胃气则生，无胃气则死。

以下内容通过脉中胃气的有无、多少来反映正常、生病和真脏脉等情况。

春胃微弦曰平，弦多胃少曰肝病，但弦无胃曰死。胃而有毛曰秋病，毛甚曰今病。脏真散于肝，肝藏筋膜之气也。

春季木气旺，肝气升发，其脉当弦，但应该是微弦而有胃气的脉象。

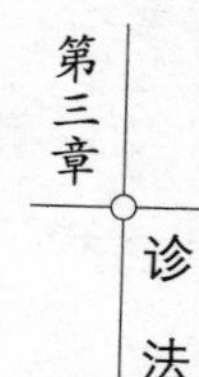

有胃气的脉象是从容和缓，柔而有力，匀静有神的。这是肝之平脉。如果脉象过于弦而少和缓之象，表示是肝病，肝邪胜，胃气衰。如果脉象弦急而无从容和缓、柔而有力、匀静有神者，是胃气已绝，肝之真脏见，故曰死，预后不良。五脏有病，遭受他脏的乘侮，也能表现出相应的脉象。例如，如果春季之脉虽有胃气但兼见毛脉，这是金乘木的反应，可以预知秋天会发病。如果毛脉非常明显，这是肺金邪胜，木受金刑的反应，可以推知即刻就会发病。五脏之真气由肝脏敷布于全身，肝与筋膜之气有密切关系。

夏胃微钩曰平，钩多胃少曰心病，但钩无胃曰死，胃而有石曰冬病，石甚曰今病。脏真通于心，心藏血脉之气也。

夏季火气旺，其脉当钩。钩脉有解作洪脉的，有解作滑脉的，而张志聪《素问集注》说："心脉通于夏气，如火之发焰，如物之盛长，其气惟外出，故脉来盛而去悠，有如钩象，其本有力而肥，其环转则秒而微也。"脉搏起时有力而明显，回落速度较慢，环转犹如钩型，故称为钩脉，但应该是微钩而有从容和缓、柔而有力、匀静有神的脉象，这是心之平脉。如果脉象过于钩而少和缓之象，表示是心病。如果脉象只见钩而无从容和缓、柔而有力、匀静有神者，是胃气已绝，心之真脏见，预后不良。如果虽然有胃气但兼见石脉，这是水乘火的反应，可以预知冬天会发病。如果石脉非常明显，这是水胜，推知现在就会发病。五脏之真气由心脏而通达于全身，心与血脉有密切关系。

长夏胃微软弱曰平，弱多胃少曰脾病，但代无胃曰死，软弱有石曰冬病，弱甚曰今病。脏真濡于脾，脾藏肌肉之气也。

长夏季土气旺，其脉当软弱，但应该是微软弱而有从容和缓、柔而有力、匀静有神的脉象。这是脾之平脉。如果脉象过于软弱而少和缓之象，表示是脾病。如果脉象只见代而无从容和缓、柔而有力、匀静有神者，是胃气已绝，脾之真脏见，预后不良。如果虽然有胃气但兼见石脉，这是水反侮土的表现，可以预知冬天有病。如果脉弱非常明显，这是本脏虚甚，现在就会发病。张志聪说："软弱有石，是所不胜之水气反来侮土，至冬时水气反虚而为病矣。弱甚者，脾气太弱，当主即病。盖言乘侮太甚者即病，而本气虚者，亦即病也。"五脏之真气由脾脏转输濡养于全身，脾与四肢肌肉有密切关系。

秋胃微毛曰平，毛多胃少曰肺病，但毛无胃曰死，毛而有弦曰春病，弦甚曰今病。脏真高于肺，以行荣卫阴阳也。

秋季金气旺，其脉当毛。《灵素节注类编》说："秋令阳气下降入地，万物成实，夏脉之浮洪转为轻浮，来急者，收束绷急之象，去散者，阳气下降之象，以其浮部轻虚，故名毛脉。"但其脉应该是微毛而有从容和缓、柔而有力、匀静有神的脉象。这是肺之平脉。如果脉象过于毛而少和缓之象，表示是肺病。如果脉象毛而无从容和缓、柔而有力、匀静有神者，是胃气已绝，肺之真脏见，预后不良。如果脉毛而兼见弦脉，这是金乘木的反应，可以预知秋天有病。如果弦脉非常明显，现在就会发病。五脏之真气上归于肺，通过肺气运行营卫阴阳之气于全身。

张志聪对这段经文所出现的三种发病状况进行了总结：毛而有弦，是所不胜之木气反来侮金，则木虚其本位矣。至春当木旺之时，而木气反虚，是以为病。所谓侮反受邪，寡于畏也。弦甚者乘侮太过，而金气当即病矣。按《平脉》篇曰：脉有相乘，有纵有横。水行乘火，金行乘木，名曰纵。火行乘水，木行乘金，名曰横。是四时之中，皆有纵有横。纵者，虽得胃气而所不胜乘之。故曰：胃而有毛，胃而有石。横者，脏气不足而所胜妄行。故曰：毛而有弦，石而有钩，此脏气横行，是以本位虚而反招仇复。按四季长夏之中，文义三换。当知四时之气，皆有纵有横，有客气甚而有本气虚也。

冬胃微石曰平，石多胃少曰肾病，但石无胃曰死，石而有钩曰夏病，钩甚曰今病。脏真下于肾，肾藏骨髓之气也。

冬季水气旺，其脉当石，但应该是微石而有胃气的脉象，这是肾之平脉。如果脉象过于石而少和缓之象，表示是肾病。如果脉象只见石而无从容和缓、柔而有力、匀静有神者，是胃气已绝，肾之真脏见，预后不良。如果脉石而兼见钩脉，可以预知夏天有病。如果钩脉非常明显，现在就会发病。五脏之真气下藏于肾，输注于骨髓。

上述几段经文讲了有胃气的脉象就是正常人的脉象。那么什么是脉有胃气呢？《黄帝内经》中有两条经文讲到了有胃气脉象。《素问·玉机真脏论》说："脉弱以滑，是有胃气。"《灵枢·终始》谓："谷气来也徐而和。"一般而言，有胃气的脉象就是从容和缓、柔而有力、匀静有神的脉象。

我们归纳总结古代医家们对有胃气的脉象的认识，可以帮助我们从三个方面来理解什么是有胃气的脉象。①和缓。张景岳《类经》说："自有一种雍容和缓之状，便是胃气之脉。"《灵素节注类编》说："胃气脉者，

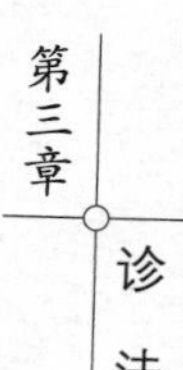

其来去出入，必舒徐和缓。”《脉理求真·胃脉》说：“必得脉如阿阿，软若阳春柳，方为脾气胃脉气象耳。夫胃气中和，旺于四季。其在于春，脉宜微弦而和，夏宜微洪而和，秋宜微浮而和，冬宜微实而和。使于四季，而不见有和缓之气，则为真脏脉见，而为不治之症矣。”《医学指要·二十八脉指要》说：“凡一切脉中皆须夹缓，谓之胃气。盖缓主脾脉，土为万物之母，中气调和则百病不生矣。夫脾为土脏，位居中央，孤脏以灌四旁者也。”“凡从容和缓浮沉得中者，此是平人之正脉。”②中，即无太过无不及。《诊家正眼·脉以胃气为本》说：“蔡氏曰：不大不小，不长不短，不滑不涩，不浮不沉，不疾不迟，应手中和……胃气脉也。”张景岳说：“无太过，无不及。”《灵素节注类编》说：“胃气脉者……其部不浮不沉，其动不迟不数，如是则阴阳和平而无病，否则即为病脉。”③不可言说。《医宗必读·脉法心参》说：“如古人形容胃气之脉，而曰不浮不沉，此迹象也，可以中候求也；不疾不徐，此迹象也，可以至数求也。独所谓意思欣欣，悠悠扬扬，难以名状，非古人秘而不言，欲名状之而不可得，姑引而不发，跃如于言词之表，以待能者之自从耳。东垣至此，亦穷于词说，而但言脉贵有神。惟其神也，故不可以迹象求，言语告也。”《顾松园医镜·持脉真诀》说：“缓而和匀，不浮不沉，不大不小，不疾不迟，应手中和，意思欣欣，悠悠扬扬，难以名状者，此真胃气脉也。”脉应指下有茂盛、充盈、从容、舒缓等感觉就是有胃气的脉象。《丹台玉案·先天脉镜论》云：“故在脉中，指下难取形状，便是胃气。但可以形状拟，便是六淫之气也。昔人以和缓拟之，吾以口中吹出重气拟之。又以软而滑者拟之，此亦无可拟之中，而强拟其略相似者，以示人也。”祝茹穹曰：“人一身以胃为主……其在脉中，难取形状。诊脉者，指下按之，浑浑缓缓，无形之可拟者，为平脉也。但觉有形，便是六淫阻滞，便是病脉也。”（《心医集》转引自《脉学辑要》）

我在这里提两个问题。第一个问题是《素问·玉机真脏论》说脾脉“善者不可得见，恶者可见”，也就是说正常的脾脉是观察不到的，有病的脾脉则可以见到。这是为什么呢？第二问题是《素问·宣明五气》说“脾脉代”，什么是脾脉代？

其实这两个问题的答案是相似的。因为脾主运化，居中灌四旁，五脏皆赖脾气的濡养，所以正常时脾不会单独显现自身的形象，常配合他脏他脉的形象显现出来。所以正常时脾脉不见，而以他脉为现。这个脾脉代的“代”，我觉得有两层意思，一是更代，就是四季不断交替变化，显现出四脏交替的脉象，如春胃微弦、夏胃微钩、秋胃微毛、冬胃微石；二是替代，应该是被替代，脾脉不会显现自身，被他脏他脉之象如弦、钩、毛、石之象所替代而显现出来。如杨上善《黄帝内经太素》说："善，谓平和不病之脉也。弦钩浮营四脉见时，皆为脾胃之气滋灌俱见，故四脏脉常得和平。然则脾脉以他为善，自更无善也，故曰善者不可见也。恶者，病脉也。脾受邪气，脉见关中，诊之得知，故曰可见也。"

我们再来学习一下有关认识。《灵素节注类编》说："惟脾土居五行之中，故为孤脏，鼓运输布胃中水谷精气，以灌溉上下四旁，故凡弦钩毛石之脉，皆以和缓之象为本者，是脾胃之气，故云其善处不可得见也。"《内经知要·脉诊》说："善者，脾之平脉也。脾何以无平脉可见乎？土无定位，亦无定象，古人强名之曰不浮不沉、不大不小、不疾不徐、意思欣欣、悠悠扬扬，难以名状。此数语者，未尝有定象可指、定形可见也。不可得见者，即难以名状也。恶者，即太过不及之病脉也。"《素灵微蕴·诊法解》说："代乃脾之平脉，言随四时更代，与代止不同也。"《难经悬解·十六难》说："脾脉缓，随四时更代，弦钩毛石之中而有缓象，是即脾脉，脾不主时也。"

第十六节　孕　脉

颈脉动喘疾咳，曰水。目裹微肿如卧蚕起之状，曰水。尿黄赤安卧者，黄疸。已食如饥者，胃疸。面肿曰风。足胫肿曰水。目黄者曰黄疸。

《素问·平人气象论》中描述孕脉前还有几句经文，主要讲通过辨识症状来诊断疾病，因为很有临床指导意义，我在此也简单讲一下。高士宗说："但论疾而知其病之所在者，如颈脉动喘疾咳，则知水气内动，故曰水。目内微肿，如卧蚕起之状，则知水气外呈，故亦曰水。若尿黄赤安卧，则知湿热在中，而为黄疸。已食如饥，则知邪热在中，而成胃疸。论其面肿，则知风动于上，故曰风。论其足胫肿，则知水动于下，故曰水。所谓黄疸者，不但尿黄赤安卧，必目黄者，始曰黄疸。上文未言目黄，故重言以申明之。此论疾而知其病之所在也。"

颈脉动喘疾咳，是说颈部的经脉搏动明显，又兼见咳喘气紧的，一般属于水气凌肺。眼睑肿一般都是水肿。尿黄赤安卧者为黄疸，即小便黄、身体疲乏者，可能是黄疸。我对这句经文很有体会。在黄疸性肝炎早期的

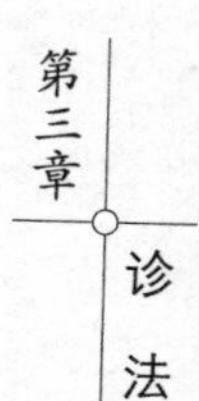

症状中，病人常常先有疲乏的感觉，过几天才会出现黄疸。所以要特别注意辨别，早期治疗。大约在1989年夏天的一个傍晚，我上夜门诊。一个小青年由妈妈陪着来看病。头上戴个棉帽，身上裹着棉大衣。大热天，穿成这样！小青年已病3天，症状就是疲乏无力，舌苔厚腻，小便黄。在我市最大的西医院去看过病，说是感冒了，吃了3天的药也不见好。我辨为湿热为患，用藿朴夏苓汤、茵陈蒿汤、龙胆泻肝汤加减，另加根蓝根等。然后对他妈妈说，如果再过几天出现眼睛黄、身黄的情况就一定要去传染病院。数十天后，病人一家老小专门到门诊感谢我。原来上次看病后几天小青年果然出现全身发黄。他们想起我说的话，立刻就把孩子送到了传染病院，被诊断为急性黄疸性肝炎，隔离住院治疗30多天后出院。主管医生说，可能是因为吃了中药的缘故吧，小青年的病情很轻，肝功能也恢复得很快很好。这也是治未病的一种情况吧。

后面还有“已食如饥者，胃疸”，疸同“瘅”，热的意思。胃中热，善消谷食，所以已食如饥，属于后世所说的“中消”。“面肿曰风”，面部浮肿多属风，属风水。足胫肿，按之有凹陷，多属水肿。目黄者属黄疸。

下面我们着重讨论妊娠脉象。

妇人手少阴脉动甚者，妊子也。

这句经文有两个要点，一是手少阴，二是动甚。

（1）关于手少阴的认识，历代医家有三种意见。

第一种意见是手少阴经的神门穴。王冰说：“手少阴脉，谓掌后陷者中，当小指动而应手者也。”张景岳《类经·脉色类》云：“启玄子云：手少阴脉，谓掌后陷者中，当小指动而应手者也。盖指心经之脉，即神门穴也，其说甚善。”黄石市妇幼保健院的汤力子说：“1979年以来，笔者在临床应诊时，观察了500名停经妇女的神门脉动情况，发现神门脉动甚有妊者370人，不动甚无妊者81人，合计451人，符合率为90.2%。神门脉动甚而无妊及不动甚有妊者49人，不符合率为9.8%。看来，少阴当作神门穴的认识，是很有临床指导意义的。”①

第二种意见是寸口脉的寸部。《济世全书·妇人科》说：“忽然诊得寸口盈，六脉无邪身有孕。”张景岳《类经·脉色类》云：“《脉要精微论》曰：上附上，左外以候心。故心脉当诊于左寸……然以余之验，左寸亦应。”两手寸口脉盈而搏指有力，提示有孕。泊头市中医医院吕秉义

① 汤力子．神门脉辨妊娠．湖北中医杂志，1981（4）：47

报告，在观察173名孕妇的脉象后，发现左寸部出现滑脉者45名，右寸部出现滑脉者44名，左右寸部同时见滑脉者44名，共计133名，占173名受检孕妇的76.9%。实践证明，孕妇出现滑脉多在寸部，而尺部出现滑脉的人数较少①。看来，手少阴脉作寸口脉的寸部解，也有临床指导意义。

贵州中医药大学熊大武等以妊娠妇女停经天数为依据，将740名孕妇中小于孕40天者分为1组，孕40～60天者为2组，孕60天以上者为3组。观察指标为脉象A：三部脉沉浮正等，按之不绝。脉象B：寸关尺均显滑象，寸脉搏指有力。脉象C：尺脉滑利应指不散，或大于寸脉。结果：脉象A者105例，1组66例，2组23例，3组16例。脉象B者324例，1组35例，2组46例，3组243例。脉象C者311例，1组86例，2组103例，3组122例。脉象A以小于孕40天者较多。脉象B以孕40～60天者开始出现增加，孕60天以后有所上升。脉象C的出现在60天以后特别明显。② 熊大武他们的观察结果，反映了不同脉象出现在不同的时间段。

第三种意见是寸口脉的尺部。因为肾主胞胎，所以不应该是手少阴而应该是足少阴，故认为应该是寸口脉的尺部。这种认识在后世很流行。

我在临床上体会到出现第二种情况也就是寸口脉的寸部明显搏动者要多些。

（2）关于“动”，一般都解释为滑脉。如张景岳《类经》说：“动甚者，流利滑动也。”姚止庵《素问经注节解》说：“动谓滑数也。”但根据王冰所言：“动，谓动脉也。动脉者，大如豆，厥厥动摇也。”《胎产秘书·胎前脉法》说：“动者，如豆粒之逼指而动也。”脉如豆粒状，逼指而动，厥厥动摇。厥字本义是憋气发力。为何会有如此之脉象呢？正如《灵枢·本神》所说“两精相搏谓之神”，《灵枢·决气》所说“两神相搏，合而成形”。新生命的形成，是因为两精相搏、两神交合而后成，所以才会有如此之脉象。所以早期妊娠脉象不一定是滑脉，而是其形如豆，厥厥而动。张山雷在《女科辑要笺疏》中阐述得十分明白，“气血结滞，脉象应之而不条达，故其形如豆如珠，一粒突起，指下厥厥动，因谓之

① 吕秉义．刍言滑脉主孕．北京中医杂志，1986（4）：15

② 熊大武，李千笛，刘承华．早期妊娠妇女脉象变化的观察报告．贵阳中医学院学报，1997（1）：25

动。妊娠之初，胎元乍结，正是阴阳凝合之时，其应在脉，于是亦呈凝聚之态。《素问》脉动主妊一条，其理极精。而注家似未有能申明其意义者，但必在结胎数日之间，乃有此象。若日久则胎孕已有明征，生机洋溢，何致更有结塞之态形之脉上？此所以脉滑亦主妊身，即是生机盎然之朕兆。故滑脉必于一月后始可见之。盖动之与滑，一为蕴蓄不行，一为活泼爽利，形势态度，适得其反，而以论妊子固是各有至理，必不可诬。”

《黄帝内经》中有关妊娠的脉象主要有三条：

一是“妇人手少阴脉动甚者，妊子也”。这句经文在《黄帝内经》中有两见，分别在《灵枢·论疾诊尺》和《素问·平人气象论》。

二是“阴搏阳别谓之有子”，见于《素问·阴阳别论》。王冰注：“阴，谓尺中也。搏，谓搏触于手也。尺脉搏击，与寸口殊别，阳气挺然，则为有孕之兆。何者？阴中有别阳故也。”北京中医药大学主编的《内经释义》说：“阴阳指尺寸言，妇人尺脉搏指有力而滑动，多系受孕的脉象。”刘献林编著的《金匮要略语释》一书直截了当解释为：“一般妊娠，尺脉多见滑象。”然而张仲景在《金匮要略·妇人妊娠病脉证治》云：“师曰：妇人得平脉，阴脉小弱，其人渴，不能食，无寒热，名妊娠。”尤在泾注：“平脉，脉无病也，即《内经》身有病而无邪脉之意。其人渴，妊子者内多热也。一作呕亦通。今妊妇二三月，往往恶阻不能食是已。无寒热者，无邪气也。夫脉无故而身有病，而又非寒热邪气，则无可施治。”对张仲景这段经文，中国中医科学院编著的《金匮要略语释》注释为：“妇人的脉象和平，只是尺部的脉比较小而弱，口渴，不想吃东西，没有怕冷发热，这很可能是妊娠的缘故。”临床实践证明：孕妇的脉象多是尺部弱小，一侧或两侧寸、关或寸与关同时出现滑脉，以寸部见滑脉者占绝大多数。此可谓“阳搏”而“阴别”。

三是“帝曰：何以知怀子之且生也？岐伯曰：身有病而无邪脉也”，见于《素问·腹中论》。“身有病”，王冰注：“病，谓经闭也。”张景岳注：“身有病，谓经断恶阻之类也。”“无邪脉”，王冰注：“今病经闭，脉反如常者，妇人妊娠之征，故云身有病而无邪脉。”也就是说，月经未行，兼有恶心困倦、嗜食酸味及腹部膨大等不适情况，但脉如常，提示可能有孕。

孕脉出现的时间一般在第二个月或第三个月，一个月的早早孕在脉象上常常是没有明显表现的。唐立三认为，《内经》言手少阴脉动甚谓之有子，阴搏阳别谓之有子，曰动、曰搏，皆有力之象也；而《金匮》复以

"阴脉小弱，其人渴，不能食，无寒热"者为妊娠，二说何其相反耶？盖《内经》所云者，一谓手中之少阴肾脉，血聚气盛故脉动，一谓阴得胎气而强，故阴脉搏指，而阳脉反与之有别，此皆于三月之胎诊之始验。其《金匮》所云者，谓下焦之气血骤为胎蚀，暂似有亏，故脉小弱，此惟于两月左右验之，过此则不然矣，是以下文有"于法六十日当有此证"句。由是观之，二书似反而实同也，然更以《千金》所云"初时寸微小，呼吸五至，三月而尺数"之语，合而参之，斯得圆通之妙焉（《吴医汇讲·妊娠阴脉小弱论》）。

凡论及孕脉，均称脉滑。其实这只是一般规律，我们前面讲过，因为医学的理论是用不完全归纳法得出来的结论，所以也会有例外。安徽省潜山县中医医院汪济医生根据自己的经验，提出"妊娠脉也可见涩脉"。他从医 30 余年，曾见 2 例孕妇脉现涩象。他提到：在学医不久，诊一已婚青年妇女，云经期素准，近来忽已 2 个多月经水未至，而身体无有不适，自疑为闭经。诊其脉三五不调，搏动不流利。问之亦不见呕恶喜酸，遂诊为闭经。正欲处以活血通经之方药，猛思得《濒湖脉学·涩脉》之主病诗云："涩缘血少或伤精……女人非孕即无经。"暗想，虽见涩脉，是不是怀孕呢？万一有孕，岂不坏了大事？遂坦诚相告，嘱其去妇产科详查确诊。经查果为有孕。余暗自庆幸得一真知。嗣后数年，又诊得一停经 2 个多月的青年妇女，脉现涩象，余诊其为早孕。其人以自身无有不适，不信有孕。余乃嘱其做妇检，果然有孕。自此余益信孕脉可现涩象之说，后于其产后数月时再行脉诊，2 人皆六脉平和，不现涩象。涩脉形成的原因，总是由于精亏血少，不能濡养经脉所致。孕妇之所以现涩脉，就是因为营阴亏损，血不足以养胎，故而搏动迟滞不利，三五不调。对于体质虚弱之孕妇，滑脉等象可能不明显，如《妇人规》中说："然有中年受胎，及血气羸弱之妇，则脉见细小不数者亦有之。但于微弱之中，亦必有隐隐滑动之象。此正阴搏阳别之谓，是即妊娠之脉，有可辨也。"

关于妊娠脉象我们就讨论到这里，供各位参考，希望大家在临床上有更多的体会。

第十七节　脉症不相应

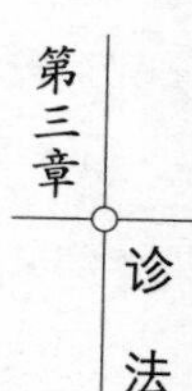

脉有逆从四时，未有脏形，春夏而脉瘦，秋冬而脉浮大，命曰逆四时也。风热而脉静，泄而脱血脉实。病在中脉虚，病在

外脉涩坚者，皆难治。命曰反四时也。

临床上有脉症不相应的情况，我们在前面讨论关格时已经提到过，这段经文再度具体地说明了这个思想。

脉有逆从四时，这是偏正结构。脉逆四时，即脉搏的搏动情况与四时不相应，当其时而不见其相应的脉象，这就是所谓的未有脏形。如春季为肝气生发之时，脉象应该为弦象，但此时却未见相应的脏腑脉象，这就叫“脉逆四时而未有脏形”。下面再次举例道，“春夏而脉瘦”，肝应春，心应夏，春夏为阳，肝心阳气生长，此时脉象应该是浮洪的脉象，正如《素问·脉要精微论》所说“春日浮，如鱼之游在波”，“夏日在肤，泛泛乎万物有余”，但此时却见瘦小的脉象，这是阳气不能生长，不能鼓动之象。“秋冬而脉浮大”，肺应秋，肾应冬，秋冬阳气将藏，脉应沉伏，如《素问·脉要精微论》所说“秋日下肤，蛰虫将去。冬日在骨，蛰虫周密，君子居室”，张景岳所说“脉得秋气，则洪盛渐敛，故如欲蛰之虫将去也。脉得冬气，沉伏在骨，故如蛰虫之周密”，但此时却见浮大的脉象，这是阳气不能潜藏之象。风主动，火热主动，故风热病证脉当躁数，但现在却见安静的脉象，这是脉证不相应。泄多虚，如《素问·玉机真脏论》有五虚之说，“脉细、皮寒、气少、泄利前后、饮食不入，此谓五虚”。所以泄泻多伤阴津，脉当为虚；脱血即失血，脉当为虚。既泄泻又脱血而脉不见虚反见实，这是脉证不相应。邪积于中脉应当有力却反见虚象，病在肌表脉应当浮滑却反见滞涩坚实病在里之脉象，这都是脉证不相应，属难治。

一般来说，脉象反映病机，但《黄帝内经》告诉我们，临床上还有脉象与病证病机不相吻合的现象，一定要深究细审。舍脉从症、舍症从脉是说在认真分析各类症脉后，把握了病机，而后或舍脉或舍症，这个舍是言此时的脉或症不能正确反映病机，因而在这次诊断和治疗方案中暂时不予考虑。不要一上来诊病就不诊脉，只问症，这种舍是不对的。另外，《黄帝内经》还告诉我们，如果出现了脉症不相应，属难治。

在这里简要讨论一下非典型证。我引用的是湖南省中医药研究院路振平先生的思想，我觉得他说得非常深刻和全面。

医生为什么会误诊？其原因固然很多，但主要还是临床上出现的病证往往是非典型性的，不容易诊断清楚。吴阶平院士曾说，他刚开始接触第一个病人时，就发现这个病人没有书本上所说的东西，于是，就认为病人不对，或者说叫作不典型，经过一段时间的临床，才开始懂得事情并不那么简单，所谓绝对的典型性是没有的。有人说，《伤寒论》三百九十八条中，典型证只有那么十几条，非典型证占三百条之多。分析出现非典型证的原因，大约有几种：一是病史不同。每个病人在就诊以前总有这样那样或多或少的病史，如《伤寒论》所谓"喘家""淋家""汗家""失血家"等，就是说这些病人在患外感病之前就已经有哮喘、淋病、自汗、失血等不同的病史，即使他们同时感受风寒之邪，所表现出来的症状也会有差异。临床上有许多病人患有多种西医的病症，所以临床病症非常复杂。二是病程不同。我们在临床上很难见到疾病的全部过程，往往只能见到它的一个横断面。病证在不同的时刻，其临床表现并不完全一样。如阳明证应为但热不寒，但在其早期阶段，也可能出现短暂的"不发热而恶寒"。临床上病人来就诊的时间段不同，其病情的表现也是不同的。另外，临床表现还受性别、体质、年龄、邪气转化等多种因素影响。西医内科专家张孝骞说："我看过不少伤寒病人，可以说没有两个病人的病情是完全相同的，每个人的年龄、性别不同，生活条件、生活环境不同，虽然得的病本质上是一样的，但是表现总是不同的，总有各自的特点……我们的临床医生要把自己的基点放在认识每一个具体不同的病人身上。"所谓"放在认识每一个具体不同的病人身上"，也就是放在认识每一个非典型证上，这一点十分重要。临床医生水平的高低，往往取决于对非典型证认识和掌握的程度，临床医学科研方法很大程度上也要依赖各种非典型证资料的积累与认识。用公式化的办法对待临床医学，往往一事无成。

《伤寒论》中出现的非典型证，根据其临床表现与病理特点，大致可分为不精确证、不相应证和不完全证三类。

一是不精确证。长期以来，人们习惯于用二值逻辑思维去对待临床上的一切，在他们看来，证候要么为阳，要么为阴；要么在表，要么在里；不是属寒，就是属热；不是为虚，就是为实，这是十分错误的倾向。其实，临床上的病证远非如此简单，而是极其错综复杂、扑朔迷离的。这些均属不精确证。恩格斯说："辩证法不知道什么绝对分明的和固定不变的界限，不知道什么无条件的普遍有效的'非此即彼'，它使固定的形而上学的差异互相过渡，除了'非此即彼'，又在适当的地方承认'亦此亦彼'，并且使对立互为中介。"临床上的病证更是如此，所谓绝对的阴证和阳证，单纯的实证和虚证，十分的热证和寒证，完全的表证和里证，都是不存在的。在阴与阳、虚与实、表与里、寒与热之间并没有一条不可逾越的鸿沟，临床上大都是一些不阴不阳、非表非里、亦寒亦热、似虚似实

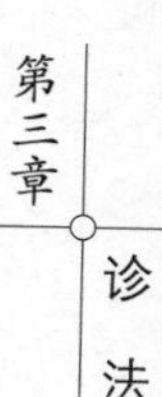

的不精确证。所以，我们应当把不精确证（或中间证）的概念引入到中医学领域中去，才更符合唯物辩证法和临床实际。

二是不相应证。所谓不相应证，顾名思义，是说症与脉、症与症之间的表现不相一致。症与症不相应，主要表现有两种：真假证或合并证。病人同时兼有两种证候，或此证未已彼证复起，均可出现症与症不相应的非典型证。在临床实践中，症与脉完全一致的典型证比较少见，而症与脉不一致的非典型证比比皆是。路振平对《伤寒论》中有症有脉的条文进行过粗略的统计，发现脉症相符者仅 21 条，脉症不一致者却有 92 条。如《伤寒论》第 126 条："病人脉数，数为热，当消谷引食，而反吐者……以胃中虚冷，故吐也。"数脉本主热，而本条却反见胃冷呕吐。有人曾随意抽查 1981 年度国内三种主要中医刊物 23 册所载医案，有脉象记录者共 469 例，竟无一例是脉症不符的，其中个案报道 132 例亦不例外，案案皆脉症相符。医案记载的脉症与临床实际相差这么远，就很难令人相信。

三是不完全证。在临床上经常看到病人身上的主要症状与教科书上典型证主要症状的数量是不相同的。一般来说都比典型证的数量要少，我们姑且把这样的非典型证名为"不完全证"。如小柴胡汤证有"往来寒热，胸胁苦满，嘿嘿不欲饮食，心烦喜呕"四大主症，但《伤寒论》中除第 96 条小柴胡汤证的条文外没有一条是四症俱全的，如第 379 条只有"呕而发热"两症，而第 37 条只有"胸满胁痛"一症，所以《伤寒论》第 103 条说："伤寒中风，有柴胡证，但见一证便是，不必悉具。"这是一条十分重要的辨证法则，它不仅适用于少阳证，而且还广泛地适应于其他各证。至于有人认为运用大承气汤必须具备"痞满燥实坚"，白虎汤证必须具备"大热、大渴、大汗、脉洪大"四症，也是毫无根据的。那是后人从运用这两个方的条文中抽象出来的"诊断标准"，在临床上极少全部见到，《伤寒论》从头到尾也查不到，相反，倒是它们的不完全证随处可见。例如《伤寒论》第 254 条只有"腹满痛"一症即用大承气汤，第 170 条只有"渴欲饮水"一症即用白虎汤。

对非典型证的辨别，《伤寒论》给我们提供了几种很好的方法。

一是比较法。有比较才能有鉴别，在比较中求大同、存小异。这主要反映在两个方面：一方面求病理机制之同，存临床表现之异。以阳明证为例，有的见"谵语、潮热、大便硬"，有的见"渴欲饮水、口舌干燥"，有的见"身黄如橘子色，小便不利，腹微满"，但只要能分析出其病机属胃肠实热，就可以诊断为阳明证。因为外在的表现总是因人而异，只要本质上一样就可以。另一方面求主要症状之同，存次要症状之异。如外感热病初期，有的见“头痛、发热、恶寒、咳喘、脉浮紧”，有的见“头痛、发热、恶寒、干呕、脉浮缓”，有的见“头痛、发热、恶寒、项背强几几、脉浮弱”等，都可以诊断为太阳病，因为都有头痛、发热、恶寒、脉浮的主症，至于其他次要症状或多或少，或此或彼，或有或无，就无关紧要了。

二是治疗性诊断法。当病情复杂，症状模糊，无法肯定某个诊断，或对某个诊断因证据不足还没有十分把握时，《伤寒论》往往采取以诊断为目的的试探性治疗。这个内容我们将放在“治则治法”一章中去讨论。

三是否定反证法。当临床表现似是而非、模棱两可，其诊断结果有多种可能性时，就要用否定的方法，排除其他诊断，从而反证此种诊断为唯一正确的诊断，谓之否定反证法。这种方法，也是《伤寒论》普遍运用的。如第61条：“下之后，复发汗，昼日烦躁不得眠，夜而安静，不呕、不渴、无表证，脉沉微，身无大热者，干姜附子汤主之。”六经皆有“烦躁”症，究竟病是何证呢？仲景用“无表证”，否定其为太阳证；用“不呕”，否定其为少阳证；用“不渴”，否定其为阳明证。那么病邪可能在三阴，然后结合“脉沉微，身无大热”，确认其为少阴阳虚证，而用干姜附子汤治疗①。

第十八节　真脏脉

人以水谷为本，故人绝水谷则死，脉无胃气亦死。所谓无胃气者，但得真脏脉，不得胃气也。所谓脉不得胃气者，肝不弦、肾不石也。

人不能脱离饮食五味而生活，所以人以水谷为本，由此延伸出一个人如果没有胃气不能活，人的脉象也应该有胃气。在前我们讨论过，脉象有胃气，是指带有从容和缓、柔而有力、匀静有神的脉象，不论弦、钩、毛、石及浮、沉、迟、数、滑、涩等脉，都必须兼有这种脉象，这才是脉有胃气。如果脉无胃气，就是真脏脉。真脏脉没有胃气，有胃气就不是真脏脉。

《黄帝内经》中，真脏脉有两种情况。一种是如《素问·平人气象论》所说的“但弦无胃曰死”。春季木气旺，其脉当弦，但应该是微弦而

① 路振平.《伤寒论》非典型证初探. 辽宁中医杂志，1986（3）：8

有从容和缓、柔而有力、匀静有神的脉象，这是肝之平脉。如果脉象过弦而少和缓之象，这是肝邪胜，胃气衰，表示肝病。如果脉象只见弦急而无从容和缓、柔而有力、匀静有神者，是胃气已绝，肝之真脏脉见，故曰死，预后不良。如《素问·平人气象论》说："死肝脉来，急益劲，如新张弓弦，曰肝死。"张景岳说："劲，强急也。如新张弓弦，弦之甚也。亦但弦无胃之义，故曰肝死。"还有一种就是这里所说的"所谓脉不得胃气者，肝不弦、肾不石也"。肝没有弦象、肾没有石象，这也是真脏脉。这是由于本脏衰竭，没有胃气，则本脏的脉象不能显现，反而显现出他脏的脉象。如清代医家章楠在《灵素节注类编》中说："若弦钩毛石而无和缓之象，是无胃气，名真脏脉，故曰但弦无胃气者死，余脏皆然。又如脉之不得胃气者，如肝脉之应弦不弦而反毛，是金来克木也，余脏皆然。良由无中土之气调和，故水火木金互相克贼，亦名真脏脉，微现已危，甚则死矣。"我们可以这样来认识（图39）：

真脏脉
- 本脏之气太过：见但弦无胃、但石无胃等
- 本脏之气不及：见肝不弦、肾不石等

图39　真脏脉的脉象表现

真脏脉一般表示疾病危重，预后不良。甘肃省医学科学研究院王克万和李振英老师通过临床观察与分析，将高血压病的两个基本类型与肝、肾真脏脉联系起来，以指导临床，其思路可供参考。他们说，病理脉象有两类，一类是四时太过、不及的病脉，一类是无胃气的真脏脉。病脉与真脏脉之间虽有显著区别，但并无严格的界限，而是一个量变过程。如果其脉弦大强硬，刚劲有力，验之于血压，为收缩压较高，脉压差较大；病人形体多肥胖臃肿，或见下肢浮肿，舌质或红，舌苔多呈黄腻或白腻兼燥象，症见头晕头痛、胸胁苦满，或见项强、腰痛、大便秘结。是病在少阳，胆失条达，转枢失司使然。如果其脉沉伏弦细，坚硬如石，验之于血压，为舒张压较高，脉压差较小，或者可在正常范围；病人舌红苔薄或无苔，症见五心烦热、腰酸腿困、头晕眼花、耳鸣耳聋、心悸怔忡或有鼻衄。是病肾阴不足，脾不能为胃行其津液，肾不能受五脏六腑之精而藏之，则心、脾、肝、肺四脉得不到肾精之濡养而争张，变生诸证。① 前者从肝胆论

① 王克万，李振英．肝、肾真脏脉与高血压病的关系．辽宁中医杂志，1984（12）：1

治，后者从肾与五脏论治。我觉得，王克万和李振英两位老师在这里所说的两种脉象，还是不属于真脏脉，仍然属于弦多胃少、石多胃少的肝肾病脉。真正见到真脏脉时，应该是病情危重期，大多预后不良。

第十九节　关于诊法几个问题的讨论

诊法的经文讲完了，我想讨论几个《黄帝内经》中有关诊法的问题。

一、《黄帝内经》中诊法的理论基础

《黄帝内经》中的诊法理论，内涵弘博，意义深远，对后世诊法理论的建立和发展有重大影响。冯兆张《冯氏锦囊秘录·杂症大小合参》说："盖夫诊候者，通神达微之事，总不能出乎《内经》之范围。"张志聪《侣山堂类辩·诊法论》说："夫诊脉察色，昉于《灵》《素》诸经。"

人以五脏为中心，因此诊病的目的主要是审察脏腑经络、气血阴阳的盛衰。如《素问·五脏生成》云："诊病之始，五决为纪。"张景岳《类经·五决十经》注："五决者，谓察五脏之疾以决死生，乃为诊病之纲纪也。"《素问·经脉别论》云："诊病之道，观人勇怯骨肉皮肤。能知其情，以为诊法也。"张景岳《类经·风证》说："凡察病之法，皆谓之诊。"能够掌握通过审察身体外在的皮肤、骨肉、性情等，从而测知身体内在的脏腑经络、气血阴阳的生理病理、邪气性质及其所在部位等情况的道理，就是把握了诊法。

诊法的理论依据是什么呢？

1. 以表知里

《素问·阴阳应象大论》说："以表知里。"通过在表的征象测知内在脏腑的生理病理等情况，这就是诊法的一般原理。

《黄帝内经》认为，事物的表里之间存在着确定性联系，犹"夫日月之明不失其影，水镜之察不失其形，鼓响之应不后其声。动摇则应和，尽得其情"（《灵枢·外揣》）。故体内脏腑经络气血的生理病理、邪气的有无盛衰等情况都会由内而外地反映出来，此理正如淳于髡所说"有诸内必形诸外"（《孟子·告子下》）。《灵枢·刺节真邪》还举了自然界渐洳与苇蒲所具有的内外表里间的紧密关系来说明以表知里的道理，"下有渐洳，上生苇蒲，此所以知形气之多少也"。张景岳《类经·解结推引》

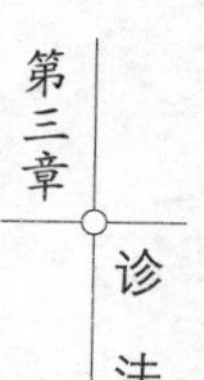

注："下有渐洳，则上生苇蒲，内外之应，理所皆然，人之表里，可察盛衰，亦犹是也。"

《黄帝内经》认为，诊法之所以能够以表知里，一是因为五脏与身形之间有着密切的关系，如《灵枢·本脏》有"肺应皮，心应脉，脾应肉，肝应爪，肾应骨"。正因为五脏与五体有着相应关系，内在脏腑的病变可反映在相应的五体上，所以才能够视其外应，以知其内脏。因脏与腑气化相通，故皮肉脉筋骨也可反映六腑的气血盛衰。如《灵枢·本脏》有"肺应皮，皮厚者大肠厚，皮薄者大肠薄"，"肝应爪，爪厚色黄者胆厚，爪薄色红者胆薄，爪坚色青者胆急，爪濡色赤者胆缓"。对此，《灵枢节注类编·脏腑合同气化应外部》说："脏腑经脉相通，气化相合，而皮脉肉筋骨，由脏腑之气血所生者。故其厚薄美恶，必内外相应，观外而知内，视其形色，即知其病之所生所在也。"二是因为五脏与七窍之间有着密切的关系。窍在外，脏在内，两者之气相通，五脏的情况可以反映在面部七窍上。《灵枢·脉度》云："五脏常内阅于上七窍也。故肺气通于鼻，肺和则鼻能知臭香矣；心气通于舌，心和则舌能知五味矣；肝气通于目，肝和则目能辨五色矣；脾气通于口，脾和则口能知五谷矣；肾气通于耳，肾和则耳能闻五音矣。五脏不和，则七窍不通。"张景岳《类经》说："五脏常内阅于上七窍也，阅，历也。五脏位次于内而气达于外，故阅于上之七窍如下文者。人身共有九窍，在上者七，耳目口鼻也；在下者二，前阴后阴也。故肺气通于鼻，肺和则鼻能知臭香矣；心气通于舌，心和则舌能知五味矣；肝气通于目，肝和则目能辨五色矣；脾气通于口，脾和则口能知五谷矣；肾气通于耳，肾和则耳能闻五音矣。《阴阳应象大论》曰：肺在窍为鼻，心在窍为舌，肝在窍为目，脾在窍为口，肾在窍为耳。故其气各有所通，亦各有所用，然必五脏气和而后各称其职，否则脏有所病则窍有所应矣。"正因为五脏与七窍之间有着密切的关系，故可以通过观察在外的七窍以知在内五脏的生理病理变化。三是五脏在体表有特殊表现。如《灵枢·本脏》说："肺小，则少饮，不病喘喝；肺大则多饮，善病胸痹、喉痹、逆气。肺高，则上气，肩息咳；肺下则居贲迫肺，善胁下痛。肺坚则不病，咳上气；肺脆，则苦病消痹易伤。肺端正，则和利难伤；肺偏倾，则胸偏痛也。""黄帝曰：何以知其然也？岐伯曰：白色小理者，肺小；粗理者，肺大。巨肩反膺陷喉者，肺高；合腋张胁者，肺下。好肩背厚者，肺坚；肩背薄者，肺脆。背膺厚者，肺端正；胁偏疏者，肺偏倾也。"四是因为经络贯通于身体内外，故内脏的生理病理可以通过经络反映于外。如蔡贻绩《医学指要·经络贯通说》云："脏腑经络与周身相贯通，故视其外应，各得其本乎内者之所由矣。"五是营卫气血阴阳充盈于身体内外，故内在的脏腑阴阳气血等生理病理均能通过营卫气血表现于外。

医生就是要善于搜取这些反映于身体外部的征象，从而认识在里的脏腑经络气血阴阳的生理与病理，故《灵枢·本脏》说："视其外应，以知其内脏，则知所病矣。"张景岳《类经·序》说："欲知其内，须察其外。"

2. 宗脉之所聚

宗脉就是众脉，许多经脉。目、耳、舌、脉等都是身体的局部部位，但这些局部却是全身脏腑经脉所聚之处，所以全身脏腑阴阳气血的有关情况会通过经络气血反映于诸如目、耳、舌、脉等身体局部，因此审察诸如目、耳、舌、脉等身体某一局部，可以测知全身脏腑阴阳气血的盛衰。

例如目，《灵枢·口问》云："目者，宗脉之所聚。"张景岳说："《大惑论》曰：五脏六腑之精气，皆上注于目而为之精。《口问》篇曰：目者，宗脉之所聚也。故（《素问·五脏生成》）云诸脉者皆属于目。"汪宏《望诊遵经·目分脏腑部位》在《黄帝内经》有关认识的基础上，对察目知病的道理进行了阐发，提出，"凡观气色，当视精明。精明者，目也，五脏六腑之精也，营卫魂魄之所常营，神气之所生也，心之使也，肝之官也，宗脉之所聚也，阴阳之所会也，气之清明者也。《灵枢》曰：五脏六腑之精气，皆上注于目而为之精。精之窠为眼，骨之精为瞳子，筋之精为黑眼，血之精为络，其窠气之精为白眼，肌肉之精为约束，裹撷筋骨血气之精，而与脉并为系，上属于脑，后出于项中。夫筋骨血气肌肉者，五脏之所属也。是故以眼分五脏，血络属心，黑珠属肝，白珠属肺，瞳子属肾，约束属脾。赤脉从上下者，太阳病。从下上者，阳明病。从外走内者，少阳病。从内眦始者，阳跻病。瞳子黑眼，法于阴。白眼赤脉，法于阳。阴阳合传而精明也。此脏腑之部，阴阳之分也。由是而观，有形焉，有容焉，有气焉，有色焉。分而论之，所以明其理。合而诊之，所以通其变。形也，容也，气也，色也，无往而非脏腑之征，亦无往而非阴阳之理也。脏腑阴阳，形容气色，有诸中形诸外。要皆以神为本也。寤则神栖于目，寐则神处于心。神也者，视瞻平正，黑白分明，容色精爽，光彩清莹，朗朗然，不可须臾离也，神之昭著于目者盖如此。"

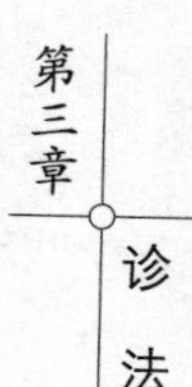

又如鼻，鼻与全身脏腑经脉有着连属关系。如“大肠手阳明之脉……上夹鼻孔”“胃足阳明之脉……下循鼻外”“小肠手太阳之脉……抵鼻”（见《灵枢·经脉》），余如膀胱足太阳脉、三焦手少阳脉、胆足少阳脉、心手少阴脉、督脉、任脉、阳跻脉等，也都循行连属于明堂。正因为全身脏腑经脉都与明堂鼻相连属，故脏腑通过经脉气血将其生理病理信息反映在鼻这一身体局部之上，使之成为通过局部认识整体的依据。《灵枢·五色》说：“明堂者，鼻也。”故《灵枢·逆顺肥瘦》提出，“五色之见于明堂，以观五脏之气”。

再如耳，《灵枢·口问》云：“耳者，宗脉之所聚也。”张景岳说：“手足三阳三阴之脉皆入耳中，故耳亦宗脉之所聚也。”故察耳以知全身病变。薛生白说：“读《素问》耳兼心、肾，与《灵枢》合看，则又兼肺，可见每窍皆兼五行，如天地之互相入者。”① 由此可见，任何一个局部，都可以通过经络气血等与整体相关联。这为从一个局部了解全身整体的生理与病理、临床审察局部以知整体的诊法提供了理论依据。

3. 以此参伍

《素问·脉要精微论》云：“以此参伍，决死生之分。”通过全面诊察，然后参伍，从而判断病情以决死生。参伍连用，就是要求从诸种不同情况的对照比较中，求得一个存乎其中，出乎其上的结论。这个结论，一般而言，就是关于事物本质的认识。参伍是一个动作，其特征有三：①考察的对象在两个以上；②这些对象互相进行比较对照，这便是动作的本身；③由此得出一个既不同于原对象又不离于原对象的结果来，它高于原对象，比它更深刻，抓住了事物的本质和规律。

参伍，就是要求全面、系统、动态、立体地去考察事物，要求通过整体与层次、整体与部分、整体与运动、整体与环境等关系来认识事物。《素问·八正神明论》说：“以日之寒温，月之虚盛，四时气之浮沉，参伍相合而调之，工常先见之。”任何复杂的对象，在其内部都有许多层次，每一层次上又都有许多因素，同一层次的各种因素之间、不同层次的各种因素之间总是具有千丝万缕的联系。在外部，这一对象与其他事物间又相互影响、交互作用；而任何对象自身都有其发生发展的历史。参伍，要求把认识对象的各个部分、内外各个方面、各个因素、历史发展的前后

① 薛生白．日讲杂记．唐笠山．吴医汇讲．上海：上海科学技术出版社，1983：15

等联系起来考察，从中找出规律性、本质性的东西。因而，“良工”能有“俱视独见”“常先见之”的功夫。

《灵枢·邪气脏腑病形》说：“故善调尺者，不待于寸口；善调脉者，不待于色；能参合而行之者，可以为上工。上工十全九；行二者为中工，中工十全七；行一者为下工，下工十全六。”善于通过审察身体某一外在局部，如善诊尺者、善诊脉者，即能测知身体内在脏腑的生理病理，这固然高明，正如杨上善所说：“若能审调尺之皮肤六变，即得知病，不假诊于寸口也。善调寸口之脉知病，亦不假察色而知也。”但是若能参以伍之，全面考察，将“察色、诊脉、调尺，三法合行，得病之妙，故十全九，名曰上工”。所以“但知尺、寸二者，十中全七，故为中工。但明尺一法，十中全六，以为下工也”。

4. 参天地而应阴阳

《灵枢·经水》曰：“此人之所以参天地而应阴阳也，不可不察。”人之脏腑经脉气血阴阳与天地四时日月阴阳的消长有密切的关系，因而人体阴阳气血的运行必会受到天地阴阳的影响，故在脉象、气色等方面会有相应的变化。如《素问·经络论》云：“阳络之色变无常，随四时而行也。”再如脉象与四时阴阳的关系如《素问·脉要精微论》中所说，“万物之外，六合之内，天地之变，阴阳之应。彼春之暖，为夏之暑，彼秋之忿，为冬之怒。四变之动，脉与之上下。以春应中规，夏应中矩，秋应中衡，冬应中权。是故冬至四十五日，阳气微上，阴气微下；夏至四十五日，阴气微上，阳气微下。阴阳有时，与脉为期，期而相失，知脉所分，分之有期，故知死时。微妙在脉，不可不察。察之有纪，从阴阳始，始之有经，从五行生，生之有度，四时为宜。补泻勿失，与天地如一，得一之情，以知死生。是故声合五音，色合五行，脉合阴阳。”人与自然相应，故正常脉象随四时阴阳消长而有“春应中规，夏应中矩，秋应中衡，冬应中权”以及“春日浮，如鱼之游在波；夏日在肤，泛泛乎万物有余；秋日下肤，蛰虫将去；冬日在骨，蛰虫周密，君子居室”的相应变化。所以《黄帝内经》非常注重在诊病中考虑天时等因素对病证的影响。《素问·五常政大论》说：“故治病者，必明天道地理，阴阳更胜，气之先后，人之寿夭，生化之期，乃可以知人之形气矣。”在诊脉中，《黄帝内经》十分强调脉合四时阴阳。若脉不合四时阴阳，则属病态。医生可依据五行生克制化之理等，以诊断病证、推断预后。如《素问·平人气象论》说：“脉有

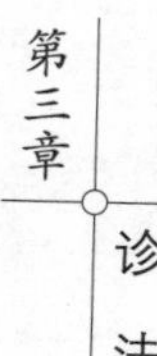

逆从四时，未有脏形，春夏而脉瘦，秋冬而脉浮大，命曰逆四时也……皆难治，命曰反四时也。”《素问·平人气象论》亦说：“脉从阴阳，病易已；脉逆阴阳，病难已。脉得四时之顺，曰病无他；脉反四时及不间脏，曰难已。”高士宗《黄帝内经素问直解》注：“所谓脉从阴阳者，脉得四时之顺也。顺者，春弦、夏钩、秋毛、冬石也。得顺，则虽病无他；无他，无他变也。所谓脉逆阴阳者，脉反四时也。反者，胃而有毛，胃而有石，毛而有弦，石而有钩也。”《素问·玉机真脏论》说：“所谓逆四时者，春得肺脉，夏得肾脉，秋得心脉，冬得脾脉，其至皆悬绝沉涩者，命曰逆四时。未有脏形，于春夏而脉沉涩，秋冬而脉浮大，名曰逆四时也……皆难治。”

5. 亦属太阴

诊察身体局部区域，如脉、鼻等，以知五脏气血盛衰，其机理与手足太阴都有密切关系。太阴有二，一是手太阴肺，二是足太阴脾。

如寸口脉。《素问·五脏别论》云：“帝曰：气口何以独为五脏之主？岐伯曰：胃者水谷之海，六腑之大源也。五味入口，藏于胃以养五脏气，气口亦太阴也，是以五脏六腑之气味皆出于胃，变见于气口。”《素问·经脉别论》云：“脉气流经，经气归于肺，肺朝百脉，输精于皮毛。毛脉合精，行气于腑，腑精神明，留于四脏。气归于权衡，权衡以平，气口成寸，以决死生。”《难经·一难》曰：“十二经皆有动脉，独取寸口，以决五脏六腑死生吉凶之法，何谓也？然。寸口者，脉之大会，手太阴之脉动也。人一呼脉行三寸，一吸脉行三寸，呼吸定息，脉行六寸。人一日一夜，凡一万三千五百息，脉行五十度，周于身。漏水下百刻，荣卫行阳二十五度，行阴亦二十五度，为一周也，故五十度，复会于手太阴。寸口者，五脏六腑之所终始，故法取于寸口也。”《黄帝内经》指出，诊察寸口脉与手太阴肺有密切关系。一则因为肺主气、朝百脉，故全身脏气汇聚于肺，全身经脉也汇聚于肺；二则因为气口为肺经所过之处。全身脏腑经脉气血的盛衰聚于肺而变化显现于肺经的穴位上，故诊察气口以知脏气盛衰。张景岳《类经·气口独为五脏主》说：“气口之义，其名有三：手太阴肺经脉也，肺主诸气，气之盛衰见于此，故曰气口；肺朝百脉，脉之大会聚于此，故曰脉口；脉出太渊，其长一寸九分，故曰寸口。”

《黄帝内经》认为，寸口诊脉不仅与手太阴肺有关，而且还与足太阴脾有关，故又提出“气口亦太阴也”。因为脾主运化，居中而灌四旁，

"脾气散精，上归于肺"，"是以五脏六腑之气味，皆出于胃，变见于气口"。如果脾胃之气不运，则见真脏之脉。如《素问·玉机真脏论》云："五脏者，皆禀气于胃，胃者五脏之本也；脏气者，不能自致于手太阴，必因于胃气，乃至于手太阴也。故五脏各以其时，自为而至于手太阴也。故邪气胜者，精气衰也。故病甚者，胃气不能与之俱至于手太阴，故真脏之气独见，独见者，病胜脏也，故曰死。"五脏之气不得太阴脾胃之气的转输则不能至于手太阴，只得真脏脉而不得胃气，或见"但弦无胃""但石无胃"，或见"肝不弦、肾不石"等无胃气的真脏脉。如《素问·平人气象论》说："人以水谷为本，故人绝水谷则死。脉无胃气亦死。所谓无胃气者，但得真脏脉，不得胃气也。所谓脉不得胃气者，肝不弦，肾不石也。"张景岳在《类经·逆从四时无胃亦死》中明确指出，"人生所赖者水谷，故胃气以水谷为本，而五脏又以胃气为本。若脉无胃气，而真脏之脉独见者死，即前篇所谓但弦无胃、但石无胃之类是也。然但弦但石虽为真脏，若肝无气则不弦，肾无气则不石，亦由五脏不得胃气而然，与真脏无胃者等耳"。脉无胃气之真脏脉，主死。《灵素节注类编·气口为五脏主》阐释道："此言气口者，两手寸口脉，是手太阴肺气所行之经也。肺为华盖，权衡周身之气，五脏之气各由经脉而汇归于肺，由肺敷布周身，故五脏安否，皆现于肺经气口之脉，而为五脏之主也。所以然者，胃为水谷之海，六腑之大源，五味入口，藏于胃，其精微以养五脏之气，是以五脏六腑所受之气味，皆出于胃，由脾归肺，而流于经，故其变化之精微，现于气口之脉也……而凡气之归肺者，皆现于气口之脉，故气口独为五脏主，而其虚实病证可验也。"

再如明堂鼻。《素问·疏五过论》云："奇恒五中，决以明堂。"提出五脏功能正常与否，可依凭明堂判决论断。《灵枢·五色》指出，"明堂者，鼻也"，即诊鼻之法。诊鼻之理，一因手太阴肺主鼻，而肺朝百脉，百脉气血汇聚于肺，故脏腑经脉之虚实盛衰可以通过肺而变见于明堂。二因足太阴脾主运化水谷，转输精气，脏腑气血赖此以生化，故明堂之气色还来自于脾所转输的水谷精气。肺脾之气相合，形成宗气，宗气上出于鼻而为嗅，下循百脉，故鼻亦属足太阴。因此，诊察明堂的道理，犹如诊脉独取寸口之理，故《灵枢·五阅五使》说："脉出于气口，色见于明堂。"《望诊遵经·明堂周身部位》说："色之见于明堂，犹脉之出于气口也。气口者，血脉之大会；明堂者，呼吸之宗气也。气口明堂，其义一也。"

又如面色。根据"亦太阴也"的道理，故《黄帝内经》重视色脉之

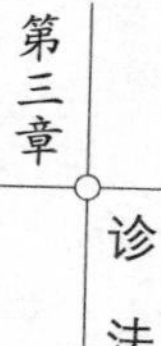

中都要有胃气。有胃气则生，无胃气则死。如《素问·五脏生成》云："凡相五色之奇脉，面黄目青，面黄目赤，面黄目白，面黄目黑者，皆不死也。面青目赤，面赤目白，面青目黑，面黑目白，面赤目青，皆死也。"张景岳《类经》注："凡此色脉之不死者，皆兼面黄，盖五行以土为本，而胃气之犹在也……此脉色之皆死者，以无黄色。无黄色则胃气已绝，故死。"《灵素节注类编》也说："凡现病脉，而相其五色，则以面有黄色者生，无黄色者死。以黄为中土之气，犹脉之有胃气则生，无胃气则死也。以无中土之气，则金木水火，互相克贼，但见青白赤黑之色，故死也。"在脉象上更是重视胃气。如《素问·平人气象论》云："春胃微弦曰平，弦多胃少曰肝病，但弦无胃曰死，胃而有毛曰秋病。"通过胃气合肝真脏之象以评定肝脏正常与否。春季脉微弦而有胃气为平脉。弦多胃少为肝病。但弦无胃为真脏脉，预后多不良。"毛为秋脉属金，春时得之，是为贼邪。以胃气尚存，故至秋而后病"（张景岳注）。《素问·玉机真脏论》云："浆粥入胃，泄注止，则虚者活；身汗得后利，则实者活。"前者"泄注止"为胃气尚存而可复；后者"身汗得后利"为胃气通而不阻绝，亦是以胃气的存亡、通否为诊断死生的根据。

6. 平与不平，天道毕矣

《灵枢·终始》曰："知阴阳有余不足，平与不平，天道毕矣。"天地自然的事物，都有太过与不及两端，取其平、取其中，这是天理。

《黄帝内经》认为，正常人体处于"阴平阳秘""阴阳匀平"的中和、平和状态之中，而疾病的根本则在于由于某种致病因素引起阴阳的偏盛偏衰。在阴阳出现偏盛偏衰的时候，也就出现了虚实，阴阳偏盛为实，阴阳偏衰为虚，换言之，病理亢盛有余的属实，衰弱不足的属虚。正是由于机体失和，阴阳偏盛偏衰，才会导致虚实。所以在《素问·调经论》中黄帝提出"虚实之形，不知其何以生"的问题时，岐伯回答的是"气血以并，阴阳相倾"。而《素问·离合真邪论》说："营卫之倾移，虚实之所生。"张景岳注："营卫倾移，谓阴阳偏胜，虚实内生而为病。"也说明虚实是由于阴阳倾移、偏盛偏衰的结果。元代医家王履对此的论述十分中肯，"阴阳之在人，均则宁，偏则病。无过与不及之谓均，过与不及之谓偏，盛则过矣，虚则不及矣"。可见，虚实是病理概念，只有在人体阴阳失和后才会出现，它反映了疾病状态下的亢盛有余或衰弱不足两类病理改变，因此都应予消除，使之回复到平和的状态。故《灵枢·刺节真邪》

说："泻其有余，补其不足，阴阳平复。"

一般而言，五脏病之虚实，在脉象上表现为太过或不及；病实则色脉等表现为实，病虚则色脉等表现为虚。如《灵枢·终始》所谓"三脉动于足大指之间"，若"以指按之，脉动而实且疾者"，是病理为实，故"疾泻之"；如果按之脉"虚而徐者"，知病理属虚，治"则补之"。

正常脉象是有胃气之脉。《黄帝内经》云："脉弱以滑，是有胃气。""邪气来也紧而疾，谷气来也徐而和。是皆胃气之谓。"正如《类经·脉分四时无胃曰死》："无太过无不及，自有一种雍容和缓之状者，便是胃气之脉。"如果"春胃微弦曰平，春令木王，其脉当弦，但宜微弦而不至太过，是得春胃之充和也，故曰平……弦多者，过于弦也。胃少者，少和缓也。是肝邪之胜，胃气之衰，故为肝病。但弦无胃曰死，但有弦急而无充和之气者，是春时胃气已绝，而肝之真脏见也，故曰死"。

不论色泽、脉象、形体等，正常时都不应该表现出太过与不及之象。所以《目经大成·诊不专主寸关尺议》说："脉贵和平，过、不及皆病也，故诊法行焉。"即使是病人的色泽如红色也应该是隐见红色，表示正气尚盛；如果五色太浅不清，或过于显露，都表示脏气已衰；若如妆色过于鲜艳，则示脏真之气独现，为精气大衰，病重之状。

7. 先知经脉，后知病脉

《素问·三部九候论》云："必先知经脉，然后知病脉。"张景岳《类经·决死生》注："经者常脉，病者变脉；不知其常，不足以知变也。"这是以常知变、知常达变、以正常知不正常的思想方法。

施行诊断，必须要先知晓平人的一般情况。《黄帝内经》提出平人的一般情况是：①不病；②阴阳气血平衡协调；③机体各种生理变化与天地阴阳相应；④一息脉四动；⑤全身脉动一致；⑥形肉气血相称；⑦形与神俱；⑧经脉气血畅通；⑨有正常的升降出入活动。掌握上述有关平人的情况，即可作为察常变、知奇恒的标准。如五脏脉象应四时者为常，如果不应四时者则为病，《灵枢·寿夭刚柔》说："谨度病端，与时相应。"《素问·玉机真脏论》云："所谓逆四时者，春得肺脉，夏得肾脉，秋得心脉，冬得脾脉，其至皆悬绝沉涩者，命曰逆四时，未有脏形。"杨上善注："四时皆得胜来克己之脉，己脉悬绝沉涩，失四时和脉，虽未有病脏之形，不可疗也。"再如平人一呼脉两动，一吸脉两动，呼吸定息脉五动，闰以太息。如果一息脉动低于四五至或过于五六至者皆属异常。《素

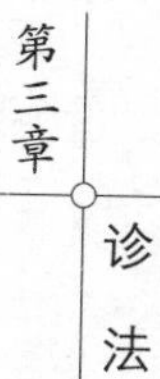

问·平人气象论》说："人一呼脉一动，一吸脉一动，曰少气。人一呼脉三动，一吸脉三动而躁，尺热曰病温。"又如平人全身脉动应该是一致的，如果九候之间出现不协调的脉象，则为疾病的征兆。如任何一候出现与其他候不相应的脉象，就说明该候相应的脏腑发生了病变，正如《素问·三部九候论》所说"察九候独小者病，独大者病，独疾者病，独迟者病，独热者病，独寒者病，独陷下者病"。一般而言，九候中一候脉象与其他候不协调为病轻，两候脉象与其他候不协调为病重，三候脉象与其他候不相应则病势危笃，若三部九候俱不相协调则为死候。一般而言，形体与脉象应当相应，即形壮则脉盛，形瘦脉弱。若形体与脉象不相应，则为病态。如形体壮盛而脉细弱，伴有少气不足以息之症状；或形体瘦弱而脉洪，伴胸中气满滞塞，皆为病情危重之象。若九候虽调，但形坏肉脱，亦为脾肾气绝之危象。若脉来参差不调为病脉；若脉如参舂者，此上彼下，左右上下不应者，为病重；若脉来至数不清，且上下左右不协调，多为死候。中部脉候独弱，与其他候不相应，为中气绝；中部脉时快时慢，为正气衰败；若脉来代而钩者，乃络脉受邪，病在体表；脉小弱以涩者，谓之久病；浮滑而病者，谓之新病。

除了将平人作为诊断标准以外，还可以将被诊者平日的常态作为揆度奇恒、测知病变的参照标准。将平时的正常状态作为测度其人是否异常的参照标准，这是中医诊断最常用的方法。如在望诊方面，《素问·经络论》指出，"经有常色，而络无常色，变也"。经之色有常住性，一般心赤、肝青、肺白、脾黄、肾黑，而络脉之色变化无常，但其中也有规律可循。例如，阴络应经，阳络随四时而行也。阳络在表，随四时春夏秋冬而有青、赤、白、黄、黑的变易，如春青夏赤秋白冬黑，这是无病之色。若感邪生病后，则其可不应时而见异常络色。如见青黑，多为寒，主血气凝涩；见黄赤，为热，多主血气淖泽。

在切诊方面，如《素问·病能论》说："阳明者，常动，巨阳少阳不动。"生理上，阳明脉独动不休，而少阳太阳脉不动。如今切脉时见少阳太阳脉"反动大疾"，表示异常，为阳盛于内，扰乱神明，使人出现怒狂等症。

8. 以我知彼

以我知彼，首先，一般的解释是医生用自己的正常状态来衡量病人的情况。例如，医生用自己正常的呼吸次数来测候病人脉搏跳动次数是否正常。如《素问·平人气象论》说：“医不病，故为病人平息以调之为法。”其次，解释为用医生的认识以察知病人之病情。所以医生个人的知识、经验等，都可成为认识病人病情的基础和方式。张志聪《素问集注》说：“以我之神，得彼之情。”这是移性与推己及人的认知方式。最后，以医生的修炼，达到天人相应，与道合一，以体验病人。即通过自己的体验推及于病人，从而感受病人的感觉，能更好地诊断病情。张景岳注：“以我知彼者，推己及人也。”后两者都是根据人与人相似的原理（人类的共性），因此可以推己及人。

二、诊法中的观察

1. 观察的概念

观察是最基本、最常用的科学方法。任何联系实际的科学研究、临床研究、诊疗活动都离不开观察。了解观察方法，掌握观察的原则、要点，排除影响观察的因素，对成为目光敏锐，善于观察的合格科学工作者，对开展认识和研究工作，意义重大。下面我们主要从心理、认识和方法的角度来谈谈观察。

观察可以简单地理解为人脑通过感觉器官对客观事物（对象）的感知过程。人们通过观察，能够获得关于客观世界的各种经验认识。例如，被观察对象中出现的事件或现象及其发生、发展、变化的过程，有关物体的颜色、形状、大小、声音、气味、软硬、冷热、轻重、光洁度等。这个概念有两个要点，一是观察必须具备的感觉器官，如眼睛、耳、鼻、口、舌、身、手等都是感知外部世界的感觉器官。其中，眼睛是最重要的感觉器官。观察的“观”的繁体字写作“觀”，是一个形声字，从见，雚（guàn）声。雚今字作鹳。鹳雀乃大鸟。“見”，甲骨文字形，上面是“目”，下面是“人”。在人的头上加只眼睛，就是为了要突出眼睛“看”的作用。“观”就是用眼睛去“看”某个事物，就像天上的大鹏鸟那样，看得宽、看得远，称之为鸟瞰、俯瞰。观察的“察”，就是“察明”，就是了解某个事物。这是从观察的字义来说的。据心理学家说，人关于外部世界的信息（事实），有90%是通过眼睛进入大脑的，换句话说，眼睛参与了90%的观察活动。可见，在观察中，眼睛是最重要的感觉器官。然而尽管眼睛很重要，但却不是认识事物唯一的感觉器官，人们除了“看”以外，还可以用听、闻、尝、手摸等方式，这些也是使外部世界的信息进

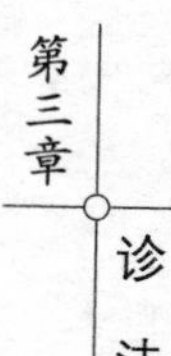

入人意识的门户。二是观察必须有大脑的参与。我们来看图 40，这是张心理学讲知觉时最常用的一幅图。通过观察这张图，有人什么都没有看出来，有人看到了一个背朝我们的少女，有人看到了一个侧身的老妇，有人既看到了少女又看到了老妇。但我现在并不是为了要你们说出是否看出少女或老妇，重要的是听我说“请看少女”，得到这个指令后，你的大脑就会调整你所观看图象的内容，突现出少女的样子；然后我再说“请看老妇”，你的大脑又会调整你所要观看图象的内容，突现出老妇的样子。另外，大家再看图 41，这是丹麦格式塔派心理学家埃德加·鲁宾创作的“图中图”——鲁宾杯。在这张图中有人看见的是两个黑色图案组成的面对面相向的两张面孔，有人看见的是一个白色的花瓶。现在听我说“请看花瓶”，此时在你的眼中，黑色的那两个面孔会立刻退后，白色的花瓶会立刻凸显出来；然后我再说“请看面孔”，此时白色的花瓶又会立刻退后，而黑色的面孔就会立刻凸显出来。通过这两个实例可以让大家亲身感受到：大脑参与了你们的观察。①

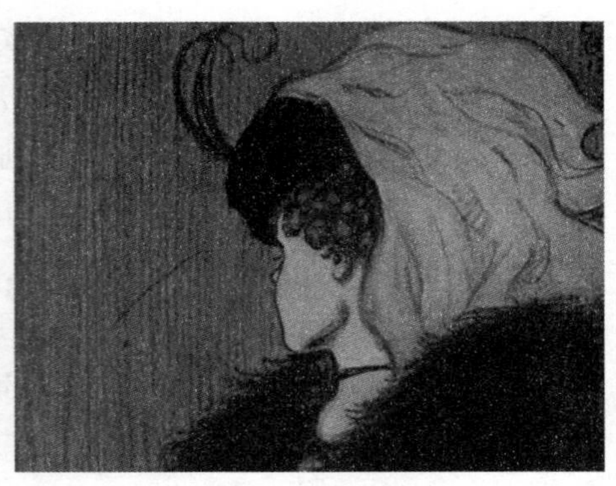

图 40　少女还是老妇

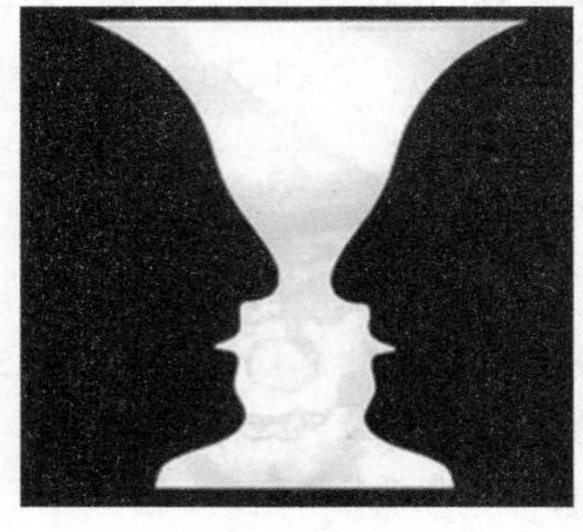

图 41　鲁宾杯

通过上述事实，我们可以知道，只有感觉器官还不能完成观察，明明眼睛面对某些事物，但却“视而不见”；明明耳边有某些声音在响，却“听而不闻”。有人读书可以闹中取静，那么依赖什么来控制自己呢？就是大脑的意志。小偷能偷到你的东西，实际上是因为你不注意，也就是说，虽然你的身体可能会有触动的感觉但是你的大脑却没有注意到。这是因为眼睛、耳朵、身体等感觉器官没有在意识的控制下将所接收到的信息传入大脑，大脑也没有形成反应，这就是所谓的“心不在焉”。由此可见，观察不等于视、不等于听，观察必须是有所见、有所闻，并获得关于

① 王树茂．心理学趣谈．沈阳：辽宁人民出版社，1982：36

外部世界的信息。视和听与见和闻有联系，也有区别。视和听是见和闻的基础和先决条件，只有当人的大脑参与视、听等活动，才能有所见、有所闻，成为真正的观察。

请大家想想，我们中医的四诊方法是望闻问切，西医是视触叩听。听而未能闻就是没有听见，听而有所得、有所知，才叫闻。望而知之谓之神，闻而知之谓之圣，问而知之谓之工，切脉而知之谓之巧，其中都有个“知”，就是有得于心。

2. 观察的要素

观察由观察者、观察对象和观察工具三个要素构成。观察者就是进行观察的人。这是观察活动的主体。一个人要成为观察者，必须要掌握一定的科学知识，具备必要的实践经验和观察技能。临床上，医生就是观察者。观察对象，就是被观察的客观世界的某个事物、某个片断。这是观察活动的客体。所有的客观事物、客观方面，都有可能成为观察对象。临床上，病人及疾病就是观察对象。要把哪一个个别事物和个别方面作为观察对象，须由观察者根据研究课题和当时的观察条件来确定。观察工具，就是观察活动赖以进行的物质手段，包括观察仪器及其他具有辅助作用的工具。观察者、观察对象、观察工具三个要素之间，存在着相互依存、相互作用的辩证关系。

观察者与观察对象是观察的主体与客体，从认识论上看，这是最基本的一对要素。最简单的观察方式是纯感官观察，也就是直接通过感官考察客体的方式，简便且灵活。中医学中这种方法运用得较多。随着科学技术的发展，人们在观察者与观察对象之间引入了观察工具，它扩大了感官认识的范围和准确性，把人的感觉器官难以认识或不可感知的现象事物变为容易感知或者可以感知，以获得更为准确、可靠的观察结论。中医学的未来发展可能会引入和运用观察工具。

3. 观察的基本原则

观察的基本原则有以下四种。

（1）目的性原则

科学观察的目的性原则，就是要求观察必须要有明确的目的。目的性是科学观察区别于一般的感知活动的根本标志。没有目的，就会发生“视而不见”“听而不闻”的现象。任何科学观察都不应当是盲目的。由于观察者的知识素养，由自觉或不自觉形成的观察目的可以转变那些不随

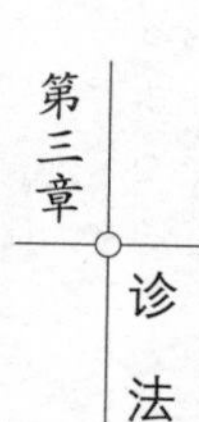

意知觉为科学观察；机遇观察由无目的转入有目的，或者由他目的转入该目的。弗莱明发现青霉素就是由他目的转入该目的的一个最好的例子。

最后再提醒一下，在临床上，我们观察的是与病人病情有关的内容，一定不要观察那些与病人病情无关的内容和情况，特别是病人随身带来的东西。这是医生良好的道德品质。

（2）客观性原则

科学观察的客观性原则，就是要求在观察中获得真实而准确地反映客观世界的各种事件和现象的科学事实。

在临床观察中，一定要注意两点：本来有的你却没有看到，本来没有的你却看作了有。比如，病人身上本来有这个症状体征，但因为你初始诊断的结论和相关理论不支持这个症状体征的存在，所以常常容易被你看作“无”而被抛弃；病人身上本来没有这个症状体征，但受你初始诊断的结论和相关理论的影响而看作了“有”。这些都是不客观的，容易导致误诊。

在临床观察中，医生观察病症，病症是客观实际存在的东西，但却是附属在病人身上的，不是单独存在的，因此，病人在为医生提供观察事实（疾病资料）的时候，医生不可避免地受到病人的支配。在病人群体中，有的自学了一些医学知识，甚至有的本人就是医生，因此常常会把自己的主观愿望、主观意志、自我判断、自我定性的结论提供给主治医生。被观察的病人如果不懂医学知识，就会受文化水平、表达能力、主观意识的限制和影响，往往不能向医生提供完善准确的客观资料。这时如果医生用他自己的理论框架先套住病人，让病人随着医生的意志“表现自己”，不仅不能得到真实的客观资料，反而会导致误诊和误治。比如，一个痛证的病人，医生在他的舌头上看到有瘀点，这是瘀血的表现；如果病人也出现了刺痛，那就更能够说明这是瘀血所致的痛证。于是医生便提醒病人是不是感觉到了针刺样的疼痛？还常常附上一句：你要好好想想呵！病人为了配合你的主观愿望，就说好像有吧！医生则高兴地说：对吧！这就是把本来没有的看作了有，其实是不客观的。

（3）全面性原则

全面性原则要求我们从客观对象的空间分布上，观察它的各个方面及全体；从客观对象的时间演化上，系统观察它的发展变化的各个阶段和全过程；从客观对象的内部关系以及与其他事物的相互联系上，观察它的整体特征和它在周围环境或更大系统中的表现。只有全面地、系统地、动态地观察客观对象，才能比较客观地反映对象本身。

提出全面性原则的理由，一方面是由于客观事物是整体联系的。中医认为，人体内脏、经脉气血、皮肉筋骨等都是相互联系的，从《灵枢·决气》中也可以看出精气血津液脉六气之间的密切联系，因而他们在生理病理上相互关联、相互影响。比如某一个部位的疾病，与其他部位、其他脏腑组织都可以发生联系，尽管疾病是局部的，但绝不是孤立的。另一方面是由于中医学诊法手段有限。望闻问切四诊所得都不是针对一证一病。如清代医家王燕昌说："脉仅二三十象，病乃无穷，故一脉不仅一病一证，而一病一证亦不仅见于一脉。"人体是一个有机联系的整体。一般来说，任何疾病都有一定的症状和体征，但其中许多症状、体征为多个疾病所共有。这是因为，不同部位的病理变化或多或少地影响了相同的机体部位，从而引发出相同的症状体征。例如《素问·大奇论》说："肝满、肾满、肺满，皆实，即为肿。"所以脉气实满、肢体浮肿，是肝、肺、肾三脏为邪气壅滞而形成的共同脉症。肝主疏泄、调节水液，肾主水，肺通调水道，三脏受邪，都可以影响水液代谢，所以三脏有病都能引起肢体浮肿。但仅凭脉实、浮肿，尚不能确定其病位究竟在肝、在肾或在肺，因而不能准确予以治疗。所以必须扩大搜集病情资料的区域，其中特别要搜寻那些可以作为鉴别诊断有力依据的特异症状和体征。如张景岳说："肝肾肺经，皆能为满，若其脉实，当为浮肿，而辨如下文。"《黄帝内经》又说："肺之雍，喘而两胠满。肝雍，两胠满，卧则惊，不得小便。肾雍，胠下至少腹满，胫有大小，髀胻大跛，易偏枯。"全面观察，尽力搜寻那些本脏独有而他脏没有，能反映确切病变部位特征的证候，如肺之喘、肝之卧则惊、肾之胠下至小腹满、髀胻大跛易偏枯等，由此作为分辨病在哪一脏的依据。所以中医学积极开拓着诊断区域，如鼻诊、目诊、唇诊、耳诊、甲诊、舌诊、乳头诊、发诊、脐诊等，实际上是力求全面地捕捉从身体各个部位反映出来的征象，为认识疾病的本质提供确切的客观依据。临床观察中的全面性原则，就是要求医生不要忽视、忽略了那些客观存在物的存在，即症状体征的存在，他们是有而不是无（微观辨证是利用西医学手段所得的"有"以弥补过去四诊所谓的"无"），要尽量全面地去搜寻感知它们，才能在形成诊断、制定治法的主体活动中起作用。

（4）典型性原则

典型，从段注《说文》来看，指模范，现指同类中最具代表性的东西。临床诊断的典型性原则，要求医生在诊断疾病、搜集病情资料时要选择最具代表性的部位、时间和症状等。由于客观事物复杂、数量多，人们不可能或不必要对该事物的全部个体一一加以观察，这时可用典型性原则，暂时地、有条件地撇开与当前无关的内容，撇开次要的过程和干扰因素，从而对有代表性的、最能反映本质属性的对象在比较典型的条件下观察其状态。

选择典型的观察对象，就要选择最具代表性、最能反映事物本质的观察对象。如《素问·阳明脉解》云："四肢者，诸阳之本也。"表明最能反映阳气盛衰存亡的典型部位在四肢，因此审查四肢的寒温最能反映人体阳气的盛衰存亡情况。《素问·通评虚实论》说："手足温则生，寒则死。"张景岳说："手足温者，以四肢为诸阳之本，阳犹在也，故生；若四肢寒冷，则邪胜其正，元阳去矣，故死。"张仲景将这一理论用之于临床，如《伤寒论》第288条，"少阴病，下利，若利自止，恶寒而踡卧，手足温者，可治"。《伤寒论》第368条，"下利后，脉绝，手足厥冷，晬时脉还，手足温者生"。另外，《伤寒论》第101条，"有柴胡证，但见一证便是，不必悉具"，那么这一证就是典型的观察对象。

选择典型的观察条件，就要选择最适宜于观察的时间条件和空间条件。这不仅能影响观察是否顺利，也能影响观察结果的可靠程度，甚至决定着观察的成败。如《素问·脉要精微论》所说"诊法常以平旦"，平旦是适宜于观察的典型时间条件，在平旦之时能够捕捉到其他时间里不易观察到的情况和内容。

最后我还想说说临床观察体会。在临床上，观察疾病的症状还有四点要注意。一是要观察症状的性质。如疼痛，有拒按、喜按之分，据此有助于确定病证的虚实性质。二是要观察症状与症状之间、症状与脉象之间有没有搭配关系。如恶寒与发热、脉浮同时出现，这就是搭配关系，关系一致，病机较为单纯。如果症状与症状、症状与脉象之间有一个不搭配、不一致，这说明其中有蹊跷，可能存在较为复杂的病因病机。三是观察症状的时间。这个症状在过去有没有？过去就有，说明病情发展慢。过去的消失、现在新出现，说明病情在变化和发展。另外，还要注意这个症状的出现是否有时间规律，如每天早晨泄泻，每到夜晚咳嗽加重等。四是观察症状所在的部位。如少腹痛，需仔细确定疼痛产生的部位是肠还是盆腔？如果在肠一般会兼有大便的情况，如果在盆腔一般会兼有月经和白带的情况。

4. 影响观察的因素

影响观察的因素主要有两大类。

第一类是主观因素。

观察的内容是观察者对观察对象的反映。不同的观察者对相同观察对象的观察陈述可以是不相同的。如《素问·八正神明论》指出，医家诊病有“俱视独见”的不同，说明不同水平和层次的医生在诊察同一病人时会有不同的诊察结果。这主要受医生主体能力的影响。

（1）知识经验对诊察有很大影响

观察者的学识、经验的差异会影响观察。毛泽东说：“感觉到了的东西，我们不能立刻理解它，只有理解了的东西，才能更深刻地感觉它。”美国耶鲁大学哲学教授汉森说：“观察渗透着理论。”① 在观察活动中，观察什么、能观察到什么，是由观察者的主观意向、知识结构、实践经验等所决定的。

《灵枢·大惑论》云：“目者，心之使也。心者，神之舍也。”《灵枢·本神》云：“所以任物者谓之心。”《黄帝内经》认为，“心”主宰人的精神意识思维活动，知识和经验的记忆与贯通靠“心”来完成，因此，诊察病人不仅依赖目等感觉器官，更重要的是还依赖于“心”神。荀子说：“心居中虚，以治五官，夫是之谓天君。”心，也即思维，对于感觉器官具有支配或统治的意义。荀子进一步解释道，“心有征知。征知，则缘耳而知声可也，缘目而知形可也”，反之，若“心不使焉，则白黑在前而目不视，雷鼓在侧而耳不闻”。②

诊察主体已有的经验和知识结构不同，可以导致诊察同一病人时得出不同的结论。知识经验影响诊察主要有三方面：一是诊察的内容。一个在某方面从事多年活动的人，因在这方面积累了丰富的知识经验，便会对有关的对象知觉得更深刻，会“看”到外行“看不到”的东西。如《素问·八正神明论》云：“观于冥冥者，言形气荣卫之不形于外，而工独知之，以日之寒温，月之虚盛，四时气之浮沉，参伍相合而调之，工常先见之，然而不形于外，故曰观于冥冥焉。”二是诊察的速度。知识越广博，经验越丰富，则诊察病人、判定病证的速度就越快。如《素问·长刺节论》曰：“刺家不诊，听病者言。”张景岳《类经》注：

① N. R. 汉森. 发现的模式. 邢新力，周沛，译. 北京：中国国际广播出版社，1988：5

② 吾淳. 中国思维形态. 上海：上海人民出版社，1998：133

“善刺者不必待诊，但听病者之言，则发无不中，此以得针之神者为言。”三是诊察的准确。《素问·示从容论》曰：“夫脾虚浮似肺，肾小浮似脾，肝急沉散似肾，此皆工之所时乱也，然从容得之。”这里指出，脉象变幻多端，常使医工迷惑而发生谬舛。倘若能颂习医籍文献，掌握有关的医学知识，并不断积累实践经验，提高认识水平，仍是可以准确分辨的。

（2）注意对诊察病人有影响

“注意”使诊察具有选择性、专注性。《黄帝内经》很重视“注意”在诊察病人时所起的重要作用。它要求医生“静志观病人，无左右视也”（《素问·针解》），认为“神在秋毫，属意病者”，方能“神属勿去”而“知病存亡”（《灵枢·九针十二原》）。因为只有全神贯注地诊察病人，才能会聚心神、集中精力，获得有关疾病的某些细微而又重要的征象，从而正确判断疾病的本质。

（3）定势对观察有影响

定势使人们按照一种固定了的倾向去进行诊察。人们认识事物总是带有不同程度的偏见，也总是受到以往经验的局限，而这种偏见往往是不知不觉的。定势的消极影响妨碍了思维的灵活性，从而使诊察病人表现出惰性和呆板。如《素问·方盛衰论》认识到，观察片面，“知左不知右，知右不知左，知上不知下，知先不知后”，这是受已往知识经验的局限和固有思维方式的束缚（“守学不湛”）所致。因此提出要排除定势对诊察病人带来的消极影响，要“知丑知善，知病知不病，知高知下，知坐知起，知行知止”，有计划地全面诊察，则“诊道乃具”，才会得到全面准确的诊察结果。

第二类是客观因素。

例如感觉器官的生理局限性。下面我们以错觉为例。什么叫错觉？人脑对事物各个属性与部分的整体反映叫知觉。错觉就是人脑对外界事物的不正确的知觉。错觉的类型主要有三：①视觉方面的错觉，如几何图形的错觉，图42里两条竖线其实一样长，但看起来，我说的是看起来，右边比左边长。这就是错觉。②时间知觉的错觉。如看精彩的球赛、电影等时间估短，觉得快；听枯燥的报告、等人、偏僻车站等车等时间估长，觉得慢。③颜色知觉的错觉。一般浅颜色觉得宽大，浓颜色觉得窄小。所以我们要注意修正对错觉的观察陈述。

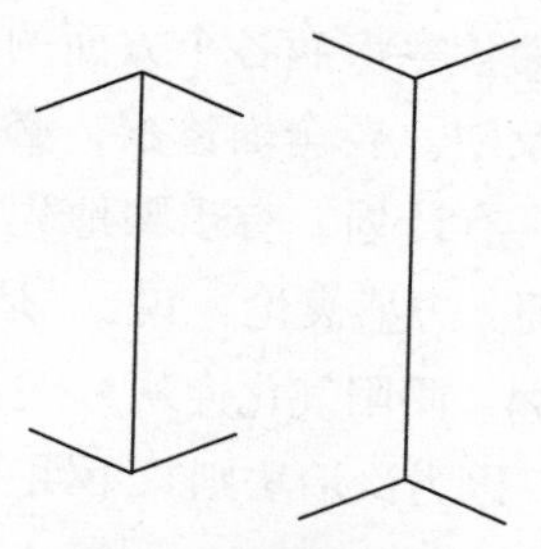

图 42　竖线箭头图

我们常说眼见为实，有时也说眼见不一定为实，因为是心在看，心支配着眼睛在看。《灵枢·本神》说："所以任物者谓之心。"王充也认为，"不陡耳目，必开心意"，"以心原物"，强调以心修正耳闻目见之虚象，心所指向的是物的实象。所以我们要在临床上，尽力用"心"去修正因为生理局限而引起的视觉、颜色等错觉，正确表达我们的观察陈述。

我讲观察，主要是为了让大家对心理学上的观察有所了解，以提高我们的观察能力，也能避免我们在临床上因为心理等影响而导致误诊。

三、诊法运用的注意要点

1. 诊察病人时要有明确的目的

目的性决定了诊察的选择性和专注性。诊察的目的任务愈明确，对病证的认识就会愈清晰、愈完整和愈准确。《黄帝内经》指出，在诊断中，诊察的目的大致有确定治疗法则、判断预后吉凶、验证某一初始诊断、鉴别诊断等。目的明确之后，就尽可能获取有关疾病的病情资料，最后做出关于疾病本质的诊断。如在《素问·病能论》中，当黄帝问"人病胃脘痈者，诊当何如"时，岐伯答道"诊此者，当候胃脉，其脉当沉涩"。可见，在确定了其人是否患胃脘痈这一初始诊断的目的后，就会有选择性地去观察病人胃脉的情况，这样做不会没有收获的。所以要求医生每次应诊之时，都应该自觉地为自己规定考察的目的。

2. 要有计划地全面诊察

要正确地反映事物的本质，就应该全面地去考察事物在各个方面的表现。《素问·脉要精微论》中"切脉动静，而视精明，察五色，观五脏有余不足、六腑强弱、形之盛衰，以此参伍，决死生之分"，就强调医生应

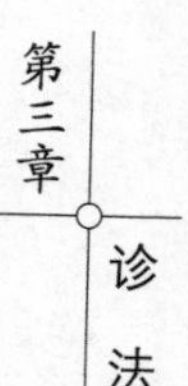

该通过多种感觉器官去全面诊察疾病各个方面的表现，加以综合，才能对疾病本质有完整、准确的反映。要全面诊察，必须要有诊察的计划，在时间和空间上都要妥善安排，有计划、有步骤地先后诊察，才不至遗漏某些重要症状和体征。如《素问·方盛衰论》说："是以圣人持诊之道，先后阴阳而持之。"《灵素节注类编·阴阳气化逆从》注："故持诊之道，必循其先后阴阳气化之序而持守之，以为诊治法则。不明乎此，则必失其道矣。"

3. 要善于抓住典型征象

《黄帝内经》强调要全面观察病人，但又认识到，要做到绝不遗漏任何现象的全面性是很困难的，特别是在危重症或急症处理的时候，于是又提出，在知识经验水平比较高的前提下，可以通过对典型现象的把握，诊察出疾病的本质。《灵枢·邪气脏腑病形》说："善调尺者，不待于寸，善调脉者，不待于色，能参合而行之者，可以为上工。"可见高明的医生，知识经验丰富，善于抓住能集中反映疾病本质的典型征象，这就是尺与脉的情况，之后，借助已有的知识经验的补充，可以做出关于疾病本质的判断，故不必再去观察寸与色的变化了。

因《素问·阴阳别论》说："四肢为诸阳之本。"故察四肢手足的寒温，最能测知人体阳气的盛衰。《素问·通评虚实论》云："岐伯曰：所谓从者，手足温也。所谓逆者，手足寒也。帝曰：乳子而病热，脉悬小者何如？岐伯曰：手足温则生，寒则死。"张景岳《类经》注："若脉虽小而手足温者，以四肢为诸阳之本，阳犹在也，故生；若四肢寒冷，则邪胜其正，元阳去矣，故死。"

4. 要准确把握诊察的参照标准

《黄帝内经》常把正常人作为诊察病人的参照标准，故有"以我知彼"等认识。如《素问·平人气象论》云："平人者，不病也。常以不病调病人，医不病，故为病人平息以调之为法。人一呼脉一动，一吸脉一动，曰少气。人一呼脉三动，一吸脉三动而躁，尺热曰病温，尺不热脉滑曰病风，脉涩曰痹。"再如《素问·病能论》说，太阳经的委中、昆仑，少阳经的听会、悬钟等处的动脉，正常时不如阳明脉搏动明显（"阳明者常动，巨阳少阳不动"），倘若这不甚搏动的太阳少阳经脉反而搏动明显，出现洪大急疾的征象（"不动而动大疾"），那么参照正常不动的标准，就能判断出属于异常。但是，由于观察病情使用了参照标准，如果选定的参照标准发生了变化，就会影响其知觉的正确性，所以强调要准确把握诊察的参照标准。

《黄帝内经》提出，作为诊察病人参照标准的正常人，有3个要点：

一是适中。如《灵枢·经水》说："其可为度量者，取其中度也。"不偏不倚谓之中。周省吾说："夫中者，不偏不倚，无过不及之谓也。"①临床常以"中"作为衡量奇恒的标准。每类事物都有其"中"，而每一个别的事物也有其自己的"中"。所以揆度奇恒，一定明察这个作为参照标准的"中"。

二是普遍。如《灵枢·骨度》说："愿闻众人之度。"即将众人的普遍数值作为诊察病人的参照标准。个体有差异，皆有其自己的"中"，一般不允许以某一个体的情况作为衡量其他个体正常与否的标准。《黄帝内经》提出"以我知彼"，"常以不病调病人。医不病，故为病人调之为法"，这里的"我"和"医"，都不是某一个体，而是普遍的"我"、普遍的"医"。即应该以总体的定性定量的统计结果如呼吸、脉搏等作为诊察病人的标准。

三是常态。如《素问·三部九候论》说："必先知经脉，然后知病脉。"这里提出将平日的常态作为揆度奇恒、测知病变的参照标准。

5. 诊察病人要积极主动

诊察的结果是相关病证的反映。一般来说，诊察是在对象自然发生的条件下进行，即诊察时不向对象做人工的干预和控制，只是接受对象在其自身变化过程中所发出的信息。但是，诊察仍然是一种积极的探索。

如《素问·脉要精微论》提出的"诊法常以平旦"，指出了应在平旦和不受外界因素干扰的条件下进行积极主动性的诊察。在这些条件下，可能会观察到通常情况下不容易见到的现象。

再如《素问·至真要大论》云："诸不应者，反其诊则见矣。"王冰注："反其诊则见者，复其手而诊之，沉为浮，细为大也。""《脉经》曰：寸口脉沉着骨，反仰其手，乃得之，此肾脉也，动苦少腹痛，腰体酸，癫疾。刺肾俞入七分，又刺阴维入五分。慎庵按：此乃反诊之脉，非反关也。反仰其手，谓仰医者之手，非仰病人之手也。古人诊病，必仰病人之手而诊，医者覆其手以候，惟反诊异是，覆其病人之手，医者乃仰手而取，则得其脉矣。"（《四诊抉微·反诊脉》）这都体现了诊察病人时要积

① 周省吾．中道论．唐笠山．吴医汇讲．上海：上海科学技术出版社，1983：138

极主动，尽力搜集病患的有关资料以利诊断。

又如，《黄帝内经》对某些疾病的诊察提出有特定的诊察部位，如《灵枢·五色》说："常候阙中，薄泽为风，冲浊为痹……此为常也。"马莳注："帝欲知风与痹者，常候阙中。其色薄而润泽，乃为感风之病；若冲浊而不清，则为痹证……此皆其常色可验者。"通过诊候阙中这一特定部位所表现出来的色泽变化，可以诊断属风病抑或痹病。但《黄帝内经》认为这毕竟属于"常"，故要求医生在搜集疾病资料时，应该尽量扩展诊察部位，不拘格局，以求获得已病、未病或症状表现不明显的已病病证的信息。所以从《素问》的《风论》《痹论》两篇来看，对风病、痹病的诊察部位都不局限于"阙中"之上，而是四诊合参，全面诊察。《素问·方盛衰论》说："诊无常行。"吴昆注："诊无常行者，法不拘于一途也。"即诊察的部位不要死守于某一个局部，主张要全面诊察。所以在《黄帝内经》时代，主张的是遍诊法，三部九候，尽量展开诊察区域，从各个方面去搜索有关疾病的资料。

6. 持脉有道，虚静为保

《素问·脉要精微论》说："是故持脉有道，虚静为保。"医生要谦虚，不要浮躁，不要有主观成见、先入为主的想法。罗东逸《古今名医汇粹·内经脉要》认为，"虚静二字，诊家当关一句。虚者，廓然无我，胸无一字之预留；静者，游神寂寞，前无一意之或杂，然后可诊有过之脉"。《医醇賸义·脉法》说："临诊脉时，虚心静气；虚则能精，静则能细。"诊察时要求病人平静，无饮食、运动、情志等的干扰，诊疗环境要求安静整洁。

四、《黄帝内经》之"诊道"

最后我们讨论一下诊法的最高境界：诊道。清代医家吴谦《四诊心法要诀》说："明斯诊道，识病根源。"

医生诊断疾病、判断病机的精粗程度不同，其认识层次和认识境界不同，从而有上下、良粗之分。每位医生都希望自己成为上工、良医。中国古代哲学讲圣人，而圣人就是境界。从本质上来说，最高境界就是中华文化共同追求的"道"①。我们通过对《黄帝内经》有关经文的学习和研

① 刘仲林．新认识．郑州：大象出版社，1999：19

究，探讨医生应该追求的诊断的最高境界——诊道。心中有了追求的目标，才会有鞭策我们前进的动力。

1. 诊断的三个境界

第一境界，我用“以表知里”又“参以伍之”来概括。

医者掌握表里、外内间的关系犹日月光影、鼓响声音般的密切关系，懂得“有诸内必形诸外”（《孟子·告子下》），人体内在病机或脏腑经络气血的盛衰必然通过脏腑经络气血等中介，或以局部征象或以综合信息的方式反映于外的道理，故能通过审察外部信息以认知内在的本质。正如《灵枢·五音五味》所说“圣人之通万物也，若日月之光影，音声鼓响，闻其声而知其形，其非夫子，孰能明万物之精？是故圣人视其颜色，黄赤者多热气，青白者少热气，黑色者多血少气”。张景岳说：“能明物理之精，故因此可以知彼，因外可以知内也。”

以表知里，必须知诊处。身体的某些部位，如五官、五体、三部之脉、尺肤、毛发等，是体内脏腑气血或病机集中反映的区域。对其诊察，能较准确地测知内在病机或脏腑气血盛衰的情况。故《黄帝内经》有察目、察色、察明堂、察五官、察毛发、察五体、诊脉、诊尺等多种诊法。比较高明的医生，可以通过诊察这些局部部位以测知内在脏腑的盛衰。如《灵枢·邪气脏腑病形》说：“善调尺者，不待于寸；善调脉者，不待于色。”但是《黄帝内经》认为，一般医生诊病时最好不要只察某个局部区域，以免殆误，而提倡参伍。例如《灵枢·邪气脏腑病形》说：“能参合而行之者，可以为上工，上工十全九。行二者为中工，中工十全七。行一者为下工，下工十全六。”

能善于运用以表知里，参以伍之的医工，虽然属于《黄帝内经》所说的诊断的第一境界，但比起那些未学过专门知识和技能的人来说已是专家了。在这第一境界中，也有不同的层次，经过不断的认识、实践和提高，也能达到很高的层次。如后世张仲景所谓“但见一证便是，不必悉具”，即根据事物外部的某些局部特征以认知内在本质的能力，更有过人之处。该境界常可为大多医生所掌握，故《黄帝内经》说得最多，也最详。

第二境界我用“刺家不诊”“神而明之”来概括。

这一境界的内容在《黄帝内经》中叙述不多，但却简洁明了。如《素问·长刺节论》说：“刺家不诊。”张志聪注：“刺家不诊，谓用针之

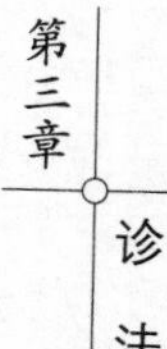

妙，神而明之，不待诊而后知之也。”意思是说得其精而忘其粗，直面本质，神而明之，根本不需要运用四诊方法就能知道体内脏腑阴阳气血的变化。

第三境界我用“司内揣外”“昭然独明”来概括。这是诊断的最高境界，是多方面的综合。

（1）观于冥冥。道之为物，无形无象，无声无色，惟恍惟惚，若存若亡，故“观于冥冥”体现了道的本质。《素问·八正神明论》说：“工常先见之，然而不形于外。故曰：观于冥冥焉。”“是故工之所以异也，然而不形见于外，故俱不能见也。视之无形，尝之无味，故谓冥冥，若神仿佛。”

冥冥无形有以下含义：①指在表在外没有明显的症状体征，一般人几乎觉察不到；②指在表在外虽有症状体征，但粗工不识不知；③指已得内在病机，则能无须审外也能揣知在外有何症状体征。

高明的医生能得内之“有”（指疾病的症结所在）而外却“不滞形迹”（《素问·示从容论》。马莳注，指不拘于疾病的表现）。所以在一般人眼中这是“观于冥冥”。王冰说：“虽形气荣卫不形于外，而工以心神明悟，独得知其衰盛焉，善恶悉可明之。工异于粗者，以粗俱不能见也。”

（2）昭然独明。《素问·八正神明论》说：“神乎神，耳不闻，目明心开而志先，慧然独悟，口弗不能言。俱视独见，适若昏，昭然独明，若风吹云，故曰神。”高明的医生能洞见内在病机，独悟其中道理，故能俱视则独见。观察非常复杂的病症，只有高明的医生才会昭然明白，就像风吹开云雾一样，日丽天明一般，能见到内在病机。

（3）司内揣外。《灵枢·外揣》说：“远者司外揣内，近者司内揣外，是谓阴阳之极，天地之盖。”远、近，谓修养体道的程度，由于外与内“浑束为一”，犹如桴鼓、声响、形影的密切关系，故体天地之道于身者，既能司外揣内，审察外部以测知内部，也能知内揣外，既知内在病机，又“见”外之病状，不诊于外而能知于外。张景岳注：“外之不彰不明者，知内之波荡也……察其远能知其近，察其内能知其外，病变虽多，莫能蔽吾之明矣……内外远近无所不知，以其明之至也，阴阳之道尽于此矣，天地虽大，又安能出于是哉？”

（4）明道得道。人与天地相应，《素问·气交变大论》说：“善言应者，同天地之化。”天人合一，体道于身，才能在诊察疾病上升华到很高的境界。《灵枢·玉版》说："夫子之言针甚骏，以配天地，上数天文，下度地纪……是明道也，其必然也。其如刀剑之可以杀人，如饮酒使人醉也，虽勿诊犹可知矣。"中医针药治病之理大，与天地为一，明其理得其道，诊治疾病表现得很简单。张志聪说："诊道亦当合于天道也。"（《素问集注·疏五过论》）

（5）不可言传。《老子》曰："道可道，非常道。""道"是一种整体的境界，不能用语言表达。能说出来的道，已不是原本的道，所以圣人行不言之教。《素问·八正神明论》说："慧然独悟，口弗能言。"故慧然独悟出疾病的本质和脏腑的盛衰，虽心中了然，却不能用语言表达出来。张景岳说："志慧出而神明见，口弗能言，妙不可以言传也。"《医醇賸义·脉法》说："切脉之道，全贯心灵手敏，活泼泼地一片化机，方能因应。此在平日讲求精切，阅历既多，指下之妙，得之于心，不能宣之于口，实有此种境界。"《医贯·血症论》说："曰此未可以易言也。将欲望而知之，是但可以神遇，而不可以目遇也。将欲闻而知之，是可以气听，而不可以心符也。将欲问而知之，可以意会，而不可以言传也。将欲切而知之，得之心而应之手，巧则在其人。父不能传之子也。"

这一境界并非所谓"玄"。中医诊断疾病，犹如古代的相马。庞朴在《一分为三——中国传统思想考释》中指出，古人相马有三种境界，分别是根据形象以发掘本质、超越形象而直面本质、探得本质更返回形象①。《吕氏春秋·观表》云："古之相马者，寒风是相口齿，麻朝相颊，子女历相目，卫忌相髭，许鄙相尻，投伐褐相胸胁，管青相唇吻，陈悲相蹄脚，秦牙相前，赞君相后。凡此十人者，皆天下之良工也，其所以相者不同，见马之一征也，而知节之高卑，足之滑易，材之坚脆，能之长短。"这段话的意思是说，古代精通相马的人有10位，都是天下之良工。他们相马的部位不同，有相口齿的，有相颊的，有相目的，有相髭的，有相尻的，有相胸胁的，有相唇吻的，有相蹄脚的，有相前的，有相后的，都是相马之一征而知"节之高卑，足之滑易，材之坚脆，能之长短"。这是通过观察局部也就是"马之一征"以知整体，判断是否为良马。我们在前讲过生物全息学中的一个重要思想就是局部是整体的反映。人体是一个有机的整体，局部与整体是辩证的统一。人体某一狭小局部区域内的生理病理变化，往往蕴涵着全身五脏六腑、气血阴阳的整体信息。也就是说，某

① 庞朴《一分为三——中国传统思想考释》

一局部常具有全身“缩影”的特征①。这里相马的第一境界是不是相似于我们在前面所说的诊法的第一境界呢？

再说第二境界。在《淮南子·道应训》《列子·说符》里都讲了这样一个故事。秦穆公谓伯乐曰：子之年长矣，子姓有可以求马者乎？伯乐对曰：良马可形容筋骨相也。天下之马者，若灭若没，若亡若失，若此者绝尘弭辙，臣之子皆下才也，可告以良马，不可告以天下之马也。臣有所与共担缨薪菜者，有九方皋，此其于马非臣之下也。请见之。穆公见之，使行求马，三月而反报曰：已得之矣，在沙丘。穆公曰：何马也？对曰：牝而黄。使人往取之，牡而骊。穆公不说，召伯乐而谓之曰：败矣，子所使求马者！色物牝牡尚弗能知，又何马之能知也？伯乐喟然太息曰：一至于此乎！是乃其所以千万臣而无数者也。若皋之所观，天机也，得其精而忘其粗，在其内而忘其外；见其所见，不见其所不见，视其所视，而遗其所不视。若皋之相者，乃有贵乎马者也。马至，果天下之马也。秦穆公对伯乐说：你的年龄大了，你的家族有能相马的人吗？伯乐回答说：良马可以从它的形体相貌筋骨看出来。天下最好的马，若隐若现，似有似无，要相那种无法看见其扬起的尘埃和足迹的马，在下的后辈都是下等的才能啊，他们可以告诉你哪是良马，没能力告诉你哪是天下最好的马。在我曾经一起挑担捡柴的人中，有一个叫九方皋的，这个人在相马方面不比我差。您召见他吧。秦穆公召见了他，让他出去找马，三个月后他回来说：已经找到了，在沙丘那个地方。秦穆公说：什么样的马？答：黄色的母马。秦穆公派人去取那匹马，发现是黑色的公马。秦穆公很不高兴，召见伯乐并对他说：失败啊！您推荐去相马的人是个什么人呵！连颜色的黄黑、性别的公母都分不清，还能知道什么是千里马啊？伯乐喟然叹息地说道：九方皋已经达到如此高的境界了啊！这就是千万个我也无法比的啊。像九方皋所看见的是内在的素质啊，发现它的精髓而不管其他，关注它的内在而忘记了它的外表，关注他该关注的，不去注意他不该注意的，看见应该看的方面，所以忽略了他不在意的方面。像九方皋这样的相马人，比再好的马都要宝贵啊。最后证明这匹马的确是天下最好的马。

从这个故事中我们可以得知，一方面“九方皋之所观者，天机也”。天机不能露，所以说不出来。另一方面“得其精而忘其粗，在其内而忘其外，见其所见，而不见其所不见，视其所视，而遗其所不视”。对应我

① 瞿岳云．祖国医学“缩影”理论初探．辽宁中医杂志，1982（5）：31

们在前说的诊法的第二境界，“刺家不诊”“神而明之”，直接看到的是内部的脏腑。

最后再说伯乐之相马。关于伯乐相马法，古书未确言。我常开玩笑地说，最高境界就是不说，其实不是他不愿意说，而是不能用语言来表达。“道”的境界就是如此。《庄子·秋水》云：“可以言论者，物之粗也；可以意致者，物之精也。”如轮扁“得之于手而应于心，口不能言，有数存焉于其间。臣不能以喻臣之子，臣之子亦不能受之于臣，是以行年七十而老斫轮”（《庄子·天道》）。

可以想象，伯乐相马法当是一种极其全面、十分完备的认识方法。它不以把握局部特征为满足，虽然局部中也包含了全体的信息，而是注意考察对象的全体，因为事物都是一个整体。它也不以独观天机无论牝牡为能事，从天机的抽象再落实到马的具体，因为认识的深度莫过于到达一般的个别或个别的一般。

《庄子·知北游》云：“光曜问乎无有曰：夫子有乎？其无有乎？光曜不得问而孰视其状貌：窅然空然。终日视之而不见，听之而不闻，搏之而不得也。光曜曰：至矣，其孰能至此乎！予能有无矣，而未能无无也。及为无有矣，何从至此哉！”这段古文的意思是光曜问无有说：先生你是存在呢？还是不存在呢？无有不吭声，光曜得不到回答，便仔细地观察它的形状和容貌是那么深远那么空虚，整天看它都看不见，整天听它也听不到，整天捕捉它也摸不着。光曜说：最高的境界啊，谁能够达到这种境界呢！我能够做到“有无”，却未能达到“无无”，更不能达到“无有”，怎样才能达到这种境界啊！”

《庄子·知北游》中的“有无—无无—无有”是三个递进的境界。“有无”，即实存的无，可感的无，虽无形则有在。“无有”，即有在而无形，是只可悟知的道。第一境界是韩风等人所达到的有“无”的境界。他们比起只能有“有”，即只识皮毛的外行来说，堪称行家里手，是专家。面对既无形又无气的独异的精微，如果要充分掌握，就需要达到一个更高的境界，即“无无”的功夫。假如说，认识事物必先由具体走向抽象，那么“有无”已是抽象，而“无无”则抽其抽象，抽到一点具象全无了。医生诊病，这时得到的是抽象的疾病本质。然而还有更高的境界，那就是由抽象再上升到具体的发展过程，以马克思的话来说，就是“思维用来掌握具体并把它当作一个精神上的具体再现出来的方式”（《政治经济学批判导言》），在庄子的体系中，就是比“无无”更高的“无有”

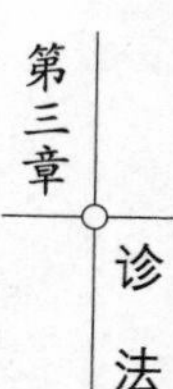

境界。“无有”是一种无形的有，这才是道家所谓的道。这样的“有”只能是精神的，只在思维中存在。用庄子的话说是窅然空然之有，用马克思的话说是精神上的具体。对于相马来说，从“有有”即一马当前开始，经过韩风等人的“有无”，九方皋的“无无”，而达到“无有”的境界时，所面对的便已不再是认识开头的那个混沌整体，也不是不分牝牡骊黄的空洞抽象，而是经过了抽象、认清了本质，再重新综合还以血肉的整体，即一匹晶莹清晰通体透明的马了。

《素问·宝命全形论》云：“是谓冥冥，莫知其形。”张景岳注：“冥冥，幽隐也。莫知其形，言血气之变不形于外，惟明者能察有于无，即所谓观于冥冥焉。”张景岳说，高明的医生要察“有于无”，也就是要审察出无中之有。张景岳《类经》说：“既觉其无中之有，独不能觉其有中之无乎?”“无有”是最高境界。既然把握了最高层次的内容，难道还不能察觉出较低层次的内容吗?

我们以中医“审察病机”为例。《老子》第十四章云：“视之不见名曰几。”范应元《道德经古本集注》引唐傅云：“几者，幽而无象也。”病机是疾病本质之所在，它深藏于疾病的表象之中。本质是幽而无象的。我们必须通过分析与思考，要透过现象才能深入到本质，才能把握疾病的本质。因此，需要通过第一层次即以表知里、司外揣内的抽象，达到“有无”的境地；经过不断体悟，可以升华到“无无”的境界。这时能直面疾病本质，通神明于幽微。若再能进一步修养体悟，不仅对微妙玄幽的疾病发生发展变化的机理犹如通神明一般穷理尽性地弄清楚、弄明白，而且能返回到具体，成为精神的具体，达到司内揣外的境界。这时不诊于外而能知于外。对诊病来说，从一个病人的当前即“有有”开始，经过以表知里的“有无”，得精忘粗的“无无”，到“无有”的境界时，已是一个既有血肉又清晰透明、处天地之宜的病人了。在历史文献中，有一位医生已经达到了这一境界。据《史记》记载，“扁鹊……视见垣一方人。以此视病，尽见五脏症结”，并自谓“越人之为方，不待切脉望色听声写形，言病之所在。闻病之阳论得其阴，闻病之阴论得其阳”。所以，“试入诊太子，当闻其耳鸣而鼻张，循其两股以至于阴，当尚温也”。由此我们可以看出，扁鹊诊病的境界已经达到了“无有”的境界，正如《华佗神方·华佗治急症要诀》所说“医以望为第一要义。扁鹊之著名，即在于能望也”。

体道悟道得道，能达到极高明的认识境界，会产生非凡的智慧。故

《素问·阴阳应象大论》说："道生智。"马莳注："道者，共由之理。惟人有是道，则大道彰而明智生。"《灵枢·病传》说："道，昭乎其如旦醒，窘乎其如夜瞑，能被而服之，神与俱成，毕将服之，神自得之。"得道则如白天头脑清醒，对任何事物都能一目了然；未得道则如黑夜中闭上眼睛，什么都难以察觉。因为扁鹊得道于身，才能"慧然独悟""观于冥冥""俱视独见""昭然独明"。

2. 诊道举例

能体会到的诊道很多，这里列举几个：

如体得阴阳之道。阴阳存在于天地自然界之中，是天地的普遍规律。从自然界之日月运行、水火征兆、男女性事等诸多方面并结合医学实践，体得阴阳之道，则犹阳光下的白天睁开眼睛，犹酒醉之后清醒过来，豁然开朗，明察一切，能弄清如人之生理、病理、诊断、治疗、养生等许多方面的问题，故如《灵枢·病传》所说"明于阴阳，如惑之解，如醉之醒"，张景岳所说"运阴阳于掌上，则隔垣可以目窥"（《景岳全书·医非小道记》）。

再如体得终始之道。古人先说终后说始，是说明事物没有尽头，旧的结束后又有新的开始。终始之道为天地人共同之道。事物的发展规律是循环往复、终而复始的。《灵枢·终始》说："谨奉天道，请言终始。终始者，经脉为纪。"人体经脉气血的流通，循环往复、终而复始。如能从营卫气血的运行规律中体会出其与"天地同纪"的终始之道，则能不诊而知老人昼不精而夜不瞑的机理（参见《灵枢·营卫生会》）。

又如体得奇恒之道。《素问·玉版论要》说："五色脉变，揆度奇恒，道在于一。"奇者变也，恒者常也。常变，反映了事物的必然与偶然、一般规律性与特殊性等相互关系。体得奇恒之道，自能以常知变、守常通变、守常除变。如色、脉的表现皆有常有变。如《素问·方盛衰论》曰："脉动无常，散阴颇阳，脉脱不具，诊无常行。"脉象变化无定，故诊候应该灵活，不可拘于一途，故张志聪举例，"尺肤尺脉，皆可以候气候血也。诊候之道，通变无穷，不可执一而论也"。

在上我们讨论了有关《黄帝内经》诊道的认识，指出中医临床诊断的理论和实践深奥远大，境界极高，医工只有专心致志、虚心宁静、不浮躁地不断学习、实践、认识、体会和提高，才有可能达到。

讨论诊法的最高境界，目的是为了让我们知道，中医还有像扁鹊诊病

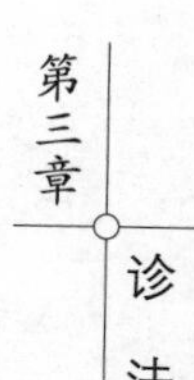

那样高的诊法境界存在，指明了我们的奋斗目标，所以我们还要努力，还要不断追求，希望能到达更高的境界。同时，我们在学习和理解《黄帝内经》有关诊道的认识中，能强烈地感受到中国传统文化精神的气息。贝蒂说："理解就是让有意义形式中体现的精神来熏陶你、改造你、同化你，使你也具有这种精神，或成为这种精神。"因此，只有同化于中国传统文化之中，在中国传统文化精神之熏陶下和文化理想之影响下，才能真正理解中医学、正确运用中医学的理法方药，因为中医学植根于中国传统文化的沃土之中。

第四章　治则治法

明末浙江名医裴兆期说："善为治者，脉症既详，当思所以治之法。"(《言医》）诊断明确后，就要认真审慎考虑治法和具体治疗措施的制定和实施了。所以我们今天就开始学习《黄帝内经》有关治则治法的内容。

我们讲《素问·至真要大论》中的有关治法。

第一节　反治法

一、反治

帝曰：何谓逆从？

逆：悖逆。从：顺从。逆从在《黄帝内经》中运用很广，我们在这里不做太多的讨论，只讨论在治法上的运用。

岐伯曰：逆者正治，从者反治，

悖逆就是相反。逆者正治，即是悖逆病证的症状同时也悖逆病证的本质而治的一种治法，谓之逆治法，也叫正治法。它是常见的治疗方法，如寒者热之、虚者补之之类。从者反治，即是顺从病证的症状同时也顺从病证的本质而治的一种治法，谓之从治法，也叫反治法。它是一种变通的治法。

从少从多，观其事也。

事，在此指疾病的变化情况。这句话的意思是说在具体运用反治法（从治法）时，要根据具体情况，也就是具体病情的轻重，或在药味的多少上增减，或在药物的剂量上增减，即使用反治法的药味和药量要根据病情而定。从表面上看，所从的药味与药量是针对所要顺从的病症的性质，实际上不仅如此，因为所从的药物与病机是相反的，所以一定要认真考虑需要使用多少药味或者多少药量才能既取得疗效，又不会影响病证或者病人。

这就提示我们：一要辨证论治，二要定量，三要三因制宜（因时、因人、因地）。

这里提出了一个定量的问题。中医辨证多是根据“有诸内必形诸外”的原理，抓住人体的外部特征做出判断，似乎不太要求做出定量化的精密描述。事实上，中医学并不是没有定量的思想，在辨证用药时也并不是没有定量分析。一切事物都是质与量的统一体，没有一定质和一定量的东西是不存在的。质总是具有一定量的质，量也总是一定质的量，两者不可分离。因此，①中医学中有定量的思想；②中医十分强调具体和灵活，要根据具体情况才能做出定量分析。“中医不传之秘在于量”，这个定量不是不能传，是因为具体情况不明确，所以不能一概而论地使用固定的量。《中国药典》定的量，只是临床参考剂量。例如，《伤寒论》第 27 条：“太阳病，发热恶寒，热多寒少……宜桂枝二越婢一汤。”这里的“热多寒少”，表明寒热的定量已经确定。桂枝汤“病重者，一日一夜服”，“若不汗出，乃服至二三剂”。病重者，昼夜服药，连服二三剂。治疗时不仅在用量上不同，在服药上也不同。

我们要知道，所谓药物的剂量，一是指所用单味药的剂量，二是指药物的味数多少，三是指每日服药的次数，四是指每次服用的数量等。

帝曰：反治何谓？

虽然逆从正反在前说得很多，但从接下来的内容来看，黄帝感兴趣的话题却是反治法。所以黄帝就反治法的相关问题而提问。

岐伯曰：热因寒用，

由于《黄帝内经》历代版本流传的原因，这句经文有两种说法。一是写为“热因寒用”。这是《黄帝内经》的经文原样。这里的热，指药物之性；寒，指方式方法之性，如服药时温度之寒凉或加寒凉药物等。连起来的意思是热药依靠寒的方式方法而使用。例如，病证是真寒假热证，应该用热药治疗，但直接使用热药会发生格拒现象，于是采用顺性的方式方法，即顺从寒的方式方法，如凉服或加寒凉药如猪胆汁等，使这类热药治疗真寒假热证。这就叫热因寒用。王冰说：“热因寒用者，如大寒内结，当治以热，然寒甚格热，热不得前，则以热药冷服，下嗌之后，冷体即消，热性便发，情且不违，而致大益，此热因寒用之法也。”

二是写作“热因热用”。明代医家多有此论。如明代徐春甫《古今医统大全·古医十四科》云：“有寒因寒用，热因热用，通因通用，塞因塞用。”前几年的《黄帝内经》教材多作此例，但现今的教材又改回去了。

作“热因热用”，从表面上看与反治法很近似。前一个热字作药物之性讲，后一个热字作病症之性讲。因：依。用：使用。连起来的意思是，用热药治疗热症。然这里的热症是现象，本质却是真寒，属于真寒假热证，即内真寒、外假热的证候。其机理是，阴寒内盛，逼阳于外，阴阳寒热格拒，又叫阴盛格阳之证。治疗用四逆汤、通脉四逆汤、通脉四逆加猪胆汁汤、白通汤等。此外，还有阳虚发热、气虚发热等也可归在此类，如用补中益气汤、归脾汤、当归补血汤等甘温以除大热。福建俞长荣老师1975年治一女性病人，每日上午低热，持续两个多月，伴咳喘，咯白痰或吐水，面及下肢微浮肿，舌胖淡苔白，脉沉细微。本例发热均在上午，且舌淡胖、痰白或吐水，为脾阳不足；浮肿、咳喘、脉沉细，是脾肾阳虚。故治用附子汤加细辛、干姜、五味子、肉桂，服三剂而热退。①

寒因热用，

这句经文与前面所讲一样，也有两种说法。一是写为“寒因热用”。这是《黄帝内经》的经文原样。这里的寒，指药物之性；热，指方式方法之性。连起来的意思是寒药依靠热的方式方法而使用。例如，病证是真热假寒证，应该用寒药，但直接使用寒药会发生格拒现象，于是采用顺性的方式，即顺从热的方式，如热服或加用热药等方式方法，使这类寒药治疗真热假寒证。这就叫寒因热用。王冰说：“寒因热用者，如大热在中，以寒攻治则不入，以热攻治则病增，乃以寒药热服，入腹之后，热气即消，寒性遂行，情且协和，而病以减，此寒因热用之法也。”

二是写为“寒因寒用”。前一个寒字指药物之性，后一个寒字指病症之性。连起来的意思是，用寒药治疗寒症。这里的寒症，是症状，是现象，而本质属热，为真热假寒证。如阳热闭郁，不能通达于四肢，或曰阳盛于内，格阴于外，用承气汤、白虎汤等治疗。

上述经文的两种解释和理解都有其临床意义，我们都应该知晓。

塞因塞用，

前一个塞字，指用补涩药。后一个塞字，指壅塞的病症，如腹胀、胸闷、气喘、便秘、癃闭、闭经等。一般来说，像参、芪、术、草、枣之类的药，服用后容易导致脘腹胀满，如《经》云“甘者令人中满”，故为塞。那么，应该怎样认识这里的塞因塞用呢？这里所说的壅塞的病症，虽然表现为实象，然而本质却属于虚，所以不能用通利之法，而要用补虚之

① 俞长荣．略论“甚者从之”．中医杂志，1979（7）：13

法。这就是用补涩药治疗壅塞的病症，实际上这是一个真虚假实证。①

我来举一些临床常见病证以便更好的理解。

1. 便秘：是一个临床常见病，但却非常难治。便秘会诱发许多脏腑病证的发生，而且常常会伴有精神症状。肛肠专科医院流行这样一句话：十个便秘九个疯，还有一个想腾空。

一般认为便秘是实证。在《素问·玉机真脏论》中有“五实”证，其中就有便秘证。治疗实证便秘一般当用通便法，不可用补，否则更添壅塞。但便秘也有因虚所致，称为虚秘。在前我们已经说过北京医院魏龙骧老先生用白术通大便的医案。福建省闽清县上莲医院刘珉做过一些临床实验。首先使用魏老之方（即白术 60g，生地 30g，升麻 3g）治疗 13 例便秘证，结果 11 例有效，2 例无效，有效率 84.6%。有效的 11 例中，腹泻次数分别为每天 1～3 次，其中 4 例于服药 4～5 小时后开始肠鸣矢气，随后排出稀便；7 例于服药第二天排便，大便稀软通畅。后来刘珉考虑到魏老之方系三味药物组成的复方，而且方中的生地也有润肠通便的作用，那么白术是否起主要的通便作用呢？因此，他改用单味白术治疗 21 例便秘病人，成人 20 例，儿童 1 例，其中男 7 例，女 14 例。病例选择标准：①单纯性便秘，诊时已有 2 天以上未排便者；②虽每日通便，但大便干燥艰涩，甚则坚如羊矢者。对入选病人不进行中医辨证，每例统一给白术 60g 一剂，以观察疗效。结果 16 例于服药第二天排便，大便质软通畅，无腹泻，5 例无效，有效率 76.2%。说明单味白术的通便效果是肯定的。单味白术与魏老之方疗效对比，单味白术通便作用不及魏老之方强。服魏老之方多数有肠鸣、矢气、腹泻、排便次数增多现象，服单味白术则仅仅使大便变软易通，并无腹泻，排便次数也不增多。两方服后均未发现大便更加坚燥现象和其他副作用。②

我认为，在魏老的三味药中，升麻升脾气，欲使胃气降，先使脾气升，有升才有降。魏老自说是“少佐升麻，乃升清降浊之意”。生地增水以行舟，如增液承气汤之理。全方重用白术运化脾阳，推动胃肠的运行。

魏老在使用白术这类补益药治疗便秘这样的壅塞病症时，难道就不担心更增加壅塞吗？用补益药会不会引起脘腹更胀、大便更加秘结呢？我们来看看张景岳的一个注释，“乃不知少服则资壅，多服则宣通。峻补其下

① 俞长荣．略论“甚者从之”．中医杂志，1979（7）：13

② 刘珉．重用白术治疗便秘三十四例疗效观察．福建中医药，1981（1）：36

以疏启其中，则下虚自实，中满自除，此塞因塞用之法也”。这个注释揭示了用补益药治疗壅塞病症的道理，即“少服则资壅，多服则宣通”，补益药的剂量小就会增加壅塞，剂量大则会起到宣通的效果。所以魏老说：“余治便秘，概以生白术为主，少则一二两，重则四五两。”这是药物剂量大小不同的效果差异，所以说“中医不传之秘在于量”。

2. 小便不通（癃闭）：为壅塞的病症，当用通利的方法。如果用补法，用补益药治疗壅塞的病症，像是反治。这里的癃闭，当责之膀胱气化不利，治疗的方法很多，如清肺滋化源、升提举陷、引火归原、大补气阴等。俞长荣曾治疗一例诊断为多发性神经炎病人。病人小便不通，尿意全无，插导尿管20余日，伴口干舌红、腹胀，脉细弱。俞老认为这是中气下陷，气不化津，用补中益气汤升提中气，人参改用西洋参，加紫菀9g，配合人参润肺而滋化源，使脾复有散精之功，肺复其通调水道之权。一剂即有尿意，三剂小便自通。①

3. 气喘：喘为气满胸中，为壅塞的病症，但此指虚喘。如肺气虚，用生脉散、补中益气汤加减治疗。

4. 闭经：经闭本当通，但如张景岳所说“血滞者可通，血枯者不可通也。血既枯矣，而复通之，则枯者愈枯，其与榨干汁者何异?”（《景岳全书·血枯经闭》）。闭经治疗有通、补二法。塞因塞用治疗闭经，即补气补血补精，气血盛，冲任满，经自通。《黄帝内经》中的血枯方（四乌贼骨一藘茹丸）治血枯经闭，方中虽然有海螵蛸、茜草活血通经，但更重要的是还有雀卵、鲍鱼等血肉有情之品以补益血海，使之满而溢。

通因通用，

前一个“通”字是药物之性，指通利的药物。后一个“通”字是病症之性，指通利的病症。连起来的意思是用通利的药物治疗通利的病症。这里所说的通利，虽然表现为虚象，然而本质却属于实。这个病证的本质有瘀、有积滞，所以不能用补法，而要用泻法。实际上这应该是真实假虚证。

下面我们举一些具体病症来谈谈。

1. 热结旁流须通。阳明腑实证，见痞、满、燥、实、坚者，必通无疑。然而对其变证热结旁流，仅见粪水杂下，不见燥屎排出者，切不可为其“通”所惑。须知，此等病人虽下利清水臭秽，而腹满痛不减，说明

① 俞长荣．略论“甚者从之”．中医杂志，1979（7）：13

热结之燥屎为其实质，旁流之粪水为假象。其里热不清，燥屎不除，则病无转机，所以治亦需投以大承气汤以荡涤胃肠，急下存阴。里热、积滞得除，则诸症悉平。俞长荣老师 1977 年 8 月治一 50 多岁的女病人，因头痛发热、昏迷 3 天而入院。西医诊断为病毒性脑炎。入院 2 天后邀中医会诊。诊得寸口无脉，症见神昏、痰鸣、汗出、四肢逆冷、大便失禁。当时有实习医三人随诊，他们疑为元阳将脱，要用参附急救。俞老说此恐系邪热内传，热结旁流，大实反见羸候。提出再审察三样，一看舌苔、二按腹部、三察趺阳。结果撬开病人的嘴巴，看到舌苔老黄糙厚。按病人腹部灼热，并隐约摸得粪块。询问病人家属得知，病人已 7 天未大便，只是不时有粪水自流。病人趺阳脉尚有搏动，因此否定脉微欲绝，而是阳气遏郁而不达。于是用小承气汤合小陷胸汤加竹茹，送紫雪丹。服后下秽粪甚多，神转清，肢转温，后西医继续治疗，不数日出院。这是真实假虚，用通因通用法较为典型的例子。[①] 在这个病例中，病人有大便失禁的情况，加上寸口无脉、神昏、汗出、四肢逆冷，很容易被断为元阳将脱。但俞老通过按察病人腹部灼热，并隐约摸得粪块，以及询问得知病人已有 7 天未解大便，不时有粪水自流，得知这就是热结旁流。所以我们在临床上，要想辨证准确，关键还在于是否能够正确辨识症状。病人的症状、脉象、舌象等摆在你面前，你都不认识，又如何能纳入到你的辨证诊断体系中去呢？

2. 滞下不爽宜通。痢疾或称滞下，下利腹痛，里急后重，红白相杂，日行数次以至数十次，多因夏秋之季恣食生冷不洁之物，酿为滞下。下利频仍，似为通畅，然而宿垢、湿热内蕴，毒滞肠中，刺激肠壁，故腹痛，里急后重，排便不爽。用芍药汤荡涤肠腑垢滞，陈莝去则肠道洁，邪去而痢止。古有痢无止法之说，正是对此而言。

在《验方新编·痢疾》中有一段话，“痢疾……此痢之概也。若骤止其邪，则死生顷刻；不止其邪，则危绝如丝；欲补气而邪气转加，欲清火则下行更甚，此时惟有因势利导之方可行。或疑人已气血虚败，更加利导，恐其难堪。不知邪气一刻不去，则正气一刻不安，古人治痢无止法，信不诬也。方用白芍、当归各三两，萝卜子一两，枳壳（面炒）、槟榔、车前子、甘草各三钱，水煎服，一剂即止，二剂全安，可用饮食矣。此方之奇妙，全在重用归、芍。盖水泻忌当归之滑，而痢疾则正喜其滑也。芍药味酸以平肝木，使木不敢再侵脾土。又有枳壳、槟榔消逐其湿热之邪，

---

① 俞长荣．略论“甚者从之”．中医杂志，1979（7）：13

又加车前子分利其水湿，而又不耗其真阴之水，所以功胜于茯苓也。尤奇其用萝卜子一味，盖萝卜子味辣而能逐邪去湿，且又有通达上下，消食利气，使气行于血分之中，助归芍以生新血而祛荡其败污也。少加甘草以和中，则无逼烈之患，此奏功之神奇，实有妙理耳。”上海中医药大学裘沛然教授曾谈到这个方的效用，他说：我曾治疗一个患赤白痢疾病者，用了一系列治痢的正规方，如白头翁汤、木香槟榔丸、芍药汤、香连丸、枳实导滞丸以及丁师常用的治痢效方等，可是均无效果，下痢加剧，日夜登厕近百次，病人精神困惫，已臻危殆。在无可奈何中试用了一张《石室秘录》药味分量配伍奇特的方子，即白芍三两，当归三两，萝卜子一两，枳壳、槟榔、甘草、车前子各三钱。当时按照原书依样画葫芦，以冀幸中。不料服后次日泻痢次数减半，又服一剂而病全除。《石室秘录》是托名天师、雷公、张机、华佗等合著的一本伪书，我平素所不齿，今用此方竟如其所说“一剂即止，二剂全安，可用饮食”的奇妙效果（《裘沛然谈从医六十余年的教训》）。

在我学生时期临床实习的时候，有一次，病患腹泻，我给自己开了个方，用了大黄，想要通因通用。结果服下后，腹泻倍增，控制不住，室内狼狈不堪。我的带习老师听闻此事后，对我说：你个笨蛋，你可以不用像大黄那么厉害的通利药嘛，你可以用山楂、神曲、二芽之类的药来通利，因为此泻利多由饮食所致，这类药可以荡涤食积，同样也可以起到通因通用的效果。我又学到了一手。

3. 久漏不止可通。瘀血阻滞胞宫，血不归经，可见漏证。漏证可用活血化瘀法的指征是：①经血紫暗或夹有血块；②月经来潮时有小腹痛；③舌质晦暗或有瘀点；④使用过止血固摄药无效者。以上 4 条只要具备 2 条，就可以使用活血化瘀药，否则不可妄用。俞长荣有个学生治 1 例月经来潮 20 余日不止，改方易药十余剂无效，遂嘱病人携方来俞老处就诊。询知病人月经来潮前 3 天量多，后来仅点滴而下，现仍不止，血色暗夹有血块，下腹仍有微痛。阅其原方，止血、升提、补气、固摄都用了，俞老不另处方，而在原方眉批“瘀血不去，血不归经”八字，嘱病人带回仍请原医生再诊。于是该医生在原方中加失笑散，服两剂血止。[1]

4. 尿淋不畅必通。淋家，小便淋沥，尿频涩痛，窘迫不适。此为“尿频”之假象，掩盖着“涩通”之实质。湿热蕴蓄下焦，膀胱宣化不

① 俞长荣．略论“甚者从之”．中医杂志，1979（7）：13

力，尿窍不利，是为茎中作痛之缘由（不通则痛）。故以八正散（瞿麦、萹蓄、车前子、滑石、栀子、甘草、木通、熟大黄）清热利湿、通淋利窍，使窍道通利，湿热去路大开，则邪去而淋止。

5. 汗出不快当通。太阳中风证，发热，恶风，汗出，脉缓。“汗出”是“通”的假象，而汗出表不解始为实质。营卫不和，通路不畅，邪欲外泄而不能透达为其病机特点。故需借助于桂枝汤解肌发表、调和营卫，使其复行汗出而解。① 再如，小儿麻疹，如果疹子透发不畅，还需要发表以透疹。

必伏其所主，而先其所因，

关于此句经文，历代医家意见不一。现在大多数人倾向于张景岳的意见：必欲制伏疾病的根本，首先要探求疾病的原因，也就是探求其病机。必伏其所主，即治病求本的意思。《丹溪心法·治病必求于本》说：“此求其病机之说，与夫求于本，其理一也。”此句经文体现了治病必求其本的思想，这里的本是疾病发生发展转变的根本原因，是病机，不是《素问·阴阳应象大论》中所说的“阴阳”。此句经文是针对逆治法和从治法两者而言的，也就是说，不论是逆治法还是从治法，从表面上看似乎有所不同，实质上却是相同的，都要求治病必求其本。这是中医治疗学的根本，也是逆治法和从治法的共同理论基础。

其始则同，其终则异，

这是指反治法而言的。此句经文指出了反治法的实质。始：初，先。起初时，治疗的方药与病症类似，但最终是与病本相悖逆的。正如吴崑说：“其始也气味虽同，其终也作用则异。”始与终是时间概念，表示过程关系。为了更好地理解此句经文，也可从表里关系、现象与本质的关系上来理解“始”与“终”，即反治法的治疗从表面上看是顺从病症的，实质上则是悖逆病本的。

可使破积，可使溃坚，可使气和，可使必已。

关于此句经文的讲解，一般都是一句带过。破积，是针对“塞因塞用”而言，积聚之症是假象，若用消散之法反增胀满，而用补益之法却可消散，故用补法可以破积。溃坚，是针对“通因通用”而言的。溃坚，就是消除积滞、瘀血等。下利、下血等症常用涩止之法，但此类下利、下

① 周克振．谈“通因通用”法．江苏中医杂志，1980（6）：55

血是由于内有积滞、瘀血等，故用通因通用之法消除积滞、瘀血，则下利、下血之症可以自止，故用通利之法可以溃坚。可使气和、可使必已，是反治法的目的，最终都是达到气机调和，疾病痊愈的目的。

以上讨论的热因寒用（热因热用）、寒因热用（寒因寒用）、塞因塞用、通因通用，可以说就是针对真寒假热证、真热假寒证、真实假虚证、真虚假实证而治的四种方法。现在中医基础理论所论的真假疑似证，亦不外乎就是这四种。

帝曰：善。气调而得者何如？

黄帝说好，接着问气调而得者何也？关于此句经文，历代注家主要有两种认识，第一种认识作病因病机讲，即天气调和而受邪害病的道理是怎样的？前面有“风寒暑湿燥火，之化之变”，其病的道理为何？第二种认识作治法讲，气调而得，即调气而得，根据人体在致病因素下，阴阳之气偏胜的具体情况，用不同的阴阳性味特点的药物等进行相应的调和处理而得愈。后者解释为妥。因上文有非调气而得，此作调气而得与之相应。前文论述非调气而得的各种治疗方法，而本段自“何谓逆从”以后，主要是论述“调气”的治疗方法。此处是在前面论述逆治法、从治法的基础上，进一步询问逆治法、从治法在调气治疗中的具体运用。

岐伯曰：逆之从之，逆而从之，从而逆之，疏气令调，则其道也。

逆之，指寒者热之、热者寒之等逆治法。从之，指塞因塞用、通因通用等从治法。逆而从之，先逆后从，即先用逆治法，倘若病不受，改用从治法。从而逆之，先从后逆，即先用从治法，待病之许治（格拒等消除）后，改用逆治法。疏气：疏通气血。令调：使气机调畅，最后达到调和、平和的目的。这是治法运用的一般规则。

二、讨论

下面我们讨论一些问题，供大家思考，没有对与错的定论，只有合理与不合理的情况。

（一）关于“热因寒用、寒因热用”与“热因热用、寒因寒用”的问题

原本《黄帝内经》的经文是“热因寒用、寒因热用”。王冰、林亿新校正、历代大多数注家的《黄帝内经》版本都是如此。明清时期的医家、

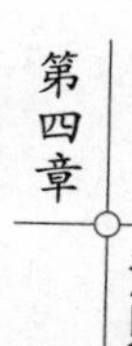

现今的第四版和第五版《黄帝内经》教材，以及一些参考书、工具书中则是“热因热用、寒因寒用”。

人们对这两种情况有什么意见呢？

第一种意见认为，根据下文“塞因塞用、通因通用”的语言结构，应该改“热因寒用、寒因热用”为“热因热用、寒因寒用”，这样既结构一致，一气呵成，又符合“从之”的精神，同时与“寒者热之、热者寒之”的逆治法在表述形式上有区别。近代医家大都赞同这一观点。

第二种意见是不应改，仍用“热因寒用、寒因热用”，甚至还建议将下文的“塞因塞用、通因通用”也改为“塞因通用、通因塞用”。其理由为：①在注释上，“因”字不好解，许多注家都不做正面说明。②正治法与反治法从表面上看是对立的，但实质上却是同一的。反治法只是一种手段，不是目的，是靠“从”的手段达到“逆”的目的。再结合一些注家如汪昂，对“伏其所主而先其所因”的解释：所主，谓所主之病；所因，谓所因之法；伏，藏匿；主，主药；先，先导；因，依，指依靠的药物与方法。此句经文的意思是，必须藏匿它的主药，用它所依靠的方法（如药物、服药法等）为先导。所以“热因寒用”即是热性药依靠寒性的方式为先导而治疗，“寒因热用”即是寒性药依靠热性的方式为先导。凡是具有“伏主”而“先因”内容的，都可以叫作反治。热性药依靠寒性的方式而使用，这种情况针对的是真寒假热证，根据寒者热之的原则，应当用热性药，但在使用时容易发生寒热格拒，所以需要采用一些与寒性病邪性质相近似的手段和方式，如采取凉服，或者用寒凉性质的药味，如白通加猪胆汁汤中的猪胆汁。寒性药依靠热性的方式而使用，这种情况针对的是真热假寒证，根据热者寒之的原则，应当用寒性药，但在使用时容易发生寒热格拒，所以需要采用一些与热性病邪性质相近似的手段和方式，如采取温服，或者用温热性质的药味。《冯氏锦囊秘录杂证大小合参·药论》说：“热病用寒药，而导寒攻热者必热，如阳明病发热、大便硬者，大承气汤，酒制大黄热服之类也。寒病用热药，而疗热去寒者必寒，如少阴病下利，服附子、干姜不止者，白通汤加入尿、猪胆之类也。塞病用通药，而导通除塞者必塞，如胸满烦惊、小便不利者，柴胡加龙骨、牡蛎之类也。通病用塞药，而导塞止通者必通，如太阳中风下利，心下痞硬者，十枣汤之类。反则异也。”

因：因循、因袭的意义，重在因势利导、因他人而成就己事。因其人之长而制其人，因其事之势而行其事。这里的从，如同奸细，迷惑敌人带领自己的势力以胜之。这种从治法在后世医家中常有应用。如陈修园在谈“僵蚕”时说：“因风而僵，何以反能治风?”曰：“邪之中人也，有气而无形，穿经透络，愈久愈深。以气类相反之药投之，则拒而不入。必与之同类者，和入诸药，使为响导，则药力至于病所，而邪与药相从，药性渐发，或从毛孔出，或从二便出，不能复留矣。此即从治之法也。风寒暑湿，莫不皆然，此神而明之之道，不专恃正治奏功矣。”（《神农本草经读·中品》）

如果同意第二种的解释，那么就保留原文模样。当然，仁者见仁智者见智。

（二）关于反治法的几个问题

1. 反治法与正治法

正治法，又叫逆治法，是悖逆（针对）疾病本质而治的一种治法，是常用且常见的治疗方法。反治法，又叫从治法，是顺从疾病症状而悖逆（针对）疾病本质而治的一种治法，是不常用和不常见的一种治疗方法。

症状和本质有时是相符的，有时是不相符的。徐灵胎《医学源流论·脉症与病相反论》说：“症者，病之发现者也。病热则症热，病寒则症寒，此一定之理。然症竟有与病相反者，最易误治，此不可不知者也。”症状是疾病的外在表现。一般而论，病证热则见热症，病证寒则见寒症。但也有不一致的，如真寒假热症，即内在病证为寒，但外见热症。于是就出现了两种不同称谓的治法。如果症状与疾病本质相符合，我们采用悖逆疾病本质而治的治法，同时也是悖逆疾病症状而治的治法，故称为逆治法，或叫作正治法。当疾病症状（应该是某些症状）不与疾病本质相符合时，我们采用的是顺从疾病症状但悖逆疾病本质而治的方法，故称为从治法，或叫作反治法。因此，两者的相同点在于：都遵循治病求本、寒者热之、热者寒之、虚者补之、实者泻之的治疗原则。两者的不同点在于：逆治法用于疾病症状与本质相符的病证，从治法用于疾病症状与本质不相符合的情况。从治法之从，是顺从，顺从某些症状的特性，不是顺从疾病的本质，而且，这只是一种手段，最终要达到“逆”的目的。

2. 反治法与反佐法

反治与反佐，最早都见于《黄帝内经》，如《素问·五常政大论》有“反佐”，《素问·至真要大论》有“反治”等。在反治法与反佐法有无区别这一问题上，各说不一。历代医家有三种意见。第一种意见认为反佐法是反治法之一。如《中医大辞典》认为，反佐法包括两个含义：①处方中药物组成的反佐法，即寒药佐以热药，热药佐以寒药，如白通加猪胆汁汤方中用猪胆汁即是此意。②汤药内服的反佐法，即热药冷服、寒药热服。余如《中医名词术语解释》《简明中医辞典》《辞海》等都是这种认识，即反佐法包含在反治法之中。第二种意见认为反佐法即是反治法，两者等同。如《本草纲目·七方》云："反佐，即从治也。"再如《医学衷中参西录·医话》说："夫反治者，以热治寒，恐其扞格，而少用凉药为引，以为热药之反佐，非纯以凉药治寒也。"又如《医方集解》在解释左金丸方义时说："吴茱萸辛热，能入厥阴，行气解郁，又能引热下行，故以为反佐。一寒一热，寒者正治，热者从治，以热治热，从其性而治之，亦曰反治。"第三种意见认为反佐法与反治法不同。反佐法是以性能、功能相反的药物用于辅助君药或臣药的一种治疗方法。反治法是从治疗原则出发提出的治疗方法之一，主要用于真寒假热的戴阳证、格阳病证，真热假寒的热深厥深证，真实假虚的热结旁流证，真虚假实的痞满、胀证等。这种治法，表面上与病情相反，但实质上是从本质着手而进行治疗的方法。因此，一般认为是名为反治，实为正治。

为了更好地理解反治法，我们有必要先讨论一下反佐法。① 反佐法，主要指药物配伍的反佐。此外，还有炮制反佐，是指用性味或作用相反的药物与主药一同炮制后，只将主药入药。例如香连丸，其中苦寒的黄连与辛热的吴茱萸同炒后，弃吴茱萸，将黄连入药。反佐法的作用大约有以下几点：①监制主药的偏性。一般认为，滋阴易于滞腻，扶阳易于化火，温燥易于劫阴，寒凉易于伤阳。每种药物都有一定的偏性，运用反佐法监制主药、辅药的偏性，使其更好地发挥作用。②削减主药的毒性。主药有毒者，通过反佐，削减其毒性。如三物备急汤中用大黄佐巴豆，以减巴豆之毒。③增加作用。济川煎用肉苁蓉、当归、牛膝、枳壳，有润肠下气降泄之功，佐以升麻，有升才有降，升降行则大便通。

反佐的原则有三：一是反佐药与主药相反相成。反佐药与主药在性味、作用趋势上是对立、相反的，但配伍后在作用上又是统一协调的。二是反佐药的药味不能多于主药。一张处方中反佐药一般只有一味，如芍药汤中用肉桂。三是反佐药的用量少于主药。如左金丸，黄连与吴茱萸都是一味，但黄连的用量为6两，吴茱萸的用量为1两。

---

① 王法德．略论"反佐"．山东中医杂志，1982（1）：5

反佐的类型大约有 12 种：①用寒佐热，即用寒凉药反佐温热药；②用热佐寒；③用补佐泻；④用泻佐补；⑤用收佐散，如小青龙汤用五味子酸收以佐麻黄、桂枝等发散药；⑥用散佐收；⑦用润佐燥，如苏子降气汤中用当归；⑧用燥佐润，如麦门冬汤中用温燥之半夏佐麦冬之滋腻；⑨用升佐降，用升提药佐沉降药，如黄龙汤用桔梗，济川煎用升麻；⑩用降佐升；⑪用行佐止，即用行血药佐止血药，如十灰散中用牡丹皮止血不留瘀；⑫用止佐行，如七厘散中用收敛止血的儿茶。

反佐不同于兼用并施。反佐法主治的病证是一个，而兼用并施法主治的是两个。如寒热并用、散补兼施用于虚实夹杂、寒热错杂之证，其主治的目标是两个。在用药的药味与药量上，由于兼用并施法要照顾正与邪、寒与热、表与里、阴与阳等相反的两个方面，所以处方用药一般都会补泻兼施、寒热并重、表里同治，药味较多，而反佐法药味少、药量少。

下面我们再来讨论反佐法与反治法的不同。第一，反治法是治法之反，反佐法是配伍之反。第二，在治疗上，反治法主要针对真假病证，如真寒假热、真虚假实等，表面上看与疾病症状的性质一致，但实质上与疾病的本质相反。如真寒假热证，见热象本应用寒药而反用热药，这叫反。该病证的本质是寒，寒者热之，是逆疾病本质而治的，是正确的。而反佐法的用药则是真正的相反，如左金丸用于热证，黄连苦寒，以寒治热是逆本质而治，而吴茱萸辛热，以热治热就是反，当然，此时用吴茱萸是用来牵制苦寒的黄连。寒药热服、热药冷服属于反治法，因为并未牵制主药，与主药无相反之处，只是一种服药的手段，药是逆病本的。第三，反治法与反佐法所使用的药物不能相互包含。但这一点一直都有争议，主要是因为一些医家常常共用一些方剂作为两者的理论支持，如反佐法、反治法都将白通加猪胆汁汤作为各自的说明。如《伤寒论类方·白通加猪胆汁汤》云："少阴病，下利脉微者，与白通汤，利不止，厥逆无脉，干呕烦者，无脉厥逆，呕而且烦，则上下俱不通。阴阳相格，故加猪胆、人尿，引阳药达于至阴而通之。《内经》所云'反佐以取之'是也。白通加猪胆汁汤主之。"再如汪琥云："下利脉微，与白通汤。非不对病，然服之利不止，厥逆无脉，干呕烦者。寒邪太甚，热药为邪格拒，阳欲通而不得通，阳气卒不相接而扰乱故也。与白通加猪胆汁汤主之者。《内经》云：反治之法也。"（《中寒论辨证广注·白通汤方》）我们细想一下，根据我们前面讲到的反佐法规则，那么，又有多少方剂属于反治法呢？白通加猪胆汁汤究竟应该属于反治法还是反佐法呢？

3. 反治法的真反与假反问题

古代医家如何梦瑶在《医碥》中提到“真反”和“假反”的问题。什么是假反呢？实质上就是正治。我们在前讨论了从治法、反治法，针对的是真寒假热、真热假寒、真虚假实、真实假虚，但它所顺从的是症状，针对的是本质，所以是假的反。那么什么是真反呢？寒证用寒药、热证用热药，虚证用泻药，实证用补药，这就是真正的反。真反有两种情况。第一种情况是用热药治热病，用寒药治寒病，这是什么？这是误治嘛！误治应当注意尽力避免。这不是我们今天要讨论的内容。第二种情况才是我们今天所要讨论的。用热药治热病，用寒药治寒病等，这也是一种治疗手段，是一种不得已而暂用的治疗手段。清代医家何梦瑶在《医碥·反治论》中说：“以热治寒，以寒治热，谓之正治，又谓之逆治（逆其性也）。以热治热，以寒治寒，谓之反治，又谓之从治（从其性也）。而有真反假反之分。假反者，如热邪内陷，阳气不达于外，故身冷肢厥，战栗恶寒，以大承气汤下之而愈。不识者，见其外证似寒用寒，讶其相反。识者谓其内证真热，用寒实为正治，乃假反而非真反也。真反者，如风火暴盛，痰涎上涌，闭塞咽喉，非辛热之品不能开散，不得已，暂用星、半、乌、附、巴豆等热药，是则真反也。”例如，《金匮要略》中有阴阳毒，其中阳毒是热毒郁结之证，用升麻鳖甲汤治疗。为什么方中要用蜀椒、雄黄两味热药呢？尤在泾注释说：“其蜀椒、雄黄二物，阳毒用之者，以阳从阳，欲其速散也。”今人用升麻鳖甲汤治疗紫癜病、红斑狼疮，也有用于猩红热等病证的。这是以热治热的真反，不是反佐法。

牙痛因火邪而致者，用苦寒泻火之品，但医家常加入如细辛、蜀椒、白芷等辛热药。上海中山医院陈泽霖老师治疗急性乳腺炎，在清热通络的基础上，加鹿角粉 9g，磨汁，黄酒冲服。他认为鹿角可助消散，治疗急性乳腺炎有很好的疗效，用于其他脓肿也有一定的疗效①。

我曾在 1989 年夏季治一人，多年胃痛，并自觉胃寒，自己做了一个棉花肚兜护在胃脘部始能御寒，即使是大热天仍然带着棉肚兜，但其舌苔薄黄，经治多年未愈。询问病人，得知他是机场面包房的糕点师傅，长期在烤箱旁工作，室内气温高，常常饮冷，因而出现身体热而胃脘感觉寒冷的症状。这是寒热虚实错杂之状。治疗上，一般而言，祛邪容易扶正难，

---

① 陈泽霖．急性乳腺炎（外吹乳痈）证治．中医杂志，1985（9）：4

于是采用先扶正后祛邪的办法。我先用附子理中汤加荜茇等振奋胃阳之气，服1剂后病人出现口苦、尿黄赤、口干燥，再用黄连、栀子、车前子等清热药1剂而口苦、尿赤等热象去，然后再服附子理中汤加减，待口苦、尿赤等热象出现后再用清热药。这样反复几次，最后病人将使用多年的棉肚兜抛去，胃寒尽除，痊愈来谢。这就是医家们所说的“也是一种治疗手段”，不是误治。

4. 反治法的推广运用

反治法的原理是什么呢？表面上看是违反常规而治，实则是排除假象，针对本质。所以何梦瑶在《医碥·反治论》中说：“知此诸义，则上病取下（如心火上炎，由肾水下虚，滋阴则火自降）；下病取上（如小便不摄，由肺气虚者，则益肺气）；左病取右，右病取左（如左半身痰凝不遂，由右半身火气逼注使然，则泻右之火气，而左自宽）；欲升先降（浊降而后清可得而升，如水停气不化津而渴，用五苓去水升清，则津生渴止是也）；欲降先升（如小便不通用吐法）；欲行先止（如气虚散漫，不能运行，须先收敛其气，凝聚不散，盛则自运，所谓塞因塞用也）；欲止先行（如食积，泻用承气去积则已，所谓通因通用也）等法，皆触类贯通矣。”这些都是反治法的拓展运用。

《素问·五常政大论》有“气反”一词，是指邪气致病的部位和病症表现的部位不一致的特殊病变反应。张景岳谓之“气反者，本在此而标在彼也”。如燥热内结肠腑而表现为口苦咽干、头额胀痛，或肺气壅闭者表现为小便的失畅或秘结等，反映了“邪气之中人也，无有常”（《灵枢·邪气脏腑病形》）的现象，也说明了人体内部互相沟通和联系。正因为有“气反”，所以在某些病症的治疗上，才会有病在上取之下，病在下取之上等情况，实际上这是因为病本在此，而病标在彼所致。表面上看这里的治疗是违反常规而治，但实际上仍是针对疾病的本质而治。

第二节　虚寒虚热的治则

一、诸寒之而热者取之阴，热之而寒者取之阳

帝曰：论言治寒以热，治热以寒，而方士不能废绳墨而更其道也。

论言：古医书，也有人说指《灵枢经》。以：用。方士：医工。废：违背、脱离。绳墨：准则，原意是木匠做木器时所用的墨线。例如，为什么命名为《医林绳墨》呢？正如书中"自序"说"《绳墨》一书，乃为后学习医之明鉴"。意思是说，《医林绳墨》一书所言是学医习医的准则。更：改变、更换。其道：指寒者热之、热者寒之等治疗原则，或其他的治疗方法。

黄帝说，古医书认为，治疗寒证用热药，治疗热证用寒药，即热者寒之、寒者热之的逆治法，医工们都不能违背这个原则而更换使用其他的方法。

有病热者寒之而热，有病寒者热之而寒，二者皆在，新病复起，奈何治？

有些病人，临床表现为热症，但用寒凉药治疗并不能退热；有些病人，临床表现为寒症，但用温热药治疗并不能祛寒。二者皆在，指原来的热症或寒症仍然存在。新病复起，是说用药物治疗后反而增加了新的病症。

以上是针对"治寒以热、治热以寒，而方士不能废绳墨而更其道"提出的质疑和诘问。

此节经文表达了《黄帝内经》的作者希望医生能够正确运用"治寒以热、治热以寒"的原则，不要只停留在对语言的字面意义的理解和运用上。以此说明医工在运用"治寒以热、治热以寒"的原则时，更要注意分析其内在病机，否则就容易发生差错。

岐伯曰：诸寒之而热者取之阴，热之而寒者取之阳，所谓求其属也。

岐伯言此一句，实叫人争论上千年。历代注家意见不一，主要有两种观点。

一是阴虚阳虚的观点。即认为用苦寒药治热症，而热不退或热反增者，不是阳盛，而是阴虚，因阴虚生内热，所以治疗当用补阴法滋阴以清热。用辛热药（麻、桂、辛等）治寒症，而寒不退或寒反增者，不是阴盛，而是阳虚，因阳虚生内寒，所以治疗当用补阳法，温阳以散寒。

二是阴盛阳盛的观点。即认为用苦寒药治热症，而热不退或热反增者，不是阳盛，也不是阴虚，而是阴盛，是阴盛格阳于外而导致的热，这是真寒假热证，所以治疗应当取之阴，用温阳散寒法。用辛热药（麻、桂、辛等）治寒症，而寒不退或寒反增者，不是阴盛，也不是阳虚，而是阳盛，是阳盛格阴于外而导致的寒，这是真热假寒证，所以治疗应当取之阳，用苦寒清热法。

后世主要偏向于阴虚阳虚的观点，唐代王冰的“益火之源以消阴翳，壮水之主以制阳光”的注语早已成为至理名言。

今天的我们怎样来评价上述两种认识呢？从病机上看，即从阴阳盛虚的角度上来看，凡发热者，其理有三，一是阳盛则热，二是阴虚则热，三是阴盛格阳则热；凡生寒者，其理亦只有三种，一是阴盛则寒，二是阳虚则寒，三是阳盛格阴则寒。虽然“阳虚生热”也有所见，但毕竟其机理不是常理，所以暂不在此例。再从治法上看，“诸寒之而热者，取之阴”为阳病治阴之法。治其阴只有两种，一是阴虚生热，当滋阴以清热；二是阴盛格阳，当散阴寒以回阳救逆。“热之而寒者，取之阳”为阴病治阳之法。治其阳也只有两种，一是阳虚生寒，当温阳以散寒；二是阳盛格阴，当清热泻火以和阴。由此可见，两种意见都是正确的，都占理，但却不全面。这就是我常说的，有许多学术观点实际上是没有对错之分的，只有合理与不合理。就像盲人摸象，实际上摸象的每个盲人都是对的，但从整体上看却是不全面的。因此，我们应该虚心对待前人的意见，全面分析和掌握各种学术观点，取长补短，这样才能更有利于提高我们的认识水平，有利于临证治疗。

下面再回过头来看看黄帝提出的“有病热者寒之而热，有病寒者热之而寒，二者皆在，新病复起”的问题。如用苦寒药物治热症，而热不退或热反增者；用辛热药（麻、桂、辛等）治寒证，而寒不退或寒反增者，这是“二者皆在”；过用或误用苦寒药，反而损伤阳气（过用苦寒药也能伤阴，阴伤则热更不退，所以临床医家们多说过用苦寒药如黄连等，更能化燥生热）；过用或误用辛热药，反而损伤阴精（过用辛热药也能伤阳，如误用桂枝可伤心阳），这是“新病复起”。

求其属也。

《医经溯洄集·积热沉寒论》说：“属也者，其枢要之所存乎。”属，指各种临床表现本身应有的真正归属。求其属，实际上就是要求我们在临床上应该认真分析其病因病机，找出各种临床表现的真正归属，即定因、定位、定性等，分清主次、原发与继发等，实际上这就是强调治病必求其根本。

我们学习这段经文，除了学习到上述滋阴清热、温阳散寒等治法外，还可以知道“治热以寒取之阳、治寒以热取之阴”是正确的、是常法，但《黄帝内经》又强调，不要只停留在这一点，还要考虑到寒之而热者取之阴、热之而寒者取之阳的治疗方法。后世注家在《黄帝内经》的基础上更加丰富了取之阴、取之阳的内涵，使之更加全面、更为合理。由此可知，《黄帝内经》讲常法，又讲变法，告诫医工在临床时万万不可因循守旧，不知变通。另外，原则是原则，在具体运用时，还要根据具体情况、具体问题具体分析、具体对待。这就是求其属，就是要求把握病机。如果见热（寒）证，不去认真分析病机、把握病机，就用寒药治之，这样既可能无法治愈（即使幸中也只是一时一例）原有病证，而且还可能引发新病。因此，告诫医工一定要分析病机，求其属也。

这里再次体现了一个治疗原则，那就是准确性原则。治病一定要准确，要针对疾病的根本而治。

二、试探法

我们谈谈中医学的试探法。

1. 试探法的概念

所谓试探法，也叫探试法，是一种不同于平常所用的望闻问切四诊的诊断方法，而是一种采用带有试探性诊断性质的治疗方法，目的是了解疾病、认识疾病本质，为制定和采用适宜的治疗措施提供依据。它是通过尝试性、探索性实践以求最终把握疾病本质的一种诊断方法。西医学也有类似名称，如“假设性诊断法”“诊断性治疗法”“试验性治疗”，军事术语叫“火力侦察”。

试探法由两大要素和四个环节所构成。两大要素是指提出假说和检验假说。四个环节是指：①先依据所搜集到的线索通过主体的思维而提出认识假说。②根据认识假说制定出相应的探试措施。③严密观察探试后的结果。④依据探试后的结果，坚持或修正原有的认识假说或者更换为新的认识假说。

在临床诊断中，对于症状表现明显，能够比较确切地反映疾病本质的病证，可以先辨证而后施治。这是常规的诊治步骤。但对于某些一时尚难认识疾病本质的病证，则需采用试探法。为什么会有试探法？因为我们对即将面对的事物还不能立即了解和认识，需要予以验明正身，于是就用一种手段，如用正常治疗或反常治疗的方法去探试一下，看一看用药后的反应，然后再定夺。医生在使用试探法时，心中是既有把握又没有把握的。

中医学运用试探法，源远流长。《黄帝内经》中早有此法的运用。如《灵枢·胀论》说："其于胀也……三而不下，必更其道。"意思是说，对胀病的治疗，用泻法当属常法。若用针刺泻了3次而胀满仍不减者，就应当考虑改变针刺手法，改变所取穴位，或使用其他治法。这里用泻，带有探索胀病本质的意思。再如《素问·至真要大论》说："诸寒之而热者，取之阴，诸热之而寒者，取之阳。"这句经文是说，对不明本质的热症，用苦寒药试探治疗，如果热不退或热反增者，应考虑"取之阴"，再进一步探究其热症是否属于阴虚发热或者属于阴盛格阳的发热；对不明本质的寒症，用辛热药试探治疗，如果寒不退或者寒反增者，应考虑"取之阳"，再进一步探究其寒症是否属于阳虚生寒或者属于阳盛格阴而生寒。到汉代，张仲景对试探法的运用较多。如《伤寒论》第219条说："阳明病，谵语，发潮热，脉滑而疾者，小承气汤主之。因与小承气汤一升，腹中转气者，更服一升。若不转气者，勿更与之。""转气者，腹中响而放屁"（《医学入门·伤寒杂证》）。观察病人服小承气汤后有无转气之象可以测知是否是燥屎内结。服药后腹中转气者，是浊气下趋，表明内有燥屎，可以继续服小承气汤。若不转气者，则非燥屎内结，不可再与小承气汤。至明代，张景岳在其《景岳全书》中对试探法的重要性和使用要点做了详尽的阐述。他说："探病之法，不可不知。当局临证，或虚实有难明，寒热有难辨。病在疑似之间，补泻之意未定者，即当先用此法。若疑其为虚，意欲用补而未决，则以轻浅消导之剂，纯用数味，先以探之，消而不投，即知为真虚矣。疑其为实，意欲用攻而未决，则以甘温纯补之剂，轻用数味，先以探之，补而觉滞，即知有实邪也。假寒者，略温之必见躁烦。假热者，略寒之必加呕恶。探得其情，意自定矣……但用探之法，极宜精简，不可杂乱。精简则真伪立辨，杂乱则是非难凭。此疑似中之活法，必不得已而用之可也。"张景岳的探试法，与众不同。一般我们拟诊为虚即用补法去试探，拟诊为实即用泻法去试探，而张景岳却是根据拟诊结果采用相反的方药试探。我们常用的是减法，就是试探治疗后病症有所缓解；而张景岳用是加法，就是试探治疗后病症有所增加。在现在医患关系紧张的情况下，我们最好不要用张景岳的方法，以免增加不必要的麻烦。

试探法不同于平常的诊断认识方法，它主要用于疾病表现为错综复杂，真假疑似难辨，或者症状表现不甚明显或"无症可辨"的情况。医生先试探性用药，观察用药后的结果，认真分析判断，为进一步认识疾病本质、进行正确施治提供依据。故此，它还有“假设性诊断法”“诊断性治疗法”“试验性治疗”等多个名称。

试探法一般用在诊断的初期，也有用在治疗过程中的。如吴鞠通治一癫狂者，诊其脉，六脉弦长而劲，他认为这是实证，于是就用极苦以泻心胆两经之火。服两帖而大效。他认为，久病必有体虚，又恐“过刚则折用”，用苦寒药可能会伤及气阴，如果病减就应当减其制例。于是在原方基础上减去苦寒药，另加甘润补阴之品。结果服上方两帖后，病势大重。吴鞠通说：“初用重剂而大效，继用轻剂加补阴而大重，吾知进退矣。”复诊其脉，弦长而数，于是重用苦药。一气六帖，一日较一日大效（《吴鞠通医案·癫狂》）。在疾病治疗过程中，经过一段时间后，我们认为脏腑精气血可能已经补起来了，或者邪气已经被控制住了，于是就换了或加了方药，这也属于试探，此时一定要观察用药后的结果。如果不行，立即减用、停用，要时刻保持一颗警惕的心。

弗洛伊德用自己创造的“自由联想法”，即医生尽量鼓励病人自由随意地谈话，不管内容是否涉及隐私，也不论是否悖理甚至荒唐和愚蠢，都鼓励他如实地说出来。医生根据这些材料加以分析和解释，便可能找到病根，或者治疗方法。我讲一个我的医案。大约在 1990 年，有一个化工部第八设计院的高级工程师，姓游，54 岁。主要症状是小便混浊。他找遍了成都市各大医院，华西医院、四川省人民医院、成都军区总医院，后来又去了北京协和医院、唐山市铁路中心医院等，做了全面的检查，皆不知发病原因，然后求治于中医。刻诊：脉弦，舌根腻，咽喉不适，小便混浊，余无不适。我根据舌苔根部腻，先从肾治，予知柏地黄丸、萆薢分清饮加减，3 剂。3 天后来告无效。然后我又根据脉弦，古人有云肝主小便，于是从肝治。3 天后又来告无效。这下我有点着急了。五脏已经治疗了两个，还剩三个。于是我用了弗洛伊德的自由联想法，先把其他病人安排妥当，然后让这个病人尽情地讲他的生活，怎样吃、怎样睡等。注意，你不是跟他在这里随意聊天，而是一边听一边分析。当他说到吃荸荠小便会清亮时，我立即联想到白色、淀粉类的食物，而且脑袋里跳出来《黄帝内经》的一句经文，“中气不足，溲便为之变”。脾虚中气不足，则大便、小便会发生改变。于是我改用从脾治，选择大剂量的、白色的、像淀粉样的药物，如山药、芡实、茯苓、党参、白术等。另外，因为病人有咽喉不适，我加用了射干，而且我在《中医杂志》上曾看到有老师用射干治乳糜尿的经验①。我想，这个病人既有咽喉不适，又有小便混浊，可以一用。开方后病人走了。3 天后没有来，1 周后也没来。我想，糟糕了，可能因为病人服药后没有效，走掉了。2 周后病人来了，说小便清亮了。我很高兴，就又开了 3 剂，嘱服完后停药。过了两周，病人又来了，说小便又混浊了。于是我让病人连续服上方 1 个月。结果一年半后，他从美国回来后来见我，说期间小便一直都是清亮的。

2. 试探法的意义

（1）透过现象认识本质

由于事物的现象往往错综复杂，而且许多能够反映本质的现象往往又有许多假象，并把事物的本质掩盖起来。因此，认识从现象到本质，从不甚深刻的本质到深刻的本质，需要一个过程。医生面对的病证，有的错综复杂，有的“无症可辨”，于是使用试探法可以帮助医生透过疾病的现象抓住疾病的本质。①通过试探法，医生可以将不肯定的假设诊断转变为肯定诊断，如《伤寒论》指出，阳明腑实证必燥实痞满俱备，才可用大承气汤。现有潮热，不大便六七日，尚不足凭，还需确知是否有“燥实内结”。于是先用小承气汤试探，如果“汤入腹中，转矢气者，此有燥实也”。用小承气汤后，见病人腹中转矢气者，再加上病人有潮热、不大便六七日等，诊断为燥实内结已经可以肯定，所以“乃可攻之”。②通过试探法，医生也可以废止旧的假设诊断而提出新的假设诊断。如《黄帝内经》云：“诸寒之而热者，取之阴；诸热之而寒者，取之阳。”即用寒药试探性治疗热证而热证不退，确定其不属于阳盛发热，而应当改变思路，考虑其可能属于阴虚发热或者属于阴盛格阳之发热；用热药试探性治疗寒症而寒证不退，表明其不属于阳虚生寒，而应当改变思路，考虑其可能属于阳虚生寒或者属于阳盛格阴之生寒。如此，则认识由不深入达到深入，由不准确达于准确。

（2）可以发展中医学病因病机等理论

中医学是实践医学。中医学的许多理论、方法都来源于实践，并在不断的临床实践中得以发展。提出假说，使用试探法检验假说，可以使过去的认识更加全面、深入，从而发展中医学理论。例如，对盗汗病机的认识，通常认为是阴虚所致，但在临床不断地试探治疗中逐渐认识到，血

① 李象复．射干治疗乳糜尿 104 例．中医杂志，1981（5）：44

瘀、湿热、食积、虫积、气虚、阳虚等都可以引起盗汗，因此，以后就不会受制于"阴虚"这一种病机了。余如消渴、五更泻等的病因病机理论，都是在临床实践的不断试探认识中得以丰富和发展的。

（3）开拓疾病治疗的新途径

如今这个时代常会涌现出不少新疾病，由于古人没有遇到过，因而也就没有相应的治疗方法。如艾滋病、非典型性肺炎、甲型流感、禽流感等疾病都需要试探，从而开拓新的治疗方法。《史记·扁鹊仓公列传》说："人之所病病疾多，医之所病病道少。"即人们担忧疾病多，医生担忧治法少。正确而有效地掌握和运用试探法，对临床治疗疑难病症有重要意义。

3. 注意事项

第一，试探法是权宜之计，不可乱用。如果没有认真诊察、深思熟虑的思考，一见病患就进行试探，那就失去了试探的意义。试探是为了达到某种目的而进行的，是为了明确目标才进行的。《医验录》说："俗说：治重病先须用药探之，方为小胆细心。愚谓此非小胆也，非细心也，第无目耳。"（转引自《医述·病箴》）

第二，使用试探法后，一定要提高警惕，严密观察服药后的反应。对服药后的反应一定要认真、正确的判断与分析。要谦虚、谨慎、认真、仔细辨析服药后的反应，有些是药物的反应，有些是身体异常或不良的反应，还有些是向愈的反应。用药后的反应，有些是好现象，有些是坏现象，首先要冷静，认真观察分析，不要惊慌失措。

《尚书》云："药弗瞑眩，厥疾弗瘳。"临床中常有这样的情况，一些患沉疴痼疾者，服药后，有时会出现较为剧烈的反应，或昏冒，或战汗，或目眩，或下血等，这些"药后瞑眩"的现象往往使病人误解、惊惶，而医者多以为药不对症，急忙改弦易辙，调方易药。其实，这种情况下，有不少是药中病所，正气冲击病灶之佳兆，如果把握不住，往往失去起沉疴的良机。如《读医随笔·药对证而增剧》说："周慎斋曰：脾气虚而脉弦者，服补中益气汤后，必发疟；脾气虚而湿胜者，服补中益气汤后，必患痢。此邪寻出路也，仍服前汤，自愈。"

河南省周口市中医院李伟医师治一头痛张姓病人，女，34 岁，干部。1982 年 8 月 5 日初诊。述头痛 3 年，时作时止，每月都要头痛十来天，头痛周期过后一如常人。曾去北京、上海等地的大医院做过全面检查，无异常发现。3 天前又感头痛，表现为上午不痛下午痛，每天只要一过中午 12 点，立即感到头痛，持续性发作，阵发性加剧，直到晚上 8 点多才渐渐缓解，伴手足心热、失眠多梦、体倦乏力。察舌苔厚腻，右脉滑大。辨为痰湿内蕴，干扰清阳。治以涤痰利湿，升清降浊。处方：木香、陈皮、川贝、枳实、胆南星、僵蚕、生龙骨、生牡蛎、蝉蜕、川芎、黄芩。3 剂。每日 1 剂，分两次服。上药服后约 6 小时许，其家人急来诉说，病人服药后病情突然加重了，求速调方救治。李医生急忙到病人家中察看，只见病人痛苦面容，两手捂头，泪流不止，床前咯吐出黏痰一片，称头痛难忍，从来没有如此剧烈过。举家惶然，憔望我面。我也一时束手，但诊其脉，滑象已不明显，苔腻也渐化，乃告病人，此乃药中病所，病邪外出之象，不必紧张，上药尽剂。第二天，病人头痛果然明显减轻。3 剂服完，头痛竟止。追访 4 年，未见复发。李医生认为，此病人服药后出现剧烈反应，看似病加剧，实则药中病所，虚之正气借药力猛烈冲击病灶，奋然与暂胜之邪背水一战，正邪交争，出现“药后瞑眩”的现象①。在《伤寒论》中，也有服药后的反应，如第 24 条：“太阳病，初服桂枝汤，反烦不解者，先刺风池、风府，却与桂枝汤则愈。”第 46 条：“太阳病，脉浮紧，无汗发热，身疼痛，八九日不解，表证仍在，此当发其汗。服药已微除，其人发烦目瞑，剧者必衄，衄乃解。所以然者，阳气重故也。麻黄汤主之。”《药证·辨误》说：“今之为医者，其用药也，瞑眩则栗，遽转其方，何无特操之甚也。书曰：若药弗瞑眩，厥疾弗瘳。余每读书到于此，未尝不废书抵掌而欢。圣哲之言，信而有征也。仲景之为方也，亦有征矣！请举其一二。苓甘五味姜辛夏汤条曰：咳满即止，而更复渴、冲气复发者，以细辛、干姜也。而仍用细辛、干姜，此非审知此毒而治此疾者，孰能之为？呜呼！仲景哉！术附汤条曰：其人如冒状，勿怪。即是术附并走皮中逐水气，未得除故耳，此亦瞑眩之谓也。夫欲为仲景氏者，其要在知药之瞑眩，而疾乃瘳焉。而后就其方法，审其药功而已。为则从事于此，审试诸药，《本草》所谓大毒者，其不彻疾也，不瞑眩。所谓无毒者，亦中肯綮也，必瞑眩。瞑，眩也，疾斯瘳也；余未见药弗瞑眩，而疾之为瘳者也。”

用药后一般都存在“效不更方”“效要更方”“不效更方”和“不效不更方”等多种情况。其中最常见的是效不更方和不效更方。效不更方，

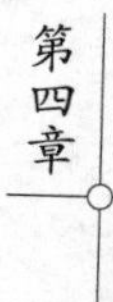

---

① 李伟．药弗瞑眩，厥疾弗瘳．中医药学报，1988（5）：19

指前面开的药有效，复诊后常常不再更方。山东中医药大学的周次清教授说，坚守“效不更方”时，应当考虑以下三点：①病人服药后，部分症状改善，有的症状消失，而疾病病因、病机的实质没有改变。②次要症状改善或消失，主要症状无明显好转。③疾病的病因病机、病症均有改善，部分症状消失，未能达到痊愈者。具有上述条件之一者，都应坚守“效不更方”的原则。否则，即便有效，也要考虑更方。不效更方，指前面开的药没有明显效果，复诊后常常变更治疗方法。还有就是“效要更方”。周次清教授说，“效不更方”在情理之中，而“效要更方”在常规之外，所以如果没有十分把握，往往容易出现失误。因此，“效要更方”必须认清以下几点：①或有症状已除，必有症状未复。例如，由脾胃气虚引起的头痛、发热，采用顺气和中汤和补中益气汤后，头痛、发热的或有症状已解，而面色㿠白、食少便溏、神倦乏力、舌淡脉虚等脾胃虚弱的必有症状没有恢复。前方对头痛、发热的治疗虽然有效，但也必须改用甘温益气、健脾养胃的四君子汤来固复。如果仍用前方，继服川芎、细辛、蔓荆子等辛散祛痛的药物，仍用升麻、柴胡升提清阳的方法，不但无益，反而会耗散气血，干扰气机，促成新的病证。②疾病的阶段不同，治疗方法各异。③疾病由原始病因引起新的病因，发生另一种病变。如肝气郁结引起胁肋疼痛、寒热往来，病变可进一步由气滞发展至血瘀，由血瘀而引起发热。这时采用疏肝理气的方法，可显一时之效，停药后症状又可复发，必须改用活血化瘀的血府逐瘀汤治疗后因后果的病症，如果不识次第，认为前方有效便继续服用，可因病深药浅而贻误病机。有勇有谋者，是“不效不更方”，指前面开的药一直没有明显的效果，但通过观察和分析，认为诊断准确，用药得当，相信一定会有效的，则不更方继续前药。周次清教授说，有的疾病，发展至真元亏乏，沉疴积滞，治疗时即便药证相符，近期也难以显效，“且积日之虚，岂暂补所能挽回乎？”（《读医随笔·虚实补泻论》）再因医无定见，病人求愈心切，一不见效，便要易方更医，结果越改越错，最后归咎于病证疑难，复杂缠手，而失去施治信心。因此，医生对久虚正衰和沉疴积滞的病人，必须有明确的认识和长期施治的规划，否则，常因“不效更方”而失误。对久虚的病证，辨证时只要能够把握阴虚阳乘、阳衰阴犯的因果关系和气虚血滞、血少气衰的相互作用，服药之后主观上没有不适的感觉，客观上不见不良现象，说明治法适宜，调补得当，“王道无近功”，即使疗效不显，也不要更方易法。待胃气始苏，肾元渐复，远期疗效自然显现。所以治疗一些慢性疾病，不能坚持有法守方、及着眼于整体的恢复，常是医疗失败的主要原因。总之一句话，用药如用兵，医生临阵，务必有一个清醒的头脑，免得在更方问题上不更不错，越更越错，不更也错，陷于迷魂阵里进退无策。①

岳美中教授回忆道：曾记得1935年，我在山东省荷泽市时，对治疗慢性疾患常常急于求功，成绩不够多也不够好。有一位名老中医临证富有经验，我在旁留心看他治疗慢性病，疗效很好。1年以后，我请他传授一些秘诀奇方，他笑着说："哪有什么秘诀奇方，您不是经常看到我临证的处方吗？"我听了猛然觉悟过来说："是的，您老先生治疗慢性病的处方除掉一般的调气理血、滋阴温阳的几个寻常方剂外，并未见到什么奇方妙药，那怎么会有那样多、那样高的疗效呢？"他又笑着说："治疗慢性病，除掉先认识到疾病的本质，再辨证准确、遣方恰当外，'守方'算是第一要着。你记得一个患肺痨病的青年吗？他五七日一来，一年未间断，现在痊愈了。他的病是肺痨，更兼脾虚泄泻，您知道他吃得是什么药方吗？"我说："恍惚记得有一个阶段是六君子汤加味。"他说："不错，但不是一个阶段，而是在这一年中始终坚持服这一个方，除了元旦停服药，共服了三百六十四剂而基本痊愈了。"我诧异地问："怎么见那人每五七日一来，都是欣欣然持新方而去呢？"他说："那是为了应对病人要求改方的一个措施，有时把方中的白术换成扁豆、苡仁，有时把陈皮换成橘红，有时把砂仁换成蔻仁等，几个星期后再换回来，归根到底，基本上还是加味六君子汤。在这一年中，培中治肺，脾胃健旺了，营养得以充足，肺痨就慢慢好转痊愈了。经过十二个月治疗肺痨收到全功，在疗程上不算迟缓，视数日一改方，月余一易法，蹉跎失时，一回首两三年已成过去，而病情如故。或有因杂药滥投，更使病情加重，孰得孰失，孰迟孰速，不待辨析可以知道的！"我自此以后，才明白了"有方"还要"守方"，方对慢性病的治疗比较能掌握分寸，获得一些成绩（《岳美中论医集·治慢性病要有方有守》）。

第三节　气味与脏气的关系

帝曰：善。服寒而反热，服热而反寒，其故何也？岐伯曰：治其王气，是以反也。

---

① 周次清. 从"效不更方"谈起. 山东中医学院学报，1985（3）：53

本段经文是接着前面经文的思想再做进一步的讨论。为什么会出现服寒药反而热、服热药反而寒的情况呢？道理其实已经在前面讨论过了，为什么这里还要再讨论呢？我认为其目的有二：一是还要进一步扩展对寒之不寒、服寒反热，热之不热、服热反寒道理的认识；二是引出下面将要讨论的内容，这是问与答的关系。

黄帝问：见热症似乎应该服用寒药，但是服用寒药后，热症仍不退或者反而增加；见寒症似乎应该服用热药，但是服用热药后，寒症仍不退或者反而增加，这是什么原因导致的呢？岐伯回答：这是因为用药没有针对病因病机，而是只针对了明显表现在外的现象，因而出现了服寒反热、服热反寒的相反的治疗结果。王：即旺。王气：就是亢盛的气。王气在此是指最明显、最突出的症状表现。这种情况非常类似于人们常说的“头痛医头，脚痛医脚”，而不去研讨疾病的根本原因。

例如，治寒以热，用热药治疗寒症的原则是对的，但不要仅仅着眼于“寒”这个表面上看最明显、最突出的症状表现，还要认真追究与分析这个“寒”是“外寒”还是“内寒”，是“真寒”还是“假寒”，是阴盛生的“寒”还是阳虚生的“寒”，还是阳盛格阴而生的“寒”？从这句经文可知，如果治疗时只着眼于“寒”症这一点，只用辛热药去治疗“寒”症，而不去寻求根本，不去深入探求究竟是因为阴盛、阳虚，还是阳盛格阴，那么就会出现寒之不寒、服寒反热，热之不热、服热反寒的情况，就会导致误治。张景岳举例说，如阳衰阴盛者，气弱生寒也，治之者不知补阳以消阴，而专用辛温治阴之旺，岂知辛温多耗散，耗散则亡阳，阳愈亡则寒愈甚，故服热而反寒者，阳虚不宜耗也，“此无他，皆以治旺气，故其病反如此”。

帝曰：不治王而然者何也？岐伯曰：悉乎哉问也！不治五味属也。

黄帝问，不治旺气也会有寒之不寒、服寒反热，热之不热、服热反寒的情况，这是什么原因导致的呢？岐伯回答说：问得真详尽啊！既然黄帝问得很详尽，那么下面的解说也得详尽一点。

在前面的经文中，强调不要只着眼于最明显、最突出的症状表现而不加分析、盲目地去治疗。这是医生在诊断方面的差错。而下面的经文则用五味与五脏的关系来解答服寒反热、服热反寒的问题。经文强调如果治疗不当，使用药物欠妥，没有充分顾及药物气与味的紧密关系、五味与五脏的紧密关系，也会出现服寒反热、服热反寒的情况。这是医生在治病用药方面存在的弊病。

五味属，指五味各入五脏，每一味各自归属于某一脏。《素问吴注》云："五味各入其所属，谓之味属。"黄帝问，有不治旺气而出现服寒反热、服热反寒、久治不愈的情况，这是为什么呢？岐伯回答说，这是因为一味地使用寒热之性的药物，没有把握处理好五味各入于五脏的原理，从而导致五脏之气偏盛的缘故。张景岳说："此言不因治旺而病不愈者，以五味之属，治有不当也。"药物既有气（也叫性），就是寒热温凉四气；又有味，就是辛甘苦酸咸五味。治病用药时，特别是在治疗寒热病症时，常常考虑的是药物之性，如寒者热之、热者寒之。但是，如果治病时只考虑到药物的寒热之性，而未能全面考虑到还有五味这一属性，一味地使用寒热药物，就可以出现服寒反热、服热反寒、久治不愈的情况，这是因为五味各入于五脏，从而引起五脏之气偏胜的缘故。所以张志聪说："此言气味之不可偏用者也。"下面的经文进一步阐述了这一思想。

夫五味入胃，各归所喜攻，

喜攻：专入、专属的意思。张景岳说："喜攻者，谓五味五脏各有所属也。"另外，高士宗认为"攻"作"故"，连下文，为"各归所喜。故酸先入肝"，也有一定的道理。如果从字面意思看，后者更加明确五味各归属于五脏。

酸先入肝，苦先入心，甘先入脾，辛先入肺，咸先入肾。

五味各有所入之脏，每一味各归属于某一脏，酸入肝、苦入心、甘入脾、辛入肺、咸入肾。

久而增气，物化之常也，

这句经文说，饮食五味入于胃中，然后各归于所属之脏。五味能增益五脏之气。但要注意，这节经文中有个"久"字，也就是说时间要"久"才能增气，这是事物化生的一般规律。一般而言，要用补益药补益脏气，然治疗时间较长，显效时间较慢。所以治疗时间要"久"，才能增益脏气，才会慢慢见效。这句经文对指导我们治疗慢性虚弱性疾病有重要意义。

岳美中教授说，他近年在中医研究院（现为中国中医科学院）工作，曾见到蒲辅周老先生治疗"习惯性"感冒的病人。病人一触风寒，即鼻流清涕，打喷嚏，周身淅淅恶风，翕翕发热，兼有其他慢性疾患。在治疗上，一受感冒，即妨碍治疗其他的病。蒲老先生决定先为之治疗"习惯性"感冒，开玉屏风散，共量270g，碾成粗末，分作三十包。每服一包，

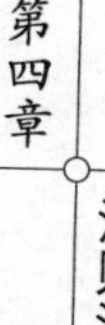

水煎，为一日量，分两次服下。一月后病人感觉好大半，又开一料继服，两月后虽感冒触寒，亦毫不再发。岳美中教授说他自己也曾用玉屏风散预防过“习惯性”感冒，用大剂服用二三帖，服后胸闷鼻干，感冒虽暂止，五七日又复如初。岳美中教授常常思索其中的缘故，是不是“习惯性”感冒属于卫气无力捍御外邪，要想改变体质，必须由量变才能达到质变，决非一两剂所能收功？（《岳美中论医集》）蒲老先生小剂量、长疗程使用玉屏风散治疗“习惯性”感冒的病人，看似平易，实际上至理颇深，实与本句经文的学术思想有关。

“久而增气，物化之常”，补益脏气，久服见功，这与“王道”的思想非常相似。如《仁术便览·虚损》说：“（滋阴降火丸）药力小而功用大，久服而取效多，此先贤王道之药，无过于此。”《证治准绳·中风》载，“王道剂也，多服见功”。叶天士说：“王道无近功，多用自有益。”（《临证指南医案·虚劳》）《素问吴注》云：“圣道无欲速，王道无近功。”《石室秘录·王治法》说：“所谓王道荡荡，看之平常，用之奇妙，日计不足，岁计有余。”

什么叫“王道”呢？“王道”一词最早见于《尚书》。《尚书·洪范》说：“无偏无党，王道荡荡；无党无偏，王道平平；无反无侧，王道正直。”它说的是夏商周三代的“先王之道”：公正公平、不偏不倚。王道强调以仁义治政，以教化施民，以行德政、顺民心为立国之本①。王道思想作为中国传统思想的核心概念，影响了中国的政治、社会、文化等各个方面，塑造了中国独特的治理模式②。受这种思想的影响，中医生们更愿意采用相对温和的药物，更愿意采用补法、和法、调理脾胃之类的方法来治疗疾病，而不大主张采用手术这种属于“霸道”的方法，对作用峻猛的吐法、下法等也多少有些不屑或畏惧③。

中医王道的核心思想，是以至精之术、仁爱之心拯救病厄，博施济众；是以平为期，强调要达到阴阳平和的健康状态；要用天人合一、整体观念来观察、分析和认识生命、健康和疾病；要以人为本、以病人为中心，要关注病人的生活质量，让病人有尊严、有质量的生活，并尽可能地

---

① 朱通华．试论王道、霸道与正道．南京师大学报（社会科学版），1994（1）：29

② 郭敬东．近百年王道思想研究述评．船山学刊，2014（2）：142

③ 焦振廉．传统“王道”思想对中医治法的影响．江西中医药，2007（5）：12

延长他们的生存期①。王绵之教授认为，“讲究王者之师，讲究王道，不强调霸道，这是中医治病的一个特色，也是一个优势。当然它是根据中医的整个理论特点而来，它不是治病，而是治病人。这种观点从《黄帝内经》中可以清楚地看到。它治的不是机械的人，或者说不是自然人，而是社会人……它治疗的是活的社会人，不是以单一的治病为目的。既要祛病，还要治好人。不能因为治疗这个病，而造成另一个病；更不能因为治疗这个病，而伤害了他的生长发育机能。这就是说，不应该给他的其他各个方面造成任何损害，这是中医治病的基本思想”（《王绵之方剂学讲稿》）。

气增而久，夭之由也。

五味各入五脏，增益、补助所归属的脏气，这是常。但如果不节制五味的摄入，时间久后，反而会导致脏气偏胜，五脏受损，所以要节制五味。这里强调的是掌握一个“度”。“久”才会增气，但“过久”又会夭。把握这个“度”有两个要点。第一个要点是时间“过”长的度。这个时间过长究竟是多长，没有定论。我有两点意见可供参考：①严密观察长期服药的人看他的身体结构与机能有没有异常变化，进行定期体检等。在中医，则定期观察、询问其舌象、脉象、饮食、大小便、睡眠、运动、肌表及有无不适等。一旦发现异常，就要停药或者更换治法。如果没有发现异常，还可以继续治疗。②如果长期服药，我的意见是可以采用疗程治法。如治疗3周，停药1周，然后再继续治疗3周，又停药1周，如此进行。第二个要点是偏用的度。张景岳说：“凡五味之性，各有所入。若味有偏用，则气有偏病。偏用即久，其气必增，此物化之常也。气增而久，则脏有偏胜，脏有偏胜，则必有偏绝矣，此致夭之由也。如《生气通天论》曰：味过于酸，肝气以津，脾气乃绝；味过于咸，大骨气劳，短肌心气抑之类是也。”《素问经注节解》说：“盖药食五味各有所属，其有所属者，以各有所喜也。如肝喜酸则酸先入肝，以至肾喜咸则咸先入肾，入之不已，久而偏矣。偏用既久，热多变寒，寒多变热，脏气偏胜，化为夭折，以此言治，皆由不知五味所属之所致。故亦欲去寒而反寒，欲去热而反热也，是误投药饵之害与误认脉证之害，厥咎均矣。”所以说，寒之不寒、服寒反热，热之不热、服热反寒的原因有二：一是诊断错误，即

① 朱秋媛，何裕民，倪红梅，等. 试论儒家、道家“王道”思想对中医学的影响. 贵阳中医学院学报，2012（6）：41

“误认脉证之害”；二是用药错误，即“误投药饵之害”。

刘完素说：“寒热温凉四气者，生乎天；酸苦辛咸甘淡六味者，成乎地。气味生成，而阴阳造化之机存焉。是以一物之中，气味兼有，一药之内，理性不无。”（《素问病机气宜保命集·本草论》）一药之内，兼有气（性）与味。方剂配伍，就是要让最适宜于该病证治疗的药物气味最佳得呈现出来。对一味药的认识和使用，不仅要考虑到“气”（性），即寒热温凉，还要考虑到味，即酸苦甘辛咸，因为它们是一个整体。《景岳全书·十从气味章神见》说：“凡制方用药，乃医家开手作用第一要着，而胸中神见，必须发泄于此。使不知气味之用，必其药性未精，不能取效，何神之有？此中最有玄妙，勿谓其浅显易知，而弗加之意也。”

周学海在《读医随笔·承制生化论》中说得很中肯，“气味之用，互用生化。《经》曰：服寒而反热，服热而反寒者，不治五味属也。五味入胃，各归其所喜攻，酸先入肝，苦先入心，甘先入脾，辛先入肺，咸先入肾。久服增气，物化之常也。气增而久，夭之由也。盖以自来用药者，只求其气，不求其味。但取气寒以治热，而不知寒之苦者入心化火也；但取气热以治寒，而不知热之咸者入肾化水也。味久则化气者，《经》曰：味归形，形归气。又曰：五味入口，藏于肠胃，味有所藏，以养五气。故五味久服，即增气也。味阴气阳，阳动而散，阴静而留，留则久积力厚，与脏气合同而化，用药者当知防微矣。李东垣曰：同味之物，必有诸气；同气之物，必有诸味。用其味者，必审其气；用其气者，必防其味也”。从周学海之论可知，在临床用药时，药之气与药之味要一并考虑。如寒之而热者取之阴，热之而寒者取之阳。一般都只考虑到药物的寒热温凉之性，并未考虑到药物的酸苦甘辛咸之味。如寒之不寒的道理，用苦寒药以治热，热者寒之这是对的，但未考虑到苦，因为苦味入心，久而增气，心主火，味过于苦，能化火化热，所以苦寒药久用，反而会导致热不能清退。因此，诸如王冰、李时珍等人有“久服黄连、苦参反热，从火化也”之论，这是“增其味而益其气”的道理。李时珍说：“我明荆端王素多火病，医令服金花丸，乃芩、连、栀、柏四味，饵至数年，其火愈炽，遂至内障丧明。观此，则寒苦之药不但使人不能长生，久则气增偏胜，速夭之由矣。当以《素问》之言为法。”“所以久服黄连、苦参反热，从火化也，余味皆然。久则脏气偏胜，即有偏绝，则有暴夭之道。”（《本草纲目·黄连》）

通过这段经文的学习，我们可以看出，《黄帝内经》很着意地追究一个病证之所以久治不愈的原因。它告诉我们，久治不愈的原因主要有两方面，诊断不明及用药不当。用药方面，提请我们今后一要注意药物气与味的紧密关系，二要注意用药剂量的大小，三要注意服药时间的长短，四要注意用药不要偏，要阴阳平和。

我认为，引发中药的毒性反应主要有三个原因，一是不该用而用。王纶《本草集要》曰："凡酒色过度，损伤肺肾真阴，阴虚火动，劳嗽吐血、咳血等证，勿用之。盖人参入手太阴能补火，故肺受火邪者忌之。若误服参、芪甘温之剂，则病日增；服之过多，则死不可治。"二是服用时间过长。"窃谓黄连大苦大寒之药，用之降火燥湿，中病即当止，岂可久服，使肃杀之令常行，而伐其生发冲和之气乎？"（《本草纲目·黄连》）再如陈皮，"多服久服，损人元气"。麦芽，"多服久服，能令人消肾"（《本草备要》）。三是用量太大。如刘某，男，33 岁，干部。病人平素健康，自谓夏至易于受补。取红参 90g，煎汁约 200mL，一次服完。当晚 10 时许，突然呕吐胃内容物约 300mL，随即抽搐、神昏、大小便失禁、发热、双侧瞳孔不等大、眼底有出血，以脑溢血抢救 8 天无效而亡①。再如，薄荷，"所用不过二三分，以其辛香伐气；多服久服令人虚冷，瘦弱人多服动消渴病，阴虚发热、咳嗽自汗者勿施"（《本经逢原·薄荷》）。姜，"多服久服，散气耗血损阴"（《冯氏锦囊秘录·生姜》）。

第四节　治有标本

下面我们学习《素问·标本病传论》的有关内容。

一、标本

黄帝问曰：病有标本，刺有逆从奈何？

标本，有先后、主次等意思。一般而言，先病为本，后病为标；正气为本，邪气为标；病因为本，证候为标；疾病初起为本，变化为标；病在内为本，在外为标；旧病为本，新病为标。逆从：逆是相反，从是顺从、一致。如果病在本而治本、病在标而治标，这是从治。这里的从治与前面的反治法（也叫从治法）也是不同的。反治法是药物的寒热之性顺从了症状的寒热之性。这里的从治是指病在本而治本，病在标而治标，是顺

① 曾元成．人参的毒副反应．中医临床与保健，1990（1）：46

从，是一致。如果病在标而治本、病在本而治标，这是逆治。这里的逆治与正治法（也叫逆治法）是不同的。逆治法是药物的寒热之性与疾病症状和本质的寒热之性是相反的。而这里的逆治是病在本而治标，病在标而治本，是相反，是不一致。应该怎样运用这个标本逆从的思想呢？本篇进行了讨论。

“标本”在临床上的运用非常重要。只要能掌握“标本”这一理论，掌握治本治标的先后、主次、轻重、缓急、并行与独行等治疗原则，就能够见小知大、见微知著、察近知远、由浅入深，可以提高疗效，尽快消除病痛，不至于治疗时盲目无所从，也能防止在治疗上出现差错。

黄帝问，病有标本的不同，在治疗上应该怎样把握呢？

岐伯对曰：凡刺之方，必别阴阳，前后相应，逆从得施，标本相移，故曰有其在标而求之于标，有其在本而求之于本，有其在本而求之于标，有其在标而求之于本。故治有取标而得者，有取本而得者，有逆取而得者，有从取而得者。

前后相应：注意先发生的病证和后发生的病证之间的相互关系。逆从得施：根据病情，恰当地实施逆治法和从治法。标本相移：要根据具体病情来确定治疗本病和治疗标病的先后或逆从。标本不是固定的次序，是可以相互转移的。转移的根据是要适宜于具体的病情。在治疗时，首先要辨明病变的阴阳属性，注意先发生的病证和后发生的病证之间的相互关系，根据具体病情来确定先治疗本病还是后治疗本病，先治疗标病还是后治疗标病。掌握标本先后逆从，然后灵活机动地进行治疗。所以有的时候可以见标病而治标，有的时候可以见本病而治本，有的时候可以见本病而治标，也有的时候可以见标病而治本。有治标而取效的，有治本而取效的，有用逆治法取效的，也有用从治法取效的。

故知逆与从，正行无问。知标本者，万举万当。不知标本，是谓妄行。

掌握了标本逆从的治疗原则，就能正确施治而无所疑虑了。掌握了标本的理论，便可以万全了。如果没有掌握标本逆从的道理和原则，治疗必然是盲目混乱的。

夫阴阳逆从，标本之为道也，小而大，言一而知百病之害，少而多，浅而博，可以言一而知百也。以浅而知深，察近而知远。言标与本，易而勿及。

疾病的阴阳逆从就是标本的道理。看起来是很小的事情，实际上却蕴含着很大的意义。掌握标本的道理，就可以知百病的得失。由少而测多，由简单浅显而知繁复深奥，观察近处可以知道远处，真正掌握了标本理论，就会应用无穷。但是，标本的道理却不是那么轻易就能够真正掌握的。标本的应用，虽然说起来容易但却难以在具体实践中严格把握。所以，学习中医就是这样，常常有很多人浮在表面，都可以说上几个中医术语、吟诵几条经文和说出几首方剂，但并未深入学习。有些人说中医不好学，我说，中医好学，但不容易学精，所以孙思邈讲“大医精诚”。

治反为逆，治得为从。

正确或者正常为从，不正确或者不正常为逆。反：相反、违反。得：相宜。不知标与本，治疗相反，该治标却治本、该治本却治标，即为逆，这是不正确的治法。若知标与本，治疗相宜，即是从，这是正确的治法。下面举例说明。

先病而后逆者，治其本；

逆：指气血逆乱，如气逆则喘呕，血逆则咯血、吐血等。治其本：治疗病之本原。先有他病，而后有气血之逆，本着先病为本、后病为标的原则，治他病。如先病肝经火热，而后肝火灼伤肺金，木火刑金，导致气血之逆而见咳嗽咯血，则宜清泻肝经火热，火熄则咳嗽、咯血自止。先病为本，后逆为标，但此时标病不急，所以先治本病。

先逆而后病者，治其本；

若先有气血之逆，如呕吐、吐血等，而后出现胃痛、头晕等病症，本着先病为本、后病为标的原则，当先治气血之逆的本病。张景岳说：“有因病而致血气之逆者，有因逆而致变生之病者。”“但治其所因之本原，则后生之标病可不治而自愈矣。”张志聪所说虽有些不同，其道理也可以作为参考，“逆者，胜克之气也。先病者，谓吾身中先有其病也。先逆先寒先热者，谓在天之六气也。先病而后逆者，如吾身中先有脾土之病，而后复感其风邪，重伤脾土，则当先治其脾土，而后治其风邪。如先感天之风邪，克伤中土，以致脾脏为病，是当先治其风邪，而后调其脾土。故曰：言标与本，易而勿损。察本与标，气可令调。明知胜复为万民式，天之道毕矣”。

先寒而后生病者，治其本；

原则：先病为本，后病为标。病因为本，证候为标。机理：主要指寒邪伤阳。感受寒邪，如食生冷瓜果等，直伤脾胃阳气。治则：先祛寒，后扶阳，散寒以护阳。

先病而后生寒者，治其本。

原则：先病为本，后病为标。病因为本，证候为标。机理：主要指阳虚生寒。脾肾阳虚，阴寒内生。治则：先扶阳，后祛寒，温阳以散寒。

先热而后生病者，治其本；

原则：先病为本，后病为标。病因为本，证候为标。机理：主要指热盛伤阴。治则：先清热泻火，后养阴。刘河间精于先热后病的治疗，用药重在泄热救阴。由于温热邪气容易损伤阴津，所以温病学家也强调要救阴。如吴鞠通说："热必伤阴，故立法以救阴为主。救阴之法，岂能出育阴坚阴两法外哉！此黄连之坚阴，阿胶之育阴，所以合而名汤也。"（《温病条辨·湿温》）他还自谓《温病条辨》是"始终以救阴精为主"。《重订温热经解》认为，"口燥渴心烦，为阳明温邪化热，热伤阳明津液之见症，法当清热救阴"，"白虎加人参汤主之"。

有注家认为，这一句经文的后面还应该有一节"先病而后生热者，治其本"，以与上节经文相对成文。根据上下文，我同意这一意见。原则：先病为本，后病为标。病因为本，证候为标。机理：主要指阴虚生热。治则：养阴以清热。

先热而后生中满者，治其标。

原则：先病为本，后病为标，但是标急，所以急则治其标。这也是原则。机理：先有热，或者湿热，或者痰热，而后导致中满。中满，腹中胀满，脾胃所生之病。按原来的原则，先病为本，后病为标，当先治本，但现在标急，要先治标。这是为什么呢？我讲两个原因：①中满发展到一定程度时，会影响到先病的预后。因为病在脾胃，故致中满。胃主受纳，脾主运化，为五脏六腑气血生化之源。中满会影响脾胃的受纳和运化功能，使之不能受纳药物以治本病，不能受纳水谷以滋养脏腑，正气衰则邪气盛，本病更为难愈。因此，这时把标病转为主要矛盾，所以先治标病的中满，而后治疗形成中满的本病。张景岳说："诸病皆先治本，而惟中满者先治其标。盖以中满为病，其邪在胃，胃者脏腑之本也，胃满则药食之气不能行，而脏腑皆失其所禀，故先治此者，亦所以治本也。"②因为中满反映了脾失健运，则气机停滞，升降出入之机受损，《素问·六微旨大论》说："出入废则神机化灭，升降息则气立孤危。"所以当先治中满。

先病而后泄者，治其本；

泄：泄泻、下利等症。原则：先病为本，后病为标。机理：外感六淫，先病恶寒发热，继则里气失和，出现泄泻、下利等症。治则：治本病，治外感六淫。喻嘉言治痢疾初起，有恶寒、发热、身痛、头痛、无汗等表证，用人参败毒散（羌活、独活、柴胡、前胡、川芎、枳壳、桔梗、茯苓、人参、甘草）治疗。邪从表陷入于里，仍使邪由里出表，是谓逆流挽舟法解表和里，表解则里自和。《证治针经·泄泻》载："一妇患秋燥，寒热泄泻，用泻白散加黄芩、阿胶而愈。"

先泄而后生他病者，治其本。

原则：先病为本，后病为标。病因为本，症状为标。机理：长期大便泻利，而后出现气短乏力、消瘦、纳差等。先有外邪导致泄泻，而后脾气亏虚。治则：治本病。先治泄泻，使脾胃之气渐复。《张氏医通·痢》载："汪石山治一妇，病痢半载余。服四物、香连愈剧。腹痛后重，咳嗽烦热，脉皆细弱而数。以补中益气去归，加茯苓、芍药为散。日用米饮调下，三次而安。"

必且调之，乃治其他病。

"且"用在动词前作为副词，表示动作的前后。这句经文针对上文而言，是说必须立即先治本病，然后再治其他病症。

先病而后中满者，治其标；先中满而后烦心者，治其本。

"先病而后中满者，治其标"与前面"先热而后生中满者，治其标"的道理是一致的。只是这句经文说的是病症，显得更宽泛些，不仅指热证，还包括其他很多病症。不论何病，一旦见到中满，根据急则治其标的原则，当先治中满。

如果先有中满，而后出现烦心，这是胃络通心的道理，当由中满所引起，故当先治中满。张志聪说："如先病中满而湿热之气上乘于心，以致心烦者，亦当治其中满，而烦自解矣。"下面举一个罗谦甫的医案，据《卫生宝鉴·饮食自倍肠胃乃伤治验》载，"有博兔赤马刺，约年三旬有余，因猎得兔，以火炙食之，各人皆食一枚，惟马刺独食一枚半。抵暮至营，极困倦渴，饮湩乳斗余。是夜腹胀如鼓，疼痛闷乱，卧而欲起，起而复卧，欲吐不吐，欲泻不泻，手足无所措。举家惊慌，请予治之。具说饮食之由，诊其脉，气口大一倍于人迎，乃应食伤太阴经之候也，右手关脉又且有力。盖烧肉干燥，因而多食则致渴饮，干肉得湩乳之湿，是以滂满

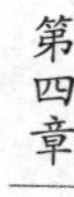

于肠胃。肠胃乃伤，非峻急之剂则不能去。遂以备急丸五粒，觉腹中转矢气，欲利不利。复投备急丸五粒，又与无忧散五钱。须臾大吐，又利十余行，皆物与清水相合而下，约二斗余，腹中空快，渐渐气调。至平旦，以薄粥饮少少与之。三日后，再以参术之药调其中气，七日而愈"。

人有客气有同气。

历代注家对这句经文有不同的认识。一是经文文字不同。"同"，全元起本作"司"，司气谓之真气。客气为邪气，司气为正气。另外，在《针灸甲乙经》中作"固"。固，即故。有客气，谓之新感；有故气，谓之故邪、伏邪。先病为本，后病为标。故气为本，客气为标。二是从标本异同论。滑伯仁《读素问钞》云："愚谓客气标本不同，如少阴是也；同气标本相同，如少阳是也。"三是从运气学说讲。张景岳说："客气者，流行之运气也，往来不常，故曰客气。同气者，四时之主气也，岁岁相同，故曰同气。气有不和，则客气同气皆令人病矣。"四是指感受邪气的内外不同。张志聪说："客气者，谓在天之六气。同气者，谓吾身中亦有此六气，而与天气之相同也。"客气指外感六淫，同气指内生六淫。从诸家看有不同的解释，表达了不同的学术思想和学术见解，都有一定的道理，但其中第一点和第四点的道理可以多多参考。

小大不利，治其标；小大利，治其本。

先有本病，后见小便或大便不利时，本着急则治其标，缓则治其本的原则，先治大小便不利。《六气感证要义·方解》说："猪苓汤，治阳明病脉浮发热，渴欲饮水，小便不利。证与白虎相似，而主以猪苓汤者，所谓小大不利治其标也。"张景岳总结性地提出，"诸皆治本，此独治标，盖二便不通，乃危急之候，虽为标病，必先治之，此所谓急则治其标也。凡诸病而小大利者，皆当治本无疑矣"（《类经·标本逆从治有先后》）。

《素问·六微旨大论》说："出入废则神机化灭，升降息则气立孤危。故非出入则无以生长壮老已，非升降则无以生长化收藏。"邪气入侵，疾病发展转变，导致升降出入之机不行，生命将失去生机。所以大小便能够正常排泄，反映了机体内脏腑气化与气机为正常的运动。

《素问·五脏别论》说："魄门亦为五脏使。"魄门启闭正常与否可以影响五脏的功能。小便异常也能影响人体脏腑之气化气机。《素问·灵兰秘典论》说："膀胱者，州都之官，津液藏焉，气化则能出矣。""小肠者，受盛之官，化物出焉。""大肠者，传道之官，变化出焉。"如果脏腑功能失常，气机气化异常，则可见大小便不利。大小便不利，又会反过来影响脏腑的功能，所以在临床病证的治疗中，一旦见到大小便不利，应当先治大小便不利的标急之症。

病发而有余，本而标之，先治其本，后治其标。

原则：先病为本，后病为标。机理：本脏之气偏盛（有余），可以乘侮他脏他气，由先病的脏传变影响到后病的脏，因先病为本，后病为标，这叫本而标之。“先治其本，后治其标”，先治偏盛有余的本脏之气，后治被传变影响到的后病的脏。如先病肝气有余，则多传变影响到脾。《金匮要略》云：“见肝之病，知肝传脾。”先治肝气有余，后治脾气不足。但《金匮要略》说的是“当先实脾”，这又怎样理解呢？《金匮要略》强调的是预防，而《黄帝内经》这里指的是治法，你若不先把肝气有余给控制住了，它还会进一步损伤脾气。

病发而不足，标而本之，先治其标，后治其本。

这是从另一个角度来讲。原则：先病为本，后病为标。机理：本脏之气偏虚（不足），可以遭受他脏他气的乘侮，由后病的脏传变影响到先病的脏，因先病为本，后病为标，这叫标而本之。如脾虚，则肝气常常乘虚犯脾。《难经·七十七难》云：“见肝之病，则知肝当传之与脾，故先实其脾气，无令得受肝之邪，故曰治未病焉。”“先治其标，后治其本”，先治肝气有余，后治脾气不足。这与上句经文是一个问题的两个方面。同样，《难经》和《金匮要略》所强调的是预防，而《黄帝内经》提出的是治法。

谨察间甚，以意调之；

间，指病位浅、病情轻、病势缓。甚，指病位深、病情重、病势急。本句是说，要谨慎审察疾病的轻重缓急，用心调理。

间者并行，甚者独行，

并行，指几种治疗方法可以同时实施。独行，指用一种治疗方法解决主要矛盾。在临床上，如果有表里同病、寒热错杂、虚实夹杂、血水俱结等情况，必须谨慎地观察分析两方面病情的轻重缓急。如果两方面情况都比较轻，可以采用双解之法，这就叫并行，如表里同治、寒温并用、扶正祛邪、活血行水等同进的治疗方法。《伤寒论》云：“伤寒表不解，心下有水气，干呕，发热而咳，或渴，或利，或噎，或小便不利，少腹满，或喘者，小青龙汤主之。”这是并行。如果某一方的病情较重，病势较急，无法兼顾另一方，则当集中力量解决主要矛盾，这叫独行，如急下存阴、回阳救逆、留人治病等。

对表里同病的治疗，应根据具体病情，可以有表里同治、先表后里、先里后表等不同的治疗方法，但必须适宜于具体病证。《伤寒论》第90条说：“本发汗而复下之，此为逆也；若先发汗，治不为逆。本先下之，而反汗之，为逆；若先下之，治不为逆。”《订正仲景全书伤寒论注·辨太阳病脉证并治上篇》说：“病有表里证者，当审其汗、下何先？先后得宜为顺，失宜为逆。若表急于里，本应先汗而反下之，此为逆也；若先汗而后下，治不为逆也。若里急于表，本应先下，而反汗之，此为逆也；若先下而后汗，治不为逆也。”汪琥说：“治伤寒之法，表证急者即宜汗，里证急者即宜下，不可拘于先汗而后下也。汗下得宜，治不为逆。”（《伤寒论辨证广注·栀子干姜汤方》）

在使用并行法则时，还是要分清轻重主次。大青龙汤治外寒里热，是并行，但寒重于热，所以散寒多于清热。甘露消毒丹治湿热交感，是并行，但热重于湿，清热多于除湿。这就是告诫我们要在“谨察”二字上下功夫。

二、标本论治原则的启示与临床应用

接下来我们讨论《黄帝内经》标本论治原则的启示与临床应用。

通过本段经文，可以归纳为以下几个标本治疗的原则。

1. 在标求标

临床上大多数病证的病机与症状、本质与现象都是一致的，所以寒症就用热药，热症就用寒药。

2. 在本求本

病机与症状、本质与现象不一致，就要通过分析研究，去伪存真，由表入里，抓住本质，抓住病机，排除假象。例如真寒假热证、真热假寒证、真虚假实证、真实假虚证、“至虚有盛候，大实有羸状”。还有张景岳提出的“独处藏奸”，也算在本求本。《重订通俗伤寒论·血真实而气假虚证》云：“虚中夹实，虽通体皆现虚象，一二处独见实证，则实证反为吃紧。实中夹虚，虽通体皆现实象，一二处独见虚证，则虚证反为吃紧。景岳所谓独处藏奸是也，医必操独见以治之。”

3. 在标求本

病因为本，症状为标。只有消除病因，症状才能平息，如经文“先病而后泄者，治其本。先中满而后烦心者，治其本”等都属于这类情况。

4. 在本求标

先病为本，后病为标。在标病影响到本病的预后时，当先治标病，如经文“先热而后生中满者治其标”“小大不利治标”等都属于此类情况。

5. 急则治标，缓则治本

在《黄帝内经》中，在出现“中满”和“大小不利”这两种标急的情况下，才先治标病，也就是先治疗“中满”和“大小不利”，然后再治本病。

下面举一个我治疗的病例。

病人宁某，女，64 岁。于 2005 年 9 月 23 日因“发现血糖升高 10 余年，头晕、乏力 10 余天，神志不清 4 小时”收入某医科大学附属第一医院抢救治疗。10 月 16 日病情有所好转出院，出院诊断为肺炎克雷伯氏杆菌败血症、肝脓肿、糖尿病、糖尿病酮症酸中毒、乳酸杆菌中毒、肺部感染、低 T_3T_4 综合征、低钾血症，于同日下午转入某社区医疗中心。查体：体温 37.6℃，全身高度浮肿，散在瘀斑（穿刺处），口干舌燥，右肺底湿啰音，心界增大，心尖在第 5 肋间锁骨中线外 1cm，心律齐，无杂音，肝脾未触及。给予降血糖、抗炎及对症支持治疗 12 天，病情逐渐好转，精神状态良好，饮食一般，B 超多次显示“肝脓肿，在 6～7cm 范围不再变化”。10 月 29 日病人又出现阵发性寒战、高热，鉴于该医院医疗条件限制，于 10 月 31 日转入上级医院。在某医院给予抗炎等治疗 3 天，体温转为正常，但全身浮肿更为严重，情况恶化，因家庭经济负担过重，于 2005 年 11 月 3 日再次转入某社区医疗中心。

入院体检：体温 37.2℃，脉搏 109 次/分，呼吸 22 次/分，血压 105/68mmHg。轮椅推入病房，神志清，平卧体位，查体合作，全身高度浮肿，呈凹陷性，且双侧下肢肿胀不对称，左侧更重，面色苍白，球结膜无充血，鼻腔通畅，鼻窦无压痛，唇口腔黏膜严重干燥，颈软，甲状腺不肿大，气管居中，胸廓对称，右侧腋下肩胛下角呼吸音减弱，可闻及细湿啰音，左肺呼吸音粗，心界增大，心尖在第 5 肋间锁骨中线外 1cm，心律齐，心音较有力，各瓣膜区无病理性杂音，腹膨隆，软，肝脾未扪及，肝区叩击痛，程度轻，移动性浊音（+），肠鸣音活跃，双肾区无叩痛，关节无畸形，足背动脉搏动好，病理特征未引出。

辅助检查：总蛋白 58g/L，白蛋白 32.6g/L，超敏 C 反应蛋白 58.9mg/L，钾 3.6mmol/L；总胆红素 3.9μmol/L，γ－谷氨酰转肽酶（GGT）77U/L，碱性磷酸酶（AKP）120U/L，乳酸脱氢酶（LD）703U/L；白细胞计数 4.9×10^{9}/L，红细胞总数 1.78×10^{12}/L，血红蛋白 61g/L。

入院初诊：肝脓肿；2 型糖尿病，糖尿病心肌炎，糖尿病膀胱植物神经病变，糖尿病肠道植物神经病变；肺部感染；低 T_3T_4 综合征；重度水肿；中度贫血；低蛋白血症；右下肢深静脉栓塞。

西医治疗：控制血糖，抗炎，低糖、高营养饮食，限制钠盐摄入，维持水电、酸碱平衡等。

经过 3 天治疗，症状未见改善。2005 年 11 月 6 日，病人要求中医诊治，于是邀我到病房会诊。病人当天体温 37℃，心率 108 次/分，血压 128/67mmHg。精神尚佳，全身浮肿，面部肿胀，眼睛眯成一线，膝关节以下凹陷性水肿，面色苍白，便秘（大便干结、数天 1 次），脚心发热，胃部不适，舌红嫩，有花裂纹，中部偏后及根部有薄微黄苔，脉滑有力。

处方：太子参 30g，北沙参 30g，麦冬 20g，扁豆 30g，山药 30g，百合 30g，生地黄 30g，葶苈子 30g，猪苓 20g，金钱草 30g，火麻仁 30g，大血藤 30g，白术 60g，建曲 20g。

我根据“小大不利治其标”的标本论治原则，首先解决大小便不利的情况。大便秘结，用火麻仁通便。然而不仅如此，要通泻大肠，还有两点可以兼顾。一是肺与大肠相表里，所以要肃降肺气，且病人又有肺部感染，故兼以治肺。用葶苈子泻肺，既泻肺中痰浊，又助大肠通泻。二是脾主运化，病人胃部不适，舌红嫩，花裂纹，是胃中气阴两伤。该病人上中下三焦都有病，当治从中焦。用太子参、北沙参、麦冬、扁豆、山药、百合、建曲养阴补气，启运脾胃运化功能；重用白术、生地通便，这是用我们前面讲过的魏龙骧老先生的经验。湿热为患，故发热，舌苔薄微黄，脉滑有力，故用大血藤、金钱草、猪苓清热利水。我们来看结果如何？11 月 7 日住院病历记录如下：6 日下午 3 时始服中药，频繁解便，共 20 余次，每次量少，成形软便。7 日未见频繁大便，昨日 24 小时尿量 4200mL，体温 36.2℃，全身水肿明显减轻，但左下肢仍然肿胀，食欲食量尚可。11 月 8 日住院病历记录如下：水入量 900mL，24 小时尿量 3000mL。11 月 9 日住院病历记录如下：昨日 24 小时尿量 2700mL，体温 36.7℃。11 月 10 日住院病历记录如下：全身水肿减轻，自觉乏力减轻，昨日 24 小时尿量 3100mL，体温 36.5℃，生命体征平稳。

2005年11月13日二诊：病人各方面症状明显减轻，面部及身肿明显消除，现右手肿，左脚、左腿肿，头微晕，口微干，大便干结，腹微胀，舌红嫩，脉滑有力。血压135/71mmHg。上方去金钱草，加冬瓜仁30g利水消肿、化痰除湿，加红泽兰15g活血利水，加大腹皮15g行气利水。11月14日B超显示：肝未见明显脓肿声像图，右外上可疑密集回声，建议1周后复查。此后我每周1次到病房去会诊。

2005年12月8日第八诊：病人体温36.5℃，心率86次/分，律齐，血压122/66mmHg。病人精神状态佳，双肺呼吸音清，未闻及干湿性啰音，双下肢水肿消退，肝脓肿消失，自主行动，血糖、血压控制好，同意出院。2008年9月来院开糖尿病用药时碰见，述身体尚佳。

6. 标本同治

在临床治疗方法上，既可以同时并行实施多种方法，也可以用一种治疗方法解决主要矛盾，但一定要根据具体病情来确定。如某人患肺结核多年，症见干咳少痰、盗汗、五心烦热。数月来，出现肢体怯寒，食欲不佳，腹胀腹痛，大便稀，每日4～5次（考虑肠结核），久治未愈。有医生将这几月来的症状作为主证，据此辨为脾阳不振，中气下陷，用补中益气汤加附、桂、诃子，三剂而脾阳振，近证瘥。但病人五心烦热、盗汗等症变得明显，舌红少津，脉细数不任重按，又辨为阴虚火旺，拟育阴潜阳之青蒿鳖甲汤加味，药后症状明显好转，但阳虚之复出如前，然后又治阳虚。方药中老师指出，此病人素有阴虚，病久，阴损及阳，以致阴阳两虚，是以既有五心烦热盗汗之阴虚，又复见便溏怯寒腹痛之阳虚。腹泻之时，阳虚为主，阴虚为次；治疗后，大便转为正常，这时阴虚为主，阳虚为次。两次辨证治疗，都只是抓住了事物的主要方面，而忽视了事物的次要方面，以致专事温阳未护其阴，意欲补阴又伤其阳，辨证与治疗顾此失彼，终难收效。此病证辨为阴阳两虚，阴虚为主，处以养阴清热、培补中气的药物，病情迅速好转①。

李东垣对“治病当知标本”有一段论述说得很好，“夫治病者，当知标本。以身论之，则外为标、内为本，阳为标、阴为本，故六腑属阳为标，五脏属阴为本，此脏腑之标本也。又，脏腑在内为本，各脏腑之经络在外为标，此脏腑经络之标本也。更，人身之脏腑阴阳、气血经络，各有

① 李凡成．疑难病辨证的思维方法探讨．湖南中医学院学报，1983（1）：2

标本也。以病论之，先受病为本，后传流病为标。凡治病者，必先治其本，后治其标。若先治其标，后治其本，邪气滋甚，其病益畜。若先治其本，后治其标，虽病有十数证皆去矣。谓如先生轻病，后滋生重病，亦先治轻病，后治重病，如是则邪气乃伏，盖先治本故也。若有中满，无问标本，先治中满，谓其急也。若中满后有大小便不利，亦无问标本，先利大小便，次治中满，谓尤急也。除大小便不利及中满三者之外，皆治其本，不可不慎也”（《汤液本草·东垣先生药类法象》）。

治病必求于本，这是中医学非常强调的基本治疗原则。只有治病求其本，才能愈病。张景岳说：“此篇标本之义，凡治本者十之八九，治标者惟中满及小大不利二者而已。盖此二者，亦不过因其急而不得不先之也。又如《阴阳应象大论》曰：治病必求于本。观此必字，即中满及小大不利二证，亦有急与不急之分而先后乎其间者，此则圣人治本治标大义，可洞悉矣。奈何今之医家，多不知求本求标、孰缓孰急之道，以故治标者常八九，治本者无二三，且动称急则治其标，缓则治其本，尚不知孰为可缓，孰为最急，颠倒错认，举手误人，是未明此篇标本之真义耳。”

第五节　疾病初中期的治疗方法

这是《素问·阴阳应象大论》的有关内容。

故曰：病之始起也，可刺而已；

疾病初起，邪气不盛，且邪气在表，故用针刺之法调和营卫气血，则邪气自退，疾病告愈。

其盛，可待衰而已。

这节经文体现了古代军事思想对中医学的影响。这一思想在《灵枢·逆顺》中比较明确，“兵法曰：无迎逢逢之气，无击堂堂之阵。刺法曰：无刺熇熇之热，无刺漉漉之汗……故曰：方其甚也，勿敢毁伤；刺其已衰，事必大昌。”逢即是蓬，盛大之意，形容军队来势疾急，气焰甚盛。堂堂之阵，形容军队阵势盛大整齐。熇，音贺，熇熇之热形容热势炽盛。漉漉之汗，形容大汗如洗。我们翻开《孙子兵法·军事篇》可见，“故善用兵者，避其锐气……无邀正正之旗，勿击堂堂之阵”。邀是截击、拦击之意。不要拦击旗帜整齐的敌军，因为这样的敌人往往是有准备的、气势较盛的。毛泽东主席的军事思想有个十六字诀，即“敌进我退，敌驻我扰，敌疲我打，敌退我追”（《中国革命战争的战略问题》）。中医学吸取兵书中有用的思想，用以指导临床。本句强调在邪气盛时不要行针刺之法，以免损伤正气。所以高明的医生主张：上工刺其未生，其次刺其未盛，再其次刺其已衰。而下工刺其方袭者也。

可以将本节经文与上节经文联系起来认识，在疾病初起、邪气不盛时，可以全歼之，故用针刺调和气血，刺去其邪；若邪气炽盛时，暂不用针治疗，以免损伤正气。待邪气衰正气复时，再刺之，则邪气去、正气复。

故因其轻而扬之，

轻：有两层意思，一是指疾病初起，邪气轻浅；二是因为疾病初起，邪气轻浅，在上在表，所以要求在药物性味、归经功效、质地轻重、药量大小、煎服药方法等方面都要体现一个“轻”字。扬：宣散，也有两层意思，一指治法，如用宣肺、透卫、发散等轻清宣散之法；二指效果，达到扬也就是轻清宣散的效果。吴鞠通在《温病条辨·杂说》中提出“上焦如羽，非轻不举”，举是发散，是指效果。在天为化，肺为华盖，肺主气化，上焦如雾。上焦之性开宣，所以药要轻清，才能达到扬（宣散）的目的。《温病辨症·卷上》说：“以症在上焦，不得用中下之理，况《内经》称：上焦如雾。须用清方合上病治上之旨。”一般多用诸如银翘散、桑菊饮、桑杏汤等方剂，其中药物气轻味薄，大多属于花叶壳之类，用量也比较轻，归经多入肺经和上焦，性多升散，有轻透肺热之功，宣肺以散上受之风，透卫以解在表之热。叶天士说：“肺位至高，肺津伤，必用轻清之品，方能达肺。若气味厚重而下走，则反无涉矣。故曰上者上之也。”（《温热论》）邪气轻浅，在上在表，故用宣散作用的药物宣散邪气。《重订通俗伤寒论》说：“初起舌苔白而欠津者，燥热伤肺津也，宜轻清泄热，为其上者上之也，如杏仁、桔梗、牛蒡之类，辛润以解搏束；桑叶、蒌皮之类，轻清以解燥热。”

我顺便说说临床上用辛温解表和辛凉解表的事。北京中医药大学杨维益教授说过，在带学生实习的时候，曾教他们感受风寒之邪就用辛温解表，感受风热之邪就用辛凉解表，不能混淆。而北京四大名医之一施今墨很早就提出来，在治疗外感时，辛温辛凉同用，他提出三解七清，也就是辛温解表药三分，清热药七分，或者倒过来七解三清，或者五解五清。他当时就提出治疗外感辛温辛凉同用，临床是灵的。杨教授说，他的体会就像是一个跷跷板，你不能一头沉，一头沉就翻个了，两头都要瞧着点，才能发挥中药的重要功能。必须热、必须凉、必须补、必须泻，是不对的。①

因其重而减之，

关于本句经文，历代注家的意见不一。下面谈谈几种意见。

这句经文中有两个关键词，“重”和“减”。下面主要对这两个关键词进行解释。

第一种解释是张景岳的意见。重，是病在里，指病邪内结。减，指用泻下或其他攻削的方法进行治疗。如实热燥结的便秘腹痛，用承气汤攻下；腹中瘀血结块，当用破血削癥之剂攻削，使它逐渐消除。

第二种解释是张志聪的意见。重，指邪盛势锐；减，待衰之意。这是与上文相联系而立论，指避开邪盛势锐之时，等待邪气衰退后再行针刺。

第三种解释是杨上善的意见。重，指肢体沉重或痛兼肢节沉重不举，多与湿邪有关。减，渐也，是渐渐缓解之意。如治湿痹，使用汗法，不可大发其汗，当缓取微汗。正如《金匮要略》说：“病发其汗，汗大出者，但风气去，湿气在，是故不愈也。若治风湿者，发其汗，但微微似欲汗出者，风湿俱去也。”

第四种解释是姚止庵的意见。重，指病邪深入。减，渐缓之意，意思是应该寓急于缓。如大陷胸汤证，大结胸（水热互结）的病情较小结胸为重为深，用大陷胸丸（大黄、芒硝、杏仁、甘遂、葶苈子）逐水破结，但须缓攻，故用白蜜甘缓为丸，丸者缓也，汤者荡也，取峻药缓攻，逐渐消散。

第五种解释是现今的看法。重，邪盛正衰之证，病情复杂。减，缓也。对邪盛正衰之证，若单祛邪则正气不支，单扶正则邪气不去，必须采取攻补兼施，缓而图之之法，使邪气渐去，正气渐复。如新加黄龙汤，治胃腑实邪未去而又气阴两虚者。

1983年中国中医研究院（现为中国中医科学院）硕士研究生入学试题中要求以上五点全答。如果你还有不同的解释，也可以表达。所以我出的考试题是要求答六种，除了上述五种外，还有一种，那就是你自己的解释意见。我们在上卷中说过，“诗无达诂”，面对文本，我们可以做无穷的解释。这就是经典著作的生命力。

我们可以把“因其轻而减之”与“因其重而减之”两句经文联系起

① 黄宏昌．中医基础理论研究专家谈．中医杂志，1997，38（11）：691

来理解，那么在病程上，可看作是疾病的初期与中期；在治法上，意味着发表与攻里。再结合《素问·热论》所言“其未满三日者，可汗出而已；其已满三日者，可泄而已”，可以相得益彰，意义豁然。这也是我们在上卷中所讲的“诵解别明彰”中“别”的学习方法。

因其衰而彰之。

这是治虚衰证的一般原则。衰，指气血阴阳、脏腑功能的衰减。彰，使原有的功能和活力得到恢复与彰显。因此，治疗虚证，不仅要补，而且要彰显。

形不足者，温之以气；

这句经文是对上文“因其衰而彰之”的进一步解释与说明，即如何根据阴阳虚衰的实质，运用不同的药物以治疗虚衰证。形不足：形主要指形体，不足就是衰弱。形不足主要与阳气虚弱有关。阳气不足则表现在形体不耐动作、肌表不任风寒等方面（图 43）。因此，治疗原则是温阳益气。《内经知要》云：“阳气衰微则形不足，温之以气，则形渐复也。”

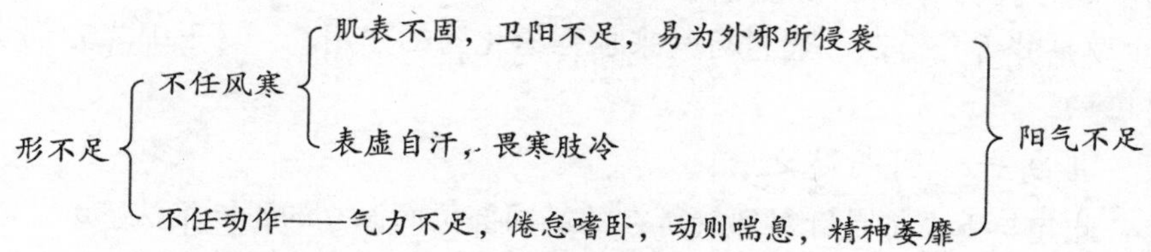

图 43　形不足的病机与临床表现

精不足者，补之以味。

精是构成人体和维持人体生命活动的物质基础。精有广义和狭义两种，这里指的是广义之精，包括精、血、津、液，正如周学海说：“精有四，曰精也，血也，津也，液也。”（《读医随笔·气血精神论》）这句经文的精不足，泛指人体精血津液的亏耗。阴精不足者，治疗原则是滋阴补精。

这上下两句的气与味，是针对前文的“形不足”与“精不足”而用的。形不足与精不足是虚损的两个方面，因此温与补自然是专指扶正补虚而言，那么这里的气药与味药也是专指补益药而言。

形不足者，当温之以气，气药就是指具有温阳补阳、益气补气功能的药物，多性温热、味辛甘。

精不足者，当补之以味，味药就是指具有填精、补血、养阴功能的药物，多性寒凉、味咸等。

形不足者用温阳益气药治之，后世逐渐形成温阳法，具体可有温阳解表、温阳固表、温中散寒、温阳固涩、温阳导滞、温阳利水、温阳纳气、温阳摄血、回阳救逆、温阳通痹等法。

精不足者用滋阴养血填精之法，并且十分重视血肉有情之品的治疗作用。叶天士说："血肉有情，栽培身内之精血。"（《临证指南医案·虚劳》）《医门棒喝·虚损论》说："草木无情，不及血肉有情，能助生气也。"这类药大体包括鳞、介、禽、兽、人等。如属人者，最有名的是紫河车。

王绵之教授说："在治疗的时候，一般直接补血都是用味厚的药。举例来说，地黄、白芍都味厚。多用酸、甘味的药（但不能把它看成绝对的），还有少量的苦味药。比如，当归有苦味，芍药酸苦微寒也有苦味。这里主要抓的是心肝脾。在配伍药中，一般多配辛温药，使得味厚的药补而不腻。因为味厚药都属阴，纯阴无阳不化，所以在方中要配一些辛（主要是芳香）温药，通过行气来加强运化药的作用。"（《王绵之方剂学讲稿》）

其高者，因而越之；

此句与下文都是针对邪气所在的不同部位而设立的不同治法。

其高者，指病邪、疾病的部位位置较高，一般认为是在中焦胃以上。"越"字字义是由一处向上越过到达另一处，也有解作发越、发散的，这是因势利导之法。病位既高，如果用下法，则道远不宜于邪气的排出；如果用内消法，则缓慢费时，故用"越之"之法，使邪气从上排出。这不仅是祛邪的捷径，更是祛邪的捷法。

历代注家大都将"越之"解作吐法。病位在上，因其势而利导之，用吐法使邪气从上而除。因势利导，就是因循他人而成就己事，因其事之势而行其事。吐法虽然源于《黄帝内经》，但涌吐方药则出现在《伤寒论》中，如瓜蒂散、栀子豉汤等，后世医家不断发展吐法。历代医家中，最擅长用吐法者当属张子和。

上海中医药大学附属曙光医院应用吐法治疗急性胰腺炎。对因进餐诱发且发病在 4 小时内的病人，不用任何中西药物，仅以压舌板压迫舌根探吐，反复多次，以引起病人的剧烈呕吐，经催吐之后，多数病人的症状逐渐缓解，血、尿淀粉酶等亦趋正常。又如上海铁路中心医院曾以单味生大黄泡饮即服治疗急性胰腺炎，通过攻下，达到“通则不痛”之治疗目的。耐人寻味的是，部分病人服大黄后，浓烈的苦味使其不能耐受，旋即引起剧烈的呕吐，而呕吐之后，腹痛症状出人意料地迅速减轻，甚至消失，测血、尿淀粉酶，数值亦迅即降低。从而证实了张子和所谓“大黄，味苦涌泄”，具有催吐的功效。近年，有报道用盐汤探吐，治疗嗜盐菌性食物中毒，能迅速缓解急性期的剧烈腹痛、呕吐等症状，并对纠正虚脱也有效果。上海市第二人民医院曾治40例因食梭子蟹中毒的病人，以盐15g加水至800mL，温服催吐，吐后病情即好转，在1~1.5天内康复。食盐可以催吐，《本经》早有“大盐，令人吐”之说，历代医家均有论述，如《名医别录》云“吐胸中痰澼”，《证类本草·食盐》谓“除风邪，吐下恶物”，《本草纲目》也认为能“吐一切时气、风热、痰饮、关格诸病”，说明食盐是一味有利少弊的良好催吐药。胡泉林认为，用盐汤探吐不但能清洁黏膜，消毒创面，还能使毒素排出体外，有利于中毒症状的消除，并能纠正失盐失水的状况，故用盐水催吐，一般可不用抗生素和输液。若用盐后不吐，可加用舌根探吐法。①

张子和认为，“引涎、漉涎、嚏气、追泪，凡上行者，皆吐法也”。各种具有上行祛邪作用的治疗手段，都属于吐法范畴。引涎，指先服药或酸菜汤以化痰，再压舌根以探吐。漉涎，指用从鼻内渗入药汁的方法以吐涎，此法主要用于不省人事、牙关紧闭的病人。嚏气，用药或物刺激鼻内，使喷嚏。在《灵枢·杂病》中有用取嚏法治呃逆的论述，“哕，以草刺鼻，嚏，嚏而已”。追泪，即催泪。

此外，在历代医家的论述中，也有将“越之”解为发散、发越之意的。也就是说，病位在上，可以用发散的方法泻越其邪气。如杨上善注：“风热实于头胸，因泻越之。”张景岳注：“越，发扬也。谓升散之、吐涌之，可以治其上之表里也。”有用药以发越者，也有通过药物炮制以达发越者，如《外科大成·标本》说：“诸毒生于颠顶者，诸药俱宜酒浸、酒炒、酒煎、酒服，为使为因，所谓在上者，因而越之也。”

本段经文中多使用“因”字，这是有深意的。就思想观念而言，古人多重视其因袭、因循意义，重在因势利导，因他人而成就己事（参见王尔敏《先民的智慧》）。《吕氏春秋·决胜篇》说：“凡兵，贵其因也。因也者，因敌之险以为己固，因敌之谋以为己事。能审因而加，胜则不可

① 胡泉林．吐法古今谈．上海中医药杂志，1984（8）：35

穷矣。”王尔敏《先民的智慧》中说，在先秦典籍中，最早表述“贵因”观念者，出于《管子·心术上篇》，其曰“故道贵因。因者，因其能者言所用也”。借此，我对“因而越之”的理解是，因者，因其能也，这个能，一是邪气所在的部位，二是正气祛邪的趋势。因其能者言所用也，邪气在上在高，正气又有向上祛邪的势头和力量，则因其所能，而用其药以助其势，从而达到祛邪外除的目的。所以《本草纲目》说：“栀子本非吐药，为邪气在上，拒而不纳，食令上吐，则邪因以出，所谓‘其高者因而越之’也。”张锡纯《医学衷中参西录》说：“其人纯系外感，而有恶心欲吐之现象，是即病在少阳，欲借少阳枢转之机透膈上达也。治以小柴胡可随手奏效，此病机欲上者因而越之也。”

其下者，引而竭之；

与上节“其高者，因而越之”相对。病邪在下者，这里的“下”，指脐下，主要指大小便。引：引导邪气。竭：祛除。张景岳注：“竭，祛除也，谓涤荡之，疏利之，可以治其下之前后也。”要因势利导，引导邪气从下也就是二便而出。如对瘀血、燥屎内结的病证，宜用下法使邪气从二便排出。

中满者，泻之于内。

中满，指腹中满。致满的原因主要是积滞，而积滞则有痰、食、水、气、寒积、热积、瘀血、虫积等的不同。张景岳说：“中满二字，最宜详察，即痞满大实坚之谓，故当泻之于内。若外见浮肿而胀不在内者，非中满也，妄行攻泻，必至为害。此节之要，最在一中字。”泻之于内，有消导、渗利、行气、破瘀、温运、凉散、逐饮、驱虫等法，治疗方剂有中满分消丸、枳实消痞丸、泻心汤之类。

我在这里讲一下虫积。古代有“九虫”之说。九虫有伏虫、蛔虫、白虫、肉虫、肺虫、胃虫、弱虫、赤虫、蛲虫。有人认为，古代的“九虫”对应现代的寄生虫，分别是钩虫、蛔虫、带绦虫、肺吸虫、咽部蝇蛆、误食蝌蚪、肝吸虫、姜片虫和蛲虫。翁氏认为，用现代寄生虫学知识分析，九虫中仅有蛔虫、白虫和蛲虫基本可以确定，后面的六虫等尚存疑问①。临床上最常见的是蛔虫。望诊察蛔虫有六大体征：一是眼征，眼蛔斑（指白眼珠上的小血管顶端的旁边，有蓝色、青黑色或紫褐色圆形的斑点，约大针头大小）和巩膜蓝斑；二是面征，面部白斑；三是唇征，

① 翁屹，付雷．中医“九虫”探源．山东中医药大学学报，2008（1）：49

唇粟疹（在下唇系带的周围，靠近穹隆的黏膜上，呈有圆形、顶端略尖如大头针头大或略小的粟疹，微突出黏膜面，也可隐约于黏膜里面，色呈透明或半透明，基底部稍红，一般有 10 ~ 20 颗）；四是舌征，红花舌（在舌的表面，特别是舌的两边和舌尖部，散在着突起的红色斑点，形圆顶尖，如大头针头大。舌苔较厚的地方，斑点边缘稍不规则，斑点与苔红白相间）；五是耳征，耳翼糜烂（在耳郭内侧面与乳突附着处，呈糜样破烂，有黄白色分泌物，结痂，可在单侧或双侧耳部出现）；六是甲征，花甲和指甲云斑。我要在这里说一个观点，中医的虫，不能直接与现代寄生虫学的蛔虫等划等号，而且见到上述虫征，也不一定就真有蛔虫等寄生虫，而真有蛔虫等寄生虫也不一定必有上述虫征。中医的虫主要与脾胃、饮食、消化、营养、生长发育等有关，小儿疳积、食积和虫积等常常兼夹。饮食不节，脾胃虚弱，湿热生虫。北京中医药大学王绵之教授认为，“中医讲驱虫，是这么说的，虫乃湿气所生，风气所化，习惯说是湿热生虫，它与脾胃的强健有关”，“因此中医治虫强调调脾胃”。我认为，虫与脾胃虚弱、疳积、饮食积滞、湿热等常常相伴为患，因而在治疗上应该健脾消食、清热除湿、消积导滞、杀虫等合用。打虫药常用槟榔、使君子、榧子、鹤虱等。王老还说，“虫病用中药治疗效果不错”，“中药治虫那真正是把虫给治了，而不是把虫给麻醉了，因此有的时候虫子并不从大便出来”，化虫丸方后就有这么一句话，“从小便走而化为水”（《王绵之方剂学讲稿》）。

其有邪者，渍形以为汗；

其有邪：一般都认为是表有邪，但是《黄帝内经》并未明确指出是表有邪，所以也可以包括一些在里的邪气。渍形有两种解释：一是指治法，就是用汤液浸渍使其出汗，邪气通过汗而解；二是指汗出多，是一个临床症状。马莳说：“其有邪者，当从汗而发之。而其汗颇多，其形似渍也。”据上下文义，渍形作治法解为妥。这句经文说，其人有邪气，不论在表在里，都可以通过用汤液浸浴熏蒸等方法让人出汗，使邪气通过汗而解。《内经知要》说：“渍，浸也。如布桃枝以取汗，或煎汤液以熏蒸，或表清邪重，药不能汗，或冬月天寒，发散无功，非渍形之法不能汗也。”《圣济总录·渍浴》云：“渍浴法，所以宣通形表，散发邪气。盖邪之伤人，初在肌表，当以汗解。若人肌肉坚厚，腠理致密，有难取汗者，则服药不能外发，须借汤浴，疏其汗孔，宣导外邪，乃可以汗，《内经》所谓其有邪者，渍形以为汗是也。有因大饮中酒，恐毒气内攻于脏者，有服五石发动气攻于阳者，若此之类，皆以浴法治之，乃欲使邪毒外泄故也。”今人有用鲜生姜15～30g（视小儿大小定），捣碎煎汤，得温度适宜（勿用冷水兑），给小儿洗浴，必周身皆洗，尤以胸腹部为主，每次3～5分钟，洗后用柔软毛巾擦干，覆被待其微汗即可，每日一洗，可用于外感、肺炎、腹泻等。此法在防治小儿疾病中有显著疗效。

其在皮者，汗而发之；

其，指邪气。邪气在皮毛，可因势利导，取汗而发散之。如对风寒感冒者，可汗而发之。《素问·玉机真脏论》说：“今风寒客于人，使人毫毛毕直，皮肤闭而为热。当是之时，可汗而发也。”再如黄疸初起，有发热、恶风寒、脉浮等表证，可通过发汗以祛散表邪，使湿热之邪外泄。《金匮要略·黄疸病脉证并治第十五》说：“诸病黄家，但利其小便；假令脉浮，当汗解之，宜桂枝加黄芪汤主之。”桂枝解表和营卫，黄芪实卫托邪，邪从汗解而表不伤。本方治表虚而内热不重之候。若表实无汗而内热重者，可选《外台秘要》引许仁则的“疗急黄汤”，药有麻黄、葛根、石膏、茵陈、生姜，“发汗以泄黄势”。《伤寒论》的麻黄连翘赤小豆汤也属此法。

其慓悍者，按而收之，

慓悍：邪气急暴，病势凶猛，传变迅速。按而收之：按其不同情况而抑制收引之。张景岳注：“慓，急也。悍，猛利也。按，察也。此兼表里而言，凡邪气之急利者，按得其伏，则可收而制之矣。”其慓悍者，有向上、向外、向下的病情趋势。如果是肝阳上亢、怒狂、呕血等病情向上者，可用重镇潜阳、下气降逆等。如果是大汗亡阳等病情向外者，可用收摄之法。如果是下利脱肛等病情向下者，可用固涩之法。

其实者，散而泻之。

大多数注家认为，此句经文是总结前面经文而言。凡实证，有邪气，或者用表散之法，或者用泻下之法。但浙江中医药大学徐荣斋老师认为，这是针对表里同病的治疗。表里俱实证，既有表证，又有里证，治疗须内外兼顾，表里同治。有表证须散，汗而发之，有里证须泻，引而竭之，代表方如桂枝加大黄汤、大柴胡汤、防风通圣散等。

《黄帝内经》在此最突出的思想是讲了因势利导的治疗原则。因势利导原则是根据机体抗病力趋势而确定治疗法则。如果能认真观察机体抗病力趋势，进行因势利导的治疗，就能如操左券。此治疗法则主要有三个要点，第一点是抗邪力趋势向外宜散，护正力趋势向内宜收。例如邪气留着体表而欲向内发展，机体的抗邪力则应激由内向外抵御，这时治疗必须用发散法协助抗邪力外达排邪。如《素问·阴阳应象大论》中“其在皮者，汗而发之”，“因其轻而扬之”。如果是机体固有的生命物质如阴阳气血等向外逸脱，机体的护正力就由外向内固护，治疗上当顺从护正力趋势而用收敛法。如《素问·阴阳应象大论》指出，“其慓悍者，按而收之”。“慓悍”，指阴阳气血外脱的病情比较猛急，合参“散者收之”经义，则知收敛治法于此刻不容缓。参附龙牡汤、景岳六味回阳饮等治亡阳，生脉散等治亡阴，即是“散”证慓悍而用“收之”者。另外还有两点，抗邪力趋势向上宜越，护正力趋势向下宜降；抗邪力趋势向下宜下，护正力趋势向上宜升[①]。这两点我就省略不讲了。

第六节　治法中的阴阳之理

审其阴阳，以别柔刚。

刚柔与阴阳，可谓是互词。柔属阴，刚属阳。审察疾病，定其病性，或者属阴，或者属阳。强调治病必审其阴阳，从而平调阴阳。下文就是此句经文的具体表现。

阳病治阴，阴病治阳。

病，指病变。阳分有病变，或偏盛或偏衰，治疗取阴分；阴分有病变，或偏盛或偏衰，治疗取阳分。大约可以分为以下几种情况。

1. 症属阳盛，源于病理方面的阴虚，这是阴虚阳亢，故治疗当滋阴以配阳。症属阴盛，源于病理方面的阳虚，这是阳虚阴盛，故治疗当温阳以散寒。

2. 症属阳热，源于病理方面的阴盛，这是阴盛格阳于外，故治疗取阴分，温阳消阴。症属阴寒，源于病理方面的阳盛，这是阳盛格阴于外，故治疗取阳分，清热泻火。

3. 一方的太过，必伤及另一方。阳热太盛必伤阴，故治疗时既要清热泄阳热，还要考虑养阴，一方面是已伤及阴津，另一方面阴不足导致阳热更盛。阴寒太盛必伤阳，故治疗时既要散寒，还要考虑温阳，一方面是已伤及阳气，另一方面阳不足导致阴寒更盛。

① 蔡定芳．善治者因其势而利导之——略论《内经》因势立则说．上海中医药杂志，1988（8）：36

4. 善补阳者，必于阴中求阳；善补阴者，必于阳中求阴。这是阴阳互根的关系。

以上阐明了一个道理，就是见到阳病不要仅仅考虑治疗阳分的病变，见到阴病也不要仅仅考虑治疗阴分的病变，应该从阴阳的对立面去辩证地考虑问题。

定其血气，各守其乡。

乡：部位。治病必须确定气血病位。病在气分只治气分，病在血分只治血分。否则气病治血，血病治气，可以伤及气或者伤及血，所以治疗时一定要分清病在气分还是血分。如太阳腑证，在气分者用五苓散，在血分者用抵当汤。此外，分清气血病位还可以防止病邪由气入血，由浅入深。邪在气分者，当顾护阴血，勿使邪入于阴。邪在血分者，当顾护阳气，勿使阴邪伤阳。

血实宜决之，气虚宜掣引之。

这是上节经文的具体体现。确定了病在气分或病在血分后，那么“血实宜决之，气虚宜掣引之”。

血实，指血分邪实。决：疏通。如血分瘀结者，宜用活血逐瘀法，或者用放血疗法。放血疗法是用三棱针或其他较粗而尖锐的针具，在病人身体的某一浅表络脉或选定的穴位上，给以针刺放出适量的血，以达到治疗疾病的目的。因为多在络脉上放出少量的血，所以古人称为“刺血络”。《黄帝内经》中有关放血疗法的论述有20余篇。关于放血疗法的原则，书中提出凡络脉中有瘀血阻滞引起的病变，就可以用该法去其瘀血，达到活血化瘀、疏通气血的目的。对瘀血阻络的诊断，《黄帝内经》中主要提出了两点，一是从瘀血的形状上来观察，如《灵枢·血络论》说：“血脉者，盛坚横以赤，上下无常处，小者如针，大者如筋。”其意是说邪气盛时，可出现坚硬怒张的赤色血络，或在上或在下，上下无定处，这就是我们常说的大络瘀血多见于尺泽、委中等处。二是从瘀血的颜色来观察，如《灵枢·经脉》云：“凡诊络脉，脉色青则寒且痛，赤则有热……其暴黑者，留久痹也；其有赤有黑有青者，寒热气也。”指出瘀血的颜色有青、赤、黑之分，青者多是寒，赤者是有热，瘀久了可变黑色而成痹证等。①

掣：挽回。气虚者，宜用掣引挽回之法，正如张景岳所说“气虚者，

① 黄延龄．略谈《黄帝内经》对放血疗法的论述．中医杂志，1982（2）：46

无气之渐，无气则死矣，故当挽回其气而引之使复也，如上气（宗气）虚者，升而举之；下气（肾气）虚者，纳而归之；中气（脾气）虚者，温而补之，是皆掣引之义”。

第七节　中医祛邪治病思路及《黄帝内经》之“治道”

一、中医祛邪治病的思路

现今西医的病种已超过万数，中医病种也有数千种之多，但这并未封顶。况且疾病的表现形式变幻万端，有简单如一的，也有繁杂错综的；有真实反应的，也有假象歪曲的；有明显可征的，也有无证可辨的，更有证出稀奇，前所未闻见的，真可谓“造物之化工莫测，病机之酿疾无穷”（《重庆堂随笔》）。我们应该如何去应对这万千病证呢？这就要求我们医生发挥主体能动性，即在已有的理论知识和临床经验的基础上，积极思考，化裁变通，运用之妙，存乎一心。朱丹溪说：“天地变化无穷，人身之病亦变化无穷。仲景之书，载道者也。医之良者，引例推类，可谓无穷之应用。”（《中国医籍考·方论》）唐大烈说：“活法在人，神而明之。今人奇疾甚多，治法宜从权变。”（《吴医汇讲·读书须善比例》

历代医家治疗疑难病症有许多妙法奇方。如李时珍在《本草纲目》中说：“宋徽宗食冰太过，病脾疾。国医不效，召杨介诊之。介用大理中丸。士曰：服之屡矣。介曰：疾因食冰，臣因以冰煎此药，是治受病之原也。服之果愈。”因为食冰而发病，治疗上针对受病之缘，采用冰水煎药，结果原来无效的方药就变得有效了，服之果愈。奇妙吧！《素问·五常政大论》云：“气反者，病在上，取之下；病在下，取之上。”史载用一味紫菀研末调服即治愈蔡京便秘，是因为肺与大肠相表里，肺气浊滞，影响大肠传导，当开宣肺气于上，则下之大便自通①。顾文若治一尿闭病人，见众医多用通导利尿药，便别出心裁，用通便解闭法，重用大承气汤，结果大小便俱出。上海龙华医院赵益人医师治一尿闭男孩，年仅 1 岁，48 小时未解小便，仿顾氏法，用开塞露入患儿肛门，亦大小便俱通而愈，可谓巧思。叶天士儿媳临产以后，交骨不合，投药不效。恰

① 俞宜年．诊余随笔——俞长荣临证治验谈．黑龙江中医药，1985（5）：28

巧叶天士脚踩一物，弯腰拾之，乃是蛎壳，即令煎汤，服之即愈。盖蛎蛤之类其形皆两片相合，性本喜合不喜开，用治交骨不合，取其性也[①]。此外还有许多圆机活法的治案，我们就不再列举了，皆表明名医们都很有独创性。

所以，平时要注意多训练自己的创造性思维能力。创造性思维的本质及特征，为发散性思维与集中性思维的有机结合[②]。发散思维，又称辐射思维、放射思维、扩散思维或求异思维，是指大脑在思维时呈现的一种扩散状态的思维模式，它表现为思维视野广阔，呈现出多维发散状。如可用“一题多解”“一物多用”等方式，培养发散思维能力。例如，请看（图44)，像什么呢？一般人只能想到“苹果”“炸弹”“秃头顶上一根毛”等，而思想活跃的人会立即联想到“从盆里逃出去的鳝鱼”“从地球外部观察到的大旋风”“受精的一刹那”等。

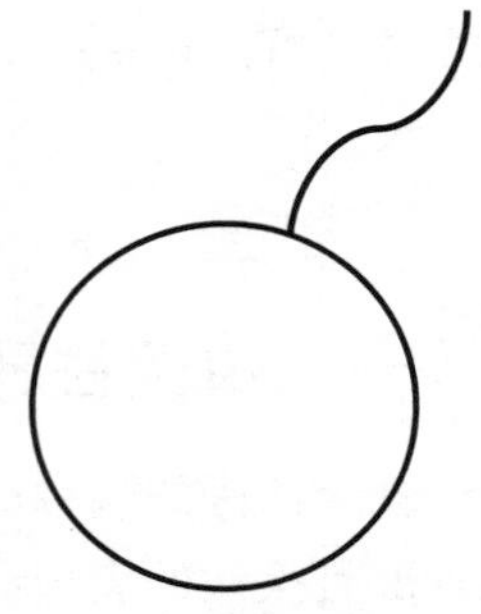

图44　你看到了什么？

集中思维，又叫聚合思维、求同思维，根据一定的规则解决问题或利用已知的信息产生某一逻辑结论。集中思维紧随发散思维之后，面对一个新问题，经过发散思维，提出各种各样的解决问题的思想，为了在众多的解决办法中寻找切实可行的最佳方案，就要用已有的知识经验，经过推理论证，得出结论，这就使思维具有集中性了。譬如用什么办法才能吃到院子里柿子树上的柿子？你们可以想出很多种办法甚至是荒唐无稽的办法，如用杆子打、掷石头、站在凳上或梯子上、爬树、摇晃树、等熟透自落、放火烧树等，没有定论。在摆出足够的办法后，再加以集中考虑，或组合成许多主意，可加以筛选，而后得出在现有条件下的最佳方案[③]。这在《黄帝内经》中称为“因虑而处物谓之智”，择其善而从之。例如，见到“午后发热”一症，你可以根据过去已经学到的内容至少能想到三种情况，阴虚发热、湿热发热、阳明腑实证。然后你再一一筛选。首先验舌。如果舌上无苔或少舌，一般可以舍去后两种情况，多考虑为阴虚发热。如果舌苔厚腻，再结合审察腹部、大便、病程等情况，可以确定究竟属于湿

① 张存悌．品读名医．北京：人民卫生出版社，2006：43

② 朴泰洙．创造性思维及其特征．东疆学刊（哲学社会科学版），1994（1）：30

③ 高桥浩．怎样进行创造性思维．未申，王晶，译．北京：科学普及出版社，1987：6，9

热证还是属于阳明腑实证。

美国趣味数学家马丁·迦德纳讲了一个心理学教授的轶事。这位教授专门研究黑猩猩解决问题的能力。他把一只香蕉悬在天花板中央，黑猩猩站在地上跳起来是够不着的，房间里除了几只随便乱放的板条箱外，就没有其他物品了。这项实验的目的是观察黑猩猩是否会想到先把板条箱堆叠在房间中央再爬上去把香蕉摘下来。那只黑猩猩静静地蹲于一角，注视着正在摆弄板条箱的心理学家。它在耐心等待。当教授经过房间中央，正巧位于香蕉下方时，它立即一跃而起，跳上他的双肩，再凭空一跃，把香蕉抓在爪中。这一轶闻的寓意是：一个问题乍看上去难乎其难，但可能有一种出乎意料的简单解法。关键是它采用了一种教授事先未预料的直接方式解决了问题①。因此，我们在面对临床上的疑难杂证时，是否会想到采用一种独特的治疗方法呢？我们没有能够治愈疾病，是因为有时我们没有想到要采用一种合适的治疗方法，正如《灵枢·九针十二原》所说“言不可治者，是未得其术也”。徐秉义说：“扁鹊传曰：人之所病，病疾多。而医之所病，病道少。病疾多者，言病其疾之症多也。病道少者，言病其治疗之道少也。拙工扺滞，不能旁通，是以病道少也……参伍错综，应变无穷，何患其道少乎？(《证治汇补徐序》)

古代中医医家有许多祛邪治病的思路值得我们总结和利用。

1. 出路

给邪气以出路。虽然古医书中有“杀邪”之说，如《神农本草经》载牡蛎“杀邪气”，《新修本草》载醋“杀邪毒”，《石室秘录》有“灭邪汤”，但中医学少有“杀灭邪气”说，而主要是“祛邪”说。给邪气以出路，是中医治病的重要学术思想，正如《读医随笔·用药须使邪有出路》所云“凡治病，总宜使邪有出路”。根据邪气有留、藏等性质，所以治疗时不能让邪气滞留于身体某处。如《素问·至真要大论》所云“留者，攻之”，就是不要让邪气留足着根，总以祛邪为主。《素问·玉机真脏论》云：“身汗得后利，则实者活。”《黄帝内经》提出了汗法和下法是最重要的两种祛邪方法。金元医家张子和在《黄帝内经》有关理论基础上，又提出汗、吐、下是祛邪外出的重要三法。由此得知，采用汗吐下三治法，给邪气以向上、向下、向外三种出路。

① 马丁·迦德纳．啊哈！灵机一动．白英彩，崔良沂，译．上海：上海科学技术文献出版社，1981：1

还有一种情况，就是将邪气转化为正。这也算是祛邪除邪的一法，也是给邪气以出路。因为邪气与正气之间并无不可逾越的鸿沟，而是存在着可以相互转化的关系。处在正常情况下的脏腑经络形身、精气津液血等物质和功能，称为正气。因外感内伤等多种原因，引起脏腑精气血津液等物质和功能不正常，导致精闭、气逆、气滞、血瘀、津停、湿阻等，即为邪气。这些都是由人体正气转变而成，正如盛寅《医经秘旨·食养尽之毋使过之伤其正也》说："要知邪气即吾身中之正气，治则为正气，不治则为邪气。"《素问·举痛论》云："思则神有所归，虑有所定，正气留而不行，故气结也。"正气一旦因思、虑过度而留滞，便成为邪气。王履《医经溯洄集·伤寒三阴病或寒或热辨》曰："寒邪之在太阳也，寒郁其阳，阳不畅而成热，阳虽人身之正气，既郁则为邪矣。"气之正常时，能行、能化、能摄精血津液等。一旦气滞，则不仅气滞本身为病，而且还能致使津滞为痰、血滞为瘀、食滞为积等。阳气者，正常者为生理之火，异常者为病理之火。管象黄在《吴医汇讲·东垣景岳论相火辨》中说："相火……动而有节，即是少火以生气；动而无节，则为壮火以害气，如水能浮舟，亦能覆舟，实一相火之所为。"

根据正邪可以相互转化之理，既然正气可以转变为邪气，那么邪气也应该可以转变为正气。治疗所采用的祛邪之法，虽言邪去而正复，但实际上仍应归属于拨乱反正、纠偏复正之类。如气逆为邪，当降逆以复正。瘀血阻滞为邪，当活血化瘀使血液流通以复正。痰由津液而生，当调整津液运行、化痰以复正。故仲景《金匮要略》曰："病痰饮者，当以温药以和之。"如此等等。联想到西医学的细胞转化（即正常细胞经致癌因子作用后向细胞恶变方向改变，使之具有肿瘤细胞特性）和诱导分化（即恶性肿瘤细胞在体内外分化诱导剂的作用下，向正常或接近正常细胞方向分化逆转），实则与中医的正邪转化关系十分相似。诸多中药的有效单体在细胞、基因水平上，调节细胞增殖与分化控制的失调，使肿瘤细胞发育成为成熟细胞并丧失恶性特征。这在细胞水平上就是一种匡扶正气的治疗方法①。

不同邪气有不同的祛法。如热邪，热以清为主，即所谓清热，但在清热时要注意：①热者寒之，一般都采用寒凉药以清除热邪，但在使用寒凉

---

① 花宝金．中药有效单体对肿瘤细胞诱导分化及调亡的机制研究．中国中医基础医学杂志，2002（7）：63

药时应注意恰到好处，不可寒凉太过，应寒而勿凝，也不可寒凉冰覆，否则会致身体正气招损，也可导致死灰复燃。②在清热的基础上，根据不同情况，分别加用不同的药物，以导热外出。陈潮祖教授有论，“导热外出，其路有三。体表之热，清中寓散。葱豉白虎汤用葱豉疏表泄邪，清营汤以银花、连翘转气，羚角钩藤汤用桑菊疏散风热，都寓此意。湿热为患，清必兼利，借助渗湿之品从前阴而出。导赤散之木通，龙胆泻肝汤之用木通、泽泻、车前皆是。脏腑实热，清中寓泻。大柴胡汤、茵陈蒿汤、凉膈散、泻心汤等之用大黄，皆有导热下行之意”（《治法与方剂》）。吴崑《医方考》说：“古人治下焦瘀热之病，必用渗药开其尿窍者，围师必缺之义也。”这一思想源于《孙子兵法·军争篇》的“围师遗阙”之法。王绵之教授讲黄连解毒汤时说：“用三黄以分泻三焦之热，再用栀子引热从小便而出。一方面泄火热，另一方面给邪以出路，这样热邪就容易消除。在火热盛，又不给邪出路的时候，用苦寒之品极容易产生反抗，极易使火热之邪更加嚣张，轻则到口即吐，即所谓‘拒药’，也可能服药后病势更盛。有时用药治病时就差那么一点，这就叫巧劲。”（《王绵之方剂学讲稿》）

邪有出路，在邪出于体外时，会有各种各样的表现，如引起斑疹、呕吐、腹泻等多种表现。如因“胎毒”所致的麻疹，必以出透出齐为要；湿热病中见白疮为湿邪外达。邪在表者多从汗排，邪在营血者多从斑解。吴又可《温疫论·传变不常》中有“疫邪为病……有径从发斑而愈者”。“凡疫邪留于气分，解以战汗；留于血分，解以发斑”（《温疫论·发斑战汗合论》）。吴又可治温疫喜用大黄，他不仅认为攻下是逐邪外出的一条途径，而且认为“内塞一通，则卫气亦从而疏畅，或出表为斑，则毒邪亦从外解矣”，因而温病有“下不嫌早”之说。温热病发斑是邪气外达而解的一个途径和标志，故叶天士确立“急急透斑为要”，所以不能认为发斑必定是热毒深重的表现，其主要鉴别点在于斑出后是否神清热减。

邪气外达还有个规律，就是脏邪以腑为出路。《温热经纬》引余师愚《疫疹一得》云：“疫毒移于大肠，里急后重，赤白相兼，或下恶垢，或下紫血，虽似痢，实非痢也。”王孟英按曰：“热移大肠，恶垢既下，病有出路，化毒为宜。”这里王氏明确指出此属邪寻出路、缓解病势的表现。他又在《陈平伯外感温病篇》后指出，“若肺气肃降有权，移其邪由腑出，正是病之出路”。临床上常见上呼吸道感染者，多伴有下利。这正是肺热下移大肠，邪寻出路的表现。《读医随笔·表里俱病治各不同》

云："大抵病由外陷内者，须开其表而撑其里，使邪仍从原路出也。昔人尝谓：少阴之邪，仍以太阳为出路；太阳之邪，仍以阳明为出路。故凡外邪内陷日久者，服药后能转见表证，即是邪气退出也。"《读医随笔·药对证而增剧》云："周慎斋曰：脾气虚而脉弦者，服补中益气汤后，必发疟；脾气虚而湿胜者，服补中益气汤后，必患痢。此邪寻出路也，仍服前汤，自愈。"

2. 关系

针对所要祛除的邪气，分析和利用它与相关脏腑、六气的关系。如要祛除湿邪，关系最紧密的脏腑是脾、肺、肾、膀胱。古代医家关于治湿有如下几种说法，"祛湿先治脾，脾旺湿自绝"（《王旭高临床医案》）；"治湿不利小便，非其治也"（《世医得效方》）；"以三仁汤轻开上焦肺气，盖肺主一身之气，气化则湿亦化也"（《温病条辨》）。王绵之教授认为，"化湿一方面通过气化，一方面通过利小便。而利小便也是通过气化。因为《内经》上讲得很清楚，'膀胱者，州都之官，津液藏焉，气化则能出矣'，这就涉及肺、肾，所以有时小便不利要加强补气的药，要用畅肺气、温肾气的药"；"湿为阴邪，是寒，它的转化取决于人体阳气"，"治湿当用燥"（《王绵之方剂学讲稿》）。

另如风胜湿。《素问·阴阳应象大论》曰："风胜湿。"用祛风药治疗湿邪之理，多因"风药多燥"（《医宗必读》），而"燥可祛湿"（《本草纲目》引《十剂》）。此外风药还能升举阳气。张仲景说："若治风湿者，以其汗，但微微似欲汗出者，风湿俱去也。"否则，"汗大出者，但风气去，湿气在，是故不愈也"（《金匮要略·痉湿暍病脉证第二》）。尤在泾说："欲湿之去者，但使阳气内蒸而不骤泄，肌肉关节之间充满流行，而湿邪自无地可容矣。此发其汗，但微微似欲汗出之旨欤。"（《金匮要略心典》）盖湿为阴邪，其性濡滞，得阳始运，非温不化，悉赖阳气的蒸腾运载，方可除之。故仲景对于湿邪为病，十分重视阳气的作用，使之"出上窍""发腠理"，发挥驱邪外出的作用。李东垣认为，"诸风药，皆是风能胜湿也"，"大抵此法此药欲令阳气升浮耳（《脾胃论·卷上》）。对于"脾胃虚弱，阳气不能生长"所致内湿为患，常用健脾益气之人参、黄芪，与具有升发之性的升麻、柴胡、防风、羌活、独活、葛根等风药相配伍，升发脾阳而胜湿，脾阳升运，"营卫和畅，自然絷絷汗出者病愈"，"言其汗者，非正汗也，为助阳也"（《脾胃论·卷上》）。如此则不治湿而湿自化，离照当空，阴霾自除。如一男性农民病人，腹泻反复发作5年，发作时伴有腰痛，受凉或劳累后加重。追溯病史，恙起于痢疾后，脾胃先损，继因将息失宜，过早下水捞草，感受寒湿之邪，内蕴于中焦，外着于肾府。近来劳汗冒雨，客邪既从表入，而内湿又从里发，于是腹痛便泄，腰痛绵绵，转侧不利，形寒肢倦，纳谷不香，诊脉濡细，舌质淡红，舌苔薄白，根部微腻。治以健脾温中，祛风胜湿，佐以补肾和络。处方：党参、苍术、羌活、独活、秦艽、杜仲各10g，干姜、陈皮、防风、木香各5g，茯苓12g。服6剂，泄泻渐止，腰痛亦平，惟觉肛门有坠意，又以原方加入炙黄芪12g，炙升麻、酒制柴胡各6g，再服10剂，诸恙悉除，随访半年未复发。①

3. 合并

对两种以上交结为患的邪气，我们在治疗时一般都采用双管齐下、齐头并进的方法。《弄丸心法·孙真人脉论》说："夫病有杂合之邪，即以杂合之方投之，解其分也。病有专一之气，即以专一之方救之，挫其锐也。"如对"风寒湿三气杂至，合而为痹"的痹证，一般都要祛风散寒除湿三气合治。对痰瘀毒交结的治疗，一般也都采用痰瘀毒三者并治。当然其中要分清孰轻孰重、孰先孰后，寻因求本，抓主要矛盾。对外感热病，因毒致痰瘀夹杂者，多以解毒为主，佐以祛瘀化痰。如《温热经纬》的神犀丹，主治温病暑热火毒极盛，燔灼血分，内陷心包，风动痰生之候。方用金银花、连翘、板蓝根、黄芩等清热解毒，犀角（今用水牛角代之）、生地黄、紫草、玄参凉血祛瘀解毒，石菖蒲化痰开窍。再如《重订通俗伤寒论》的犀地清络饮，主治热闭心包、血络瘀滞之证，"但络瘀者必有黏涎"（何秀山语），所以犀地清络饮中除了用犀角地黄汤加桃仁、连翘凉血解毒祛瘀外，还佐以生姜汁、竹沥汁、石菖蒲涤痰涎。在内伤杂病中，痰瘀蕴久化毒者，则以活血化痰为主，辅以解毒。如治顽痰死血化毒之恶性肿瘤，治则是化顽痰、破死血，兼以解毒。药用夏枯草、浙贝母、鸡内金、海藻化痰散结，水蛭、莪术、小金丸活血破血，重楼、蒲公英、连翘、犀黄丸解毒消肿。

4. 分离

这种治疗思路是将两种以上交结的邪气分开，逐一祛除。两种以上不同性质的病邪相互交混，在治疗上比单一的邪气更为棘手，病邪更不易清

---

① 封太来．浅谈"风以胜湿"．陕西中医，1983（3）：22

除。如湿热、湿温为病。湿为阴邪，有形；热为阳邪，无形。湿热邪气以有形的湿邪为载体，热处湿中，湿中蕴热，相互搏结，吴鞠通形容其“如油入面”，难解难分。因此，治疗湿热病，尤重祛湿。对湿热病邪相互裹挟者，应当将湿邪与热邪分离，治湿为先。如叶天士认为，“热自湿中而出，当以湿为本治”（《叶氏医案存真·卷一》）；“热自湿中而来，徒进清热不应”（《临证指南医案·湿》）；“热从湿中而起，湿不去则热不除也”《叶天士医案精华》）。叶氏根据湿邪之特性，主张“或透湿于热外，或渗湿于热下，不与热相搏，势必孤矣”（《温热论》）。薛生白认为，“热得湿而愈炽，湿得热而愈横。湿热两分，其病轻而缓；湿热两合，其病重而速”（《湿热病篇》）。再如《辨证奇闻》中载，“感湿热，忽又伤风”，“此症三邪中，至难去者湿耳。先利其湿，则火随水泄，风邪无党。”

5. 主次

要从错综复杂的病症中分清主要与次要、原因与结果、本质与现象等。这种思路主要针对症状复杂、主证难明的情况，从相互关联、相互影响等方面，分析病情，抓住主证，从而把握病证的治疗。如一张姓中年病人，经西医确诊，患心、肝、肺、胃、胆、甲状腺病变和再生障碍性贫血等多种疾病。症见：心悸怔忡，少寐，自汗（心气虚）；畏寒，腰酸腿软，性欲全无（肾阳虚）；两胁疼痛，嗳气不舒（肝气病）；面色晦暗，气短懒言（肺气虚）；头晕目眩，心烦，唇甲苍白而黯（血亏极）；身体困重，胸腹胀，腹痛便溏，不思食（寒湿困脾）；舌苔白厚而腻，脉细滑而缓。住院已逾6载，每周需输血，服中药共1800余剂。虽经中西医专家会诊而鲜效。该例病人五脏俱病，症状复杂，久治不愈。应当怎样辨证和治疗呢？抓主证！主证是疾病的关键所在，有时直接反映了疾病的主要本质。主证明确，则主次清、因果明、辨证立。中国中医科学院董德懋先生根据病人诸病之始，即最先罹患寒湿（脾病）的病史，以及症状、舌脉均反映了寒湿困脾的现在症，并根据脾为后天之本（上中下三焦有病治从中焦）、气血生化之源，生血以溉五脏百骸，所以脾病不除，则五脏难安，诸症莫愈。所以在错综复杂的病症中，抓住寒湿困脾这一主证，拟定燥湿温中、醒脾开胃的治法，以平胃散合藿香正气散化裁，连进4剂，疗效如桴鼓相应，继服月余而停止输血，历时4个月而出院①。

① 李凡成．疑难病辨证的思维方法探讨．湖南中医学院学报，1983（1）：1

6. 探试

一个具有一定临床经验的医生，甚至是具有相当丰富学识和经验的医生，在一些疑难病病人面前，往往也是一筹莫展。在治疗疑难病时，古人留下了重要的一法，即“探试法”。用带有诊断性的治疗方法，去了解疾病、认识疾病，从而采取适宜的治疗措施。《景岳全书·论治篇》说：“探病之法，不可不知，如当局临证，或虚实有难明，寒热有难辨，病在疑似之间，补泻之意未定者，即当先用此法。”张仲景《伤寒论》云：“阳明病，潮热，大便微硬者，可与大承气汤。不硬者，不可与之。若不大便六七日，恐有燥屎，欲知之法，少与小承气汤，汤入腹中，转矢气者，此有燥屎也，不可攻之。若不转矢者，此但初头硬，后必溏，不可攻之，攻之必胀满不能食也。”张仲景文中说“欲知之法，少与小承气汤”一句，即示人以“探试”之法，观其矢气与否，确定下与不下，真是稳妥之极。对邪气缠绵难愈者，治疗时也可以采用探试之法。在药物、药量、服药方法、扶正祛邪等方面，都可以采用探试之法。如西医诊断的慢性肾炎及肾炎恢复期，西医显微镜检查小便有少量蛋白、管形和红细胞等，表明肾功能受损仍未痊愈。某医经验，先用温补肾阳的方药小量进服一二剂，如病人服后身感不适，小便检查红细胞等反见增多，立即改服滋肾阴的六味地黄汤为主方，酌加白茅根、大小蓟炭等药物，守方数剂。肾炎中的红细胞来自两个方面，一是阳虚气不摄血，一是阴虚相火妄动，迫血外溢。临床上偏于阳虚者较多，阴虚者较少，所以先用从阳虚试治，后从阴虚试治。①

一女性病人，在宁夏工作，患变态反应性鼻炎5年多，逐年加剧，疲劳或受凉后更易发病，发作时眼鼻作痒、流大量清涕。症见毛发憔悴，面色萎黄，神疲乏力，食少恶心；头晕眼花，脱发，耳鸣，畏寒，腰酸腿痛，小腿抽筋，少腹下坠感，月经提前，量多，白带多；舌淡胖有齿痕，苔白厚，脉虚弦。治疗先用葛根汤温散，流涕反增多，后用真武汤、四君子汤、桂枝加龙骨牡蛎汤、防风通圣丸、清肝保脑丸等各方加减治疗。六诊后疗效不显。会诊时，会诊专家提出了六种辨证认识与相应的治疗方案。最后姜春华教授综合大家意见，根据病情辨为肺脾肾阳虚，治以温阳益气健脾，佐以固涩、安神、补肺，尽弃表药不用，观察一段时期。药用

① 邹正和．浅谈辨证论治中的“探试”法．中医杂志，1980（2）：8

移山参、白术、附子、黄芪、龙骨、牡蛎、山药、茯神、五味、枣仁、半夏、百合等，服3剂，有立竿见影之效，连服4个月，完全控制发作，改用补肾方善后。从本病的辨证治疗过程看，温散表邪反使病情加剧，而温肾、补脾、调和营卫、固涩敛表以及清郁热、散表邪之剂都未能奏效。结合病情，说明本病纯属虚寒证，不可用表药，也不是单纯的某一脏阳虚，更不是寒郁化热①。

7. 搜剔

《素问·痹论》曰："病久入深，营卫之行涩，经络时疏，故不通。"即所谓久病及络，久病生瘀。《临证指南医案·诸痛》云："病久入络，不易除根。"至清代叶天士《临证指南医案·积聚》曰："初为气结在经，久则血伤入络，辄仗蠕动之物，松透病根。其通络方法，每取虫蚁迅速飞走诸灵，俾飞者升，走者降，血无凝着，气可宣通，与攻积除坚，徒入脏腑者有间。"指出久治不愈的疑难疾患，当以虫蚁疏泄，方能力起沉疴。如中风偏瘫，风、火、气导致痰、瘀阻滞脉络，常选地龙、地鳖虫、僵蚕、全蝎、蜈蚣等虫类药，亦有在辨证用药的基础上，配以水蛭研末冲服，借其善入以攻其久滞。对于顽固性疼痛，常选全蝎、地鳖虫、蜈蚣研末吞服。对恶性肿瘤、肾病综合征、肝硬化腹水、自身免疫性疾病、不孕症及糖尿病并发血管病变时，常在辨证论治的同时使用虫类药，因虫类皆血肉有情之品，性善蠕动，可松透病根，对病情顽固者，非草木所能达也。如《金匮要略》之鳖甲煎丸，其中用虫药之理正如《成方便读·鳖甲煎丸》所说"以虫蚁善走入络之品，搜剔其蕴结之邪"。

8. 扶正与祛邪

在治疗疑难病症中，要把握扶正与祛邪的机宜。

病人谢某，男，37岁，工人。于1998年11月16日收住院。病人4个月前因高热在院外诊为疟疾，用过磷酸伯氨喹琳、蒿甲醚注射液（用量、疗程不详）后热退，并上班工作。1个月前又反复高热，无寒战，热型不规则，腰痛，面色无华，目黄，身黄，饮食减少，大便秘结，小便短少，色如酱油样，舌红苔黄腻少津，脉数。体格检查：体温39.5℃，重度贫血貌，皮肤及巩膜中度黄染。心肺无明显异常，肝脏未触及，墨非征阴性，左胁下可触及轻度肿大的脾脏。关节不红肿。肛门及外生殖器未

---

① 李凡成．疑难病辨证的思维方法探讨．湖南中医学院学报，1983（1）：1

检。未引出神经系统病理反射征。实验室检查：血常规中白细胞 $3.7 \times 10^9/L$，红细胞 $1.81 \times 10^{12}/L$，血红蛋白 55g/L，血小板及分类正常。尿液检查：酱油色尿，尿潜血（+++），尿胆原（++++），尿胆红素阴性。Rous 试验阴性，Ham 试验阴性，Coombs 试验阴性，G6PD 检测为 80%。肝功能检查：总胆红素（TBIL）45.1μmol/L，直接胆红素（DBIL）11.5μmol/L，间接胆红素（IBIL）33.6μmol/L，余项正常，抗－HAV 阴性，抗－HBsAg 阴性。肾功能正常。3 次周围血均未找到疟原虫，两次不同部位骨髓穿刺检查均提示红细胞系明显增生，但细胞形态发育未见异常，未检出疟原虫及其他血液寄生虫。B 超提示：肝胆胰正常，脾脏肿大，厚度约 4.7cm。四诊摘要：发热（体温 39.5℃），无寒战，腰痛，重度贫血面容，目黄，身黄，饮食减少，小便短少，色如酱油样，大便秘结，舌红苔黄腻少津，脉数。

对此，主治医师甲说，病人虽有疟疾病史，但发热不规则，多次检查均未发现疟原虫，故可排除疟疾复燃。根据发热、目黄、身黄、小便如酱油样、大便秘结、舌红、苔黄腻、脉数之症，诊为黄疸，辨证为阳黄（湿热并重型）。由于西医诊断尚不明确，故治疗上遵“急则治其标，缓则治其本”，“大小便不利治其标，大小便利治其本”的原则，抓住发热、小便短少、小便酱油色、大便秘结这一主要矛盾，立清热利湿通腑治法，方用茵陈蒿汤合白虎汤加减，药用 1～2 剂。热去便通则另议治本之法。主治医师乙在辨证用药上有不同意见，认为病人发热不恶寒、食少、便秘、舌红、苔黄腻、脉数，是气分湿热证候；贫血、尿潜血阳性、酱油色尿，是温病“耗血动血”的营血分证候。故辨证为急黄（气营两燔），以气营两清法退热。副主任医师丙认为，祛邪扶正和扶正祛邪是中医治病的两个治疗原则。什么情况下祛邪扶正，什么情况下扶正祛邪？这要看邪正盛衰的情况。病人反复发热 1 月余，重度贫血（血红蛋白 55g/L），酱油色尿，尿潜血（+++），身体虚弱，不耐攻伐。《经》云：至虚有盛候，大实有羸状。病人高热、黄疸、便秘、舌红、苔黄腻、脉数是“至虚”之假象，而反复发热 1 月余、身体虚弱、重度贫血、血尿则是疾病的本质。诊断上考虑为虚劳。治以甘温除大热。方用补中益气汤加青蒿、鳖甲。第 4 次检查时从周围血中查到恶性疟原虫。于是修正诊断：恶性疟疾复燃并黑尿热。中医治予益气、补血、截疟。方用补中益气汤加减。处方：柴胡 12g，炒白术 15g，生黄芪 30g，陈皮 10g，党参 15g，升麻 10g，当归 10g，青蒿 30g，鳖甲 15g（先煎），炒槟榔 15g，草果 15g，生地黄

20g，薏苡仁20g，炙甘草6g。1日1剂，水煎服。3剂后体温开始下降，7剂后体温正常。后以本方出入，偏重益气、养血治疗月余而愈。随访2年未见复发①。

9. 反治

《素问·至真要大论》说："帝曰：反治何谓？岐伯曰：热因寒用，寒因热用，塞因塞用，通因通用，必伏其所主，而先其所因，其始则同，其终则异，可使破积，可使溃坚，可使气和，可使必已。"反治法是兵法在中医治法中的具体运用。孙子曰："兵者，诡道也。故能而示之不能，用而示之不用，近而示之远，远而示之近。"言"兵不厌诈"。所以，善于调动敌人的将帅，用假象欺骗敌人，敌人就会上当受骗，给敌人一点便宜，他就必然会贪取，用小利调动敌人，用伏兵等待击溃他。"用药如用兵"，显而易见，"必伏其所主，而先其所因"，应释为必须藏匿剂中的主治药，即兵法中所谓"形之，敌必从之，以卒待之"，而以反治的药物和方法为先导，即兵法中所谓"予之，敌必取之，以利动之"。"其始则同，其终则异"，是说反治之剂在发挥作用时，作为先导的反佐药于初始是依同病邪的，终究还是以伏匿的主治药与之逆异的，进而点明反治法是一种诱导性策略治法，方士终究不能更其道而废"寒者热之，热者寒之"的绳墨。"热因寒用，寒因热用，塞因塞用，通因通用"可以译释为：依热性而用寒药，依寒性而用热药，顺其塞之假象而用补益药，顺其通之假象而用泻利药。

例如，病人李某，女，57岁，1990年3月5日初诊。病人半年来经常右胁疼痛，口干，纳差，二便均可，舌红苔少干裂，脉细弦。按肝肾阴虚论治，用加味一贯煎合三石汤：南沙参15g，麦冬12g，生地黄30g，夜交藤30g，川楝子10g，当归12g，丹参30g，鸡血藤30g，柴胡10g，姜黄10g，郁金10g，薄荷3g，生石膏30g，寒水石30g，滑石30g。

二诊：服药后出现鼻衄，口干加重，怕冷，细问其大便虽每日1次，但不干，舌仍深红少津液，脉沉细。方药中老先生分析：初诊时根据舌象、症状，拟为阴虚，用养阴之品属正治之法，但从病人服药反应及目前症状来看，有中阳不振的表现，如大便不实、怕冷、脉沉细等，且用养阴之品后口干加重，说明脾阳不足，无力为胃行其津液，用滋腻养阴之品反

① 刘正求．发热、贫血、脾肿大、黄疸、酱油色尿病案．中医杂志，2004（6）：443

而增加脾的负担，故口干更剧，可仿李东垣的“甘温除大热”法，采用温脾生津法，先以陈修园的加味理中汤试探之。处方：党参20g，白术30g，干姜3g，甘草6g，天花粉30g。且嘱病人服药后有不良反应即停服汤药，及时复诊。

三诊：服药后，口干稍有好转，唾液略有增加，无其他不良反应，舌质仍红，但舌上津液较前略有增加。用甘温药后阴虚症状反有好转，说明辨证正确。根据先缓后峻的原则，改予丁蔻桂附理中汤。处方：丁香6g，白豆蔻10g，肉桂6g，制附子20g，党参15g，苍术、白术各15g，干姜3g，甘草6g。

四诊：服药后口干明显好转，唾液增加，食欲增进，精神好转，大便转实，胁肋疼痛消失，但偶有胃脘不适，脉沉细，舌质红苔薄，舌上有津。原方去肉桂，加青皮、陈皮各10g。

五诊：服上方后，各症均明显好转，胁痛、口干、纳差等症状明显好转，舌质仍红，脉沉细。根据“中病则止”“效必更方”的原则，改予平补脾胃，用参苓白术散调理善后。

按：张介宾在《景岳全书·传忠录》中云：“以热治热，以寒治寒，此反治也，反即从也……又有寒药治热而热不愈，反用参、姜、桂、附、八味丸之属而愈者，此属假热之病，以热从治之法也，亦所谓甘温除大热也。”本例无论从舌象，还是从症状上分析，均似以阴虚津亏为主，然而用养阴药反而加重症状，又从其大便、脉象和形寒几症上细加推敲，实属脾阳不振，无力散布津液所致，故以加味理中汤探之，稍效即投以丁蔻桂附理中汤之甘温重剂，津生渴除，诸症好转。故以参苓白术散燮理其后①。

二、《黄帝内经》之“治道”

下面我们再讨论一下治法的最高境界，也就是“治道”。

《黄帝内经》提出的治道有两重意义：一是指治疗疾病所遵循和利用、客观存在的自然规律；二是指治疗技艺的最高境界。研究治道的目的，一是为中医后学者提出，并描绘其奋斗和追求的目标，成为吸引和激励他们进行医学认识和医疗实践、提高自己治疗水平的前进动力；二是要

① 胡跃琪，方芳．正治反治求其本，守方更方求其本——学习方药中先生治验2则．中医杂志，2002（5）：333

让世人明白，中医治疗疾病，一定要掌握、遵循并灵活运用各种自然规律，以及中医的治疗规律。

1. 治道之境

《黄帝内经》尝云，医工有高下，故诊断上有工巧神圣之别，治疗上有良工粗工、上工下工之分。正如马莳说："工巧神圣之去疾，其分量高下皆有四者之分也。"

一般医工治病，都如《素问·疏五过论》所说，是"守数据治"。王冰注："守数，谓血气多少及刺深浅之数也。据治，谓据穴俞所治之旨而用之也。"也就是说，一般之治是按照各种治疗法则、遵循各种治疗规矩而治。无规矩则无以成方圆。《灵枢·五阅五使》曰："故匠人不能释尺寸而意短长，废绳墨而起平木也。工人不能置规而为圆，去矩而为方。""工"，除擅长的意思外，还指有规矩。《说文解字》曰："工，巧饰也。象人有规矩也。"徐锴曰："为巧必遵规矩、法度，然后为工。"医工就是要遵守医疗规则而诊治。《黄帝内经》提出的治疗法则很多，如根据诊断的结果而治、根据病人的体质而治、根据脏腑的特性而治、根据时节的特性而治、选择最佳的时机而治、根据病人病情的特点而治、治疗不可过与不及等。例如《素问·五常政大论》说："以所利而行之，调其气使其平也。"张志聪注："如肝苦急而欲酸，心苦缓而欲软，脾苦湿而欲缓，肺苦逆而欲收，肾苦燥而欲坚，各随其所利而行之，调其五脏之气使之平也。"这是根据五味的特性与五脏的特性及其所宜的相互关系而确立的一种治疗法则。

如果治疗法则用得好，也能成为医术较高的医工。守数据治是医之治的一般层次，较之高一层者是善于用"意"。意是意料、意想、揣测、体悟的心理活动，是一种玩味体悟、反复沉潜的心理活动。后世所谓的"医者意也"，正指明了医之治具有这种意的心理活动和精神层次。清·李德中《医学指南·医论》说："医之为言，意也，以意为揣摩者也。得医之意，神乎技也。"《素问·至真要大论》说："谨察间甚，以意调之，间者并行，甚者独行。"即必须根据病情的轻重缓急，反复思考，灵活运用治法。《灵枢·经水》曰："其少长大小肥瘦，以心撩之，命曰法天之常，灸之亦然。"马莳疏："凡人之少长肥瘦，皆当以心料之，命曰法天之常道也。其灸数多寡亦然。"用意揣摩病人体质而治。总之，作为医生，要反复计度思索，灵活运用各种治法，既不泥乎规矩，又不离乎规矩。故如王冰所言“以意调之，谓审量标本、不足有余，非谓舍法而以意妄为也”。张志聪注：“盖圣人之道，通乎天地，而合于事物之常，伯言天地之道，出于自然，不待勉强，幽远难明，而不出乎规矩方圆之外。”

较用“意”更高一层者，即是治道。刘仲林在《新认识》中说：“从本质上说，最高的境界就是中华文化共同追求的‘道’。”《黄帝内经》的“治道”，就是指治疗技艺的最高境界。清·杨璇《伤寒瘟疫条辨·序》说：“技术之妙，乃进乎道。”对治道可以言说的，主要有两个特征。

第一个特征是天人合一。治疗的最高境界就是天人合一。正如《素问·移精变气论》曰：“治之极于一。”一者，道也。张景岳注：“一之为道，大矣，万事万物之原也。故人能得一，则宇宙在乎手，人能知一，则万化归乎心。”治疗应与天地自然合而为一。如《灵枢·逆顺肥瘦》说：“圣人之为道者，上合于天，下合于地，中合于人事。”《灵枢·九针论》说：“九针者，天地之大数也，始于一而终于九。故曰：一以法天，二以法地，三以法人，四以法时，五以法音，六以法律，七以法星，八以法风，九以法野。”张志聪注：“此针道通于天地。”蒙培元在《心灵超越与境界》中说：“中国哲学只讲‘圣人’，而‘圣人’就是境界。”“‘天人合一’境界就是‘圣人境界’。”治病，就是要把握并善于运用天地自然的各种规律，物我为一，融天地万物与我、医者与病人、针药与疾病、病人之疾与医者之治等为一体，将天地自然万物作为调治病人阴阳不平和的手段和工具。如《素问·汤液醪醴论》认为，稻米得“天地之和，高下之宜”，其性“至完”，“伐取得时，故能至坚”，所以取之以制为汤液醪醴，用于治疗五脏之疾。神农将自己尝百草的亲身体验推之于调治病人之疾。治疗就是要善于利用自然之物和自然之理以调理人身。清·芬余氏《医源》说：“故吾人业医，必先参天地之阴阳升降，了然于心目间，而后以药性之阴阳，治人身之阴阳，药性之升降，调人之身之升降，则人身之阴阳升降，自合于天地之阴阳升降矣。”

《黄帝内经》这种将对象与自我融会贯通在一起、物我齐一、天人合一的思想，与现代自然科学家们的认识有诸多相似之处。如著名遗传学家麦林托克说：“我发现我研究染色体的时间越长，它们就越大。当我真正同染色体在一起工作时，我就成为它其中的一员了。我钻了进去。我成为体系的一部分。”① 刘仲林在《新认识》中也表达了，“现代科学家从研

① 伊夫林·凯勒．情有独钟．北京：三联书店，1987：131

究物质世界着手探索事物的本质和规律。他们越深入物质世界，就越意识到所有事物与事件的统一性，并进而体验到科学家本人及其意识也是这种统一中的一部分”。

第二个特征是无有之境。我尝讨论过诊断有有无、无无和无有之境①。诊道是无有之境，治道也是无有之境，即窈冥之中的有。《素问·宝命全形论》：“见其乌乌，见其稷稷，从其见飞，不知其谁。”张景岳注：“此形容用针之象有如此者。乌乌，言气至如乌之集也；稷稷，言气盛如稷之繁也。从其见飞，言气之或往或来，如鸟之飞也。然此皆无中之有。”针道就是要臻于无中之有的境界，在无形迹之中觉到存在。《素问·示从容论》马莳注：“夫古昔圣人治病，必托之冥冥，不滞形迹，正所谓观其冥冥也。”《庄子·养生主》中有一则“庖丁解牛”的著名故事。庖丁由始解牛时所见无非牛者，3 年后未尝见全牛，而达于方今之境，“以神遇而不以目视，官知止而神欲行，依乎天理”，已觉“彼节者有间，而刀刃无厚，以无厚入有间，恢恢乎其于游刃，必有余地矣”，达到了超凡入圣、出神入化的境地。后世医家对此也有类似认识。如徐灵胎《医学源流论·出奇制病论》说：“立为治法，或先或后，或并或分，或上或下，或前或后，取药极当，立方极正，而寓以巧思奇法，深入病机，不使扞格，如庖丁之解牛，虽筋骨关节之间，亦游刃有余。”《赤水玄珠·序》说：“若乃顺天之时，因物之性，察脉以明症，因病以立方，中若穿杨之箭，解若庖丁之牛。究乾坤之元，探有无之极。”

得治道，常人多以为神。如《灵枢·刺节真邪》曰：“妙乎哉问也！此刺之大约，针之极也，神明之类也，口说书卷，犹不能及也。”把握了针刺治疗的要妙、臻于针法登峰造极之境界，则不能用言语表达。《灵枢·刺节真邪》又曰：“此所谓弗见为之，而无目视，见而取之，神明之相得也。”《黄帝内经》治道，是治疗的最高技巧、艺术和境界，其间包含着诸多创造性机制和出神入化的精神主体活动。

张志聪在《灵枢·禁服》中阐述了医之不断升高的境地，“愿闻为工者，愿闻血气之相应，而后明合一之大道，是由工而为上，上而神，神而明也”。

其实，人们以为神，只不过是一时让人难以捉摸、难以理解罢了。清·费伯雄《医醇賸义》说：“天下无神奇之法，只有平淡之法。平淡之

---

① 陈钢．论《黄帝内经》之“诊道”．成都中医药大学学报，2001（2）：1

极，乃为神奇。”我以为，这平淡，就是正确和巧妙地利用了自然的规律。

2. 道法自然

道，就是自然规律。治道，就是治疗疾病必须遵循和利用自然规律。培根在《新工具》中说：“要支配自然，就须服从自然。”法国唯物主义哲学家霍尔巴赫在《自然的体系》中说：“人是自然的产物，存在于自然之中，服从自然的法则，不能超越自然，就是在思维中也不能走出自然。”服从自然规律，巧妙地利用自然规律，就能在平淡的治疗中取得神奇的效果。

自然规律很多。阴阳是天地自然的普遍规律，阴阳之理，大而无外，小而无间。我以为，得阴阳之道，是得治道的总纲，正如《景岳全书·传忠录》所说“凡诊病施治，必须先审阴阳，乃为医道之纲纪。阴阳无谬，治焉有差？医道虽繁，而可以一言以蔽之者，曰阴阳而已”。

（1）自然规律之正反复

正反复是自然之道。反是相对于正而言，所以反的前面还有一个正，复或叫返又是相对于反而言，正－反－复，就是肯定、否定、否定之否定。《老子》云：“反者道之动。”王弼说：“以虚静观其反复。”（《老子道德经注》）庞朴先生说：“‘反’字原形像手掌之覆，本来是与‘正’相对的意思。”“它既然作为正之反，从正反了出来，也绝不会安于现状，而要继续反下去，再作为反之反，复返于出发点。这就成了老子所谓的道之动。”正反复是“宇宙的规律”①。《黄帝内经》认为，违反了正常规律即可引发疾病，故多处提到“反此者病”（《素问·玉机真脏论》）、“反此者病作矣”（《素问·六元正大论》）。可以说，疾病就是正常状态之反，而治疗则是将其反返复于正常状态。如《素问·腹中论》中指出，人体气血正常时，流溢于中，布散于外，男子络唇口而生髭须，女子以时下为月事。有所大脱血或醉以入房气竭伤肝，则精血枯竭而月事不来。治当补其精血。故黄帝问于岐伯曰：“复以何术？”张景岳注：“复者，复其血气之原也。”若不能复返于常则示预后不良。如《素问·调经论》说：“血之与气，并走于上，则为大厥，厥则暴死。气复反则生，不反则死。”

气在正常时为正气，反常时则为邪气，正如张景岳《类经·疾病

---

① 庞朴．一分为三——中国传统思想考释．深圳：海天出版社，1995：141

类·情志九气》中“气之在人，和则为正气，不和则为邪气”。邪气不是自身所应有的，故治病一定要祛邪。《素问·玉机真脏论》曰：“身汗得后利，则实者活。”只有邪气得去，正气才能复正，疾病才能得愈。《灵枢·终始》曰：“邪气独去者，阴与阳未能调，而病知愈也。”《灵枢·官针》曰：“以逐邪气而来血气。”因此，治病以驱邪为要。清·王士雄《霍乱论·病情篇》曰：“邪不去则正不安，尤为治诸病之名言。”

正反复的情况，“只发生在事物的数量变化抵达临界之时”①。故古人云：“物极则反。”《庄子·则阳》云：“穷则反，终则始，此物之所有。”《黄帝内经》认为，“生病起于过用”，饮食、情志、运动等超过常度，即违背正常而引发疾病，即使是治疗也可以因其过而反生疾病，如周学海《本草经疏》说：“是病本于寒，法应热治，所投热剂，仅使中病，毋令过焉，过则反生热病矣。”当然，有时也可利用《黄帝内经》“重阳必阴，重阴必阳”、物极则反的事物之理来治疗某些疑难疾病。

治病须防复，即防止疾病复发。疾病复发是否定之否定的否定。《素问·热论》阐明了热病初愈，应当预防食复的思想。张景岳在《景岳全书·传忠录》说：“正反之道妙，用有如此也。”

（2）自然规律之逆顺

逆顺或者称逆从，也是自然规律。逆顺（从）在《黄帝内经》中有多种含义。一般而言，逆指不驯顺、不通达、无条理、不循常规，反之为顺为从。《黄帝内经》认为，疾病的发生是反顺（从）为逆。故如《素问·四时刺逆从论》说：“病之所生，以顺为逆。”如痹的发生，是“逆其气则病，从其气则愈”。治疗的目的，是返逆为顺（从），正如《素问·热论》说：“调其逆从，可使必已矣。”一般的治疗，是逆而治之，逆即迎、对之义，如针对寒证用热药，针对热证用寒药；倘若病有假象时，则当从而治之，如热因热用、通因通用等（但其始则从而其终则逆）。针刺的补虚泻实，可根据经脉气血的流向，补用从、泻用逆。如《灵枢·九针十二原》说：“迎而夺之，恶得无虚？追而济之，恶得无实？迎之随之，以意和之，针道毕也。”治病，一般是实证用逆，虚证用顺。前者如针对热邪逆而用寒药；后者如针对血虚顺其性用补血药，“精不足者补之以味”。对疾病表现有方向性偏差者，用纠逆反顺的方法，如上者抑之，下者举之。

---

① 庞朴．一分为三．深圳：海天出版社，1995：142

《灵枢·五乱》曰："有道以来，有道以去，审知其道，是谓身宝。"张景岳疏："道，言所由也。邪之来去，必有其道，知其道则取病甚易，是谓保身之宝也。按此四句，虽以针刺为言，然实治法之要领，不可不知也。大凡疾病之生，必有所自，是有道以来也。知其所自而径拔之，是有道以去也。能审其道，则自外而入者，自表而逐之；自内而生者，自里而除之，自上来者可越之，自下来者可竭之。自热来者不远寒，自寒来者不远热。自虚而实者，先顾其虚，无实则已；自实而虚者，先去其实，无虚而已。皆来去之道也。俗云：来处来，去处去。此言虽浅，殊有深味，诚足为斯道之法。"周学海《读医随笔·证治总论》也说："大抵治病，必先求邪气之来路，而后能开邪气之去路。病在升降，举之、抑之；病在出入，疏之、固之。"

因此，邪气由表入里为顺，由里出表为逆。《医学心悟·论和法》说："盖由是门入，复由是门出也。"外邪由此门而入，若治疗得当，则外邪复由此门而出。这是逆从之理。再如，《血证论·便脓》说："喻嘉言谓宜从汗先解其外，外邪内陷而为痢，必用逆流挽舟之法，引其邪而出于外，人参败毒散主之。"喻嘉言用人参败毒散治疗外邪陷里而成的痢疾，先疏散表邪，表气疏通，里滞亦除，其痢自止。此种治法称为"逆流挽舟"。所谓从表陷者仍当由里出表，如逆水挽船上行之意，故称"逆流挽舟"。

治疗要顺应天地阴阳之气，否则病难治。如《素问·四气调神大论》说："故阴阳四时者，万物之终始也，死生之本也。逆之则灾害生，从之则苛疾不起，是谓得道。道者，圣人行之，愚者佩之。从阴阳则生，逆之则死，从之则治，逆之则乱。"医之高明者顺从天地阴阳，低劣者逆之。《灵枢·顺气一日分为四时》云："顺天之时，而病可与期。顺者为工，逆者为粗。"

在《灵枢·师传》中，还谈到一种逆顺。就是在治疗疾病时，还要顺应病人、家庭、民族、国家等的礼仪规矩、风俗习惯、禁忌避讳、喜恶意愿等。《经》云："夫治民与自治，治彼与治此，治小与治大，治国与治家，未有逆而能治之也，夫惟顺而已矣。顺者，非独阴阳脉论气之逆顺也，百姓人民皆欲顺其志也。黄帝曰：顺之奈何？岐伯曰：入国问俗，入家问讳，上堂问礼，临病人问所便。"张景岳注："顺之为用，最是医家肯綮，言不顺则道不行，志不顺则功不成，其有必不可顺者，亦未有不因顺以相成也。呜呼！能卷舒于顺不顺之间者，非通变之士，有未足以与道也。礼云：入国问禁，而此云问俗者，以五方风气有殊，崇尚有异，圣人必因其所宜而为之治，故不曰禁而曰俗也。讳者，忌也。人情有好恶之偏，词色有嫌疑之避，犯之者取憎，取憎则不相合，故入家当问讳。礼者，仪文也。交接有体，进止有度，失之者取轻，取轻则道不重，故上堂当问礼。便者，相宜也。有居处之宜否，有动静之宜否，有阴阳之宜否，有寒热之宜否，有情性之宜否，有气味之宜否，临病人而失其宜，施治必相左矣，故必问病人之所便，是皆取顺之道也。"

总之，《黄帝内经》强调，一旦掌握并灵活运用逆顺（从）之理，就能在医事活动中取得行动自由。正如《灵枢·九针十二原》说："明知逆顺，正行无问。"

（3）自然规律之终始

天时阴阳有终而复始之理，如《素问·阴阳应象大论》曰："天地之动静，神明为之纲纪，终而复始。"《素问·四气调神大论》曰："故阴阳四时者，万物之终始也，死生之本也。"终始是自然规律。因此，人体正常时，脏腑经络营卫气血终而复始；疾病时，脏腑经络气血不得循环周行；治疗时，应把握这终始之道，使脏腑气血复以终始。故如《灵枢·根结》说："九针之元，要在始终。故能知终始，一言而毕，不知终始，针道咸绝。"《灵枢·终始》也说："凡刺之道，毕于终始。"脏腑之间的终始、经络气血的终始、营卫运行的终始等。如卫气之行，常昼行于阳，夜行于阴，终而复始。卫气行于阳则寤，行于阴则寐。若厥逆之气入侵于脏腑，迫使卫气行于阳分，不得入于阴，则不得眠，治以半夏汤。方中半夏、秫米调和阴阳；流水千里、扬之万遍，取其流畅而无阻滞。全方旨在复卫气昼行于阳、夜行于阴，终而复始，循环往复之常。

治脏腑之气偏胜，应知脏腑间生克制化的终始之道。张景岳《类经图翼·五行统论》说："生克循环，运行不息，而天地之道，斯无穷已。"五脏之间，相生相克，相互承制。治疗也可利用这脏腑间的生克制化终始之道。如《名医类案·泻》载："有人患脾泻，诸治不瘥，服太山老李炙肝散而愈。乃白芷、白术、白芍、桔梗四味也。"白芷芳香化湿而醒脾，白术健脾强胃而除湿，白芍柔肝以平肝之横逆之气，此三味皆白色而应肺象，更合桔梗入肺，实寓培土生金、金旺制木，肝气平而脾气复，脾运如常而泄泻自愈。此乃依五行生克制化之理而遣药组方之例，本方重在平制肝木以复脾气运化。

（4）自然规律之升降

升降之理源于自然现象，《素问·阴阳应象大论》曰："地气上为云，天气下为雨，雨出地气，云出天气。”马莳注：“此亦即天地由阴阳以为之升降，而及于人身之凡属阴阳者，亦有升降之妙。”升降也是运动的自然规律。在治疗上，要把握升降之理。清·杨西山《弄丸心法·药性小引》说：“升降为治病之祖。人能识药性之升降而又能善用升降，则万病指掌矣。”尤其要把握升与降之间的相互关系。《素问·六微旨大论》曰：“高下相召，升降相因而变作矣。”故升降之间，有升才有降，有降才有升；升已而降，降已而升。如张仲景深谙升降之道，故其麻黄汤、小青龙汤中麻黄与杏仁的量势之比，充分凸现了他对肺气宣降的深刻理解。张锡纯《医学衷中参西录·治癃闭方》曰：“三焦气化不升则不降。小便不利者，往往因气化下陷，郁于下焦，滞其升降流行之机也。故一切利小便之药不效，而投以升提之药恒多奇效。”

《素问·阴阳应象大论》曰：“清气在下，则生飧泄。”清阳当升不升，反而下陷，犹日落西山，阳气不能正常发挥其温煦、化物的功能，故水谷清浊不分，并走于下而见完谷不化的泄泻。治当升举阳气，使之离照当空，则阳主化物，阴主成形，而飧泄得止。

（5）自然规律之流行

人体正常时，脏腑经脉之气血流行不休。如《灵枢·痈疽》说：“经脉流行不止，与天同度，与地合纪。”“夫血脉营卫，周流不休，上应星宿，下应经数。”若一有滞涩，则诸病生焉。故“寒邪客于经络之中则血泣，血泣则不通，不通则卫气归之不得复反，故痈肿”。《灵枢·邪客》也说：“八虚者，皆机关之室，真气之所过，血络之所游。邪气恶血固不得住留，住留则伤经络，骨节机关不得屈伸，故病挛也。”张志聪注：“如外感于邪气恶血，留滞于此，则骨节机关不得屈伸而病挛也。皆假邪客以明正气之流行，乃修身治民之大张本也。”

后世朱丹溪有句名言：“气血冲和，万病不生；一有怫郁，诸病生焉。”张景岳也道：“凡诸病之作，皆由血气壅滞，不得宣通。”正因于此，治疗就要通其经脉气血，以复气血流行之常。故如《素问·热论》说：“治之各通其脏脉，病日衰已矣。”《灵枢·邪客》说：“此所谓决渎壅塞，经络大通，阴阳和得者。”

张子和总结性地指出，“《黄帝内经》一书，惟以气血通流为贵”。

（6）自然规律之适宜

张景岳说：“必顺其宜，是得自然之道也。”（《类经·肥瘦婴壮逆顺之刺》）根据《法华玄义》卷六所言，“机”有“宜”义。故“病机”就

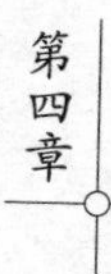

是对当前疾病变化发展状态所作出的适宜的概括。它包括对当前病变所在空间和时间的位置及其发展趋势，以及这一现实并具体的病人的年龄、性别、体质、生活经历、既往病史、脏腑经络气血间的联系、发病时的天时地理人文环境因素等多方面综合因素的适宜的概括。将适宜作为自然之道，就是要求注重事物的复杂性、多样性、具体性和事物之间的相互联系。要考虑该病人、该疾病与其既往疾病间、与其他脏腑经络间、与天时地理年龄体质间的联系和影响，要求具体问题具体分析、具体对待。

针对病机的“宜”的特性，治疗就必然要考虑天时、地理、人体、治疗方法、选用的药物、配伍剂量等各方面的情况对其的适宜性。只有最适宜于病机的治疗，才是最佳的治疗。《素问·六元正纪大论》说：“无失天信，无逆气宜，无翼其胜，无赞其复，是谓至治。”王冰曰：“谨守天信，是谓至真妙理。”张景岳说：“病变无穷，能随其变而调治得宜者，故曰上工。”《类经·卫气失常皮肉气血筋骨之刺》）清代汪琥说：“得宜，犹可以为上工。”（《伤寒论辩证广注·附昔贤伤寒例》）

适宜，有利于人体内邪去正安，阴阳复平。如《黄帝内经》治疗痿病，主张采用“各以其时受月”的时间进行适宜性治疗，因此时治疗，“则邪易去而正易复”（姚止庵语）。医生选择任何治疗方法都要适宜于具体病情。《素问·异法方宜论》说：“故圣人杂合以治，各得其所宜。故治所以异，而病皆愈者，得病之情，知治之大体也。”王冰注：“随方而用，各得其宜。惟圣人法，乃能然矣。”如针形不同，其用不同。《灵枢·九针十二原》说：“针各有所宜，各不同形，各任其所为。”故应根据具体病情选用适宜的针。

治疗一定要选择最适宜的治疗时机。如《灵枢·九针十二原》曰：“粗守关，上守机。知机之道者，不可挂以发。不知机道，叩之不发。”张志聪注：“夫邪正之气，各有盛衰之时，宜补宜泻，当静守其空中之微，不可差之毫发，如其气方来，乃邪正盛，邪气盛则正气大虚，不可乘其气来即迎而补之，当避其邪气之来锐。其气已来往，则邪气已衰，而正气将复，不可乘其气往，追而泻之，恐伤其正气，在于方来方去之微，而发其机也。粗工不知机道，叩之不发，补泻失时，则血气尽伤，而邪气不下。”把握适宜的治疗时机，有助于邪气退却，使病势逆转；正气不伤，使阴阳平复。马莳曾结合亲身的治疗体会，指出，“若邪气方盛而用药，则寒药反助其寒，热药反助其热，不能解病而适以增病矣。或止知常山止

疟等药，用露宿早服，而其余后时而用者误矣。愚用药必于邪已衰未盛之时，每获效为甚速。”（《黄帝内经灵枢注证发微·逆顺》）

（7）自然规律之生生

生生也是自然之道。生生之谓易，天地之大德曰生。生生不息，生机不息，生命长存。生命适应自然界的变迁、时代的变化而生存。

生生，陈伯海说：“‘生生’一词或当析为两层意思，一是作连动结构，即生而又生，是一个连续不断的生命演化历程，它体现着“大化”的活动本相，因亦显示出世界存在的本来面目。‘生生’似还可用为动宾结构，前一个‘生’作使动用法，意谓‘使……生成’，后一个‘生’作宾语，指生命机体及其活动形态，‘生生’亦便是‘使生命生成’或‘创生生命’的意思，这就指向了‘大化’的生化功能，也是世界存在作为活动作用的标志。两种理解并行不悖，因为生命与创造本自一体，‘大化’的创生机能正寄寓在它的活动过程之中，因活动而创生，又因创生而不断延续其生命活动的流程。”①

所以“生”有生生、生殖、再生、创生、生长、新生、使生、恢复等意思。生命具有生的能力，主生长、生存、生殖、再生、创生等。正常人体处于生生不息之机的状态。《灵枢·本脏》云：“人之血气精神者，所以奉于生而周于性命者也。”《灵素节注类编》云：“五脏生阳之气，始于肝木，木生火，火生土，土生金，金生水，水又生木，如是生生不息，则安健无病。”所以人才能有生的希望，才能有治愈的可能。

张景岳《类经图翼·序》曰：“夫生者，天地之大德也。医者，赞天地之生者也。”医生的作用主要在于生生，即赞助生命的活力。《周易·系辞》曰：“在天为化，在地为育，在人为赞。”天的功能为化，地的功能为育，人的功能为赞。天之化在于以雾露之气以溉万物，地之育在于以精气养育万物，人之赞在于帮助天地万物的生长。人通过发挥其主观能动作用，赞助天地的化育，赞助生命的活力。

生，是病人病后的一种自然康复的能力、一种生命的活力。医者就是要巧妙地利用这一能力，使之生、使之起。唐容川《血证论·脉证死生论》曰：“医者，所以治人之生者也。”我们被称作医生而不是医死，就是强调要重生。因此，我们在行医过程中，一定要时时刻刻顾护生气，巧妙地利用生机，让病人得生。《史记·扁鹊仓公列传》云：“越人非能生

① 陈伯海．回归生命本质．北京：商务印书馆，2012：60

死人也，此自当生者，越人能使之起耳。”医者只能使生者生。这其中就是有生机。故医者要时刻顾护其生气，巧妙地利用其生机。

具体而言，如阳主生。阳能生阴，气能生血，在治疗疾病特别是某些疑难杂症时，可从赞助阳气主生的功能特性入手，如当归补血汤补气以生血；或在治病时时刻顾护阳气，有阳气则生，无阳气则死。因阴阳互根，故“善补阳者，必于阴中求阳，则阳得阴助而生化无穷；善补阴者，必于阳中求阴，则阴得阳升而泉源不竭”。故治阳气亏虚，既可直补阳气，又可补阴以生阳；治疗阴精不足，既可直补阴精，又可补阳以生阴。再如顾护胃气，有胃气则生，无胃气则死。仲景治病，常在各类方药中加用姜枣草，就是顾护胃气之一斑。温病强调要顾护阴精，留得一分津液便有一分生机。如吴鞠通《温病条辨》说：“夫春温、夏热、秋燥，所伤皆阴液也。学者能时时顾护，处处提防，岂复有阴竭人亡之虞。”少阳主春生之气。李东垣说：“胆者，少阳春生之气。春气升则万化安，故胆气春升，则余脏从之。”故李东垣制补中益气汤，用柴胡升少阳春生之气，而后脾气从之得生。薛生白用仿三甲散治神识昏迷。薛氏认为，此证病机关键在于“一阳不能萌动，生气有降无升”，故将吴又可三甲散中的白芍、甘草、牡蛎等柔肝之品，易为柴胡以升发少阳之气。

如果病家没有了生机，即使是高明的医生也无能为力。故如《素问·生气通天论》曰：“上下不并，良医弗为。”《素问·汤液醪醴论》云：“帝曰：形弊血尽而功不立者何？岐伯曰：神不使也。”所以扁鹊说他只能“起活人”而不能“生死人”，就是这个道理。

此外还有许多自然之道，如标本。标本反映了主要与次要、本质与现象、根本与标末等相关关系和自然规律。再如中和，凡治病皆以恢复阴阳平和为其终极目标。《灵枢·终始》云：“平与不平，天道毕矣。”《素问·至真要大论》曰：“谨察阴阳之所在而调之，以平为期。”《医学指要·症治举要》说：“调，言其以和平为正，毋使太过不及也。”《素问·生气通天论》云：“因而和之，是谓圣度。”我们可以通过《灵枢·通天》关于对“阴阳和平之人”的不治之治去体悟《黄帝内经》治病以追求阴阳平和为最高目标的治疗思想。因为药物有偏性，对阴阳和平之人来说，容易导致新的阴阳偏盛偏衰，所以采用“谭而不治”的方法，这是对“阴阳和平之人”的“至治”（最适宜的治疗方法）。谭即“谈”字。张景岳注：“谭而不治，无为而治也；无为而治，治之至也。’子思子曰：中也者天下之大本也，和也者天下之达道也，致中和，天地位焉，万物育焉。”故后世有“不药之药”“不服药为中医”之说。

最后我还要谈一谈“平淡”。我们治病，追求的终极目标就是要臻于平淡。清代医家费伯雄在《医醇賸义·序》中说：“天下无神奇之法，只有平淡之法。平淡之极，乃为神奇。”

平淡出于自然。许慎《说文解字》曰：“淡，薄味也。”平淡就是朴素、平易、清疏、味不浓、色不深、情不热的意思。老子以“淡”喻“道”。道是自然规律。如《道德经·第三十五章》说：“道之出口，淡乎其无味。”庄子指出“淡”即是自然之道、君子之道。《庄子·天道》云：“夫虚静恬淡寂寞无为者，天地之平而道德之至，故帝王圣人休焉……夫虚静恬淡寂寞无为者，万物之本也。”《庄子·刻意》云：“澹然无极而众美从之。天地之道，圣人之德也。”

平淡是一种老境美，以“淡”“平”“简”“无”“粗”“拙”等特点为最终的审美形态。老境美有生理的老年、心态的老成、技巧的老到、审美形态的老拙。苏东坡《与二郎侄书》说：“渐老渐熟，乃造平淡。其实不是平淡，绚烂之极也。”渐老渐熟，功夫深厚，乃造平淡之境。这一平淡，实是绚烂之极也。吴可《藏海诗话》说：“先华丽后平淡，犹四时之序。方春则华丽，夏则茂实，秋冬则收敛。若外枯则中膏者是也。”苏东坡在《评韩柳诗》中说：“所贵乎枯淡者，谓其外枯而中膏，似淡而实美。”所谓“枯淡”，意指在平淡中包含有丰富的意味和理趣，是“外枯而中膏，似淡而实美”，“发纤浓于简古，寄至味于淡泊”（《书黄子思诗集后》）。

平淡是真性情的自然流露。如程门雪先生说：“我个人经验，凡治一病，一到手就能定出一个方法的，每每服之有效。如果要经过细细思考，才能定出一个方法的，常常不灵。这就是所谓‘灵机’。至于‘灵机’如何取得，那就要看所做功夫的浅深了。”① 处方用药，随心所欲，出于自然。但这自然，与功夫深浅有关。臻于平淡，必须要通过大量艰苦的积学锻炼的工夫，而且要使技巧尽量不要流露表现出来。如宋代蔡梦弼《杜工部草堂诗话》所说“简易纯熟，无斧凿痕”。这是气敛神藏、内蕴外朴的气质，是一种炉火纯青、返朴归真的美。岳美中先生说：“譬如弈道，可以适于医道。记得有这样一个故事：清朝有个叫梁魏今的人，是下围棋的国手，施定庵拜在他门下，跟他学棋，只争（差）一先。有一天，他

① 沈经宇．程门雪先生临证拾零．上海：上海中医药杂志，1998（5）：3

与定庵共游岘山，见山下出泉漾漾纡徐，非常高兴。就对施说，“子之艺工矣！盍究心于此乎？行乎当行，止乎当止，任其自然，而与物无竞，乃弈之道也。于锐意深求，则过犹不及，故三载未脱一先耳。从此定庵乃悟化机之流行无迹象，百工造极，咸出自然，则棋之止于中正，犹琴之止于淡雅。于是益穷向背之由于未形，而决胜负之源于布局，而技大进，终成国手。这个故事说明弈棋的道理可以从泉水悟出，弈之道如此，医之道亦如此。布局在弈棋之先，苟穷理辨证之不足，虽有奇方妙药，亦无所措手。病不能识，何以言治。另外弈随棋转，当行则行，当止则止，与泉水之出一样，必顺其势而利导之。用药也是如此，药随证转，过与不及皆非其治。”（《岳美中论医集·学医要善体物性》）

中医处方用药，主张用药轻淡，此中道理极深。《石室秘录·闭治法》说：“平淡之中，有至理焉。”如《环溪草堂医案》柳宝怡按：名医王旭高，“用药是细腻熨帖，看似平淡无奇，实则苦心斟酌以出之。诚以调理内伤久病，与治外感时邪不同。病久正虚者，病机必多错杂碍手之处，用药并非一二剂所能奏效。故立方必须四面照顾，通盘打算，不求幸功，先求无弊。此等工夫，非老手不能擅场”。如《重楼玉钥续编·内服方》说：“养阴清燥汤，治肺肾阴虚，感燥而发，咽痛白腐，缠喉，及口舌白疮，口糜唇疮等症。方虽平淡无奇，而神效甚捷，诚喉科之津梁也。老子曰：下士闻道，大笑之，不笑不足以为道。此则闻方，大笑之，不笑不足以为方。大生地（二钱），大麦冬（二钱），川贝母（八分），粉丹皮（八分），玄参（一钱），薄荷叶（三分），生甘草（五分），水一钟半，煎至五六分，温服。”再如，葛可久《十药神书》中载有一方，叫丁字保和汤，药有知母、贝母、天冬、天花粉、紫菀、款冬花、百部、杏仁、桔梗、甘草、五味子、马兜铃、薏苡仁、当归、地黄、阿胶、百合、紫苏、薄荷。上以水二盏，生姜三片，煎一盏，入饴糖一匙调服。如果血盛加炒蒲黄、茜根、藕节、大蓟、小蓟、茅花、当归；痰盛加南星、半夏、陈皮、茯苓、枳实、枳壳；喘盛加桑白皮、陈皮、莱菔子、葶苈子、苏子；热甚加山栀子、黄连、黄芩、黄柏、连翘、大黄、款冬花；风甚加荆芥、防风、菊花、细辛、香附子、旋覆花；寒甚加人参、桂枝、蜡片（鹿茸）、芍药。最值得品味的是陈修园的按语：“此方治久嗽，不过类集顺气化痰、清火解郁之品，以多为贵，绝无把柄。抑又思之，先生有道之士也，其方又得之神人，何以庸陋至此？且苏叶、桔梗、薄荷辛散，非久嗽所宜，百部、款冬苦温，非血后所宜，兜铃、花粉、杏仁亦为中虚所忌，知母、贝母、天门冬、地黄、阿胶、百合性寒而滞，力亦轻微，其去市肆中之问症立方，摇铃辈之笼统配合以零卖者几希耶！然此方屡见于大家之书，如明季龚太医各刻，及《万病回春》《寿世葆元》等本亦载之，但方名间有不同，药品偶有增减，村医用之，往往见效。余向以病人寿算未终，总不归功于此方，亦随见而随忘之耳。今得此书，始知礼失而求诸野，沾体涂足中大有人焉！转悔从前之肉眼也，究于此方未得其旨，大抵奇之弗去而偶之，一方不去而复之，如韩信将兵，多多益善，且其轻重，大有法度。加生姜之辛温以润肺，饴糖之甘培土以生金，卓然大家，可知仙方非凡人所能窥测也。"

平淡不易学，浅学者容易学偏，只有当后学者阅历丰满之后，才有可能看得懂作者平淡的作品，才能理解其中的至理和意境。朱熹说："渊明诗平淡出于自然，后人要学他平淡，便相去远矣。"杨时《龟山先生语录》说："渊明诗所不可及者，冲淡深粹，出于自然。若曾用力学，然后知渊明诗非着力之所能成也。"苏东坡《与二郎侄书》说："凡文字，少小时令气象峥嵘，彩色绚烂。渐老渐熟，乃造平淡。其实不是平淡，绚烂之极也。汝只见伯爷而今平淡，一向只学此样，何不取旧日应举时文字看，高下抑扬，若龙蛇捉不住，当且学此。"待功夫积深，也就是渐老渐熟之后，乃造平淡之境。《王旭高临床医案序》说："叶氏《临证指南》，海内风行。然叶案语意高深，方多平淡。学者践其迹，未必入其室。"不要以为叶案平淡无奇，其实语意极高深。如果不懂其理，只能学到皮毛。黄庭坚《书陶渊明诗后寄王吉老》在谈到观赏陶诗时说："血气方刚时，读此诗如嚼枯木。及绵历世事，如决定无所用智，每观此篇，如渴饮水，如欲寐得啜茗，如饥啖汤饼，令人亦有能同味者乎？但恐嚼不破耳。"（《山谷题跋》）所谓"无所用智"，即满含智性却又消解智性，洞察世相而又波澜不惊，黄庭坚认为读者只有在这样的老成心态下才能真正体会到陶诗的平淡美。名医程门雪先生曾于 1940 年和 1946 年先后两次评点《伤寒论》，其对麻黄升麻汤条文的看法就完全不同，先前认为"方杂不纯，药不符证，其非真无疑"，5 年后则批"前谓此方之误甚明，今觉不然"，接着详记了证候分析和药证相符之理，结论是"其药似杂乱而实不杂乱，未能一概抹杀也"[①]。所以我们作为后学者，只有当自己真正成长了，心智增加，历练丰满，渐老渐熟，才能看得懂、用得来前辈医家那些平淡无

① 丽娟．得失寸心知．上海中医药杂志，1988（10）：26

奇却又饱含至理深意的方剂。

喻嘉言在《医门法律·自序》中说："医之为道，大矣；医之为任，重矣。"努力吧！既然我们踏上了习医之路，成为中医医生的目标已经确定，那么就需要我们百般努力地一路追求下去，但要记住，最后的那个目的地，并不是金碧辉煌的宫殿，而是平淡无奇的平台，但却是一块圣地，是神圣的境界。

后　记

我学中医，一定是命运的安排，命中注定我这一辈子要与中医药学结缘。

我父亲虽是西医，但父亲之上的三代都是开中药铺的，在全国好几个大城市如武汉、重庆等都有中药铺。我的祖籍就是现在的中国药都江西省樟树市。

我出生在重庆，生长在军营。我父亲是军医，20 世纪 50 年代初从重庆第七军医大学（现为中国人民解放军陆军军医大学）西南医院调往西藏军区总医院，8 年后因严重的高原反应调入成都军区总医院。我受父亲的影响很大。我小时候就读于西藏军区成都幼儿园、成都八一小学，五年级时因“文化大革命”而停学，初中即将结束时才加入红卫兵，并没有上高中。1972 年秋，我父亲因“反动学术权威”等问题被下放到新津县成都军区后勤部卫生干部训练大队去教书。他带着我一起去，一来我可以照顾他，二来他怕我在社会上游荡学坏了。于是我便做了一名旁听生，跟着部队学员们一起学医。课堂教学结束后，我又跟随父亲所带一个班的学员们到崇庆县人民医院去实习。在那里，我获得了许多临床经验和医学知识，以及人生感悟。有位中学校长出院时送我两本书，一本方剂学，一本语文，并叮嘱我一定要“虽处逆境，明确目标，刻苦努力，多学知识，用一生来写一篇命题作文——立志”，并要我好好学医，治病救人。

1974 年 3 月 25 日，我正式成为“知识青年”，下到四川省灌县蒲阳公社馒头山青年农场红星大队专业组。在三年艰苦的知青劳动生活里，我每天晚上都在农场寝室昏暗的油灯下坚持自学英语及其他知识。可惜我学的是“哑巴英语”，虽然可以看英文小说、翻译文献，但却听不懂、说不来。1976 年年底各大高校开始招生我们公社只有半个上大学的名额，我只能上中专。我的志愿只有一个，就是学医，不论是西医还是中医。那年来我们公社招生的没有一所西医院校。虽然允许我们可以填报多个专业志愿，但我却毅然决然地只填了一个：成都中医学校中医专业。那一年招生照常没有入学考试，只是要求我们每个人交一份自己知青生活和与报考志愿有关的思想汇报，我写了三万多字的心得体会，结果师范学校来招生的老师很想要我，认为我应该去当语文老师。在上上下下很多人的帮助下，我终于从农村调了出来成为一名“工农兵中专生”，从此开始了我的中医生涯。

在我就读中医学校期间，1978 年恢复高考了，我很想去参加高考，但学校领导告知，如果我要去参加高考，可以，但是要办退学手续，并把户口退回到当年当知青的地方。我想，算了，好不容易才调了出来，又要回去，不！我真的好羡慕那些要参加高考的人啊。为此，我还写了一首诗，寄给《成都日报》，诗名是“接受祖国人民的挑选”。我心中发誓，虽然我不能成为七七级学生的本科同学，但我一定要努力成为你们的研究生同学。我终于实现了梦想：我考取了 1981 级成都中医学院中医基础理论专业的研究生，导师是李克光和郭仲夫两位教授，学习与研究方向是《黄帝内经》。这一年我们学校总共只招收了 8 名研究生，另外 7 位同学都是七七级应届毕业生。

我年少时曾有个理想，就是以后要从事一个教学、科研和临床三结合的工作。如今看来，我实现了。

1984 年初，我毕业留校。期间我主讲本科、硕士和博士《黄帝内经》的课程，此外还讲授《中医学方法论》《中医学与哲学》等数门选修课，并发表学术论文 110 余篇，出版著作和教材 20 余部，其中主编全国高等中医药院校创新教材《辨证论治情景模拟培训教程》，任副主编编写全国研究生统编教材《中医学与哲学》，任编委编写全国研究生统编教材《黄帝内经理论与临床》和《黄帝内经病证学概论》，作为课题负责人获省科技进步奖等各级奖励 10 余项，作为课题负责人承担 2 项国家自然科学基金项目以及国家部局、省厅、校等各级 20 余项自然科学和社会科学研究课题，先后培养了中医基础理论（《黄帝内经》）、中医妇科学等 4 个专业的 20 余名硕士和博士研究生。

我曾任成都中医药大学基础医学院院长、成都中医药大学学术期刊中心主任，成都中医药大学学报编辑部主任、常务副主编，成都中医药大学学术委员会委员兼中医组副组长，成都中医药大学学位委员会委员兼基础医学院分学位委员会主席，成都中医药大学高级职称评审委员会委员及学科评议组成员，国家级特色专业成都中医药大学中医学专业负责人，四川省精品课程中医基础理论课程负责人，四川省“师带徒与院校教育相结合中医临床拔尖人才培养模式创新实验区”负责人，中华中医药学会中医基础理论分会副主任委员，四川省中医药学会中医基础理论专业委员会主任委员。

我曾多次到以色列、日本、德国开展中医学术讲座与交流等，多次受邀到香港中文大学、台湾长庚大学讲授《黄帝内经》，常年在川渝云贵等地讲授《黄帝内经与临床》。

我还被评为四川省名中医、四川省中医药学术与技术带头人。在成都中医药大学附属医院（四川省名医馆）等医院医馆用中医药方法辨治内科、妇科、儿科、外科的常见病和疑难杂症。

黄侃先生“五十岁前不著述”，唯恐学术功力不够。颜之推说：“观天下书未遍，不得妄下雌黄。”如今我经过40多年对《黄帝内经》的学习、研究、讲授和运用，积诚生悟，自恃有得，使得课堂听讲者、论文阅读者皆有所启迪、收获。他们积极鼓励我，希望我把教学《黄帝内经》40多年的心得体会总结整理出来，供大家参考。这一想法得到了中国中医药出版社的大力支持，马洁编辑热情认真的帮助，经过5年多的整理写作，今天终于成书问世了。万分谢谢！

同时，我还要感谢我的妻子郭晋渝、我的女儿陈瑞醇，因为有了你们的爱，我才有动力完成这部书。

我希望我写的书，对各位阅读者开卷有益。

谨以此书，献给广大的、真诚热爱中医的、有历史责任感的中医接班人。

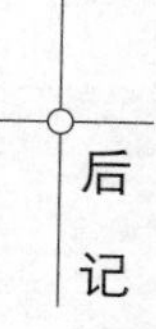